Schilddrüse 1995

HENNING BERLIN informiert

Schilddrüse 1995

Henning-Symposium

Schilddrüsenerkrankungen in verschiedenen Lebensabschnitten

12. Konferenz über die menschliche Schilddrüse
Heidelberg

Wissenschaftliche Fortbildungsveranstaltung der
Sektion Schilddrüse
der Deutschen Gesellschaft für Endokrinologie
unter Beteiligung der
Chirurgischen Arbeitsgemeinschaft Endokrinologie
der Deutschen Gesellschaft für Chirurgie – CAEK –
der
Arbeitsgemeinschaft Schilddrüse
der Deutschen Gesellschaft für Nuklearmedizin
und der
Sektion Angewandte Endokrinologie
der Deutschen Gesellschaft für Endokrinologie

Herausgegeben von
K.-H. Usadel · B. Weinheimer

W DE G
Walter de Gruyter
Berlin · New York 1996

Herausgeber
Prof. Dr. K.-H. Usadel
Medizinische Klinik I
Johann-Wolfgang-Goethe-Universität
Theodor-Stern-Kai 7
60590 Frankfurt/Main

Dr. B. Weinheimer
Karlsbergstr. 20
66424 Homburg/Saar

Die Deutsche Bibliothek – CIP Einheitsaufnahme

Schilddrüse 1995: Schilddrüsenerkrankungen in verschiedenen Lebensabschnitten ; wissenschaftliche Fortbildungsveranstaltung der Sektion Schilddrüse der Deutschen Gesellschaft für Endokrinologie unter Beteiligung der Chirurgischen Arbeitsgemeinschaft Endokrinologie der Deutschen Gesellschaft für Chirurgie – CAEK – der Arbeitsgemeinschaft Schilddrüse der Deutschen Gesellschaft für Nuklearmedizin und der Sektion Angewandte Endokrinologie der Deutschen Gesellschaft für Endokrinologie / 12. Konferenz über die Menschliche Schilddrüse, Heidelberg, Henning-Symposium. Hrsg. von K.-H. Usadel ; B. Weinheimer. – Berlin ; New York : de Gruyter, 1996
ISBN 3-11-015342-4

NE: Usadel, Klaus-Henning [Hrsg.]; Konferenz über die Menschliche Schilddrüse <12, 1995, Heidelberg>; Deutsche Gesellschaft für Endokrinologie / Sektion Schilddrüse

Satz und Druck: Arthur Collignon GmbH, Berlin.
Buchbinderische Verarbeitung: Dieter Mikolai, Berlin.
Umschlagentwurf: Rudolf Hübler, Berlin.
Printed in Germany.

Vorwort

Als Thema und Aufgabe für „Schilddrüse 1995“ wählten die Organisatoren: Schilddrüsenerkrankungen in den verschiedenen Lebensabschnitten. Bei der wie bisher biannual zu den ungeraden Jahreszahlen stattfindenden Konferenz trafen sich wieder Ärzte und Wissenschaftler zur Diskussion über den Stand des Wissens mit besonderem Blick auf altersbedingte und den Lebensablauf begleitende physiologische Einflüsse.

Bei einer solchen Betrachtung kommt es zwangsläufig zur Besprechung des weltweiten Jodmangels und seiner Folgen. Der Jodmangel trifft den noch nicht geborenen und den lebenden Menschen jeden Alters. – Das zeigt die Ihnen vorliegende Sammlung von Vorträgen der 12. Konferenz über die menschliche Schilddrüse (Heidelberg 05.–07. Oktober 1995).

Das Schilddrüsen-Karzinom erfährt mit speziellen und auch epidemiologischen Beiträgen besondere Beachtung.

Der guten Zusammenarbeit mit dem Verlag Walter de Gruyter und Co. verdanken wir ein frühzeitiges Erscheinen dieses 12. Bandes von Ergebnissen unserer Konferenzen. Der Henning Berlin GmbH danken wir – wie seit „Schilddrüse 1973“ – für eine sehr großzügige Unterstützung unserer Arbeit. Allen aktiven und passiven Teinehmern danken wir für das Gelingen der Konferenz und dafür, daß „Schilddrüse 1995“ stattfinden konnte.

Juli 1996

Für die Herausgeber
B. Weinheimer

Inhalt

2.2 Struma, Hypo- und Hyperthyreose

2.3 Schilddrüsenkarzinome

3 Besonderheiten bei Schwangerschaft und Stillzeit

3.1 Physiologie, Struma, Hypothyreose

3.2 Hyperthyreose

3.3 Postpartum-Thyreoiditis

4 Besonderheiten im höheren Lebensalter

4.1 Hyperthyreose

Schilddrüsenerkrankungen in verschiedenen Lebensaltern: eine Einführung

D. Emrich

Wenn man die Erkrankungen der Schilddrüse in Abhängigkeit vom Lebensalter betrachtet, läßt sich feststellen:

1. Ihre Auswirkungen auf den Organismus und die Prognose sind qualitativ und quantitativ unterschiedlich.

2. Unsere Kenntnisse ihrer Pathophysiologie und Diagnostik haben in den letzten 25 Jahren einen hohen Stand erreicht. Heute stehen Probleme der Früherkennung und Prävention im Vordergrund. Ihre Lösung hat auch erhebliche sozioökonomische Bedeutung, da es sich um große Zahlen von Betroffenen handelt.

3. Jodmangel mehr als Jodexzeß spielen eine wesentliche pathogenetische Rolle [Übers. 10, 18, 27, 33, 49].

In Abhängigkeit vom Lebensalter lassen sich Schilddrüsenerkrankungen in drei Abschnitte unterteilen:

1. Prä- und postnatale Phase,
2. Adoleszenz und mittleres Lebensalter,
3. höheres Lebensalter (ab ca. 60 J.).

Wenngleich ihre Inzidenz im mittleren Lebensabschnitt mit der häufig klassischen Ausprägung quantitativ am größten ist, haben die im ersten und letzten deshalb besondere Bedeutung, da sie aufgrund der klinischen Symptomatik häufig nicht erkennbar sind, dies aber für ihre Therapie und Prognose wesentliche Bedeutung besitzt.

Prä- und postnatale Phase

Die fetale Entwicklung der Schilddrüse und ihrer Regulationsmechanismen bei Säugetier und Mensch erfolgt in zeitlich festgelegten Abschnitten. Sie hat vor allem Bedeutung für die Entwicklung und Reifung des zentralen Nervensystems, die beim Menschen erst etwa im 3. Lebensjahr abgeschlossen sind. Obwohl die Plazenta bisher für die Schilddrüsenhormone als undurchlässig galt, wird ihre metabolische Funktion und der Übertritt kleiner Hormonmengen für die Frühphase der ZNS-Entwicklung, d. h., bevor die fetale Schilddrüse in der 10. bis 12. Woche ihre Funktion aufnimmt, zunehmend diskutiert (Übers. S. 157 ff. s. Beitrag Köhrle). Gleiches gilt für den Einfluß von Jod, das die Plazentaschranke gut passiert [Übers. 6, 11].

Die fetale Schilddrüse ist besonders vulnerabel. Ihr Jodgehalt beträgt nur 0,5–1% dessen der Mutter, und ihr Jodumsatz ist 500–1000 mal höher [Übers. 4]. Daraus folgt, daß sich ein Jodmangel beim Feten und Neugeborenen stärker auswirkt als beim Erwachsenen. So hat die Arbeitsgruppe von Glinoer [Übers. 21] gezeigt, daß schon ein mäßiger Jodmangel in der Schwangerschaft bei einer Jodausscheidung der Mutter von 50–100 µg/g Kreatinin bei Neugeborenen zu einer gesteigerten Schilddrüsenfunktion mit Vergrößerung des Organs führt. Dies entspricht der Beobachtung einer deutlich gesteigerten Inzidenz der Struma connata z. T. mit verzögerter Skelettreifung und ihrer Reduktion durch Jodsupplementierung im Jodmangelgebiet Bundesrepublik [29, 30, 38, 39]. Während die Verursachung somatischer, neurologischer und intellektueller Defekte durch schweren Jodmangel bis hin zum Kretinismus außer Zweifel steht und durch Jodgaben in der Schwangerschaft reduziert wird [Übers. 27, 33, 46, 49], ist nicht ausreichend geklärt, ob ein mäßiger Jodmangel in der Fetalperiode und bei Kindern zu Störungen im Sinne eines „minimal brain disease" führen kann [3, 7, 9].

Die Inzidenz der permanenten connatalen Hypothyreose beträgt weltweit etwa eine auf 4000 Geburten [Übers. 51]. Ihre Ursachen und deren Inzidenzen

Tabelle 1 Ursachen und Inzidenzen der congenitalen Hypothyreose

anatomische Dysgenese	1 : 4000
medikamentös induziert	1 : 10000
Dyshormogenese	1 : 60000
zentrale Formen	1 : 60000
passagere Hypothyroxinämie (besonders bei Jodmangel und Frühgeborenen)	bis 1 : 300

sind in Tab. 1 zusammengefaßt. Die Voraussetzungen für ein Screening mit Hilfe von TSH sind erfüllt, so daß es in fast allen Industrieländern erfolgt [Übers. 51]. Passagere Hypothyroxinämien und zentrale Formen werden dabei nicht erfaßt. Die Bedeutung der Früherkennung liegt in der Notwendigkeit einer frühen Substitution, da nur dann intellektuelle und psychomotorische Defizite reduziert werden können [Übers. 22, 23, 36]. Jedoch ist nicht ausreichend geklärt, wie groß ihr Gewinn ist. Brook [8] hat sich hierzu kürzlich kritisch geäußert. Er schätzt, daß zwar durch die Einführung des TSH-Screening statt vorher 40% jetzt nur noch 10% der Kinder einer Behindertenfürsorge bedürfen, daß aber bei schweren Formen unabhängig vom Zeitpunkt des Therapiebeginns in den ersten 6 Monaten intellektuelle Defizite noch im

10. Lebensjahr nachweisbar sind. In Anbetracht der schlechteren Therapierbarkeit früher pränataler Störungen fordert er die Entwicklung einer pränatalen Diagnostik und Therapie.

Adoleszenz und mittleres Lebensalter

Hier möchte ich mich auf einige Bemerkungen zu Risikogruppen beschränken. In der Bundesrepublik steht die Jodmangelstruma weit im Vordergrund. Ihre mittlere Prävalenz bei Erwachsenen beträgt unter Dominanz des weiblichen Geschlechts mindestens 30% [45]. Die Kosten für Diagnostik, Therapie und Arbeitsausfall hat Pfannenstiel [45] für 1992 mit 2,2 Milliarden DM abgeschätzt (Tab. 2). Das Hauptproblem und die Ursache für diese hohen Kosten ergibt sich daraus, daß die Jodmangelstruma gegen andere Schilddrüsenerkrankungen, deren Prävalenz unter 3% liegt, abgegrenzt werden muß. Dies ist nur durch Ausschluß möglich. Besondere Aufmerksamkeit muß man der Jodmangelstruma in der Adoleszenz widmen. Gutekunst et al. [25] haben nachgewiesen, daß die Schilddrüse 13jähriger deutscher Kinder doppelt so groß ist wie die gleichaltriger schwedischer. In Schweden existiert seit vielen Jahren eine wirksame Strumaprophylaxe. In der Bundesrepublik reicht die Strumaprävalenz in Konkordanz mit einer Verminderung der Jodurie in der Pubertät bei Mädchen bis zu 50% und bei Jungen bis zu 35% [26, 32]. Eine vierjährige Verwendung von jodhaltigem Speisesalz reichte zu ihrer Verminderung nicht aus [34].

Tabelle 2 Kosten für Diagnostik und Therapie von Schilddrüsenerkrankungen in der BRD 1991 (in Millionen DM)

Diagnostik	520
Medikamente	165
stat. Behandlung	431
Lohnfortzahlung	633
	1.749
geschätzt für 1992	2.200

Pfannenstiel, P., Schilddrüsenreport 1993, Hrsg. E. Merck, Darmstadt

Fertilitätsstörungen bei Frauen sollten immer auch an eine Schilddrüsenerkrankung denken lassen [2, 20]. In der Gravidität bedarf eine bekannte Hypothyreose der sorgfältigen Überwachung mit eventueller Anpassung der Substitution [48]. Wenngleich die immunogene Hyperthyreose in der Schwangerschaft mit einer Inzidenz von 0,04–1,4% relativ selten ist und die kongenitale Hyperthyreose nur in etwa 1% bei Kindern von Müttern mit immunogener Hyperthyreose auftritt, ist sie mit einer Reihe von Problemen belastet [Übers.

5, 17, 28]. Da Autoimmunprozesse während der Schwangerschaft in ihrer Aktivität abnehmen, kann es bei der Mutter postpartal zur Exacerbation einer Hyperthyreose oder einer Autoimmunthyreoiditis kommen [Übers. 17, 44]. Die Untersuchungen von Glinoer [Übers. 4] zeigen, daß es in der Schwangerschaft auch bei mäßigem Jodmangel und immer erhöhtem Jodbedarf zur Aktivierung der Schilddrüsenfunktion der Mutter kommt mit echter Vergrößerung des Organs bis hin zur Entwicklung einer Struma, die sich post partum nicht immer zurückbildet. Deshalb bedürfen Schwangere und Kinder in Jodmangelgebieten wie der Bundesrepublik einer besseren Überwachung ihrer Schilddrüsengröße und einer zusätzlichen Jodgabe.

Ein drittes Problem in diesem Lebensabschnitt betrifft die Differenzierung von immunogener und nicht immunogener Hyperthyreose. Ihr Verhältnis beträgt in der Bundesrepublik etwa 1 : 1. Der Altersgipfel wird bei ersterer zwischen dem 40. und 50. Lebensjahr erreicht, der der nicht immunogenen Form zwischen dem 60. und 70. [47]. Die Notwendigkeit ihrer Differenzierung liegt darin, daß der M. Basedow in einem nennenswerten Anteil zur Selbstlimitierung neigt, während dies bei der nicht immunogenen Hyperthyreose sehr selten ist. Daraus folgt, daß sie immer einer definitiven Therapie durch Operation oder Radiojod zugeführt werden sollte.

Pfannenstiel [45] hat abgeschätzt, daß durch Maßnahmen zur Verhinderung von 70% der Jodmangelstrumen in der Bundesrepublik jährlich 1,4 Milliarden DM an Kosten eingespart werden könnten (Tab. 3).

Tabelle 3 Abschätzung der jährlichen Kostenersparnis zur Beseitigung von 70% der Jodmangelstrumen in der BRD (Milliarden DM)

Kosten 1992 (Diagnostik, Therapie, Lohnfortzahlung)	2,2
Kosten für Prävention (Diagnostik, Jodsubstitution bei Risikogruppen)	0,12
Spareffekt	1,4

Pfannenstiel, P., Schilddrüsenreport 1993, Hrsg. E. Merck, Darmstadt

Höheres Lebensalter

Trotz einiger noch bestehender Unklarheiten spricht die Mehrzahl tierexperimenteller und humaner Untersuchungen dafür, daß die Schilddrüsenfunktion auf allen Ebenen mit zunehmendem Lebensalter in Konkordanz mit anderen Funktionen abnimmt (Tab. 4), ohne daß sich eine Hypothyreose entwickelt [Übers. 19, 24, 35, 40, 41, 43]. Hieraus resultiert für die In-vitro-Parameter mit ihrem breiten Normalbereich, der gesteigerten Morbidität im höheren

Tabelle 4 Parameter der Schilddrüsenfunktion mit zunehmendem Lebensalter

Schilddrüsenvolumen	↑ ↓	T_3-Umsatz	↓
Knoten	↑	TSH-Konzentration	→ ↓
absolute Jodidaufnahme	↓	TSH-Reserve	↓ →
renale Jodidausscheidung	↓	Grundumsatz	↓ →
T_4-Konzentration	→	Ca-ATPase Aktivität	↓
T_4-Umsatz	↓	Na/K-ATPase Aktivität	↓
T_3-Konzentration	↓	T_3-Rezeptoren	→

Mokshagundan u. Barzel 1993, mit Ergänzungen

Lebensalter (Low-T3-Syndrom) und der höheren Frequenz der Applikation die Schilddrüsenfunktion und die In-vitro-Parameter beeinflussender Medikamente eine höhere diagnostische Unsicherheit. Dies ist um so mißlicher, als eine Hyper- und Hypothyreose im höheren Alter häufig oligo- oder monosymptomatisch verläuft und die höhere Prävalenz kardiovaskulärer, psychischer und Tumorerkrankungen die Spezifität klinischer Symptome mindert.

Als häufigste Schilddrüsenerkrankung im höheren Lebensalter in Nicht-Jodmangelgebieten gilt die primäre Schilddrüsenunterfunktion mit einer Prävalenz der manifesten Form bis zu 10% und der subklinischen bis zu 17% [Übers. 40, 41]. Ihre Hauptursache ist eine sich meist schleichend entwikkelnde Autoimmunthyreoiditis. Es ist aber auch möglich, daß in Jodmangelgebieten, in denen die Thyreoiditisinzidenz eher niedriger liegt, eine lange vorausgegangene Strumektomie oder Radiojodbehandlung als Ursache ebenso häufig ist. Zahlen hierzu fehlen.

Es wurde verschiedentlich empfohlen, auch ab dem 60. Lebensjahr ein Hypothyreosescreening einzuführen. Helfland und Crapo [31] gelangten aber nach ausführlichem Literaturstudium zu der Auffassung, daß dies nicht ökonomisch ist und ein „Daran Denken“ i. S. eines „case finding“ eine höhere Effizienz aufweist.

Nicht ausreichend geklärt ist die Prognose der subklinischen Hypothyreose. Die Arbeitsgruppe von Staub [16, 50] ist der Ansicht, daß man anhand von TSH-Spiegel, Antikörperbefund und T3-Reserve nach TRH solche Patienten in eine Gruppe mit hohem Risiko einer späteren manifesten Hypothyreose von ca. 60% gegen eine mit niederem von 20% abgrenzen kann. Sie fanden ferner eine Korrelation zwischen TSH und bestimmten Lipoproteinen. Sie leiteten hieraus ein erhöhtes coronares Risiko ab und die Notwendigkeit einer frühen Substitution [1]. Manzoni et al. [42] beobachteten, daß es bei Patienten mit subklinischer Hypothyreose nach Substitution zu einem signifikanten Anstieg der Gedächtnisleistung und zu einer Abnahme von Verhaltensstörungen kam.

Die häufigste Folge einer Jodmangelstruma im Alter ist die funktionelle Autonomie. Sie kumuliert mit Strumagröße und Nodularität [13]. Bei ihr besteht das Risiko einer sich oft schleichend entwickelnden Hyperthyreose. Ihre Prävalenz ist nicht bekannt. In der euthyreoten Phase liefert ein erniedrigtes TSH bei hochnormalem bis leicht erhöhtem T3 Verdachtsmomente. Nachweis und Abschätzung ihres Schweregrades gelingt durch quantitative Szintigraphie unter exogener oder endogener Suppression [14, 37]. Ihre Prävalenz ist nicht genau bekannt. Bei Abschätzung für die Bundesrepublik anhand eines negativen TRH-Testes gelangten wir zu einer Zahl von etwa 3 Millionen. Die gesteigerte Morbidität mit erhöhter Frequenz der Applikation jodhaltiger Substanzen bedingt bei diesen Patienten das Risiko einer Hyperthyreoseinduktion. Ausreichende Zahlen fehlen. Sie sind schwer zu ermitteln, da sie vom autonomen Volumen sowie von der Höhe und Dauer des Jodidexzesses abhängig sind. Trotz der Tatsache, daß die jodinduzierte Hyperthyreose besonders im Alter nach wie vor eine nennenswerte Mortalität aufweist, wird ihre Inzidenz m. E. eher überschätzt. Denn wir sehen meist nur die Patienten, die nach Jodexzeß eine schwere Hyperthyreose entwickeln, nicht aber solche, die keine oder nur geringe klinische Symptome aufweisen [15]. Auch müßte man bei der hohen Prävalenz der Autonomie in der Bundesrepublik und der jährlichen Applikation von etwa 700 Tonnen jodhaltigen Kontrastmitteln [12] eine höhere Rate jodinduzierter Hyperthyreosen erwarten, als es der klinischen Erfahrung entspricht.

Welche Konsequenzen und Aufgaben für die Zukunft ergeben sich abschließend und zusammenfassend bei der Betrachtung von Schilddrüsenerkrankungen in Abhängigkeit vom Lebensalter vornehmlich in der Bundesrepublik für die klinische Praxis?

Tabelle 5 Erfassung von Risikogruppen

Gruppe	Methoden
Frauen mit Fertilitätsstörungen	TSH, Anti-TPO-Antik.
Schwangere	Sono., Jodurie Anti-TPO-Antik., TSH
Neugeborene	TSH-Screening, (T4)
Frühgeborene	zusätzlich T4
Kinder in der Pubertät	Sono., Jodurie
Ältere	
mit Struma vor Jodexceß	TSH, Szintigramm
ohne Struma	TSH, „case finding“

1. Die sorgfältige Erfassung von Risikogruppen. Sie sind in Tab. 5 einschließlich der notwendigen Methoden aufgelistet.

2. Die Ermittlung des Langzeiteffektes des Hypothyreosescreening.
3. Die Ermittlung der Prävalenz der funktionellen Autonomie und des Risikos einer Hyperthyreoseinduktion durch Jodexzeß.
4. Die Beseitigung des Jodmangels. Dies wird einen langen Zeitraum in Anspruch nehmen. Es ist aber eine gesundheitspolitische Herausforderung ersten Ranges. Sie würde die unter 1. und 3. genannten Aufgaben überflüssig machen und erhebliche Kosten einsparen.

Literatur

[1] Althaus, B. U., J. J. Staub, A. Ryff-De Leche et al.: LDL/HDL changes in subclinical hypothyroidism: possible risk factors for coronary heart disease. Clin. Endocrin. *28* (1988) 157–163.

[2] Bols-Protsch, M., O. Schober, J. P. Hanker et al.: Schilddrüsen-Funktionsstörungen und Sterilität der Frau. Zentralbl. Gynäkol. *115* (1993) 18–23.

[3] Bautista, A., P. A. Barker, J. T. Dunn et al.: The effects of oral iodinized oil on intelligence, thyroid status and somatic growth in school-age children from an area of endemic goiter. Am. J. Clin. Nutrition *35* (1982) 127–134.

[4] Beckers, C.: Iodine economy in and around pregnancy. In: C. Beckers, D. Reinwein (Hrsg.): The thyroid and pregnancy, S. 26–33. Schattauer, Stuttgart–New York 1991.

[5] Becks, G. P., G. N. Burrow: Thyroid disease in pregnancy. In: F. S. Greenspan (Hrsg.): Thyroid diseases. Medical Clinics North Amer. *75* (1991) 121–150.

[6] Bercu, B., D. I. Shulman (Hrsg.): Advances in perinatal thyroidology. Advances in experimental medicine and Biology, 299, Plenum Press, New York 1990.

[7] Bleichrodt, N., J. Garcia, C. Rubio et al.: Developmental disorders associated with severe iodine deficiency. In: B. S. Hetzel, J. T. Dunn, J. B. Stanbury (Hrsg.): Prevention and control of iodine deficiency disorders, S. 65–84. Elsevier, Amsterdam 1987.

[8] Brook, C. G.: The consequences of congenital hypothyroidism. Clin. Endocrin. *42* (1995) 431–432.

[9] Connally, K. J., P. O. D. Pharoah, B. S. Hetzel: Fetal iodine deficiency and motor performance during childhood. The Lancet (1979) 1149–1157.

[10] Delange, F., H. Bürgi: Iodine deficiency disorders in Europe. WHO Bull. *67* (1989) 317–325.

[11] Dussault, J. H., P. Walker (Hrsg.): Congenital hypothyroidism. M. Dekker, Butterworths, New York 1983.

[12] Effenberger, F.: Persönliche Mitteilung.

[13] Emrich, D., M. Bähre: Autonomy in euthyroid goitre: maladaptation to iodine deficiency. Clin. Endocrin. *8* (1978) 257–265.

[14] Emrich, D., U. Erlenmaier, M. Pohl: Estimation of the autonomously functioning volume of the thyroid. Europ. J. Nucl. Med. *20* (1994) 410–414.

[15] Emrich, D., A. Paulenz: Der Einfluß einer Jodexposition auf die Rekompensationsdauer bei thyreostatischer Behandlung. In: Pickardt, C. R., H. Schleusener (Hrsg.): Schilddrüse 1983. S. 145–147. Thieme, Stuttgart 1985.

[16] Engler, H., J. J. Staub, B. Althaus: Ist eine isolierte TSH-Erhöhung behandlungsbedürftig? Schweiz. med. Wschr. *122* (1992) 66–69.

[17] Foley, T. P.: Maternally transferred thyroid disease in the infant: In: B. Bercu, D. I. Shulman (Hrsg.): Advances in perinatal thyroidolgy. Advances in experimental medicine and Biology, S. 209–216, Plenum Press, New York 1990.

[18] Fradkin, J. E., J. Wolff: Iodine-induced thyrotoxicosis. Medicine *62* (1983) 1–20.
[19] Gambert, St. R., P. D. Tsitouras: Effect of age on thyroid hormone physiology and function. J. Amer. Geriatr. Soc. *33* (1985) 360–365.
[20] Gerhard I., W. Klass, W. Eggert-Kruse et al.: Diagnostik und Therapie präklinischer Hormonstörungen in der Sterilitätssprechstunde unter besonderer Berücksichtigung der Schilddrüsenfunktion. Aktuelle Endokrinologie *9* (1988) 187–222.
[21] Glinoer, D.: The thyroid function during pregnancy: maternal and neonatal aspects. In: C. Beckers, D. Reinwein (Hrsg.): The thyroid and pregnancy. S. 34–43. Schattauer, Stuttgart–New York 1991.
[22] Glorieux, J.: Developmental outcome of children with congenital hypothyroidism: long term assessment. In: C. Beckers, D. Reinwein (Hrsg.): The thyroid and pregnancy, S. 179–188, Schattauer, Stuttgart–New York 1991.
[23] Glorieux, J., F. A. LaVecchio: Psychological and neurological development in congenital hypothyroidism. In: J. H. Dussault, P. Walker (Hrsg.): Congenital hypothyroidism, S. 411–430. M. Dekker, Butterworths, New York 1983.
[24] Griffin, J. E.: Hypothyroidism in the elderly. Am J. Med. Sci. *299* (1990) 334–345.
[25] Gutekunst, R., H. Smolarek, W. Wächter et al.: Strumaepidemiologie. Schilddrüsenvolumina bei deutschen und schwedischen Schulkindern. Dtsch. med. Wschr. *110* (1985) 50–54.
[26] Gutekunst, R., H. Smolarek, U. Hasenpusch et al.: Schilddrüsengröße bei 6–17jährigen Kindern. In: P. Pfannenstiel, D. Emrich, B. Weinheimer (Hrsg.): Schilddrüse 1985, S. 337–340. Thieme, Stuttgart 1986.
[27] Hall, R., J. Köbberling (Hrsg.): Thyroid disorders associated with iodine deficiency and excess. Raven Press, New York 1985.
[28] Hehrmann, R.: Hyperthyroidism and pregnancy. In: D. Reinwein, P. Scriba (Hrsg.): The various types of hyperthyroidism. S. 131–139. Urban u. Schwarzenberg, München 1990.
[29] Heidemann, P. H., P. Stubbe, J. Habermann: Die hypothyreote Jodmangelstruma im Neugeborenenalter. Dtsch. med. Wschr. *104* (1979) 423–427.
[30] Heidemann, P. H., P. Stubbe, K. V. Reuss et al.: Jodausscheidung und alimentäre Jodversorgung bei Neugeborenen in Jodmangelgebieten der Bundesrepublik. Dtsch. med. Wschr. *109* (1984) 773–778.
[31] Helfland, M., L. M. Crapo: Screening for thyroid disease. Am. Int. Med. *112* (1990) 840–849.
[32] Hesse, V.: Orientierende Untersuchungen zur Strumahäufigkeit und Urinjodausscheidung bei Schülern in der DDR. Dtsch. Gesundh.-Wesen *33* (1978) 2280–2256.
[33] Hetzel, B. S., J. T. Dunn, J. B. Stanbury (Hrsg.): The prevention and control of iodine deficiency disorders. Elsevier, Amsterdam 1987.
[34] Hintze, G., D. Emrich, K. Richter et al.: Effect of voluntary intake of iodinated salt on prevalence of goitre in children. Acta Endocrin. *117* (1988) 333–338.
[35] Ingbar, S. H.: The influence of aging on the human thyroid hormone economy. In: B. Greenblatt (Hrsg.): Geriatric Endocrinology, Aging, Vol. 5. S. 13–31, Raven Press, New York 1978.
[36] Jakobson, B. B.: Congenital hypothyroidism: Prescreening experience. In: J. H. Dussault, P. Walker (Hrsg.): Congenital hypothyroidism. S. 147–162, M. Dekker, Butterworth, New York 1983.
[37] Joseph, K., J. Mahlstedt, H. H. Pries et al.: Früherkennung und Abschätzung des Hyperthyreoserisikos autonomen Schilddrüsengewebes. Nuc comp. *8* (1977) 134–139.
[38] Kellner, R., B. Haerting, R. Haerting: Untersuchungen zur Epidemiologie der transitorischen perinatalen Hypothyreose (Struma connata). 1. Mitteilung. Dtsch. Gesundh.-Wesen *35* (1980) 1403–1408.

[39] Kellner, R., J. Haerting, B. Grallert et al.: Untersuchungen zur Epidemiologie der transitorischen perinatalen Hypothyreose (Struma connata). 2. Mitteilung. Dtsch. Gesundh.-Wesen *35* (1981) 214–219.

[40] Levy, E. G.: Thyroid Disease in the Elderly. In: F. S. Greenspan (Hrsg.): The Medical Clinics of North America *75* (1991) 151–167.

[41] Makshagundan, S. P., U. S. Barzel: Thyroid disease in the elderly. J. Amer. Geriatr. Soc. *41* (1993) 1361–1369.

[42] Manzoni, F., P. Del Guera, C. A. Pruneti et al.: Subclinical hypothyroidism: neurobehavioral at features and beneficial effect of 1-thyroxine treatment. Clinical Investigator *71* (1993) 367–371.

[43] Mariotti, St., G. Barvesino, P. Caturegli et al.: Complex alteration of thyroid function in healthy centenarians. J. Clin. Endocr. Metab. *77* (1993) 1130–1134.

[44] Nobuyunki, A.: Post partum thyroid disease. In: B. Bercu, D. I. Shulman (Hrsg.): Advances in perinatal thyroidology. Advances in experimental medicine and Biology, S. 167–180. Plenum Press, New York 1990.

[45] Pfannenstiel, P.: In: Schilddrüsenreport 1992 u. 1993. Hrsg. E. Merck, Darmstadt 1992 und 1993.

[46] Pharoah, P., F. De Lange, R. Fierro-Benitez et al.: In: J. B. Stanbury, B. S. Hetzel (Hrsg.): Endemic goiter and endemic cretinism. S. 395–421. John Wiley & Sons, New York 1980.

[47] Reinwein, D., G. Benker, M. P. König et al.: Klinische Aspekte der Hyperthyreose in Gebieten unterschiedlicher Jodversorgung. Schweiz. med. Wschr. *117* (1987) 1245–1255.

[48] Reinwein, D., C. Jaspers, C. Kirbas et al.: Thyroxine substitution during pregnancy. In: C. Beckers, D. Reinwein (Hrsg.): The thyroid and pregnancy. S. 115–124. Schattauer, Stuttgart–New York, 1991.

[49] Stanbury, J. B., B. S. Hetzel: Endemic goiter and endemic cretinism. John Wiley & Sons, New York 1980.

[50] Staub, J. J., B. U. Althaus, H. Engel et al.: Spectrum of subclinical and overt hypothyroidism: effect on thyrotropin, prolactin and thyroid reserve, and metabolic impact on peripheral target tissue. Amer. J. Med. *92* (1993) 631–642.

[51] Toublanc, J.-E.: Comparison of epidemiological data on congenital hypothyroidism in Europe with those of other parts in the world. Horm. Res. *38* (1992) 230–235.

1 Besonderheiten im Säuglingsalter

Neonatales Screening zur Früherkennung der angeborenen Hypothyreose: Therapie, Ergebnisse

A. Grüters

Seit Mitte der siebziger Jahre gibt es in Kanada, einigen Bundesstaaten der USA und auch einigen europäischen Ländern (z. B. in der Schweiz) nationale bzw. umfassende Screeningprogramme zur Früherkennung der angeborenen Hypothyreose. Auch in der Bundesrepublik gab es bereits 1976 regionale Hypothyreosescreeningprogramme, z. B. in Heidelberg, in Tübingen und Berlin. Als erstes Bundesland etablierte Berlin 1978 ein Screening, das zunächst alle Neugeborenen im Westteil Berlins und seit 1991 auch die Neugeborenen der ehemaligen Ostteile erfaßt. Für die gesamte Bundesrepublik wurde das Screening erst 1981 und zwar als kassenärztliche Leistung eingeführt. Daher ist es durchaus an der Zeit, eine kritische Bilanz über das Neugeborenenscreening, die frühe Therapie und die hierbei erzielten Ergebnisse zu ziehen. Es soll versucht werden, folgende Fragen zu beantworten:

1. Hat sich die Notwendigkeit eines Screenings bestätigt?
2. Werden alle Neugeborenen in der Bundesrepublik erfaßt?
3. Wie ist die Häufigkeit der angeborenen Hypothyreose?
4. Welche Fehlerquellen gibt es?
5. Wie kann man das Screening verbessern?

Im August 1978 wurde bei einem Mädchen die Diagnose einer Schilddrüsenunterfunktion aufgrund klinischer Symptome, einer ausgeprägten Makroglossie, einer Muskelhypotonie und einer statomotorischen Retardierung tragischerweise nur einen Monat nach Einführung des generellen Hypothyreosescreenings in Berlin gestellt. Sie hat eine Schule für Lernbehinderte besucht, hat einen IQ von 65 und wird nie für ihren Lebensunterhalt selbst sorgen können. Ihr Schicksal ist das typische einer zu spät behandelten Hypothyreose. Dennoch hatte die Behauptung, daß die Diagnose auch aufgrund der vorhandenen klinischen Symptome frühzeitig gestellt werden könne mit dazu beigetragen, daß das Screening in der Bundesrepublik erst 1981 bundesweit eingeführt wurde.

1995 wissen wir, daß diese Behauptung nicht richtig war. Obwohl Neugeborene mit Hypothyreose bei genauem Betrachten Auffälligkeiten aufweisen, und die Auflistung der Symptome der sich als permanent erwiesenen Hypothyreosen zeigt, daß durchaus am 7.–10. Lebenstag Symptome registriert wurden, als die Neugeborenen wegen eines erhöhten TSH-Wertes vorgestellt wurden und alle 103 Patienten bei der U2 bereits von einem Kinderarzt gesehen worden waren, war nicht bei einem einzigen der klinische Verdacht erhoben worden. Somit ist auch retrospektiv die Entscheidung richtig gewesen, zur Früherkennung der Hypothyreose für alle Neugeborenen die TSH-Bestimmung einzuführen.

Als nächstes stellt sich die Frage, ob denn das Screening auch alle Neugeborenen der Bundesrepublik erfaßt und wie hoch die Inzidenz der angeborenen Hypothyreose in der Bundesrepublik ist. Leider gibt es für die Bundesrepublik im Vergleich mit anderen Ländern Europas hierzu kaum brauchbare Zahlen. Nach all den in den letzten Jahren von Fachgesellschaften oder der kassenärztlichen Bundesvereinigung durchgeführten Befragungen gibt es nur für einen Teil der Neugeborenen die verbindliche Information, daß sie wirklich im Screening erfaßt wurden. Dies resultiert aus dem dezentralen Vorgehen, das auf der Einführung des Screenings als kassenärztliche Leistung beruht. Bei der letzten Umfrage in diesem Jahr ergab sich, daß 57 Labore bekannt sind, die das TSH-Screening durchführen, wovon jedoch nur 24 als ein Zentrum mit mehr als 10 000 Untersuchungen pro Jahr zu betrachten sind. Somit sind auch die Angaben über die Inzidenz mit Vorbehalt zu betrachten. Bei einer Umfrage der europäischen Gesellschaft für pädiatrische Endokrinologie wurden für die Bundesrepublik Inzidenzen von 1 : 2000–1 : 6000 genannt, 1989 waren die Angaben so unvollständig, daß eine Berechnung nicht gerechtfertigt war. Mit Sicherheit werden mehr als die berichteten 50–60% erfaßt, aber von einer nahezu 100%igen Erfassung wie in den anderen Ländern mit zentralen Screeninglabors darf nicht ausgegangen werden.

Wichtig wäre es auch zu wissen, ob die berichteten Hypothyreosen tatsächlich bestätigte dauernde Fälle sind. Die sogenannten transienten Hypothyreosen und transienten TSH-Erhöhungen sind ein wesentlicher Störfaktor des Screenings. Daher ist die Differentialdiagnose zwischen der permanenten und transienten Hypothyreose die wesentliche Aufgabe, wenn ein Kind mit erhöhtem TSH-Wert im Screening vorgestellt wird, damit eine unnötig lange Behandlung gesunder Kinder vermieden werden kann.

Die häufigste Ursache der vorübergehenden Hypothyreose beim Neugeborenen war in mehr als 95% der Fälle eine Überladung des Feten oder Neugeborenen mit Jod. Besonders häufig betroffen sind Neugeborene, bei denen peri- oder postnatal jodhaltige Kontrast- oder Desinfektionsmittel angewandt wurden. So beobachteten wir ein clusterartiges Ansteigen der Frequenz von erhöhten TSH-Spiegeln in einer Frauenklinik nach Wechsel des leitenden Geburtshelfers. Es stellte sich heraus, daß er angeordnet hatte, alle Neugeborenen in PVP-Jodlösung zu baden. Nach Einstellung dieser überflüssigen Maßnahme gingen die TSH-Werte dann wieder zurück. Hätte diese Frauenklinik ein eigenes Screening durchgeführt, so wäre es zu einer Verstellung des Normbereichs nach oben gekommen und permanente Hypothyreosen vielleicht übersehen worden.

Seit 1987 war es in Berlin, wo Screening- und Behandlungszentrum an der Kinderklinik eine Einheit darstellen, nicht mehr nötig, ein Kind wegen einer transienten Störung zu behandeln, da bei Hinweisen auf eine Jodkontamination entweder anamnestisch oder aufgrund von Jodbestimmungen im Urin eine abwartende Haltung eingenommen werden konnte, da genügend Erfahrung mit den Screeningwerten und den bewiesenen permanenten Fällen vorhanden war. Leider kann die Frage nach der Häufigkeit der transienten Hypothyreose in der BRD nicht beantwortet werden, da selbst die wenigen Laboratorien, die eine Angabe über die Häufigkeit der als erhöht aufgefallenen Werte machen konnten, die Frage nach der Anzahl der permanenten Hypothyreosen nicht beantworten konnten. Somit muß angenommen werden, daß bundesweit einige Kinder mit der Diagnose der connatalen Hypothyreose dauerhaft behandelt werden, obwohl nur eine transiente Störung vorlag.

Die wichtigsten möglichen Ursachen falsch-negativer Befunde, die durch Beispiele in der Literatur belegt sind, sind folgende:

1. Vertauschung der Blutprobe
2. methodische Probleme, die allerdings selten sind
3. ein nach der Geburt erst manifestes Auftreten der Hypothyreose
4. Suppression der TSH-Sekretion durch Dopamingabe
5. Unreife der TSH-Sekretion bei Frühgeborenen
6. Abnahme der Probe nach Austauschtransfusion
7. bei Geburt noch vorhandene euthyreote Funktion bei Ektopien oder Synthesedefekten.

Wie eine Umfrage der Arbeitsgemeinschaft pädiatrische Endokrinologie ergab, sind die meisten verpaßten Fälle jedoch auf sogenannte logistische Probleme zurückzuführen, die bei einem mehr zentralen Vorgehen zu einem Teil vermeidbar wären. Die Ergebnisse zeigen, daß eine signifikante Anzahl der im Screening entdeckten Kinder zu spät behandelt wird, weil die Proben- und Ergebnisübermittlung lückenhaft ist, während die Labormethodik als weitgehend sicher einzuordnen ist.

Wichtig ist der einzige Fall, der in Berlin in den letzten Jahren zu spät erkannt wurde, weil er ganz deutlich auf die Gefahren hinweist, die sich daraus ergeben, daß ab 1. Januar 1996 die Mütter und Säuglinge nach unkomplizierter

Entbindung bereits am dritten Tag entlassen werden, da die Kassen einen weiteren Aufenthalt nicht finanzieren müssen. Auch die Mutter dieses kleinen Mädchens hat ambulant entbunden und auf die Nachbetreuung durch eine Hebamme verzichtet. Einen Kinderarzt hat sie nicht aufgesucht. Sie wurde erst skeptisch, als das Kind mit knapp zwei Jahren nicht laufen konnte. Eine Nachbarin veranlaßte die Vorstellung beim Kinderarzt, und es wurde bei klassischen Symptomen der Schilddrüsenunterfunktion eine Athyreose diagnostiziert. Die Mutter, die übrigens durchaus differenziert ist, macht sich große Vorwürfe, daß sie nicht früher einen Arzt aufgesucht hat. Daher sollten sich die in der Geburtshilfe tätigen Ärzte und Pädiater im klaren sein, welch große Verantwortung sie tragen, wenn sie eine werdende oder gerade gewordene Mutter über die Notwendigkeit von Vorsorgeuntersuchungen aufklären.

Da es sicher schwierig sein wird, in Kürze verbindlich die Verantwortlichen für die Aufklärung über die Notwendigkeit der Vorsorgeuntersuchungen zu benennen und die Beratung aller Eltern umfassend durchzuführen, empfiehlt sich für das Hypothyreosescreening ein früherer Tag als der 5. Mit den neueren sensitiven Screeningmethoden haben >98% aller Kinder bereits nach 36 Stunden Werte unter 10 mUTSH/L, so daß ab dem 2. Tag das Screening möglich ist und daher am Entlassungstag durchgeführt werden sollte. Die Probleme für das Screening sind offensichtlich bei der Planung der Budgetierung nicht bedacht worden, daher muß der Gesetzgeber nun darauf aufmerksam gemacht werden, damit er durch Änderung der Richtlinien mit Abnahme der Blutprobe am 3. Tag dafür sorgt, daß nicht noch ein weiterer Einbruch der Qualität des Screenings erfolgt.

In Berlin haben wir somit eine für die Verhältnisse in der BRD privilegierte Situation, die es erlaubt, eindeutige Aussagen über die Häufigkeit der angeborenen Hypothyreose insgesamt und die unterschiedlichen Formen zu machen. Dies wird in der Zukunft umso wichtiger werden, da wir auch die Verantwortung für die genetische Beratung der frühbehandelten Patienten übernehmen müssen. Bislang waren die Patienten häufig so schwer retardiert, daß sie in ihrer Reproduktionsfähigkeit eingeschränkt waren. Die frühbehandelten Patienten werden sich jedoch auch in dieser Hinsicht normal verhalten, und es ist zu erwarten, daß in Zukunft häufiger familiäre Fälle auftreten. Dies gilt zunächst für die Patienten mit vorhandener Schilddrüse, bei denen autosomal rezessiv vererbte Störungen der Biosynthese vermutet werden. Bislang gab es keine Möglichkeit, ohne invasive Maßnahmen wie eine Biopsie diese Diagnosen zu stellen. Mit molekulargenetischen Mutationsscreeningmethoden wie der SSCP oder TGGE bzw. DGGE ist es erstmals möglich, genomische Mutationen von Genen in schilddrüsenspezifischen Proteinen nachzuweisen. So konnten wir – nach unserem Wissen erstmals – eine Mutation im Exon 8 des TPO-Gen bei 3 unserer im Screening entdeckten Patienten mit einer sporadischen Hypothyreose nachweisen.

Folgende Fragen ergeben sich hinsichtlich der frühen Therapie und ihrer Ergebnisse:

1. Wie früh und mit welcher Dosis wird behandelt?
2. Welche Entwicklung nehmen die Kinder, und welche Faktoren beeinflussen die Entwicklung?

Wiederum kann ich nur Aussagen über Berlin machen, wo der mittlere Behandlungsbeginn am 9. Tag liegt. Bei der letzten bundesweiten Umfrage im Juli konnten auch hierzu keine zuverlässigen Daten eingeholt werden, es ist jedoch anzunehmen, daß in den anderen Bundesländern aufgrund der größeren Einzugsgebiete die Verhältnisse nicht so günstig sind.

Bei der Evaluierung der Therapie müssen alle Faktoren beachtet werden, die die Therapie und damit den Behandlungserfolg – bei unseren Patienten gemessen an einer normalen mentalen Entwicklung – beeinflussen. Dies trifft auch für die Dosis zu. So beobachteten wir sehr früh, daß bei der zunächst angewandten vorsichtigen Dosierung – „aus dem Bauch heraus" – von 25 µg/Tag es oft 2–3 Monate dauerte, bis die TSH-Spiegel sich normalisierten. Wir wechselten bereits zu Beginn der 80er Jahre auf eine Dosis von 50 µg/Tag, die noch sehr lange von vielen als zu hoch eingeschätzt wurde, aber die TSH-Spiegel innerhalb von 2 Wochen normalisierte.

Die Ansicht, daß hierbei hyperthyreote Zustände auftreten, können wir nicht teilen, da keiner unserer so behandelten Neugeborenen objektive Symptome einer Hyperthyreose bot und die T3-Spiegel meist im Normbereich lagen, auch wenn die T4-Spiegel erhöht waren. Bei 20% der mit 50 µg behandelten Patienten wurde die Dosis daher für einige Wochen auf 25 oder 37,5 erniedrigt. Unterschiede in den Diagnosegruppen gab es nicht.

Dieses Vorgehen wird bestätigt durch eine 1995 durchgeführte Untersuchung aus Canada, die einen signifikant besseren IQ bei Patienten mit höherer Dosis fand. Wie alle Untersuchungen ist diese Arbeit retrospektiv und nicht randomisiert, so daß als weiterer signifikant unterschiedlicher Faktor der frühere Therapiebeginn der Gruppe mit der höheren Dosis sicher ebenfalls Einfluß auf dieses Ergebnis hat.

Betrachtet man die Daten der zahlreichen Studien zum Ergebnis der frühen Therapie, so muß man feststellen, daß nur wenige Faktoren unwidersprochen einen gesicherten Einfluß auf das Ergebnis der Behandlung haben. Nur der Zeitpunkt des Therapiebeginns, das sozioökonomische Umfeld und die Compliance haben unwidersprochenen Einfluß, während zur Art der Hypothyreose, zum Schweregrad, gemessen an T4 bei Geburt, zum Skelettalter und zur Dosis kontroverse Ergebnisse vorliegen. Da all diese Studien für die anderen Faktoren nicht kontrolliert sind, wird derzeit eine von der ESPE initiierte und von der Fa. Henning unterstützte randomisierte Therapiestudie mit unterschiedlichen Dosen durchgeführt, um allgemein akzeptierte Therapierichtlinien zu erarbeiten. Wichtig ist jedoch zu erwähnen, daß alle signifikanten Unterschiede im IQ oder EQ in den erwähnten Studien Unterschiede im Normbereich sind.

Bei unseren Patienten konnten wir ebenfalls keinen Unterschied hinsichtlich der Schwere der Hypothyreose oder der Dosis feststellen. Ein interessantes Ergebnis erbrachte eine bei diesen Patienten durchgeführt Geschwisterstudie, die leicht signifikante Unterschiede zugunsten der nicht betroffenen Geschwister ergab. Welche Relevanz haben jedoch diese leichten Unterschiede? Der Schulerfolg unserer Patienten ist bislang überdurchschnittlich. Die 2 Patienten, die eine Sonderschule besuchen, haben ein komplexes Syndrom mit schwerer Muskelhypotonie und Schluckstörungen. Bei beiden Kindern ist die Schilddrüse normal angelegt und die T4-Spiegel nur mäßig erniedrigt. Die Ätiologie der Störung ist nicht geklärt, die schlechte Entwicklung ist mit Sicherheit nicht auf eine besonders schwere oder schlecht behandelte Hypothyreose zurückzuführen. Somit kann man sagen, daß die Entwicklung der frühbehandelten Hypothyreosen – bis auf einige spezielle Ausnahmen – als normal zu bezeichnen ist, zumindest unter optimalen Bedingungen der Diagnostik und Therapie. Daß dies wiederum nicht für die ganze Bundesrepublik gilt, zeigt eine Studie aus Niedersachsen, die im letzten Jahr veröffentlicht wurde. In Niedersachsen erfolgt die Bestätigungsdiagnostik und Therapie nicht durch ein Behandlungszentrum. Nur ein Viertel aller im Screening aufgefallenen Kinder wurde überhaupt erfaßt, der Beginn der Therapie lag bei 20% der Patienten jenseits der 4. Woche oder war gar nicht bekannt. Ebenso unbekannt war die Art der Hypothyreose bei der Hälfte der untersuchten Kinder. 5 von 25 Kindern über 6 Jahren hatten einen IQ von <85, und 2 der 12 Kinder im Alter von 4–6 Jahren hatten einen IQ von <85. Im Vergleich hierzu hatte keiner der Berliner Patienten einen IQ unter 95.

Das Hypothyreosescreening stellt eine der erfreulichsten präventivmedizinischen Errungenschaften der Endokrinologie dar. Endokrinologen, Pädiater und Labormediziner sind dazu aufgerufen, sich gemeinsam stark dafür zu machen, daß die Bedingungen dieser so wertvollen Errungenschaft in der Bundesrepublik verbessert und nicht durch Gedankenlosigkeit bei der Umsetzung von Sparmaßnahmen gar gefährdet werden. Darüber hinaus sollten wir den Blick über die Grenzen Deutschlands schweifen lassen. Wir sind gerade in jüngster Zeit wieder einmal als kinderfeindlichstes Land Europas dargestellt worden. Wir könnten unseren Ruf verbessern, wenn wir als eine der reichsten Nationen Europas uns dafür einsetzen, daß ein Screening und eine Behandlung der Hypothyreose auch auf den noch vielen weißen Flächen der Weltkarte des Hypothyreosescreenings möglich wird. Daß diese weißen Flächen vor unserer Haustür liegen, möchte ich Ihnen zum Abschluß an Hand eines Patienten schildern, den wir im Januar 1995 erstmalig sahen.

Roman wurde in der Ukraine geboren, und dort gibt es bis heute kein Screening. Die Diagnose wurde im Alter von 4 Jahren gestellt, nachdem er erst mit 3 Jahren Laufen lernte und seitdem behandelt wurde. Als er im Januar mit seinen Eltern im Alter von 8 Jahren nach Berlin kam, wunderten wir uns, daß er trotz Therapie kein Aufholwachstum gezeigt hatte. Die Analyse seines Schilddrüsenhormonpräparats ergab eine tägliche Dosis von 3,8 µg. Nach unserer Erkenntnis steht in der Ukraine und Weißrußland L-Thyroxin derzeit nicht einmal für alle Patienten mit Thyreoidektomie nach Carcinom zur Verfügung. Neben den wichtigen Aufgaben für die Qualitätssicherung des Screenings in der Bundesrepublik sollten wir uns daher einsetzen, daß diese letztendlich so einfache präventivmedizinische Maßnahme, die auch kostengünstig ist, wenn man sie vom Profitdenken befreit, allen Kindern dieser Welt zugute kommt.

Diskussion

Grußendorf:
Frau Grüters, wer entscheidet, ob ein Screening durchgeführt wird oder nicht?

Grüters:
Daß ein Screening durchgeführt werden soll, ist gesetzlich geregelt in den Kinderrichtlinien. Es ist vorgeschrieben, daß es gemacht werden soll. Aber wo es gemacht werden soll, liegt im Ermessen der Geburtshilfe, wo die Blutentnahme vom Kind stattfindet. An vielen Stellen wird das Screening aus Kostengründen im krankenhauseigenen Labor durchgeführt oder bei einem nuklearmedizinischen oder sonstigen Institut. Es gibt keine Information, wieviele Kinder wirklich erfaßt werden und was aus denen wird, wieviele Hypothyreosen gefunden und behandelt werden.

Schönberg:
Bitte kommentieren Sie die Bemerkung von Herrn Emrich über diese Befunde in London.

Grüters:
Bei über vierhundert Kindern mit angeborener Hypothyreose wurden Entwicklungs- und Intelligenztests gemacht und gefunden, daß in Abhängigkeit von der Schwere der Hypothyreose, gemessen an der T_4-Konzentration bei Geburt von unter 40 Nanomol pro Liter, es zu einem IQ-Verlust von etwa 8 Punkten kommt. Diese Studie ist aber nicht kontrolliert für den Behandlungsbeginn, und der Behandlungsbeginn in Großbritannien variierte von einem

Lebensalter von 1 bis 2 bis zu 5 Wochen. Die Autoren haben in dieser Untersuchung keine Korrelation zum Behandlungsbeginn gemacht. Wenn man ein Kind mit einer Hypothyreose mit einer T_4-Konzentration unter 40 Nanomol erst mit drei Monaten einer suffizienten Behandlung zuführt, muß man damit rechnen, daß bleibende Defekte resultieren.

Wenzel:
Als Delegierter für die Ärztekammer Berlin hatte ich bereits Anfang der 80er Jahre beim Deutschen Ärztetag beantragt, daß die Deutsche Ärztekammer zentrale Screeningstellen einrichtet. Dieser Antrag wurde durch die Lobby der Laborärzte abgebügelt. Wenn wir Ärzte als Gesamtheit bei dieser so wichtigen Lösung versagen, müßten doch die Politiker aufgerufen sein. Bei dem derzeitigen, einen hohen Anspruch deklarierenden Gesundheitsminister müssen Anträge aller Fachgesellschaften (Pädiatrie, Endokrinologie etc.) zur Einrichtung der zentralen Erfassung eingehen. Ein Ausweg wäre möglicherweise, die Kassen in ihre Verantwortung zu rufen, um Besserung zu erreichen, indem z. B. das BM-Screening nur abgerechnet werden kann, wenn die Koppelung zum Recall vorliegt.

Grüters:
Bislang ist es so, daß die Recall-Untersuchungen (T_4, TSH im Serum sowie Thyreoglobulin bei den an Screeningzentren gekoppelten Behandlungszentren, also Heidelberg, Berlin und einigen Universitätskliniken) letztendlich auf Kosten der Universität durchgeführt werden. Die niedergelassenen Labors finanzieren gerade über diese Serumbestimmungen (T4, TSH) das Screening. Das ist ein ungelöstes Problem. Ich denke, wir haben jetzt – da wir wegen Frühentlassung der Mütter eine Umstrukturierung des Screenings vornehmen müssen – noch einmal die Chance, das Screening in der Bundesrepublik vernünftig zu organisieren. Wir wollen jetzt einen erneuten Versuch starten, das Screening auf ähnlich gute Beine zu stellen wie in der Schweiz.

Schulte:
Frau Grüters, Herr Torresani hat in einem Dia aufgeführt, daß Kontrolluntersuchungen nach zwei Jahren zur Überprüfung der Diagnose in der Schweiz fest vorgesehen sind. Gibt es ein solches Programm bei uns auch? Sind die Kinderärzte angehalten, bei den U-Untersuchungen nach zwei Jahren eine Überprüfung der Diagnose durchzuführen? Wie sind Ihre Erfahrungen mit der Durchführung einer solchen Kontrolluntersuchung mit falsch-positiven Ergebnissen?

Grüters:
Die Arbeitsgemeinschaft *Pädiatrische Endokrinologie der Deutschen Gesellschaft für Endokrinologie* hat empfohlen, daß mit zwei Jahren eine Überprü-

fung der Diagnose stattfindet; und bei Kindern, die an Universitätskliniken oder bei Endokrinologen behandelt werden, erfolgt auch in der Regel eine Überprüfung. Es ist nicht im Rahmen der Vorsorge vorgesehen oder geregelt. Es gibt die Empfehlung, aber inwieweit sie umgesetzt ist, wissen wir nicht. Wir in Berlin machen das routinemäßig und haben in den letzten Jahren keine transienten Fälle mehr gehabt, weil wir die Diagnostik zu Therapiebeginn so optimiert haben, daß wir Kinder mit transienter Hypothyreose erst überhaupt nicht mehr behandeln. In den letzten acht Jahren wurden alle Kinder im Auslaßversuch wirklich als permanent hypothyreot bestätigt.

Neugeborenenscreening auf congenitale Hypothyreose: Ergebnisse aus der Schweiz

T. Torresani

Einführung

Seit 1977 wird in der Schweiz das Neugeborenenscreening auf congenitale Hypothyreose, als Zusatz zum 1965 eingeführten PKU-Screening, durchgeführt. Die bestehende Struktur für die Abnahme und für den Versand der Proben bei den Neugeborenen und für deren Analyse wurde weitgehend übernommen, da sie sich ausgezeichnet bewährt hatte. Aus organisatorischen und wirtschaftlichen Gründen wurde die analytische Arbeit von Anfang an auf zwei gleich große Laboratorien, in Bern und Zürich, verteilt. Durch Einsatz von denselben Labormethoden und durch koordinierten Einkauf von Geräten und Reagenzien lassen sich wesentliche Einsparungen erreichen, die dem Gesamtprogramm zugute kommen. Beide Laboratorien sind eng mit den lokalen Universitätskinderkliniken verbunden.

Die Blutentnahme für die Screeninguntersuchung erfolgt bei den Neugeborenen in der Regel am 3. oder 4. Lebenstag, üblicherweise in der Geburtsklinik. In denjenigen Fällen, wo das Neugeborene sich bereits zu Hause befindet, erfolgt die Blutentnahme ambulant durch eine Hebamme oder eine Gemeindeschwester.

Methoden

Das Hypothyreosescreening basiert auf der Messung der TSH-Konzentration im Blut. Wir verwenden dazu einen immunfluorimetrischen Test (DELFIA) mit hoher Spezifität und Empfindlichkeit [1]. Die Analyse wird täglich, inklusive Samstag, durchgeführt. Alle Arbeitsschritte, mit Ausnahme des Stanzens der Filterpapiere, erfolgen weitgehend automatisch und erfordern nur eine Laborfachkraft für ein Probenvolumen von ca. 45 000 Proben pro Jahr.

Die Betreuung der durch das Screening identifizierten Kinder mit Hypothyreose erfolgt grundsätzlich durch niedergelassene Pädiater oder Allgemeinpraktiker. Das Screeningzentrum leistet in den meisten Fällen nur beratende Dienste. In jährlichen Abständen werden aber die Kinder im Screeningzentrum durch einen pädiatrischen Endokrinologen nachkontrolliert. Die Reevaluation der durch das Screening gestellten Diagnose erfolgt im Alter von 2 Jahren.

Ergebnisse

In der Periode 1977 bis 1991 wurden gesamtschweizerisch über 1,2 Millionen Neugeborene auf das Vorhandensein einer Hypothyreose untersucht. Bei mehr als 350 Kindern mußte eine Nachuntersuchung auf Grund eines erhöhten TSH-Wertes angeordnet werden, was einer Rückrufrate von 0,03% entspricht. Bei 82,7% der nachuntersuchten Kinder wurde eine Substitutionstherapie mit L-Thyroxin eingeleitet. Die restlichen Kinder wurden als transitorische Hyperthyreotropinämie klassiert. Als Ursache für diese transitorische Erhöhung des TSH kommt vor allem Jodkontamination durch Desinfektionsmittel (Betadine) oder durch Kontrastmittel in Betracht.

Die Reevaluation der Diagnosen hat gezeigt, daß die Hypothyreose bei 88,8% der behandelten Kinder permanent ist. Bei den restlichen 11,2% fand man hingegen eine transiente Hypothyreose. In einigen Fällen war eine schlecht behandelte Hypothyreose bei der Mutter, mit Übertragung von Thyreoidea blockierenden Autoantikörpern, Ursache für die transiente Hypothyreose. In den meisten Fällen aber fanden wir wiederum Jodkontamination als Ursache. Die Inzidenz der primären Hypothyreose beträgt in der Schweiz somit 1 : 4 538, was mit den Inzidenzen anderer Länder mit ausreichender Jodversorgung vergleichbar ist. Das Verhältnis Mädchen/Knaben beträgt 2,4 : 1, was ebenfalls mit anderen Ländern vergleichbar ist. Am häufigsten wurden Schilddrüsenektopien diagnostiziert, gefolgt von Athyreosen. Vereinzelt haben wir auch Dyshormonogenesen gefunden.

Die Analyse der TSH- und T4-Werte bei Diagnosestellung hat gezeigt, daß bei allen Kindern mit permanenter Hypothyreose die TSH-Werte deutlich über der Norm waren (Tab. 1). Bei den Ektopien haben wir aber häufig nur wenig erhöhte Werte gefunden. Bei vielen dieser Patienten waren die T4-Werte zusätzlich nur knapp erniedrigt oder gar im Normbereich.

Die Substitutionstherapie wurde im Durchschnitt der Periode 1977–1991 bei 91.5% aller Kinder ab dem 10. Lebenstag mit einer Dosierung von 50 µg/d begonnen. Durch organisatorische Verbesserungen, Einführung besserer Analytik (DELFIA Methode anstatt RIA für die TSH-Bestimmung) wurde aber der Beginn der Behandlung konstant vorgezogen. So lag er in der Periode 1977–1983 bei 11,4 Tagen, in der Periode 1984–1991 aber bei 8,95 Tagen. Zur Kontrolle der Therapie verwenden wir wiederum Blutproben auf Filterpapier. In Gegensatz zum Screening werden aber in diesen Proben neben dem

Tabelle 1 TSH- und T4-Mittelwerte und Ranges bei Diagnose bzw. Reevaluation der Diagnose, getrennt nach den verschiedenen Ätiologien: 1. Athyreose, 2. Ektopie, 3. andere

	Diagnose (Alter 10 Tage)		
Ätiologie	1.	2.	3.
TSH (mE/l)	497 (125–1035)	337 (15–812)	302 (55–800)
T4 (nmol/l)	38,5 (7–148)	73,3 (22–198)	52,4 (5–156)
	Reevaluation (Alter 2 Jahre)		
Ätiologie	1.	2.	3.
TSH (mE/l)	218	199	199
T4 (nmol/l)	18,9	39	45,1

TSH auch T4 und TBG bestimmt. Die Verwendung von Filterpapierproben ermöglicht eine engmaschige Kontrolle der Therapie, da die oft schwierigen venösen Blutentnahmen bei den Säuglingen entfallen.

Bis heute ist uns 1 Fall von verpaßter Hypothyreose bekannt. Dieses Versagen des Screeningsystems kam aufgrund einer unterlassenen bzw. verwechselten Blutentnahme zustande.

Zusammenfassung und Schlußfolgerungen

Seit 1977 wird in der Schweiz das Screening auf congenitale Hypothyreose erfolgreich durchgeführt. Unser System basiert einerseits auf der Zusammenfassung der TSH-Bestimmung in nur 2 Laboratorien; andererseits wird großer Wert auf die dezentrale Betreuung der Patienten gelegt. Die enge Zusammenarbeit zwischen Screening-Laboratorien, Universitätskinderkliniken und niedergelassenen Pädiatern hat sich in den vergangenen 18 Jahren bewährt.

Die niedrige Rückrufrate und das fast vollständige Ausbleiben von falschnegativen Resultaten, besonders was die Laboranalytik betrifft, bestätigen einerseits die Richtigkeit des gewählten Screeningparameters (TSH) und andererseits die Qualität der von uns verwendeten TSH-Meßmethode (DELFIA).

Literatur

[1] Torresani, T., R. Scherz: Neonatal thyroid screening by a non-radioactive method: evaluation of thyrotropin time-resolved fluoroimmunoassay. Clin. Chem. *32* (1986) 1013–1016.

Diskussion

Kallee:
Die „normale" Fehlerquote bei Laborwerten beträgt $\geq 1\%$. Nun haben Sie aber nur einen Fall, der verpaßt wurde. Bedeutet das, daß die behandelnden Ärzte auf Grund des klinischen Befundes Zweifel an der Richtigkeit des Laborwertes hatten und dann noch einmal bestimmen ließen?

Torresani:
Nein, der verpaßte Fall wurde im Alter von ca. 3 Monaten klinisch gefunden, weil es eine klare (kongenitale) Hypothyreose war. Das System ist so: wir machen ein Screening, aber das entbindet die Ärzte nicht, klinisch nachzuschauen, ob bei einem Kind eine Hypothyreose vorliegen könnte. Und warum wir bis heute nur einen verpaßt haben? Weil wir regelmäßig bei der Ärzteschaft anfragen, ob es Fälle von Hypothyreose gibt, die nicht durch das Screening erfaßt wurden. Die Antwort ist immer ein ‚Nein'. Es kann sein, daß wir noch andere nicht diagnostiziert haben, aber die sind uns nicht bekannt.

Heckhausen:
Es ist diskutiert worden, daß man das TSH auch im Nabelschnurblut bestimmen könnte. Man erhält dann die Werte schneller, und wenn die Werte pathologisch sind, das TSH erhöht ist, kann man aus der Kopfvene während des stationären Aufenthaltes noch Blut entnehmen. Ist dieses Vorgehen, das wir noch weiter praktizieren, obsolet oder, ist das weiterhin in Ordnung?

Torresani:
Ich glaube, wir sollten das Hypothyreosescreening nicht getrennt von den anderen Neugeborenen-Screening-Programmen anschauen. Es ist sehr wichtig, daß das Neugeborenenscreening als Gesamtpräventivmaßnahme gemacht wird. Deshalb sollte nur eine Blutentnahme für alle Parameter organisiert werden. Da gibt es Limitierungen, die nicht erlauben, z. B. mit dem Nabelschnurblut auch andere Parameter im metabolischen Sektor mit der gleichen Genauigkeit zu analysieren. Theoretisch könnte man nur für das Hypothyreosescreening mit der entsprechenden Anpassung der Normalwerte schon ein Nabelschnurblutscreening durchführen. Aber ich würde vom Abtrennen des Hypothyreosescreening von den anderen Screeningprogrammen abraten. Man kann mit Blutproben, die zwischen 24 und 36 Stunden nach Geburt gewonnen werden, mit Sicherheit alle die Krankheiten, die ich auf meinem Dia gezeigt habe, mit gutem Erfolg identifizieren und der Behandlung zuführen.

Konsequenzen des Jodmangels im Säuglingsalter

M. Klett

Einleitung

Deutschland zählt zu den Gebieten mit *moderatem Jodmangel Grad 1* der WHO-Klassifikation. Dies entspricht einer täglichen Jodzufuhr von 50–100 µg. Der Unterschied zu der von der WHO empfohlenen Regeldosis muß daher durch geeignete Maßnahmen supplementiert werden. In Deutschland wird seit den siebziger Jahren in größerem Umfang jodiertes Speisesalz zur *freiwilligen Jodprophylaxe* angeboten. Zwischen 70 und 80% der jungen Familien verwenden inzwischen Jodsalz im Haushalt. Es ist jedoch nachgewiesen [24], daß durch einfaches Zusalzen mit jodiertem Speisesalz täglich im Durchschnitt nur 40 µg Jod zugeführt werden. Eine Verbesserung der Jodversorgung verspricht man sich daher von der kommerziellen Verwendung von jodierter Sackware in Form von Jodsalz oder jodiertem Pökelsalz. Ihre Verwendung bei der Herstellung von Brot (+50 µg) und in der Fleischverarbeitung (+40 µg) verbessert die tägliche Jodzufuhr um weitere 90 µg. Sind die genannten Voraussetzungen erfüllt, erhöht sich die Jodzufuhr unter Einbeziehung der häuslichen Verwendung von Jodsalz (+40 µg) um 130 µg und erreicht unter Hinzurechnung der Basisversorgung von 50 µg eine Tagesmenge von 180 µg. Weil die genannten Maßnahmen freiwilliger Natur sind, rangiert die tatsächliche Versorgungssituation der Bevölkerung in der Regel allerdings deutlich niedriger. Internationale Erfahrungen belegen, daß eine ausreichende Jodversorgung sozial ungleicher Bevölkerungsschichten in einer multikulturellen Gesellschaft nur erreichbar ist, wenn die Jodsupplementierung durch eine *vorsorgende Gesetzgebung* auch den weniger informierten Bevölkerungskreisen und Andersdenkenden ohne fehlerhaft interpretierbare individuelle Wahlmöglichkeiten zugänglich gemacht wird. Daß es an den wissenschaftlichen Grundlagen für eine solche Entscheidung nicht mangelt, zeigen nicht nur die in Tasmanien, Österreich und in der Schweiz gesammelten Erfahrungen [1, 2], sondern auch die individuellen Beobachtungen aus der angewandten Medizin, die sehr wohl belegen, daß die sehr moderate Anhebung der Jodversorgung um 100 bis 200 µg täglich selbst für Patienten mit krankhaft veränderter Schilddrüsenfunktion mit keinen Risiken verbunden ist [21].

Lebensabschnitte mit erhöhtem Jodbedarf (Tab. 1)

Während der Schwangerschaft werden der mütterlichen Schilddrüse zusätzliche Leistungen abverlangt, was sich u. a. auch in einer *Größenzunahme* des Organs äußert. Die Volumenzunahme fällt dabei bei mangelhafter Jodversorgung deutlich größer aus als bei Schwangeren, die zusätzlich mit Jod versorgt wurden. Auch die fetale Schilddrüse profitiert von einer zusätzlichen Jodversorgung [7, 17]. So wiesen nach einer Berliner Studie Neugeborene zusätzlich mit Jod versorgter Mütter am 5. Lebenstag ein durchschnittliches Schilddrüsenvolumen von 0,7 ml auf, während nicht zusätzlich versorgte Neugeborene ein mittleres Volumen von 1,5 ml erreichten [17]. Auch während der Stillzeit dauert die erhöhte Beanspruchung der Schilddrüse fort, gleichzeitig besteht ein erhöhter Jodtransfer in Richtung Muttermilch, wo Jodid aktiv angereichert wird und so den gleichfalls erhöhten Bedarf des Neugeborenen deckt [18]. Für die Zeit der Schwangerschaft und Stillzeit empfiehlt die Deutsche Gesellschaft für Ernährung (DGE) in Übereinstimmung mit der WHO eine *tägliche Jodzufuhr* von insgesamt *250 μg* [5]. Unter Berücksichtigung der mit jodiertem Speisesalz zugeführten Jodmenge empfiehlt sich daher für Mütter während Gravidität und Stillzeit die zusätzliche Versorgung mit Jodtabletten, die in der Größenordnung von 200 μg täglich liegen sollte.

Untersuchungen des Jodgehalts in der Muttermilch haben ergeben, daß in Deutschland der *Jodbedarf gestillter Kinder* allenfalls randständig gedeckt ist. Im Vergleich zu kommerziell hergestellten Milchpräparaten enthält Muttermilch mit durchschnittlich 38 μg Jod/dl deutlich weniger als die in kommerziell hergestellten Säuglingsmilchen enthaltenen Mengen (58 μgJodid/dl) [18]. Ein weiterer Lebensabschnitt, der durch erhöhten Jodbedarf gekennzeichnet ist, betrifft die Pubertät. Sie interessiert hier insoweit, als die häufig bei pubertierenden Mädchen beobachtete Struma, sofern sie nicht manifest wurde, während der Schwangerschaft erneut in Erscheinung tritt und sich dann in der Regel dauerhaft manifestiert. Eine wirksame Jodprophylaxe sollte deshalb nicht erst zum Zeitpunkt der Schwangerschaft einsetzen, sondern sollte alle Lebensaltersstufen betreffen.

Tabelle 1 Lebensabschnitte mit erhöhtem Jodbedarf

	zusätzliche Jodidmenge
Neugeborene	mindestens 50 μg Jodid/Tag
Pubertät	200 μg Jodid/Tag
Schwangerschaft	200 μg Jodid/Tag
Struma	200–500 μg/Tag

Durch Jodmangel induzierte Funktionsstörungen

Obwohl die Neugeborenenstruma in Deutschland seit Einführung der Jodsalzprophylaxe weitgehend verschwunden ist, finden sich bei Neugeborenen auch heute noch deutliche Anzeichen für das Vorliegen eines Jodmangels. Die Ursachen des Jodmangels sind dabei überwiegend alimentär bedingt, und werden z. B. auch durch in Lebensmitteln vorhandene antithyreoidal wirksame Substanzen verstärkt. Die infolge Jodmangel ausgelösten Auffälligkeiten des Schilddrüsenstoffwechsels werden bei Neugeborenen durch ein *pathologisches Ergebnis im TSH-Screening* aufgedeckt. So weisen Neugeborene aus Jodmangelgebieten durchschnittlich höhere TSH-Werte auf als Neugeborene aus Gebieten mit guter Jodversorgung. Auch die Zahl kontrollbedürftiger TSH-Werte ist in Jodmangelgebieten erhöht und korreliert umgekehrt proportional mit der Jodversorgung. Während bei moderatem Jodmangel nur der Anteil falsch positiver TSH-Ergebnisse ansteigt, die Zahl der Hypothyreosen sich zunächst aber noch nicht verändert, führt zunehmende Jodverarmung zu angeborener Struma und Hypothyreose. Auf den Nachweis einer zu niedrigen Jodausscheidung im Urin wird üblicherweise verzichtet; der Aufwand wäre unangemessen hoch und das Ergebnis möglicherweise durch perioder postnatalen Kontakt mit jodhaltigen Präparaten verfälscht. Ist bei Kontrolle noch immer ein erhöhter TSH-Wert vorhanden, dann besteht der Verdacht entweder auf eine Anpassungsstörung, eine transiente Hypothyreose oder eine manifeste angeborene Hypothyreose. Differentialdiagnostisch von Bedeutung ist die *sichere Abgrenzung* der als harmlose TSH-Erhöhung in Erscheinung tretenden *Anpassungsstörung* von der transienten oder manifesten angeborenen *Hypothyreose*, die in allen Ausprägungen vorkommen kann. Nur die konsequente Überwachung der weiteren Entwicklung von TSH und T4 bzw. fT4 schützt vor einer Fehldiagnose. Das Untersuchungsintervall sollte in Abhängigkeit vom TSH-Wert zwischen 3 und 7 Tagen gewählt werden. Der TRH-Test ist hierbei nicht hilfreich, weil Neugeborene, vor allem unter Jodmangel, auf TRH überschießend reagieren und Fehldiagnosen die Folge wären. So fand eine dänische Arbeitsgruppe unter schilddrüsengesunden Neugeborenen TSH-Antworten in der Größenordnung bis 100 U/l. Vor der Veranlassung eines *TRH-Tests bei Neugeborenen wird* daher ausdrücklich *gewarnt* [11, 14].

Weil Neugeborene sehr empfindlich auf Jodmangel oder ein plötzlich erhöhtes Jodangebot reagieren, finden sich relativ häufig als Anpassungsstörung bezeichnete kurzdauernde Störungen der Schilddrüsenfunktion, die den Regelkreis zwischen Schilddrüse und Hypophyse betreffen. Am häufigsten werden TSH-Erhöhungen in Verbindung mit euthyreoten Konzentrationen der peripheren Schilddrüsenhormone T4 und T3 beobachtet. Dieses zeitlich befristete und nicht therapiebedürftige Phänomen wird als Hyperthyreotropinämie bezeichnet und läßt sich problemlos von der sehr viel selteneren transienten Hypothyreose abgrenzen, deren TSH-Erhöhung immer mit hypothyreoten Schilddrüsenhormonwerten einhergeht. Im Unterschied zur Hyperthyreotropinämie ist die transiente Hypothyreose vorübergehend behandlungsbedürftig. Für die Behandlungsdauer entscheidend ist die Kenntnis der Störfaktoren, die als Auslöser für die Hypothyreose in Frage kommen (z. B. Jodexzess). Grundsätzlich ist anzumerken, daß der Schilddrüsenregelkreis unter Jodmangel funktionell an Stabilität verliert, was seine Neigung zu überschießender TSH-Sekretion erklärt, wie sie z. B. unter Stress oder nach Gabe von TRH zu beobachten ist. Wegen der schlechteren Jodversorgung fallen im TSH-Screening bei Neugeborenen in Deutschland etwa *zehnmal mehr* Kinder durch erhöhte TSH-Werte auf als in den viel besser mit Jod versorgten USA [15]. Aus dem gleichen Grund ist die mit dem TRH-Test bei Neugeborenen in den USA erzielte Diskriminierung zwischen Eu- und Hypothyreose auf die Verhältnisse im Jodmangelgebiet Deutschland nicht übertragbar [20].

Jodmangel infolge Fehlernährung

Wesentlich stärker ausgeprägt sind die Folgen des Jodmangels, wenn die natürlicherweise in der Nahrung vorhandene Jodmenge durch *einseitige Ernährung* mit bestimmten Kostformen reduziert wird. Besonders gefährdet sind Vegetarier, die tierisches Eiweiß völlig ablehnen und sich ausschließlich von Rohkost, Körnern und Gemüse ernähren. Da von diesem Personenkreis in der Regel Ergänzungsstoffe in Tablettenform abgelehnt werden, sinkt die tägliche Jodzufuhr auf ein Niveau, das sonst nur noch in bestimmten Entwicklungsländern angetroffen wird. Der ohnehin bestehende *Jodmangel* wird noch *verstärkt*, weil vegetarische Kost zwangsläufig mit einem höheren Gemüsekonsum einhergeht. Die in einigen Gemüsesorten natürlicherweise vorkommenden antithyreoidalen Substanzen (z. B. Nitrate, Cyanglykoside, Thioglykoside) werden deshalb in größerer Menge aufgenommen und führen so zu einer *Verschlechterung der Jodverwertung*. Die in Deutschland weitverbreiteten Kohlsorten stellen eine wichtige Quelle für Zyanate dar, die ihrerseits mit Jod um den Einbau in die Schilddrüse konkurrieren (Tab. 2). Es ist leicht vorstellbar, daß der bei Vegetariern vermehrte Konsum von Gemüse, das auch antithyreoidale Substanzen enthalten kann, zu einer Verstärkung des bestehenden Jodmangels führt. Eine chronische Unterversorgung mit Schilddrüsenhormonen ist die Folge, ein Vorgang, der keinesfalls hypothetisch ist, sondern dessen Aktualität durch entsprechende Fallbeschreibungen belegt ist [12, 16].

Tabelle 2 Natürliche Strumigene in Nahrungsmitteln

Nahrungsmittel	Typ
Seetang	Jod
Sojaprodukte	
Kohlgewächse: Weißkohl, Blumenkohl, Broccoli, Kohlrabi, Steckrüben, Rosenkohl, Grünkohl	Thioglykoside
Cassava	Cyanoglykoside
Trinkwasser	Flavonoide, Huminstoffderivate, z. B. Phenole, Resorcin, Phtalate

Antithyreoidale Substanzen in Lebensmitteln

Großangelegte Untersuchungen einer belgischen Arbeitsgruppe haben den Zusammenhang zwischen Jodmangel, Strumigenen und der Hypothyreose belegt [22]. Aus diesen Untersuchungsserien läßt sich ableiten, daß die regionale Variabilität der Strumaprävalenz in erheblichem Umfang durch *nahrungsseitige Strumigene* beeinflußbar ist. Zu ähnlichen Feststellungen kam eine Studie aus Kolumbien [6], wo strumigene Substanzen aus dem Trinkwasser die Kropfrate erhöhten. In Konsequenz führen sowohl der Jodmangel als auch die Kombination zwischen Jodmangel und antithyreoidalen Substanzen zur Hypothyreose, deren Ausprägung und Persistenz im Einzelfall das Ausmaß der zu erwartenden Schädigung bestimmt.

Während die infolge von Jodmangel entstehende intrauterine und postnatale Hypothyreose aufgrund einer mangelnden Ausreifung und Myelinisierung zu irreversibler geistiger Behinderung führt, stehen bei erworbener Hypothyreose im späten Säuglingsalter oder in der Kleinkindperiode Wachstums- und Entwicklungsstörungen im Vordergrund der Symptomatik. Klein [13] hat bereits 1972 darauf hingewiesen, daß durch Frühbehandlung angeborener Hypothyreosen eine normale geistige Entwicklung ermöglicht wird. Diese Beobachtung scheint auch Gültigkeit zu haben für die Entwicklung von Kindern, die mit einer Athyreose geboren wurden [10] und dürfte durch den pränatal erfolgenden plazentalen Transfer mütterlicher Schilddrüsenhormone auf das Neugeborene begründet sein [23]. Hingegen wissen wir von den aus Zaire vorgelegten Untersuchungsergebnissen, daß die Folgen von *Jodmangel in Gegenwart antithyreoidaler Substanzen potenziert* werden und im Einzelfall schwerste hypothyreote Schädigungen bis hin zum Kretinismus nach sich ziehen. Weil die Elimination antithyreoidaler Substanzen aus Lebensmitteln technisch nicht möglich ist, muß *prophylaktisch Jod* in ausreichender Menge zugeführt werden, um die Verdrängung am Rezeptor möglichst klein zu halten. In den betroffenen Gebieten wurde deshalb eine Jodprophylaxe mit Lipiodol® eingeführt, einer öligen Depotform von Jod, die intramuskulär oder in spezieller Galenik auch oral zugeführt wird [22].

Reaktion auf Jodexzess

Wegen der bei Neugeborenen im Vergleich zum Erwachsenen sehr viel ungünstigeren Relation zwischen Körperoberfläche und Körpergewicht, liegt der auf das Gewicht bezogene tägliche Jodbedarf im Vergleich zum Erwachsenen relativ hoch. So bewegt sich der Jodbedarf des Neugeborenen um 10–12 μg/kg/Tag, während Erwachsene mit täglich 3–4 μg Jod/kg ausreichend versorgt sind. Auch dieser Umstand kann als Erklärung für die bei Neugeborenen und Säuglingen wesentlich störanfälligere Schilddrüsenfunktion herangezogen werden. *Neugeborene* und Säuglinge reagieren deshalb besonders *empfindlich auf Veränderungen* des Jodangebots. Dies betrifft nicht nur die Unterversorgung mit Jod, sondern auch das meist iatrogen verursachte *Jod-Überangebot*, das überwiegend durch die Verwendung jodhaltiger Antiseptika entsteht (Polyvidon-Jod-Präparate) oder auf die Applikation jodhaltiger Röntgenkontrastmittel zurückgeht. In Abhängigkeit von der Dosis führt ein überhöhtes Jodangebot sehr rasch zu einer recht *dauerhaften Blockade* der Schilddrüsenfunktion. Auch länger andauernde Hypothyreosen können auf diese Weise verursacht werden. Das oft schwer kalkulierbare Jodüberangebot bewegt sich selbst bei einer harmlos erscheinenden Bepinselung des Nabels nämlich bereits im mg-Bereich. Eine vorübergehende *Substitutionsbehandlung* mit l-Thyroxin ist in diesen Fällen notwendig, um die bei angeborener Hypothyreose bekannte irreversible Störung der Myelinisierung der Markscheiden zu verhindern und so eine Schädigung der Hirnreifung auszuschließen. Die l-T4-Behandlung kann erst beendet werden, wenn geklärt ist, ob die verursachende Jodüberladung nicht mehr besteht [14].

Geistige Fehlentwicklung unter Jodmangel

Die Diskussion über das Ausmaß von Schädigungsfolgen, die aufgrund von Jodmangel insbesondere während der entwicklungsbedingt besonders empfindlichen frühen Lebensphase eintreten, ist noch nicht abgeschlossen. Bislang publiziert sind Ergebnisse aus dem nordamerikanischen Raum, die auf Unterschiede in Abhängigkeit von der Qualität der Therapie (compliance) hinweisen [19]. Ältere, jedoch gut dokumentierte Langzeitstudien aus Spanien belegen, daß in besonders jodarmen Gebieten nicht nur das Auftreten angeborener Hypothyreosen häufiger beobachtet wird, sondern auch eine Beeinträchtigung der *intellektuellen*, besonders aber der *psychomotorischen und funktionellen Entwicklung* festzustellen ist [3]. Die angeführten Ergebnisse werden durch eine neue Untersuchung aus China unterstützt, die in Abhängigkeit vom intrauterinen Jodmangel Entwicklungsdefizite aufzeigt, die nach Jodprophylaxe während der Schwangerschaft nicht in Erscheinung treten [25].

Vergleichende Untersuchungen der Autoren an mit jodhaltigem Öl (Lipiodol®) behandelten Gruppen zeigten im Vergleich mit einer nichtbehandelten Kontrollgruppe, daß unter Lipiodol® eine Normalisierung der neuropsychologischen Testparameter eintritt. Aus den Studien kann überdies abgeleitet werden, daß die beobachteten Störungen mental in einem niedrigeren IQ (100 gegenüber 123) resultieren und sich bezüglich der Leistungsfähigkeit vor allem im feinmotorischen und perzeptiven Bereich manifestieren. Es ist jedoch nicht geklärt, ob die beobachteten Fehlentwicklungen irreversibel oder durch neurophysiologische Behandlung langfristig ausgleichbar sind [3].

Biomonitoring der Jodversorgung

Die Unterschiede in der Jodversorgung, aber auch in der Zufuhr natürlicher Strumigene legen nahe, ein Indikatorsystem zu entwickeln, das sich als Instrument für ein wirksames Monitoring von Jodmangel und antithyreoidalen Substanzen eignet (Abb. 1).

Der *direkte Nachweis* von Jod aus biologischem Material (z. B. Urin- oder Blutproben) ist zwar methodisch sicher, erfordert aber einen relativ hohen Arbeitsaufwand. Wahrscheinlich hat sich deshalb die Methode als Routineverfahren nicht durchgesetzt. Ihr Einsatz bleibt auf Studien begrenzt, in denen es z. B. um den Nachweis von Jodmangel oder Jodüberschuß geht (Tab. 3).

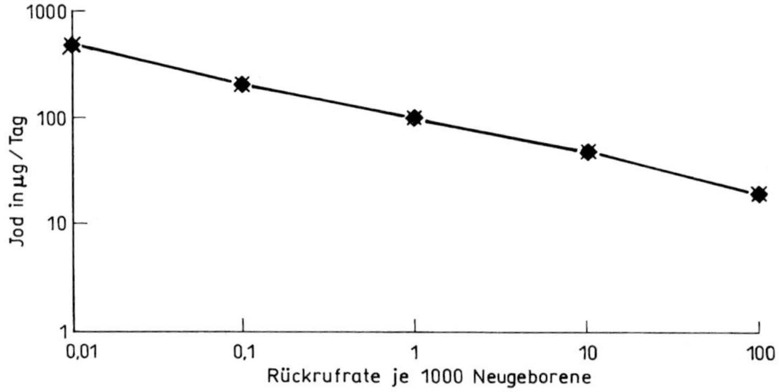

Abb. 1 Biomonitoring der Jodversorgung: Schematische Darstellung der Beziehung zwischen Jodversorgung und Rückrufrate im TSH-Screening bei Neugeborenen.

Unter den *indirekten Möglichkeiten* zum Nachweis von Jodmangel nimmt das *TSH-Screening* bei Neugeborenen einen hohen Stellenwert ein und bietet sich somit als Maß für regionale Vergleiche an. Aus vergleichenden Untersuchungen ist bekannt, daß unter den Bedingungen des Jodmangels in jodarmen Regionen durchschnittlich höhere TSH-Konzentrationen im Neugeborenen-Screening auftreten als unter optimaler Jodversorgung. Auch der Einfluß von Störfaktoren auf die Schilddrüsenfunktion, z. B. durch geburtsbedingte Risiken und Jodüberladung ist ausgeprägter. Die Zahl kontrollbedürftiger Werte im TSH-Screening ist daher ein Maß für die *biologisch wirksame Jodversorgung* der Bevölkerung, die auch den Einfluß etwaiger in der Nahrung oder im Trinkwasser enthaltener antithyreoidaler Substanzen berücksichtigt. Bei der Festlegung des regionalen Jodbedarfs aufgrund der Ergebnisse des TSH-Screening wird damit auch die Größenordnung der geogen oder verhaltensbedingt aufgenommenen antithyreoidal wirksamen Substanzen berücksichtigt und könnte sodann durch gezielte Erhöhung des Jodangebots ausgeglichen werden. Die biologisch wirksame Jodversorgung einer Population könnte auf diese Weise sehr gut *adjustiert und kontrolliert* werden.

Tabelle 3 Indikatoren für Jod-Biomonitoring

Jodmangel (WHO) Jodid µ/g/Tag	Grad III <25	Grad II >25–50	Grad I >50–100
TSH-Screening	+++*	+++*	+++*
T4-Screening	+++	+	–
T3	+	(+)	–
Thyreoglobulin	+++	+	–
Urinjod	+++	+++	+++
SD-Volumen	++	++	+
Neuropsych. Test	++	+	–

* Preis-Leistungsverhältnis besonders günstig

Literatur

[1] Adams, D. D., T. Kennedy, J. G. Stewart et al.: Hyperthyroidism in Tasmania following iodide supplementation: Measurements of thyroid stimulating antibodies and thyrotropin. J. Clin. Endocr. *41* (1975) 221.

[2] Als, C., K. Lauber, L. Brander et al.: The instability of dietary iodine supply over time in an affluent society. Experientia *51* (1995) 623–633.

[3] Bleichrodt, N. et al.: Iodine deficiency, implications for mental and psychomotor development in children. In: G. R. DeLong, J. Robbins, P. G. Condliffe (eds.): Thyroid and the Brain, pp. 269–287. Plenum, New York, London 1989.

[4] Delange, F.: Iodine nutrition and congenital hypothyroidism. In: F. Delange, D. A. Fisher, D. Glinoer (eds.): Research in congenital hypothyroidism, pp. 173–182. Plenum, New York 1989.

[5] Deutsche Gesellschaft für Ernährung: Empfehlungen für die Nährstoffzufuhr, 5. Aufl. Umschau Verlag Frankfurt/Main 1991.

[6] Gaitan, E.: Thyroid Disorders: Possible role of environmental pollutants and naturally occurring agents. Am. Chem. Soc., Div. Environ. Chem. 26 (1986) 58.

[7] Glinoer, D., P. DeNayer, F. Delange et al.: A randomized trial for the treatment of mild iodine deficiency during pregnancy: maternal and neonatal effects. J. Clin. Endocrinol. Metab. *80* (1995) 258–269.

[8] Grüters, A., K. P. Liesenkötter, H. Wilgerodt: Persistence of differences in iodine status in Newborns after the reunification in Berlin. N. Engl. J. Med. 333 (1995) 29–30.

[9] Höring, H., H. J. Dobberkan: Nitrat als Manifestationsfaktor der endemischen Struma. In: K. Bauch (Hrg.): 2. Interdisziplinäres Jodsymposium, S. 106–111. Karl Marx Stadt 1989.

[10] Illig, R., R. H. Largo, Quin Quing et al.: Geistige Entwicklung bei angeborener Hypothyreose. Dtsch. Med. Wochenschr. *104* (1988) 667–671.

[11] Jacobsen, B. B., H. Dige-Petersen, L. Hummer: Pituitary thyroid responsiveness to thyrotropin-releasing hormone in preterm and small-for-gestational-age newborns. Acta Paediat. Scand. *65* (1976) 433–438.

[12] Kanaka, C., B. Schütz, K. A. Zuppinger: Risks of alternative nutrition in infancy: a case report of severe iodine and carnitine deficiency. Eur. J. Pediatr. *151* (1992) 786–788.

[13] Klein, A. H., S. Metzer, F. H. Kenny: Improved prognosis in congenital hypothyroidism treated before age 3 months. J. Pediatr. *81* (1972) 912–916.

[14] Klett, M.: Jodversorgung und Schilddrüsenfunktionsstörungen bei Neugeborenen. medwelt *42* (1991) 54–58.

[15] Klett, M.: Vortrag anläßlich des 15jährigen Bestehens des Neugeborenen-TSH-Screening, Heidelberg, 30. 1. 1995.

[16] Krull, F., K. Ohlendorf: Hypothyreote Jodmangelstruma bei 2 Geschwistern als Folge einer alternativen Ernährung. Monatsschr. Kinderheilkd. *141* (1993) 481–482.

[17] Liesenkötter, K. P., B. Stach, H. Wilgerodt et al.: Earliest prevention of neonatal goiter after iodine prophylaxis during pregnancy. Europ. J. Endocr. (in press).

[18] Manz, F., A. Fuchs, K. Terwolbeck et al.: Jodversorgungszustand gesunder Säuglinge in Deutschland. Klin. Pädiatr. *205* (1993) 424–428.

[19] New England Congenital Hypothyroidism Collaborative: Correlation of cognitive test scores and adequacy of treatment in adolescents with congenital hypothyroidism. J. Pediatr. *124* (1994) 383–387.

[20] Rapaport, R., I. Sills, U. Patel et al.: Thyrotropin-releasing hormone stimulation tests in infants. J. Clin. Endocrinol. Metab. *77* (1993) 889–894.

[21] Schumm-Dräger, P. M.: Jodinduzierte Hyperthyreose. In: D. Reinwein, B. Weinheimer (Hrsg.): Schilddrüse 1993, Therapie der Hyperthyreose, S. 323–342. Walter de Gruyter Berlin, New York 1994.

[22] Thilly, C., F. Delange, R. Lagasse et al.: Fetal hypothyroidism and maternal thyroid status in severe endemic goiter. J. Clin. Endocrinol. Metab. *47* (1978) 354–360.

[23] Vulsma, T., M. H. Gons, J. M. De Vijlder: Maternal-fetal transfer of thyroxine in congenital hypothyroidism due to a total organification defect or thyroid agenesis. N. Engl. J. Med. *321* (1989) 13–16.

[24] Weber, P., F. Manz, M. Klett et al.: Die Bedeutung von jodiertem Speisesalz für die Jodversorgung von Erwachsenen und Kindern. Monatsschr. Kinderheilk. *135* (1987) 137–142.

[25] Xue-Yi, Xin-Min, J., D. Zhi-Hong, M. A. Rakeman et al.: Timing of vulnerability of the brain to iodine deficiency in endemic cretinism. N. engl. J. Med. *331* (1994) 1739–1744.

Neugeborenenstruma in den neuen Bundesländern

V. Hesse

Die Jodmangelstruma weist im Kindesalter zwei altersabhängige Maxima auf, diese befinden sich im Neugeborenenalter und in der Pubertät [11, 13]. Ende der 70er und zu Beginn der 80er Jahre betrug die Häufigkeit des Auftretens einer Struma bei Neugeborenen in Westdeutschland 3,1–8,5% [10] und in den heutigen neuen Bundesländern durchschnittlich etwa 5%, wobei Werte zwischen 2,05–12,4% beschrieben wurden [12, 17, 28]. Bei etwa 50% der Neugeborenen mit Struma konnte eine hypothyreote Stoffwechsellage nachgewiesen werden (Tab. 1).

Tabelle 1 Zeichen für Hypothyreose bei Neugeborenen mit Struma connata und Komplikationen in der Peripartalperiode vor Einführung der Jodprophylaxe in den heutigen neuen Bundesländern (Hesse 1994)

	Zahl der Patienten	%	Autoren
subnormale BEI-Werte (<4,0 µg/dl)	93/154	60,4	Hesse et al. 1978, 1988
subnormale T_4-Werte	52/103	50,0	Kellner et al. 1987
erhöhte TSH-Werte	143/333	43,0	Kellner et al. 1987
3.–6. Tag p. p.	52/200	26,0	Kellner et al. 1987
5. Tag p. p.	8/ 32	25,0	Rönnefarth 1982
Knochenalterretardierung	58/118	49,0	Hesse et al. 1988
Komplikationen während der Schwangerschaft	59/200	29,5	Hierse, Hesse 1978

Die Komplikationen während der Schwangerschaft und Geburt betrugen nahezu 30% [15]. Neben den aufgeführten Komplikationen wurden in Einzelfällen sogar tödliche Ausgänge beschrieben [26].

Ursache der hohen Kropffrequenz war ein ausgeprägter Jodmangel der Mütter und der Neugeborenen, der in beiden Teilen Deutschlands existierte [vergl. auch 16, 25]. Der Jodmangel war so extrem, daß in einer europäischen Studie die niedrigste Jodausscheidung bei Neugeborenen in deutschen Städten (Freiburg mit 11 µg/l und Jena mit 8 µg/l) nachgewiesen wurde. Sämtliche Neugeborenen hatten eine Urinausscheidung unterhalb der Norm (<50 µg/l [5, 6]).

Bei unseren Untersuchungen in Jena fanden wir erwartungsgemäß nicht nur eine extrem verminderte Jodausscheidung der Neugeborenen, sondern auch der Mütter (19,3 ± 7,4 µg/l, n = 57, 1982) und in der Muttermilch (13,6 ± 8,2 µg/l, n = 57, 1983).

Nach Einführung der Jodsalzprophylaxe in den neuen Bundesländern (1983 Salzjodierung mit 20 mg KI/kg, 1985 32 mg KIO_3/kg und Jodierung von Mineralmischungen für die Tierernährung mit 18 mg KIO_3/kg 1986) kam es innerhalb von wenigen Jahren zu einem drastischen Rückgang der Kropfhäufigkeit im Neugeborenenalter, die am Beispiel der an der Universitätskinderklinik in Jena stationär betreuten Patienten aufgezeigt werden soll (Tab. 2).

Tabelle 2 Häufigkeit der Neugeborenenstruma vor und nach Einführung der Jodprophylaxe in den neuen Bundesländern (in der Stadt Jena 1978–1988) (Hesse et al. 1988)

Jahr	Anzahl der Geburten	Neugeborene mit Struma	%
1978	2598	156	6,0
1981	2701	107	3,9
1983	2762	77	2,7
Jodprophylaxe:			
1984	2728	16	0,6
1986	2687	3	0,1
1988	2539	2	0,1

Insgesamt fiel die Strumahäufigkeit der Neugeborenen auf unter 1% ab [3]. Die Anzahl der Belegungstage (mit der Diagnose Struma connata) ging z. B. an der Universitätskinderklinik Jena von 445 (1978) auf 14 (1986) zurück [12].

Ebenso wie die Urinjodausscheidung bei den Müttern (Jena 1982: 19,3 ± 7,4 µgI/l, n = 57; 1987: 64,6 µgI/l, n = 32) stieg auch die Urinjodausscheidung der Neugeborenen an, wobei die Mittelwerte noch unterhalb der Norm lagen (Tab. 3) und deutliche regionale Differenzen zu erkennen waren.

Tabelle 3 Urinjodausscheidung bei Neugeborenen (5. Lebenstag) vor, während und nach der Durchführung der Jodprophylaxe in den neuen Bundesländern*

Jahr	Ort	n	Jodid µg/l	Autoren
1982	Jena	54	10,6 ± 6,6	Hesse et al. 1988
1987	Jena	44	38,9 ± 31,9	Hesse et al. 1989
1991	Berlin	111	38,8 ± 16,7	Hesse et al. 1993
1988	Erlabrunn	50	33,2 ± 24,0	Einenkel, Stach 1992
1991	Erlabrunn	50	22,8 ± 13,9	Einenkel, Stach 1992
1980–1988	Leipzig	57	22,3	Willgerodt et al. 1991
1986–1989	Leipzig	63	34,0	Willgerodt et al. 1991
1992	Leipzig	87	28,2	Willgerodt et al. 1995

* Allgemeine Jodprophylaxe 1983–1989

Die Rückrufrate des TSH-Neugeborenenscreening reduzierte sich infolge der Reduktion transitorischer Hypothyreosen in Greifswald von 0,7 auf 0,1% [19], das Schilddrüsengewicht verstorbener Neugeborener in Chemnitz von 9 g auf 1,9 g [3] und das sonographisch gemessene Schilddrüsenvolumen auf 2,2 ml [7].

Auffallend war, daß der Jodgehalt der Muttermilch als Ausdruck einer noch unzureichenden Jodversorgung der Mütter nur verzögert anstieg; 1982: 13,6 ± 8,2 µg/l, 1987: 19,3 ± 7,6 µg/l, 1991: 38 µg/l [2, 13]. Dagegen erhöhte sich der Jodgehalt der Kuhmilch von 17 µg/l 1985 auf 81 µg/l 1989 [1].

Nach dem Übergang auf eine freiwillige Jodsalzprophylaxe, die ohne ausreichende Erläuterungen für die Bevölkerung in den neuen Bundesländern vorgenommen wurde, kam es 1990/1991 zu einem drastischen Rückgang des Verkaufs an jodiertem Haushaltssalz von 84% auf 22%. In verschiedenen Städten fiel die Urinjodausscheidung Erwachsener auf Werte zurück, wie sie vor der Einführung der Jodsalzprophylaxe gemessen wurden [22]. Erfreulicherweise konnte eine Zunahme der Neugeborenenkröpfe aber nicht dokumentiert werden, desgleichen erhöhte sich die Rückrufrate des TSH-Neugeborenenscreening in Greifswald nicht [22].

Um die Veränderungen der Jodversorgung zu dokumentieren, führten wir in Fortführung unserer 1982 in Jena begonnenen Untersuchungen in Berlin-Lichtenberg seit 1991 ein jährliches Monitoring der Jodausscheidung Neugeborener durch. Die Jodbestimmungen werden mittels modifizierter Cer-Arsenit-Methode [27] vorgenommen.

Die entsprechenden Werte können aus Tab. 4 und Tab. 5 entnommen werden.

Tabelle 4 Urinjodausscheidung bei Neugeborenen (5. Lebenstag) in Berlin-Ost (Lichtenberg) nach Beendigung der generellen Jodprophylaxe und Übergang zur frei wählbaren Jodprophylaxe

Jahr	Urinjod µg/l Median (5–95 Perz.)	n	Schilddrüsenvolumen ml	Autoren
6/1991	<u>34,9</u> (17,9–64,7)	(111)	–	Hesse et al.
11/1991	<u>29,9</u> (6,1–111)	(100)	1,6 ± 0,4 (n = 24)	Hesse et al.
1992	<u>45,0</u> (0–124)	(129)	1,8 ± 0,6 (n = 51)	Hesse et al.
1993	<u>44</u>	(232)	–	Moers et al.
12/1994	<u>65</u> (15–216)	(46)	–	Hesse et al.
5/6/1995	<u>64</u> (27–145)	(42)	1,18 ± 0,4 (n = 25)	Hesse et al.

Tabelle 5 Urinjodausscheidung und TSH-Werte Neugeborener von Müttern mit und ohne Struma. Berlin-Lichtenberg, Juni 1991, 5. Tag p. partum

Neugeborene von Müttern ohne Struma			Neugeborene von Müttern mit Struma		
Jodausscheidung (μg/l)		TSH (mE/ml)	Jodausscheidung (μg/l)		TSH (mE/ml)
x ± s (n)	Median (n) (Bereich 5–95 Perz.)	Median (n) (5–95 Perz.)	x ± s	Median (n) (5–95 Perz.)	Median (n) (Bereich 5–95 Perz.)
39,0 ± 17,7 (81)	36,9 (81) (17,9–68,7)	0,97 (81) (0,38–2,16)	37,7 ± 14,7	34,4 (30) (21–67,8)	0,87 (30) (0,35–2,71)

Neugeborenenkröpfe beobachteten wir nicht. Es fällt auf, daß von Juni bis November 1991 eine abfallende Tendenz der Urinjodausscheidung nachzuweisen ist, Medianwerte 34,9 bzw. 29,9 μg/l. Der Mittelwert vom Juni 1991 entspricht einem Mittelwert, den wir 1987 bei Jenenser Neugeborenen gemessen hatten (38,8 ± 16,7 : 38,9 ± 31,9 μg/l). 1992 war eine leichte Anstiegstendenz der Werte nachzuweisen, die 1993 anhielt. In Leipzig kam es zu einem Abfall der Urinjodausscheidungen bei Neugeborenen von 1986–1989 (33,9 μg/l) auf 28,2 μg/l im Jahre 1992 (n = 87, p < 0,05 [29]).

Ein Medianwert der Urinjodausscheidung oberhalb der unteren Norm von 50 μg/l wurde erstmals im Dezember 1994 nachgewiesen (65 μg/l). Dieser Trend hielt in der Mitte des Jahres 1995 an (Medianwert 64 μg/l im Mai/Juni 1995, n = 42). Das Schilddrüsenvolumen der Neugeborenen betrug 11/1991 1,6 ± 0,4 ml (n = 24) und 3/1992 1,8 ± 0,6 ml (n = 51) und 1995 1,18 ± 0,4 ml (n = 25) (vgl. Tab. 6). Die Urinjodausscheidung der Mütter war 1995 am 5. Tag p. partum noch deutlich erniedrigt (46,5 ± 13,6 μg/g Kreatinin n = 38).

Nach konsequenter Jodtablettenprophylaxe von Schwangeren mit 300 μg/Tag konnten Liesenkötter [20] bei Berliner Neugeborenen ein Schilddrüsenvolumen von 0,7 ml bestimmen, die Vergleichsgruppe hatte ein durchschnittliches Volumen von 1,5 ml (0,4–2,6 ml).

Der Vergleich der Jodversorgung Neugeborener im wiedervereinigten Berlin ist von besonderem Interesse. 1991 und 1992 war die Anzahl besonders niedriger Urinjodausscheidungswerte (<25 bzw. <50 μg/l) im Westteil der Stadt höher [9, 13]. Entsprechend war auch die TSH-Rückrufrate des in Berlin zentralisierten Hypothyreose-Neugeborenenscreenings infolge vermehrter transitorischer Hypothyreosen im Westteil der Stadt größer (196 „recalls“ West, 11 Ost). Die durchschnittlichen TSH-Serumwerte waren gleichfalls in den westlichen Stadtbezirken erhöht [9]. 1993 konnten keine wesentlichen Unterschiede der Urinjodausscheidung zwischen den beiden Teilen der Stadt mehr nachgewiesen werden [23].

Tabelle 6 Schilddrüsengewichte bzw. -volumina bei Neugeborenen und Kindern

Neugeborene (Ostdeutschland):				
vor Jodprophylaxe (vor 1983):				
Chemnitz	8,5 ml	9,2 ± 5,2 ml	n = 1948	
Leipzig	2,9 ml	(3,1 g)	n = 9	
während der Jodprophylaxe (1987–1990):				
Chemnitz 1990/91:	1,8 ml	(2,2 ± 1,8 g)	n = 927	
Erlabrunn 1988	2,1 ml	(1,0 – 3,9 ml)	n = 50	
nach der Wiedervereinigung (ab 1991):				
Berlin (Ost) 1991		1,60 ± 0,40 ml	n = 24	
Berlin-Lichtenberg (Ost) 1992		1,80 ± 0,54 ml	n = 51	
Berlin-Lichtenberg (Ost) 1995		1,18 ± 0,40 ml	n = 25	
Berlin (West) 1992		1,5 ml (0,4–2,6 ml)	n = 71	
Pubertät, 13- bis 15jährige Kinder:				
1985 Alt-Bundesländer (13 J.)		9,3 ± 5,3 ml		Gutekunst et al. 1988
1987 Gießen	Knaben	7,2 ± 2,2 ml	n = 34	Klingmüller et al.
1987	Mädchen	8,1 ± 2,9 ml	n = 34	ebenda
1989 Erlabrunn		10,7 ± 2,4 ml		
1992 Jena	Knaben	13,5 ± 5,0 ml	n = 24	Rönnefarth et al.
1993	Mädchen	14,2 ± 4,3 ml	n = 40	ebenda

Der Anstieg der Jodausscheidung der Neugeborenen, der Ende 1994 erreicht wurde, könnte als Ausdruck einer stärkeren Jodsalznutzung durch Schwangere gewertet werden. 1994 nahm die Nutzung von jodiertem Sacksalz für Gemeinschaftsverpflegungen drastisch zu (Anstieg von Jodsalz und jodiertem Nitritpökelsalz von 6% 1993 auf 24% 1994). Desgleichen setzten zunehmend mehr Bäcker und Fleischer Jodsalz bei der Fertigung von Back- und Fleischwaren ein.

Der Jodverzehr erwachsener Frauen stieg von 1991 zu 1994 durchschnittlich von 46 auf 80 µg/Tag und der von Männern von 66 auf 102 µg/Tag an [2]. (Der Stichprobenumfang der 1994 einbezogenen Probanden ist in dieser Studie allerdings gering). Die Jodkonzentration der Muttermilch erhöhte sich erstmalig von 38 µg/l im Jahre 1991 auf 86 µg/l im Jahre 1994; $p < 0{,}001$ [2].

Die Neugeborenenstruma ist der feinste Indikator der Jodversorgung der Bevölkerung. Die vorliegenden Befunde aus den neuen Bundesländern deuten darauf hin, daß die Phase der Verschlechterung der Jodversorgung überwunden erscheint und die freiwillige Jodsalzprophylaxe in Deutschland Fortschritte macht. Hinzu kommt die nunmehr klare Empfehlung der gynäkologischen Fachverbände und des ehemaligen BGA zur Jodsubstitution in der Schwangerschaft, die zu einer Verbesserung der Jodversorgung des Feten führen dürften.

Um weitere Fortschritte zu erreichen sollten stillende Mütter 200 µg Jod pro Tag nach der Geburt erhalten. Die Formulamilchen sind mit durchschnittlich 60 µg Jod/l angereichert. Beikost auf Getreidegrundlage und Milchfertigbreie, die jodiert sind, sollten darüberhinaus konsequent als Beikost zur Verbesserung der Jodversorgung des Säuglings genutzt werden [14, 21].

Literatur

[1] Anke, M., G. Wenk, H. Heinrich et al.: Die Wirkung jodierter Mineralstoffmischungen für Rind und Schwein auf die Jodversorgung und Strumaprophylaxe. Z. Ges. Inn. Med. *44* (1989) 41–44.

[2] Anke, M., B. Groppel, M. Müller et al.: Der Jodgehalt der Lebensmittel und Getränke, der Jodverzehr und Jodstatus Erwachsener Deutschlands von 1988 bis 1994. Arbeitsmaterial des Arbeitskreises Jodmangel Deutschlands 1995.

[3] Bauch, K. H., W. Seitz, S. Förster et al.: Zur Frage des alimentären Jodmangels in der DDR nach Einführung der interdisziplinären Jodprophylaxe. Z. gesamte Inn. Med. *45* (1990) 8–11.

[4] Bauch, K. H., W. Seitz, S. Förster et al.: Die interdisziplinäre Jodprophylaxe der ehemaligen DDR nach der deutschen Wiedervereinigung und der Stellenwert des jodierten Paket-Speisesalzes für die Verbesserung der alimentären Jodversorgung. Ein Rück- und Ausblick. Z. gesamte Inn. Med. *46* (1991) 615–620.

[5] Delange, F., P. Heidemann, P. Bourdoux et al.: Regional variations of iodine nutrition and thyroid function during the neonatal period in Europe. Biol. Neonate *49* (1986) 322–330.

[6] Delange, F., H. Burgi: Iodine deficiency in Europe. Bull. World Health Org. *67* (1989) 317.

[7] Einenkel, D.: Sonographische Volumenbestimmung der Schilddrüse bei Neugeborenen. Pädiatr. Grenzgeb. *28* (1989) 79.

[8] Einenkel, D., B. Stach: Zur Effektivität der interdisziplinären Jodprophylaxe bei Neugeborenen. Sozialpädiatrie *14* (1992) 21–27.

[9] Grüters, A., K. P. Liesenkötter, W. Göpel et al.: The screening for congenital hypothyroidism reflects the difference of iodine supply in Berlin. Exp. Clin. Endocrinol. *101* (1993) 86.

[10] Heidemann, P. H., P. Stubbe, K. v. Reuss et al.: Jodausscheidung und alimentäre Jodversorgung bei Neugeborenen in Jodmangelgebieten der Bundesrepublik. Dtsch. med. Wschr. *109* (1984) 773–778.

[11] Hesse, V., G. Bertram-Bewer, H. Edelmann et al.: Orientierende Untersuchungen zur Strumahäufigkeit und Urinjodausscheidung bei Schülern der DDR. Dt. Gesund. Wesen *33* (1978) 2280–2286.

[12] Hesse, V., G. Rönnefarth, I. Sander et al.: Erste Erfolge des Jodierungsprogrammes der DDR-Kropfhäufigkeit und Jodversorgung bei Kindern vor und nach Einführung der Jodprophylaxe. Kinderärztl. Praxis *56* (1988) 233–240.

[13] Hesse, V.: National programme of iodine prophylaxis and neonatal thyroid function. In: F. Delange, J. T. Dunn, D. Glinoer (Hrsg.): Iodine Deficiency in Europe. Plenum Press, New York 1993 S. 219–224.

[14] Hesse, V.: Folgen des Jodmangels aus pädiatrischer Sicht. In: R. Großklaus, A. Somogyi (Hrsg.): Notwendigkeit der Jodsalzprophylaxe, S. 15–27. bga Schriften 3/94.

[15] Hierse, M.: Die Ergebnisse der Nachuntersuchung von Kindern mit connataler Struma. Diplomarbeit. Fr.-Schiller-Univ. Jena, 1978.

[16] Homoki, J., J. Birke, U. Loos et al.: Thyroid function in term newborn infants with congenital goiter. J. Pediatr. *86* (1975) 753–758.

[17] Kellner, R., B. Haerting, J. Haerting et al.: Untersuchungen zur Epidemiologie der transistorischen perinatalen Hypothyreose (Struma connata). Dt. Gesundh. Wesen *35* (1980) 1403–1407.

[18] Kellner, R., F. Nagel, R. Schobess et al.: Untersuchungen zu Schilddrüsenunterfunktion von Neugeborenen mit endemischer Struma connata. Z. klin. Med. *42* (1987) 217–223.

[19] Kirsch, G., W. Meng: Jodmangel und Strumaprophylaxe in der DDR. Z. Klin. Med. *45* (1990) 2271–2273.

[20] Liesenkötter, K. P., A. Grüters, W. Göpel et al.: Determination of neonatal thyroid volume by ultrasound in a randomized trial of iodine supplementation during pregnancy. Exp. Clin. Endocrinol. *101* (1993) Suppl. 123.

[21] Manz, F.: Jodmangel und Jodmangelprophylaxe in Deutschland. Dtsch. Ernähr. Med. *20* (1995) 68.

[22] Meng, W., G. Kirsch, A. Schindler et al.: Iodine deficiency is still existent in East Germany. Exp.-Clin. Endocr. *101* (1993) 160.

[23] Moers, A., R. Großklaus, V. Hesse, et al.: Jodversorgungsstatus von Neugeborenen in Berlin. Kinderarzt *25* (1994) 932–935.

[24] Rönnefarth, G.: Untersuchungen zur Struma connata im Jenaer Endemiegebiet, Inaug. Diss., Jena 1983.

[25] Van Reuss, K. V., O. H. Wieland: Jodmangel, kongenitale Struma und kongenitale Hypothyreose. Dtsch. med. Wschr. *109* (1984) 1918–1921.

[26] Verron, G.: Befund bei Struma congenita. In: V. Hesse (Hrsg.): Endokrinologie im Kindesalter, S. 16–23. Wiss. Beiträge der Fr.-Schiller-Univ. Jena, 1976.

[27] Wawschinek, O., O. Eber, W. Petek et al.: Bestimmung der Harnjodausscheidung mittels einer modifizierten Cer-Arsenit-Methode. Berichte der ÖGKC, *8* (1985) 13–15.

[28] Willgerodt, H., B. Stach, E. Keller: Die Jodversorgung von Neugeborenen und Erwachsenen nach Einführung der Jodprophylaxe in der ehemaligen DDR – ein Zwischenbericht und Vergleich mit Neugeborenen in Prag/CSFR. Zschr. Klin. Med. *46* (1991) 965–968.

[29] Willgerodt, H.: Jodmangelstruma – Therapie und Präventionsmaßnahmen. Vortrag. Dt. Ges. für Kinderheilkunde. Krefeld 7.–10. 9. 1995.

Zum Verhalten der Schilddrüsenmassen perinatal Verstorbener im Spiegel der alimentären Jodversorgung

K. Bauch, A. Rockel, H. Waller, A. Forkmann, K. Kempe, Chr. Schneider

Die Schilddrüse des Feten und Neugeborenen reagiert auf Jodmangel und Jodexzeß sehr empfindlich [1 a, 8, 12]. Da die Versorgung des Feten bis zur Geburt nur über die Jodaufnahme der Schwangeren garantiert wird, ist das gehäufte Auftreten konnataler Strumen Ausdruck eines Jodmangels der Mutter. Die Häufigkeit der konnatalen Struma kann daher als Gradmesser der Schwere eines Jodmangels gelten. Die Häufigkeit der konnatalen Struma und die Bestimmung des Schilddrüsengewichtes perinatal Verstorbener gestatten, die Güte der alimentären Jodversorgung über Zeiträume zu verfolgen, wo die sonographische Volumenbestimmung der Schilddrüse noch nicht zur Verfügung stand [11, 12, 13, 14, 15, 16, 17, 18]. Der Bezug zur Gegenwart kann Effizienz oder Insuffizienz prophylaktischer Aktivitäten zur Beseitigung eines alimentären Jodmangels aufzeigen.

Im Jodmangelgebiet des Regierungsbezirkes Chemnitz, der das mittlere, westliche Erzgebirge und Erzgebirgsvorland umfaßt, sollte dieser Frage nachgegangen werden. Der Untersuchungszeitraum reiche von 1967 bis 1994.

Untersuchungsgut und Methodik

1. Es wurden Entbindungsjournale der Frauenklinik Chemnitz der Jahre 1981 bis 1994 (n = 44 010) hinsichtlich der Eintragungen konnataler Strumen durchgesehen. Die Diagnostik basierte auf Inspektion und Palpation.

2. In den Jahren 1967 bis 1976 wurde im Pathologischen Institut Karl-Marx-Stadt Chemnitz (damaliger Prosektor Dr. med. habil. K. Kraus) die Schilddrüsenmasse bei denjenigen perinatal Verstorbenen bestimmt, deren Schilddrüse makroskopisch vergrößert war (n = 1948). Die Analyse erfolgte anhand der vorliegenden Sektionsprotokolle retrospektiv.

3. Von 1977 bis 1990 wurden generell die Schilddrüsenmassen aller 1222 perinatal Verstorbenen in den Pathologischen Instituten Chemnitz (Chefarzt Priv.-Doz. H. Waller), Aue (Chefarzt Dr. W. Büttner) und Plauen (Chefarzt Dr. K. H. Brauer)* und von 1992 nur noch im Pathologischen Institut Chem-

* Den Chefärzten Dr. Büttner und Brauer sei für Ihre Messungen herzlich gedankt.

nitz prospektiv bestimmt. Entsprechend den damaligen Festlegungen wurde von einer normalen Schilddrüsenmasse des Neugeborenen von 3 ± 0,2 g ausgegangen [15 a, 18].

Ergebnisse

1. Die konnatale Struma, wie sie den Geburtshelfern auffiel, ohne daß diese eine spezielle thyreoidale Ausbildung erfahren hatten, sank von 1981 bis 1987/

Tabelle 1 Häufigkeit der konnatalen Struma im Entbindungsgut (n = 44.010) der Frauenklinik Chemnitz (Chefarzt: Prof. Dr. K. Renziehausen) von 1981 bis 1994

Jahr	Geburten n	n	Struma connata %
1981	4.123	63	1,53
1982	4.161	30	0,72
1983	3.924	32	0,82
1984	3.871	36	0,93
1985	3.802	12	0,32
1986	3.774	1	0,03
1987	4.225	–	
1988	4.161	–	
1989	3.657	–	
1990	2.921	–	
1991	1.702	–	
1992	1.337	–	
1993	1.196	–	
1994	1.126	–	

1994 auf unter 1% (Tab. 1). In den letzten Jahren sind keine konnatalen Strumen mehr beobachtet worden.

2. Unter 1948 perinatal Verstorbenen fand sich bei 12,8% eine makroskopisch vergrößerte Schilddrüse. Die mittlere Schilddrüsenmasse betrug 9,2 ± 5,2 g, die höchste 45 g (Tab. 2). 3,8% hatten Trachealstenosen.

3. Bei der prospektiven Bestimmung der Schilddrüsenmasse aller perinatal Verstorbenen hatten 1978 noch 53,2% eine Schilddrüsenmasse über 3 g, bis 1994 waren es nur noch 1,6%. Im Untersuchungszeitraum 1977 bis 1994 sank die mittlere Schilddrüsenmasse von 6 auf 0,9 g.

Diskussion

Die Häufigkeit der konnatalen Struma und die Schilddrüsenmasse der perinatal Verstorbenen galten seit langem als Parameter zur Beurteilung der Güte

Tabelle 2 Schilddrüsenmassen (g) perinatal Verstorbener 1967–1976 und 1977–1994

Jahr	n	x	Schwankungsbreite	>3 g (%)
1967–1976	1.948	9,0	3,3–45,0	
–1978	237	6,0	0,6–16,0	53,2
–1981	124	2,9	0,3–10,0	33,1
–1984	180	2,6	0,2–10,5	23,9
–1987	402	2,2	0,1–19,4	19,2
–1990	218	1,7	0,2– 5,1	9,6
–1994	61	0,9	0,1– 3,2	1,6

der alimentären Jodversorgung [13, 14, 15, 17, 18]. Der Jodversorgung kommt in der Schwangerschaft besondere Bedeutung zu. In der Schwangerschaft erhöht sich der Jodbedarf. Wenn er nicht hinreichend gedeckt wird, verschärft er sich um einen Schweregrad [2]. Zu- oder Abnahme der Häufigkeit der Struma bei Neugeborenen oder Schwangeren sind die Folge [2, 5].

Die Häufigkeit der visuell diagnostizierten konnatalen Struma bei perinatal Verstorbenen stimmte mit der klinisch diagnostizierten Neugeborener überein [2, 9, 19]. Dank einer in den 80er Jahren besonders nach Einführung der interdisziplinären Jodprophylaxe einsetzenden verbesserten Jodzufuhr

neue Bundesländer	**alte Bundesländer**
– 1983 allgemeine Strumaprophylaxe: 20 mg KJ/kg Haushalssalz	– 1981 neue Diätverordnung: erst 20 mg KJ/kg, dann 32 mg Jodat/kg Haushaltssalz, Freiwilligkeitsprinzip
– *1985* Jodkommission: 84% des *Paketsalzes mit 32 mg Kaliumjodat/kg angereichert*	– 1984 Arbeitskreis Jodmangel
– *1986 jodhaltige Mineralstoffmischungen* bei Nutztieren	– *1989 Zusatzstoff-Zulassungsverordnung:* Verwendung von jodiertem Speisesalz in Großküchen und Lebensmittelherstellung möglich
– 1990/91 Jodierung der Salzsackware mit 20 mg Jodat/kg. „Freiwilligenprinzip" führt zum Rückgang des Jodsalzverbrauchs im Haushalt auf etwa 20%	– 1990 40% der Bevölkerung verwenden Jodsalz, zunehmend auch in Bäckereien und Kantinen eingesetzt
– *1993 zweite Jodverordnung: spezielle Kennzeichnungspflicht entfällt*	
– *1994 Jodsupplementierung der Säuglings-Fertignahrung*	

Abb. 1 Jodprophylaxe in den alten Bundesländern vor und nach der Wiedervereinigung (nach Bauch, K., 1994).

(Abb. 1, Tab. 3) verringerte sich die Häufigkeit der konnatalen Struma. Die mittlere Schilddrüsenmasse von 2,2 g im Jahre 1987 entspricht dem 1988 von Einenkel in unserem Raum sonographisch bestimmten mittleren Schilddrü-

Tabelle 3 Durchschnittliche Jodausscheidung (± SEM) in Chemnitz/Sachsen bei 13- bis 15jährigen Schülern 1985–September 1993 (K. Bauch, W. Pfefferkorn, Chr. und O. Müller, B. Sieber, A. Stellmach, W. Seitz)

Untersuchungsdatum	Anzahl n	Jodausscheidung µg/l/g/Kreatinin	
Februar 1985	51	27,7 ± 1,7	Beginn der
Februar 1986	46	24,7 ± 1,1	Salzjodierung
März 1986	41	24,1 ± 0,9	
Juli 1986	57	49,2 ± 2,8	Einführung der
September 1986	54	55,9 ± 3,3	Jodierung von
Januar 1987	92	54,7 ± 3,2	Futtermineral-
März 1987	44	63,0 ± 5,3	mischungen
September 1987	44	56,2 ± 3,4	
Dezember 1987	43	57,2 ± 3,4	
Dezember 1989	107	74,0 ± 5,0	
September 1990	79	68,8 ± 6,1	
September 1992	41	98,2 ± 6,6	
September 1993	33	83,3 ± 7,9	

senvolumen von 2,1 ml [6]. Gleicherweise stimmen auch die Schilddrüsenmassen im Jahre 1990 und 1994 (1,7 g und 0,9 g) mit den von Hesse u. Mitarbeitern 1995 in Berlin-Lichtenberg sonographisch bestimmten Schilddrüsenvolumina von 1,18 ± 0,4 ml überein [10]. Lediglich 1,6% der perinatal Verstorbenen hatten noch eine Schilddrüsenmasse über 3 g.

Wenngleich heute die normale Schilddrüsenmasse des Neugeborenen mit 1,5 ± 2,0 g definiert wird, stört dennoch die Verwendung der von Wegelin und Ross angegebenen Normalmasse von 3,0 ± 0,2 g nicht die Beurteilung [15 a, 18]. Letztere wurde bewußt zur besseren Vergleichbarkeit herangezogen.

Die renale Jodausscheidung der Frauen nahm zu (Abb. 2). Im Regierungsbezirk Chemnitz dürften Schwangere nicht nur über die interdisziplinäre Jodprophylaxe, sondern auch über eine sorgfältige medikamentöse Substitution durch Frauenärzte und Geburtshelfer einer verbesserten Jodzufuhr teilhaftig geworden sein.

Schlußfolgerung

1. Wenngleich in der Bundesrepublik Deutschland eine optimale Jodversorgung, gemessen an der renalen Jodausscheidung von unter 100 µg/g Kreatinin, noch nicht erreicht war, hatte sich im Beobachtungszeitraum von 1967 bis 1994 die Jodversorgung wesentlich gebessert.

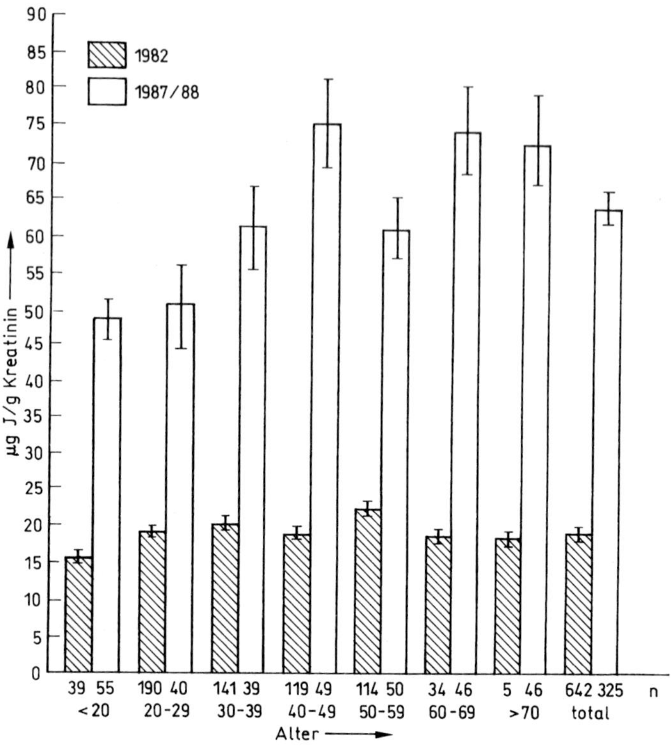

Abb. 2 Renale Jodausscheidung bei 642 (1982) und 325 Frauen (1987/88) im Bezirk Chemnitz/Karl-Marx-Stadt (x ± SEM) vor und nach Einführung der Jodprophylaxe in der ehemaligen DDR (Bauch u. Mitarb. 1991).

2. Die Verbesserung der Jodversorgung führte bei 98% der perinatal Verstorbenen zu einer normal großen Schilddrüse. Für die Entwicklung des Feten scheint die aktuelle Jodversorgung damit ausreichend zu sein.
3. Die Untersuchungen unterstreichen die Effektivität und Notwendigkeit jodprophylaktischer Maßnahmen.

Zusammenfassung

Im Jodmangelgebiet des Regierungsbezirkes Chemnitz (Erzgebirgsregion) wurde von 1981–94 bei 44 010 Neugeborenen die Schilddrüsengröße klinisch, von 1967–77 bei 1948 perinatal Verstorbenen mit makroskopisch vergrößerter Schilddrüse und von 1978–1994 bei allen 1222 perinatal Verstorbenen durch Wägen der Schilddrüsenmasse bestimmt. Unter verbesserter Jodzufuhr sank die Häufigkeit konnataler Strumen von 6–13% auf unter 1%.

Vor Einführung der Jodprophylaxe hatten 53% der perinatal Verstorbenen eine Schilddrüsenmasse über 3 g. Die Häufigkeit sank bis 1994 auf 1,6%, und die mittlere Schilddrüsenmasse betrug 0,9 g (Schwankungsbreite von 0,1 bis 3,2 g). Wenngleich bis 1994 die alimentäre Jodversorgung noch nicht den WHO-Empfehlungen entsprach, konnte dennoch die Jodversorgung der Feten und Neugeborenen auch nach der Wiedervereinigung soweit verbessert werden, daß eine Schilddrüsenvergrößerung des Neugeborenen de facto nicht mehr auftritt und die mittlere Schilddrüsenmasse sich im Normalbereich von 1,5–2,0 g und darunter bewegt.

Literatur

[1 a] Allemand, D., A. Grüters, P. Beyer et al.: Iodine in contrast agents and skin desinfectants is the maior cause of hypothyroidism in premature infants during intensive care. Hormone Res. *28* (1987) 42–49.

[1] Bachmann, K. D., H. Ewerbeck, G. Joppich et al.: Pädiatrie in Praxis und Klinik. In: Band II (Hrsg.): Gustav Fischer Verlag, Stuttgart 1980.

[2] Bauch, K. et al.: Thyreoidal status during pregnancy and post-partum in regions of iodine deficiency and endemic goiter. Endocrinologia experiment. *20* (1986) 67–77.

[3] Bauch, K.: Interdisziplinäre Probleme des Jodmangels, der Jodprophylaxe, Jodexzesses und antithyreoidale Substanzen. In: 2. Symposium (Hrsg.): VEB Berlin Chemie, Karl-Marx-Stadt 1989.

[4 a] Bauch, K.: Folgen des Jodmangels aus internistischer Sicht. bga-Schriften 3/94 (1994) 28–35.

[4] Bauch, K. et al.: Die interdisziplinäre Jodprophylaxe der ehemaligen DDR nach der deutschen Wiedervereinigung und der Stellenwert des jodierten Paket-Speisesalzes für die Verbesserung der alimentären Jodversorgung. Z. gesamte Inn. Med. *46* (1991) 615–620.

[5] Bohnet, K. et al.: Schilddrüsen-Funktionsstörungen und -Erkrankungen in Schwangerschaft und Wochenbett. Geburtsh. u. Frauenheilk. *55* (1995) 134–136.

[6] Einenkel, D., K. Bauch: Zur Effektivität der Jodprophylaxe bei Neugeborenen und Schulkindern in einem Jodmangelgebiet. Sozialpädiatrie in Praxis und Klinik *12* (1990) 742–744.

[7] Gerber, D.: Schilddrüsengewichte und Jodsalzprophylaxe. Schweiz. med. Wschr. *110* (1980) 2010–2017.

[8] Heidemann, P. H., P. Stubbe, J. Habermann: Die hypothyreote Jodmangelstruma im Neugeborenen-Alter. Dt. med. Wochenschr. *104* (1979) 423–427.

[9] Hesse, V.: Folgen des Jodmangels aus pädiatrischer Sicht. bga-Schriften 3/94 (1994) 15–27.

[10] Hesse, V.: persönliche Mitteilung. 1995.

[11] Illig, R.: Hypothyreose-Screening in der Schweiz – eine Zwischenbilanz. Therap. Umschau *6* (1979) 889–893.

[12 a] Klett, M.: Jodversorgung und Schilddrüsenfunktionsstörungen bei Neugeborenen. Med. Welt *41* (1990) 534–539.

[12] Lamberg, B. A., M. Haikonen, M. Mäkela et al.: Further decrease in thyroidal uptake and disappearance of endemic goitre in children after 30 years of iodine prophylaxis in the east of Finland. Acta endocrinol. Suppl. *98* (1981) 205–209.

[13] Nordman, R., K. Oberdisse, E. Klein: Endemic goitre in Finland in the light of thyroids of newborn in 1962–1965. Ann. Pédiat. Fenn. *14*, Suppl. 28 (1968) 1–44.

[14] Pradervand, L.: Über den Einfluß der allgemeinen Jodprophylaxe auf die Schilddrüse des Neugeborenen. Endokrinologie *23* (1940) 1–17.

[15a] Ross, W.: Quantitative Analyse des Schilddrüsengewichtes von Feten, Neugeborenen und Säuglingen. Virchows Arch. pathol. Anat. u. Physiol. u. Klin. Med. *338* (1964) 30–44.

[15] Pulaski, A.: Vergleichende histologische Untersuchungen an fötalen Schilddrüsen aus Hamburg und Bern. Frankfurter Z. Pathol. *38* (1929) 29–63.

[16] Stubbe, P., P. Heidemann: The incidence of goitrous hypothyroidism during neonatal screening. Acta endocrinol. *215* (1978) 70.

[17] Teller, W. M.: Prävention der Neugeborenenstruma durch Jodidbehandlung der Schwangeren. Therapie Woche *34* (1984) 7093–7096.

[18] Wegelin, C.: Struma diffusa colloides beim Neugeborenen. Schweiz. med. Wochenschr. *761* (1941) 350–351.

[19] Willgerodt, H., B. Stach, E. Keller: Die Jodversorgung von Neugeborenen und Erwachsenen nach Einführung der Jodprophylaxe in der ehemaligen DDR – Ein Zwischenbericht und Vergleich mit Neugeborenen in Prag/CSFR. Z. Klin. Med. *46* (1991) 965–968.

Alimentäre Jodversorgung und neonatales Hypothyreosescreening in Nordostdeutschland

W. Meng, G. Kirsch

Hypothyreosescreening

In der nuklearmedizinischen Abteilung der Radiologischen Klinik der Universität Greifswald wurde 1979 das Neugeborenenscreening auf kongenitale Hypothyreose eingeführt. Die TSH-Bestimmung erfolgte gekoppelt an den Guthrie-Test aus Trockenblut am 5. Lebenstag. Eine Pilotstudie erfaßte 1979 zunächst nur Neugeborene des ehemaligen Bezirkes Suhl (Südthüringen), einer Region mit besonders ungünstiger Jodversorgung [6, 12]. Methodisch wurde ein handelsübliches Testbesteck verwendet (Phadebas Dry Spot, FM7). Seit 1981 wurden alle Untersuchungen auf einen hauseigenen TSH-RIA umgestellt (VK bei 12 mU/l 25%).

1983/84 wurden Neugeborene der drei Nordbezirke (heutiges Mecklenburg-Vorpommern), 1988 die Bezirke Frankfurt/Oder und Potsdam sowie Ost-Berlin und 1990 die Bezirke Erfurt und Gera einbezogen. Die jährlichen Untersuchungen stiegen von zunächst 7000 auf 20 000 1984, 40 000 ab 1985 und bis auf 81 000 1990. Seit 1991 beschränkten sich die Untersuchungen nur noch auf Mecklenburg-Vorpommern. Die Probenzahl betrug ca. 40 000 und war bis 1994 weiter rückläufig (ca. 10 000/Jahr). Der Rückgang ist Folge der Dezentralisierung des Betreuungssystems nach dem Beitritt der neuen Bundesländer zur BRD und der erheblich abgesunkenen Geburtenzahl. Der Anteil der permanenten Hypothyreosen belief sich auf 1 : 3700–5800 Neugeborene. Die Rückrufraten (TSH >50 mU/l) lagen vor Einführung prophylaktischer Maßnahmen bei ca. 1 : 150 im Süden und 1 : 350 im Norden [11] (Abb. 1).

Strumaprophylaxe

Prophylaktische Maßnahmen wurden 1983 mit der Kochsalzjodierung begonnen (20 mgKJ/kg Salz). Parallel lief eine intensive Aufklärungskampagne, die sich besonders auf gefährdete Personengruppen richtete und somit zusätzlich auch zu einer Verbesserung der Jodversorgung Schwangerer beigetragen haben dürfte. 1985 wurde der Jodgehalt des Salzes angehoben und Jodid durch Jodat ersetzt (32 mg KJO_3/kg). Seit Mitte 1986 erfolgte die flächendeckende Nutzung von jodhaltigen Mineralstoffmischungen in der Nutztierhaltung,

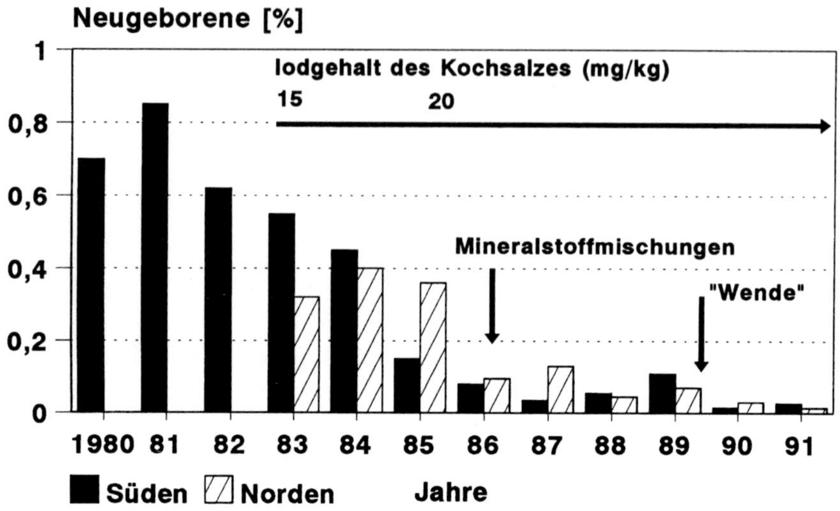

Abb. 1 Hypothyreosescreening: Rückrufraten (TSH >50 mU/l) bei 370 000 Neugeborenen 1980–1991 in den neuen Bundesländern.

was u. a. eine deutliche Anhebung des Jodgehaltes der Milch und von Milchprodukten bewirkte [1]. Nach dem Fall der innerdeutschen Grenzen erreichten seit November 1989 zunehmend Speisesalze und Nahrungsmittel mit unzureichendem Jodgehalt die Verbraucher. Die plötzliche Umstellung von der „stillen, obligatorischen Prophylaxe" auf das „Freiwilligkeitsprinzip" traf Bevölkerung und Nahrungsmittelhersteller unvorbereitet und führte zu einem drastischen Rückgang des Verbrauches von jodhaltigem Salz (von 84% auf ca. 22%). Intensive Informations- und Aufklärungstätigkeit sowie die Inkraftsetzung der „2. Verordnung zur Änderung der Vorschriften über jodiertes Speisesalz" am 22. 12. 1993 (wesentliche Lockerung der Deklarierungspflicht) bewirkten in den Jahren 1994/95 einen deutlichen Wiederanstieg der Nutzung von Jodsalz in Haushalten (ca. 70%) sowie eine zunehmende Verwendung bei der Herstellung von Nahrungsmitteln (Bäcker, Fleischer, Babynahrung, Nahrungsmittelindustrie) und in Großküchen (Gemeinschaftsverpflegung). So erreichte der Absatz von jodhaltigem Sacksalz 1995 etwa 40%. Ferner werden wieder zunehmend jodhaltige Mineralstoffmischungen in der Nutztierhaltung eingesetzt, so daß u. a. Milch und Milchprodukte eine zusätzliche Jodquelle darstellen [1, 2, 4, 5, 7, 9, 10].

Alimentäre Jodversorgung

Die interdisziplinären Maßnahmen erwiesen sich in den neuen Bundesländern als wirksam. Während die Kochsalzjodierung erwartungsgemäß zunächst nur eine unwesentliche Verbesserung brachte, wurde die renale Jodausscheidung nach Einführung der Mineralstoffmischungen auf das 2–3fache angehoben. Im Mittel lagen die Jodausscheidungen in den neuen Bundesländern 1978 bei 31,0 und 1989 bei 76,0 μg/g Kreatinin. Nach Zusammenbruch der staatlichen Maßnahmen sank die Jodurie bis 1990–92 auf 48,0 μg/g Kreatinin [10] (Tab. 1) (Abb. 2).

Tabelle 1 Jodurie 1978–1992 in den neuen Bundesländern (μg pro g Kreatinin, n = 3383) [10]

	1978/81 n = 395	1987–89/II n = 476	1989/IV–90 n = 875	1991/92 n = 1637
Greifswald	34,0	62,0	53,0	40,0
Neubrandenburg	34,0	68,0	45,0	49,0
Schwerin	38,0	–	31,0	44,0
Berlin	36,0	81,0	35,0	52,0
Potsdam	–	–	–	48,0
Halle	26,0	73,0	–	41,0
Leipzig	29,0	–	37,0	46,0
Cottbus	24,0	–	–	47,0
Erfurt	24,0	75,0	47,0	45,0
Jena	31,0	–	–	50,0
Crimmitschau	31,0	86,0	52,0	52,0
Dresden	30,0	–	–	81,0
Gesamt	31,0	76,0	48,0	47,0

Der Verlauf der Jodausscheidung im Urin in Mecklenburg-Vorpommern geht aus Abb. 3 hervor. 1994 wurde ein Wiederanstieg von 47 auf 67 μg/g Kreatinin beobachtet, der nach vorläufigen Ergebnissen 1995 weiter anhält und der sowohl in Mecklenburg-Vorpommern als auch in anderen Regionen der neuen Bundesländer (Thüringen) 100 μg/g Kreatinin erreicht und z. T. übersteigt.

TSH-Screening und Jodversorgung

Aus der Abb. 1 geht hervor, daß die Rückrufraten nach Einführung der interdisziplinären prophylaktischen Maßnahmen schrittweise rückläufig waren. Dazu trug die besondere Betreuung der Schwangeren bei, und insbesondere die Nutzung der Mineralstoffmischungen in der Tierernährung brachte einen entscheidenden Fortschritt. Die Verschlechterung der Jodversorgung seit November 1989 wirkte sich bis 1991 nicht auf die Ergebnisse des TSH-Screening aus. Die Resultate stehen in guter Übereinstimmung mit klinischen Befunden, die zeigen, daß die konnatale Struma quasi verschwunden ist [3, 4, 9, 13]. Ein

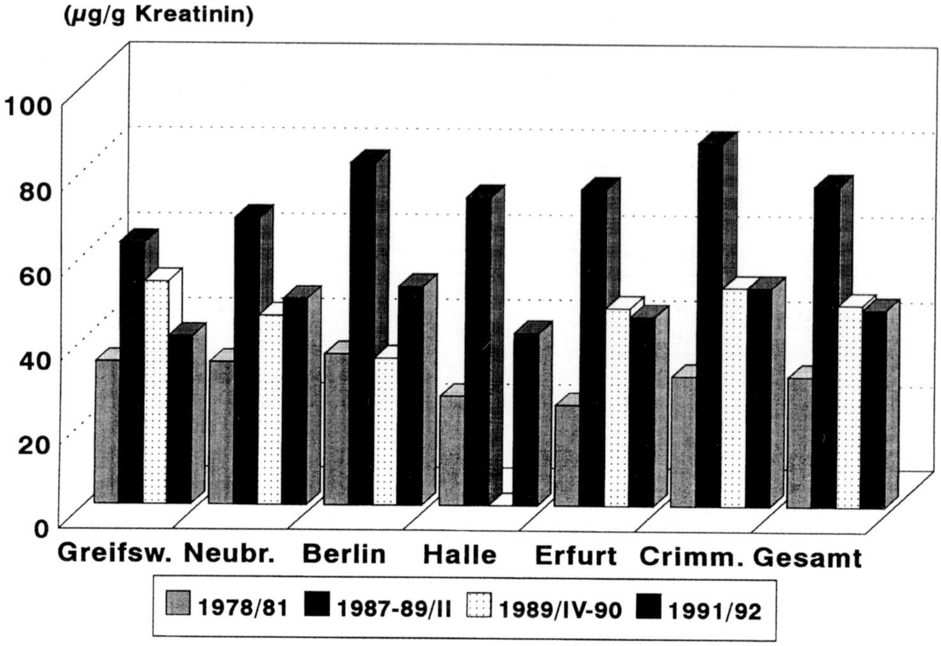

Abb. 2 Jodurie in verschiedenen Regionen der neuen Bundesländer von 1978–1992. Der deutliche Rückgang der Jodversorgung nach dem Beitritt der neuen Bundesländer zur BRD ist ersichtlich (aus [10], vergl. Tab. 1).

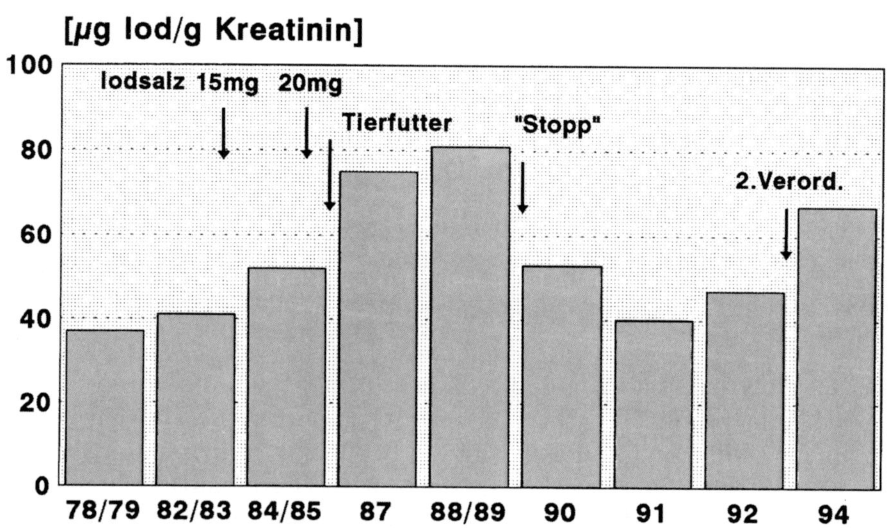

Iod	37	41	52	75	81	53	40	47	67

Abb. 3 Jodurie in Mecklenburg-Vorpommern 1978–1994.

Wiederanstieg wurde nicht bekannt. Im Gegenteil, Bauch u. Mitarb. sowie Hesse u. Mitarb. berichten über einen deutlichen Rückgang der Schilddrüsengewichte verstorbener Neugeborener bzw. der sonografisch ermittelten Schilddrüsenvolumina bei Neugeborenen (siehe Beiträge in diesem Band).

Um den Einfluß der Veränderungen der Jodversorgung bis 1994 verfolgen zu können, wurden die Resultate aus Mecklenburg-Vorpommern gesondert dargestellt und der Auswertung TSH-Werte >20 mU/l zugrunde gelegt

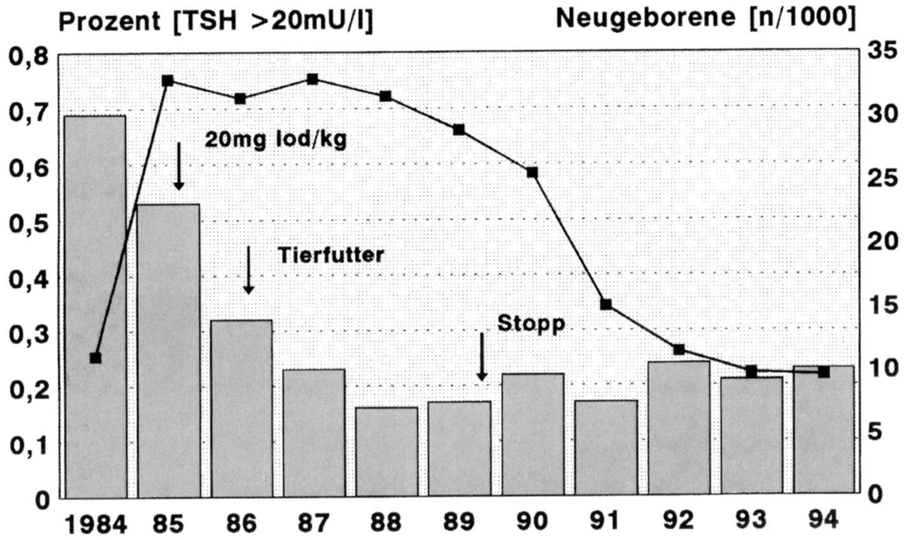

Abb. 4 Hypothyreosescreening: Rückrufraten (TSH >20 mU/l) in Mecklenburg-Vorpommern 1984–1994.

(Abb. 4). Bis 1989 sank die Rückrufrate von 0,7 auf <0,2%. Von 1992 bis 1994 lagen die Rückrufraten wieder gering über 0,2%. Bei der Kleinheit der Neugeborenenkollektive in diesem Zeitraum (Rückgang von ca. 33 000 auf ca. 10 000/Jahr) kann jedoch nicht von einem gesicherten Wiederanstieg gesprochen werden.

Zusammenfassung

1. In den neuen Bundesländern hatten die interdisziplinären Maßnahmen zur Strumaprophylaxe zu einem deutlichen Anstieg, aber nicht zu einer Normalisierung der alimentären Jodversorgung geführt. Parallel dazu kam es zu einem drastischen Rückgang der durch Jodmangel überhöhten Rückrufrate im Hypothyreosescreening.

2. Nach dem Beitritt der neuen Bundesländer zur BRD kam es in allen Regionen zu einer rapiden Verschlechterung der Jodversorgung, die sich jedoch nicht im Hypothyreosescreening widerspiegelte. Dazu könnte die traditionell intensive Betreuung der Schwangeren beigetragen haben.
3. Seit 1994 zeichnet sich ein wesentlicher Aufwärtstrend der Jodversorgung ab, die 1995 regional die 100 µg/g Kreatinin-Marke erreicht hat.

Literatur

[1] Anke, M., G. Wenk, H. Heinrich et al.: Die Wirkung jodierter Mineralstoffmischungen für Rind und Schwein auf die Jodversorgung und Strumaprophylaxe. Z. gesamte Inn. Med. *44* (1989) 41–44.

[2] Bauch, K., W. Seitz, St. Förster et al.: Die interdisziplinäre Jodprophylaxe der ehemaligen DDR nach der deutschen Wiedervereinigung und der Stellenwert des jodierten Paketspeisesalzes für die Verbesserung der alimentären Jodversorgung. Z. gesamte Inn. Med. *46* (1991) 595–634.

[3] Hesse, V., G. Rönnefarth, I. Sander et al.: Erste Ergebnisse des Iodierungsprogrammes der DDR – Kropfhäufigkeit und Jodversorgung bei Kindern vor und nach Einführung der Jodprophylaxe. Kinderärztl. Praxis *56* (1988) 233–240.

[4] Kirsch, G., W. Meng: Zum Stand der Prophylaxe der Jodmangelstruma in der DDR. In: W. Börner, B. Weinheimer (Hrsg.): Schilddrüse 1989, S. 501–508. Walter de Gruyter, Berlin–New York 1991.

[5] Meng, W.: Deutschland – ein Jodmangelgebiet. Deutsches Ärzteblatt *91* (1994) 1366–1370.

[6] Meng, W., M. Ventz, S. Weber et al.: Struma und alimentärer Jodmangel in der DDR. Dt. Gesundh.-Wesen *36* (1981) 1275–1279.

[7] Meng, W., K. Bauch, G. Knappe: Iodine deficiency disease in the GDR. Endocrinol. Experimentalis *20* (1986) 79–84.

[8] Meng, W., G. Kirsch, A. Schindler et al.: Iodine deficiency is still existent in East Germany. Exp. Clin. Endocrinol. *101* (1993) (Supplement 1) 160.

[9] Meng, W.: Strumaprophylaxe in Ostdeutschland: Durchführung und Spätergebnisse. In: J. Beyer, Th. Junginger, H. Lehnert et al. (Hrsg.): Diagnostische und chirurgische Aspekte bei endokrinen Erkrankungen, S. 300–307. Sympomed, München 1993.

[10] Meng, W., A. Schindler, J. Bednar et al.: Die alimentäre Jodversorgung der Bevölkerung in den neuen Bundesländern nach dem Erliegen der allgemeinen Strumaprophylaxe. Akt. Ernähr.-Med. *19* (1994) 18–24.

[11] Streckenbach, B., A. Weber, M. Strube et al.: Hypothyreosescreening und Jodmangel. In: Aktuelle interdisziplinäre Probleme des Jodmangels und der Jodprophylaxe, S. 115–117. VEB-Berlin-Chemie, Symposium Karl-Marx-Stadt 1985, Berlin 1995.

[12] Weber, A., B. Streckenbach, M. Strube et al.: Hypothyreosescreening – Ergebnisse einer Pilotstudie. In: Aktuelle Ergebnisse der Kinderendokrinologie, S. 23–27. Wiss. Zschr. der Friedrich-Schiller-Universität-Jena, 1991.

[13] Willgerodt, H., B. Stach, C. Ockert et al.: Erste Hinweise über die Wirkung der Jodprophylaxe auf die Iodversorgung Neugeborener. Z. Klin. Med. *14* (1989) 283–285.

Diskussion

Büber:
Herr Bauch, wenn Sie festgestellt haben, daß zwischen 1990 und 1994 die Schilddrüsenmasse der perinatal Verstorbenen noch weiter zurückgegangen ist, führen Sie das auf eine bessere Compliance der Gynäkologen zurück?

Bauch:
Nach eigenen Stichprobenuntersuchungen hatte sich die Jodversorgung im Regierungsbezirk Chemnitz nicht so verschlechtert, wie Herr Meng es für die neuen Bundesländer gezeigt hat. Vielleicht waren größere Lagerbestände jodierten Salzes und längerer Einsatz jodhaltiger Mineralstoffgemische in den Tierbeständen hierfür verantwortlich. Darüber hinaus dürfte auch durch intensive Fortbildung der Gynäkologen und Geburtshelfer eine gute Jodversorgung der Schwangeren erzielt worden sein. Bei den Frauen könnten sich die thyreoidalen Joddepots über die Jahre allmählich aufgefüllt haben. Eine bessere Erklärung habe ich nicht.

Meng:
Karl-Heinz, da muß ich Dir widersprechen, weil wir auch im Raum Chemnitz Untersuchungen durchgeführt haben, wo der Rückgang eindeutig nachweisbar ist (Aktuelle Ernährungsmedizin *19* (1994) 18–24). Aber ich meine, daß weder Du aus Deinen Daten mit den Schilddrüsengewichten noch wir aus dem TSH-Screening eindeutig Rückschlüsse ziehen können, ob die Schwangeren besser mit Jod versorgt worden sind. Wir müssen es daraus schließen, weil es die beste Erklärung für die Differenzen ist.

Emrich:
Ich wollte fragen, was Sie mit den Kindern machen, die eine transiente Hypothyreose haben, also ein erniedrigtes T-4? Klären Sie nach einer gewissen Zeit, daß die Hypothyreose transient war, und ist die Sache damit erledigt? Diese Kinder sind ja alle Risikokinder, und man müßte ihnen Jod zuführen.

Klett:
Bei einer transienten Hypothyreose wird, wie es auch die Sektion Schilddrüse der Deutschen Gesellschaft für Endokrinologie empfiehlt, möglichst engmaschig eine Verlaufskontrolle vorgenommen. Diese sollte an einem entsprechenden Zentrum erfolgen, denn Fehlinterpretationen sind bei Nichtgeübten sehr häufig.

Helge:
Wann soll ein Auslaßversuch gemacht werden, wenn behandelt wurde?

Klett:
Der Auslaßversuch soll nach den Empfehlungen gemacht werden: mit vollendetem zweitem Lebensjahr.

Csillag:
Herr Bauch, haben Sie vielleicht auch die Hypophysen dieser verstorbenen kleinen Patienten mit konnatalen Hypothyreosen untersucht?

Bauch:
Nein, die Hypophysen haben wir nicht untersucht.

2 Besonderheiten im Kindes- und Jugendalter
2.1 Multiple endokrine Neoplasie Typ 2/C-Zell-Karzinom

Empfehlungen zum Mutationsnachweis im RET-Protoonkogen und den therapeutischen Konsequenzen bei MEN2-Familien

W. Höppner, K. Frank-Raue, F. Raue

Die multiple endokrine Neoplasie Typ 2 ist ein autosomal dominant vererbtes Krebsleiden, das in Abhängigkeit von den betroffenen Geweben in drei Subtypen eingeteilt werden kann (Tab. 1). Das Krankheitsgen befindet sich auf dem Chromosom 10. Durch molekulargenetische Familienuntersuchungen wurde festgestellt, daß der Genlocus des RET-Protoonkogens mit der Erkrankung gekoppelt ist. Das RET-Protein ist eine Transmembran-Tyrosinkinase, die in Geweben exprimiert wird, die sich von der Neuralleiste ableiten. 1993 berichteten mehrere Arbeitsgruppen, daß heterozygote Keimbahnmutationen im RET-Protoonkogen mit der MEN2-Erkrankung assoziiert sind.

Tabelle 1 Subtypen der MEN2-Erkrankung

Subtyp	diagnostisches Kriterium
multiple endokrine Neoplasie Typ 2A	medulläres Schilddrüsenkarzinom, Phäochromocytom, primärer Hyperparathyreoidismus
multiple endokrine Neoplasie Typ 2B	medulläres Schilddrüsenkarzinom, Schleimhautneurome an Lippen und Mundschleimhaut, Phäochromocytome, marfanoider Habitus, Ganglioneuromatosen im Gastrointestinaltrakt
familiär gehäufte medulläre Schilddrüsenkarzinome	Familien mit mindestens 4 Mitgliedern mit medullärem Schilddrüsenkarzinom, aber keine Phäochromocytome oder Hyperparathyreoidismus

Im Subtyp MEN2A haben mehr als 95% aller betroffenen eine Missense-Mutation in einem von 5 Cystein-Codons der cysteinreichen Domäne des Membranproteins (Exon 10: Codons 609, 611, 618 und 620; Exon 11: Codon 634). Die häufigste Mutation ist der Basenaustausch C634R, der in über 60% der MEN2A-Familien vorgefunden wird [1, 6, 7, 9]. Die MEN2B-Erkrankung wird in mehr als 95% der Fälle durch die Mutation M918T hervorgerufen. Von dieser Mutation ist die Substraterkennungsdomäne der intrazellulären Tyrosinkinaseaktivität betroffen [3]. Die Mutation M918T wird auch häufig als somatische Mutation in sporadischen C-Zell-Karzinomen gefunden und ist mit einer schlechten Prognose verknüpft [11].

In Deutschland wurde mit der Untersuchung der RET-Mutationen in den Familien mit MEN2 und medullären Schilddrüsenkarzinomen im Herbst 1993 begonnen. Es liegen Ergebnisse von ca. 100 untersuchten Familien vor. Wie auch in anderen Populationen, ist die Mutation C634R die häufigste in Deutschland (Tab. 2). Die verschiedenen Mutationen in Codon 634 sind für über 85% der MEN2A-Fälle in Deutschland verantwortlich. Alle Mutationen in Codon 634 führen bevorzugt zu dem Vollbild der Erkrankung, während bei den Mutationen in Exon 10 häufiger Fälle von familiären medullären Schilddrüsenkarzinomen ohne Phäochromocytom oder Hyperparathyreoidismus auftreten [2, 8]. Obwohl die verschiedenen Erscheinungsformen der Erkrankung statistisch signifikant mit der Lokalisation der Mutation korrelieren, kann umgekehrt nicht sicher von der Mutation auf den Phänotyp eines einzelnen Patienten geschlossen werden. Damit können auch keine unterschiedlichen Behandlungsempfehlungen gegeben werden.

Tabelle 2 Verteilung der RET-Mutationen bei 94 in Deutschland lebenden MEN2-Familien

	Anzahl								
Exon			10			11	16	keine	gesamt
Codon	609	611	618	620	634	Insertion	918		
MEN2A	1	–	3	6	46	2	–	1	59
FMTC	–	1	5	6	14	–	–	1	27
MEN2B	–	–	–	–	–	–	7	1	8

Die therapeutische Konsequenz aus dem Familienscreening ist die prophylaktische Thyreoidektomie von Genträgern [4]. In Familien, in denen die Mutation im RET-Gen bekannt ist, können die gefährdeten Familienmitglieder mit einer Spezifität von 100% und einer Sensitivität von 100% ermittelt werden.

Die deutsche MEN2-Studiengruppe hat übereinstimmend mit der europäischen MEN2-Studiengruppe folgende Empfehlung zur molekulargenetischen Diagnostik und prophylaktischen Thyreoidektomie erarbeitet:

- Alle Patienten mit einem C-Zell-Karzinom, auch wenn es sich anscheinend um sporadische Fälle handelt, sind auf Keimbahnmutationen im RET-Protoonkogen zu untersuchen. Dadurch sollen Fälle erfaßt werden, bei denen die Familienanamnese nicht hinreichend bekannt ist. Außerdem können Neumutationen auftreten. Nach der derzeitigen Erfahrung werden in ca. 3–5% der anscheinend sporadischen Fälle Keimbahnmutationen vorgefunden, also eine vererbbare Form der Erkrankung nachgewiesen.
- In bekannten MEN2-Familien oder Familien mit medullärem Schilddrüsenkarzinom ist zunächst ein Indexpatient molekulargenetisch auf die vorliegende Mutation im RET-Protoonkogen zu untersuchen. In 97% aller in Deutschland bekannten Fälle wurde eine Mutation identifiziert. Alle übrigen Familienmitglieder werden auf diese Mutation überprüft. Mit einer Sensitivität von 100% und einer Spezifität von 100% können in Familien mit bekannter Mutation im RET-Protoonkogen gefährdete Familienmitglieder identifiziert werden.
- Für Familien, in denen der MEN2A- oder FMTC-Subtyp der Erkrankung vorliegt, ist die molekulargenetische Untersuchung ab dem 4. Lebensjahr durchzuführen. Liegt Verdacht auf die MEN2B-Form vor, so ist eine Untersuchung in möglichst frühem Alter (1. Lebensjahr) anzuordnen.
- Allen Familien mit RET-Mutationen ist eine genetische Beratung zu empfehlen. Als sporadisch eingestufte C-Zell-Karzinompatienten sind nur nach Nachweis einer Mutation in eine genetische Beratung zu überweisen.
- Familienmitglieder, die RET-Mutationen tragen, die den MEN2A- oder den FMTC-Typ auslösen, sollten im Alter von 5–6 Jahren (kurz vor der Einschulung) prophylaktisch thyreoidektomiert werden. Vor dem chirurgischen Eingriff sollte eine Bestätigungsanalyse der RET-Mutation aus einer unabhängig abgenommenen Blutprobe angefordert werden, um Irrtümer auszuschließen.
- Familienmitglieder, die keine Mutationen aufweisen, können als nicht gefährdet eingestuft werden. Allerdings wird auch hier noch eine Bestätigungsanalyse aus einer unabhängig abgenommenen Blutprobe empfohlen.
- Ist die MEN2B-auslösende Mutation nachgewiesen, so ist ohne Verzögerung eine Thyreoidektomie indiziert.

Die histologische Auswertung der entfernten Schilddrüsen von 25 Kindern, die Träger der RET-Mutationen sind, ergab, daß in allen Fällen bereits C-Zell-Hyperplasien und/oder C-Zell-Mikrokarzinome vorlagen. Dieses gilt auch für Patienten, die im Pentagastrintest noch negativ waren. Diese Ergebnisse stimmen mit Beobachtungen von S. Wells [10], C. Lips [5] und anderen überein.

Die Arbeit wurde unterstützt von der Deutschen Krebshilfe, Projekt-Nr. 70545

Literatur

[1] Donis-Keller, H., S. Dou, D. Chi et al.: Mutations in the RET proto-oncogene are associated with MEN2A and FMTC. Hum. Mol. Genet. *2* (1993) 851–856.

[2] Frank-Raue, K., W. Höppner, A. Frilling et al. and the German Medullary Thyroid Carcinoma Study Group. J. Clin. Endocr. Metabol. (in press).

[3] Hofstra, R. M. W., R. M. Landsvater, I. Ceccerini et al.: A mutation in the Ret-protooncogene associated with multiple endocrine neoplasia type 2B and sporadic medullary thyroid carcinoma. Nature *367* (1994) 375–376.

[4] Ledger, G. A., S. Khosla, N. M. Lindor et al.: Genetic Testing in the Diagnosis and Management of Multiple Endocrine Neoplasia Type II. Annals of Internal Medicine *122* (1995) 118–124.

[5] Lips, C. J., R. M. Landsvater, J. W. Hoeppner et al.: Clinical screening as compared with DNA analysis in families with multiple endocrine neoplasia type 2A. N. Engl. J. Med. *331* (1994) 828–835.

[6] Mathew, C. G. P., K. S. Chin, D. F. Easton et al.: A linked genetic marker for multiple endocrine neoplasia type 2A on chromosome 10. Nature *328* (1987) 527–528.

[7] Mulligan, L. M., J. B. Kwok, C. S. Healey et al.: Germline mutations of the RET proto-oncogene in multiple endocrine neoplasia type 2A. Nature *363* (1993) 458–460.

[8] Mulligan, L. M., D. J. Marsh, B. G. Robinson et al. for the International RET Mutation Consortium: Genotype-phenotype correlation in MEN2: report of the international RET mutation consortium. J. Intern. Med. 1995 (in press).

[9] Simpson, N. E., K. K. Kidd, P. J. Goodfellow et al.: Assignment of multiple endocrine neoplasia type 2A to chromosome 10 by linkage. Nature 1987. *328* (1987) 528–530.

[10] Wells, S., H. Donis-Keller: Current Perspectives on the Diagnosis and Management of Patients with Multiple Endocrine Neoplasia Type 2 Syndromes. Endocrinol. Metab. Clin. North. Am. *23* (1994) 215–228.

[11] Zedenius, J., G. Wallin, B. Hamberger et al.: Somatic and MEN2A de novo mutations identified in the RET proto-oncogene by screening of sporadic MTCs, Hum. Mol. Genet. *3* (1994) 1259–1262.

Konsequenzen des MEN-Screening

P. E. Goretzki, D. Simon, J. Witte, C. Dotzenrath, H. D. Röher

Chirurgische Therapie von bösartigen Geschwulsten allein aufgrund biochemischer Veränderungen ohne bildgebenden Nachweis von Tumor oder Metastasen hatte viele Chirurgen in den 80er Jahren verunsichert. Letztendlich setzte sich jedoch bei Patienten mit C-Zell-Karzinomen im Rahmen eines angeborenen MEN-II-Syndrom dieses Vorgehen durch und zeigte weitaus bessere Erfolge als die Therapie der Patienten erst nach Darstellung eines vorhandenen Tumors. Die Skepsis wuchs jedoch, als im Anschluß daran vor 2 Jahren erstmalig S. Wells aus St. Louis Thyreoidektomien bei Kindern aus MEN-II-Familien allein aufgrund genetischer Tests vornahm.

Die Bedeutung dieses Vorgehens ist weiterhin berechtigterweise umstritten, setzt sich aber langsam insgesamt durch, da aufgrund dieser prophylaktischen Tumortherapie eine vollständige Heilung möglich ist, ohne daß die Gefahr möglicher Übertherapien außer acht gelassen wird. Voraussetzungen für klinische Konsequenzen aus genetischem Screening familiärer Erkrankungen sind in Tab. 1 wiedergegeben.

Tabelle 1 Voraussetzungen für klinische Konsequenzen

- Erkrankung von klinischer Relevanz
  (z. B. Malignome, Stoffwechselstörungen)
- genaue genetische Zuordnung
  (Probleme bei NHPCC u. FBC – wegen >4 Genen)
- hohe Penetranz der Erkrankung bei Gendefekt
- klin. Diagnose erst in kritischer Phase möglich
  (Ausnahme z. B. FAP, MEN-2B)
- Erkrankung mit geringem Risiko heilbar

prophylaktische Therapie

Prophylaktische Therapie

Für einen Patienten mit MEN II A gilt hierbei, daß die Voraussetzungen für eine prophylaktische Therapie aufgrund des genetischen Screenings besonders günstig erscheinen. So wissen wir, daß 95–100% der Patienten mit MEN II ein C-Zell-Karzinom entwickeln werden und daß die bisher sensibelste Methode, diese Karzinome zu entdecken, das pentagastrinstimulierte Serum-Calcitonin, in 20–30% zu spät durchgeführt wurde und in diesen Fällen bereits eine Lymphknotenmetastasierung vorlag. Außerdem konnte kein Familienmitglied von den jährlichen Pentagastrintests ausgeschlossen werden, da zwischen Genträgern und nicht erkrankungsgefährdeten Familienmitgliedern nicht getrennt werden konnte. Schließlich stellte die Thyreoidektomie in frühem Stadium der Erkrankung ein vertretbares Risiko gegenüber der möglichen Metastasierung und tödlichen Erkrankung dar.

Patienten und Methode (Düsseldorf)

Bisher wurden 54 Patienten aus 22 MEN-II-Familien auf das Vorliegen genetischer Defekte im RET-Onkogen hin getestet. 40 Patienten zeigten sich als Genträger der Erkrankung, von denen 26 Patienten zum Zeitpunkt der Untersuchung schon operiert waren. Zwei dieser Patienten wiesen jedoch weiterhin erhöhte stimulierte Calcitoninwerte nach Pentagastringabe auf und wurden beide nachoperiert. Von den 14 bisher nicht thyreoidektomierten Patienten führten wir bei 10 Patienten die Thyreoidektomie durch. 4 Patienten sind z. Z. noch nicht operiert. In allen Fällen wurde ihnen die Operation jedoch empfohlen.

Die Bedeutung des Screenings für Patienten mit C-Zell-Karzinomen bei MEN II zeigt sich in der Anzahl okkulter und manifester Tumoren und in dem Patientenalter bei Operation unabhängig von der Diagnosestellung. So konnten wir in den letzten 9 Jahren 51 Patienten mit C-Zell-Karzinomen im Rahmen eines MEN-II-Syndroms operieren, von denen vollständige Daten vorliegen. Die 9 Patienten mit prä- und postoperativen Werten nach genetischem Screening zeigten in allen Fällen rein okkulte Tumoren und ein mittleres Lebensalter von 14 Jahren. Bei den biochemischen aufgefallenen Patienten mit C-Zell-Karzinomen wiesen von den 27 operierten Patienten 17 (63%) ein ok-

Tabelle 2 Bedeutung von Screening und Patientenalter für okkulte/manifeste C-Zell-Ca bei MEN-2

Diagnose	n	okkult	Alter	manifest	Alter
genet. Screening	9	9 (100%)	14	0	–
biochem. Screening	27	17 (63%)	21	10 (37%)	33
Index	15	0	–	15 (100%)	43
gesamt	51	26 (51%)	19	25 (49%)	39

kultes Tumorstadium und ein mittleres Alter von 21 Jahren auf, während 10 Patienten (37%) mit manifestem Tumor im Durchschnitt 12 Jahre älter, also 33 Jahre alt waren. 15 Patienten, die als Indexfälle der Erkrankung einer Familie operiert wurden, zeigten definitionsgemäß alle ein manifestes Tumorstadium und ein mittleres Lebensalter von 43 Jahren (Tab. 2).

Insgesamt hat also die Operationsindikation aufgrund genetischer Tests bei MEN-II-Patienten zu einer frühzeitigeren Operation und der Therapie in schon okkultem Tumorstadium geführt.

Ergebnisse

Ergebnisse der chirurgischen Therapie von MEN-II-Patienten aufgrund genetischer Tests:

Von den 9 Patienten mit vollständigen Daten wies kein Patient im Sonogramm Hinweise für einen intrathyreoidalen Tumor auf, und die basalen Calcitoninwerte waren ebenfalls allesamt im Normbereich. Die pentagastrinstimulierten Calcitoninwerte waren bei 2 Patienten völlig normal (Patient W. D., 13 Jahre, und Patient D. V., 8 Jahre), und in zwei Fällen hatten die Eltern aufgrund des bekannten positiven Screenings im genetischen Test eine Durchführung des Pentagastrintestes abgelehnt (Patient S. S., 3 Jahre, und Patient S. D., 9 Jahre).

Bei zwei weiteren Patienten waren die stimulierten Pentagastrinwerte grenzwertig (Patient L. J., 12 Jahren und Patient L. S., 15 Jahre), und in drei weiteren Fällen waren die Werte im eindeutig pathologischen Bereich (Patient F. K., 22 Jahre, Patient E. F., 30 Jahre, Patient M. F., 10 Jahre). Interessant erscheint, daß zwei der drei Patienten mit pathologischem Pentagastrintest über 20 Jahre alt waren. In allen Fällen wurde eine totale Entfernung der Schilddrüsen mit Entfernung aller zentralen Lymphknoten vorgenommen, und dies wurde bei Patient L. S. und Patient E. F. mit einer bilateralen Neck dissection kombiniert. Die histologische Aufarbeitung des Gewebes zeigt einmal eine reine noduläre Hyperplasie der C-Zellen bei einem 8jährigen Patienten (Patient W. V.), zwei Mikrokarzinome bei den nicht getesteten 3 und 9jährigen Patienten (Patient S. S. und Patient S. D.) und 6mal multizentrische Karzinome in der Schilddrüse. In einem Fall wies der 15jährige Patient L. S. sogar eine singuläre Lymphknotenmetastase auf, das die bilaterale Neck dissection notwendig erscheinen ließ. Als Komplikation trat bei einem Patienten (Pat. E. F., 30 Jahre), der aufgrund des Alters so radikal wie möglich mit Thyreoidektomie und bilateraler Lymphadenektomie operiert worden war, ein vorübergehender Hyporparathyreoidismus auf, der nach 6 Wochen vollständig behoben war. Sonst waren keinerlei Komplikationen zu verzeichnen.

Zusammenfassend ist somit die genetisch indizierte Thyreoidektomie bei den Patienten jeweils erfolgreich durchgeführt worden und hat sich in allen 9 Fällen als notwendig erwiesen (Tab. 3).

Tabelle 3 Klinische Daten bei 9 Patienten mit biochem. Screening Düsseldorf 1994–95

Pat.	Alter	Sono	bCT	sCT	OP	Histo	Kompl.
I. J.	12	o. B.	o. B.	grenzw.	TX	mult. Ca N0	–
I. S.	15	o. B.	o. B.	grenzw.	TX + LKD	mult. Ca N1	–
W. D.	13	o. B.	o. B.	o. B.	TX	mult. Ca N0	–
W. V.	8	o. B.	o. B.	o. B.	TX	nod. Hyperpl.	–
S. S.	3	o. B.	o. B.	–	TX	Micro-Ca N0	–
S. D.	9	o. B.	o. B.	–	TX	Micro-Ca N0	–
F. K.	22	o. B.	o. B.	path	TX	mult. Ca N0	–
E. F.	30	o. B.	o. B.	path	TX + LKD	mult. Ca N0	pas. Hypop.
M. F.	10	o. B.	o. B.	path	TX	mult. Ca N0	–

TX = Thyreoidektomie und Lymphadenektomie des zentralen Kompartments
TX + LKD = TX und bilaterale Lymphknotendissektion

Vergleich der Ergebnisse chirurgischer Therapie des C-Zell-Karzinoms beim MEN II in Abhängigkeit von der Diagnosestellung

Wie in Tab. 2 dargestellt ist das Tumorstadium bei der Diagnose des C-Zell-Karzinoms im Rahmen des MEN-II-Syndroms abhängig von der Diagnoseart. So waren bei 15 Fällen, die als Indexfall diagnostiziert wurden, 13 Patienten (87%) im Stadium III und zwei (13%) im Stadium IV diagnostiziert worden. Eine postoperative Normalisierung des stimulierten Calcitonins war bei diesen Patienten nur in einem Fall (7%) möglich, und zwei dieser Patienten (13%) sind bereits an ihrem Tumor verstorben. Die Gruppe der Patienten mit biochemisch diagnostiziertem C-Zell-Karzinom ist dagegen weit heterogener, wie bereits in Tab. 2 wiedergegeben. So waren 17 Patienten (63%) frühzeitig in einem okkulten Tumorstadium diagnostiziert worden, wohingegen 8 (30%) im Tumorstadium III und 2 (7%) im Tumorstadium IV zur Operation kamen. Entsprechend dieser großen Varianz waren die postoperativen stimulierten Calcitoninwerte bei 16 Patienten (59%) normal, wohingegen sie bei 10 (37%) pathologisch waren, und 1 Patient (4%) ist bereits an seinem Tumor verstorben. Völlig homogen erweist sich die Gruppe der 9 Patienten mit genetisch diagnostiziertem C-Zell-Karzinom und prophylaktischer Therapie. Alle Patienten wurden im okkulten Stadium operiert, und bei allen war das postoperative pentagastrinstimulierte Calcitonin normal (Abb. 1).

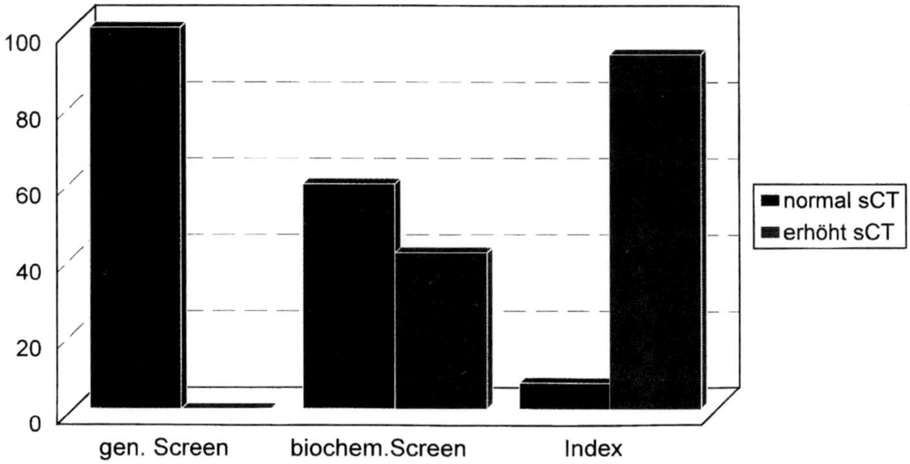

Abb. 1 Men-Diagnose und OP-Erfolg.

Schlußfolgerung

Mit der Möglichkeit genetischer Tests zur Früherkennung gefährdeter Familienmitglieder bei MEN II durch Diagnose der spezifischen genetischen Veränderungen auf dem RET-Onkogen [2] ist es möglich geworden, gefährdete Patienten prophylaktisch zu thyreoidektomieren [1, 4]. In den bisher vorliegenden Darstellungen dieser Therapie und nach unseren eigenen Erfahrungen wies die Operation bei allen Patienten eine noduläre Hyperplasie der C-Zellen (Vorstufe des Karzinoms) oder ausgereifte Karzinome nach. Es lagen somit in keinem Fall der meist im okkulten Tumorstadium operierten jungen Patienten eine Übertherapie bzw. nicht indizierte Thyreoidektomie vor. Von besonderer Bedeutung ist hierbei für uns die Tatsache, daß aufgrund der frühen Diagnose und Operation im okkulten Tumorstadium ausgedehnte Operationen mit bilateraler modifiziert radikaler Neck dissection nicht mehr notwendig sind und im Regelfall der Patient mit einer Thyreoidektomie und zentraler Lymphknotendissection ausreichend radikal behandelt ist. Langfristige Auswirkungen dieses Verfahrens werden sich wahrscheinlich in einer Reduktion bisheriger Morbidität widerspiegeln.

Von mindestens ebenso großer Bedeutung ist jedoch die Tatsache, daß heute im Rahmen des MEN II Familienangehörigen eindeutig die Angst vor einer möglichen Erkrankung genommen werden kann, wenn sie keine Träger der Keimbahnmutation sind. Für diese Patienten stellt sich somit das wie ein Damoklesschwert über ihnen schwebende Schicksal vieler früherer Familienmitglieder überhaupt nicht mehr dar, wohingegen die betroffenen Familienmitglieder durch frühzeitige Therapie und Heilung der malignen Erkrankung dies als weitaus erträglicheres Schicksal empfinden werden müssen. Dennoch kann nicht darüber hinweggetäuscht werden, daß bisher noch nicht klar ist, welches der beste Zeitpunkt zur Thyreoidektomie ist. Uns erscheint die Durchführung der Operation bei MEN II A bis zum 6. Lebensjahr sinnvoll, da bisher kein Patient bekannt ist, der im Rahmen dieses Tumorsyndroms Metastasen vor dem 8. Lebensjahr entwickelt hat. Ein aggressiveres Vorgehen ist hingegen bei Patienten mit MEN II B indiziert. Wir würden eine Operation dieser Kinder im 2. Lebensjahr bzw. gegen Ende des 2. Lebensjahres befürworten, da das jüngste Kind mit Lymphknotenmetastasen des C-Zell-Karzinom im Rahmen des MEN II B 1 1/2 Jahre alt war, die meisten jedoch erst nach dem 10. Lebensjahr einen metastasierenden Tumor bilden. Hier erscheint die persönliche Abwägung der verschiedenen Risiken in Zusammenarbeit mit den Eltern besonders wichtig.

Keinesfalls sollte jedoch der Erfolg prophylaktischer Thyreoidektomie nach genetischem Test auf das Vorhandensein einer Keimbahnmutation des RET-Onkogen bei MEN II darüber hinwegtäuschen, daß die meisten familiären Erkrankungen mit Bildung maligner Tumoren nicht auf die Veränderung eines einzelnen Gens reduziert werden können, sondern daß bei diesen Tumoren, wie z. B. beim familiären Colonkarzinom vier und mehr Gene involviert sind. Weitere Erfolge im Rahmen prophylaktischer Therapien familiärer Tumorerkrankungen sind somit auch an Weiterentwicklungen auf technischem Sektor genetischen Screenings gebunden. Dies kann von den angesprochenen Therapeuten, wie z. B. Chirurgen, in gewinnbringende prophylaktische Therapien umgesetzt werden, wenn diese eng mit Grundlagenwissenschaftlern zusammenarbeiten und technisches „Know how" sowohl auf molekular genetischem wie auf technisch chirurgischem Sektor miteinander vereinen.

Literatur

[1] Lips, C. J. M., R. M. Landsvater, J. W. M. Höppner et al.: Clinical screening as compared with DNA analysis in families with multiple endocrine neoplasia type 2A. NEJM *331* (1994) 828.

[2] Mulligan, L. M., J. B. J. Kwok, C. S. Healey et al.: Germ-line mutations of the ret protooncogene in multiple endocrine neoplasia type 2 A. Nature *363* (1993) 458.

[3] Röher, D. H., D. Simon, P. E. Goertzki et al.: Die prophylaktische Lokaloperation des C-Zell-Karzinoms bei MEN-II-Syndrom auf der Grundlage des genetischen Screenings. Der Chirurg (in press).

[4] Wells, S. A., D. D. Chi, K. Thoshima et al.: Predictive TNA-testingand prophyllactic thyroidectomy in patients at risk for Multiple Endocrine Neoplasia type 2 a. Ann Surg *220* (1994) 237–250.

Diskussion

Frilling:
Die Düsseldorfer Klinik hat die meisten Erfahrungen mit der prophylaktischen Thyreoidektomie. Die Erfahrungen weltweit sind bei ca. 80 Kindern.

Schulte:
Sind Patienten mit MEN II nach prophylaktischer Thyreoidektomie wirklich geheilt? Welche postoperativen Kontrollen sind notwendig?

Goretzki:
Sie sind geheilt bezüglich des C-Zell-Karzinoms, das kann man definitiv sagen. Wenn die zentralen Lymphknoten negativ sind und die Schilddrüse total entfernt wurde, kann man ganz sicher sein, daß diese Erkrankung (das C-Zell-Karzinom) geheilt ist. Sie sind natürlich nicht geheilt bezüglich anderer Neoplasien (z. B. Phäochromocytom) der MEN II. Deshalb ist es sicher sinnvoll, die Patienten, die möglicherweise diese Erkrankung haben werden, kontinuierlich weiter zu testen und zu überwachen.

Büber:
Herr Goretzki, bei einem Patienten haben Sie histologisch eine noduläre Hyperplasie beschrieben. Die Ultraschalluntersuchungen (die Sonographien) waren aber alle normal. Haben Sie bei diesem Patienten die Dokumentation daraufhin noch einmal durchgesehen? Wir sehen ja häufig auch im Ultraschall etwas bei den C-Zell-Karzinomen.

Goretzki:
Der Ultraschallbefund des C-Zell-Karzinoms, von Schwerk erstmals sehr ausgiebig dargestellt, ist für das große klinisch manifeste typisch. Aber hier handelt es sich ja um mikroskopische Hyperplasien.

Raue:
Ich möchte ergänzen, weil immer wieder gesagt wird: „Na, im Ultraschall ist ja überhaupt nichts zu sehen, warum soll man das Kind operieren?“ Das ist falsch. Der Ultraschall trägt zu dieser Diagnostik überhaupt nichts bei. Wenn Sie warten, bis Sie im Ultraschall etwas sehen, dann ist der basale Calzitoninspiegel in den meisten Fällen eindeutig erhöht, d. h., da brauchen Sie den Ultraschall sowieso nicht. Für den kurativen Ansatz müssen Sie sich auf die genetische Untersuchung und/oder den Pentagastrintest verlassen. Morphologische Untersuchungen spielen in diesem Zusammenhang überhaupt keine Rolle.

Heidemann:
Die prophylaktische Thyreoidektomie wird bei nachgewiesener Keimbahnmutation im Vorschulalter empfohlen. Beunruhigend ist für mich ein dreijähriges Kind, bei dem in der Histologie der Schilddrüse ein Karcinom nachgewiesen wird. a) Sollte daher das Operationsalter bei nachgewiesener Mutation vorverlegt werden? b) Wo gibt es die Operateure mit ausreichender Erfahrung, um ein vertretbares Operationsrisiko einhalten zu können?

Goretzki:
In Einklang mit unseren Kinderchirurgen, weil wir soviel Schilddrüsenchirurgie machen, lassen wir diese Operation durch den erfahrenen Schilddrüsenchirurgen durchführen und nicht durch den Kinderchirurgen, der vielleicht fünf Operationen in zwei Jahren an der Schilddrüse gemacht hat. Das betrifft auch andere Schilddrüsenchirurgie im Kindesalter. Da vertreten wir die Auffassung: das ist Spezialchirurgie, weil wir eben kein Risiko eingehen wollen, und deswegen sollte man das auch durch einen Spezialisten auf dem Gebiet durchführen lassen.

Mann:
Herr Höppner, wie sicher ist die Kopplungsanalyse, die Sie durchführen, wenn Sie keine Mutation im RET-Protoonkogen finden?

Höppner:
Die Kopplungsanalyse für dieses Gen liegt in ihrer Sicherheit bei über 95%, wenn in der Familie die Marker günstig verteilt sind. Es gibt in einigen Fällen ungünstige genetische Konstellationen, so daß Sie in bestimmten Abschnitten des Familienstammbaums evtl. keine vernünftige Vorhersage machen können. Aber generell liegt das ungefähr bei 95%, ist also auch relativ hoch.

Goretzki:
Ich habe ein Statement vergessen. Wir denken oft nicht daran, wie wertvoll es ist, daß wir uns auf Herrn Höppner verlassen können, daß die genetische Diagnostik wahr ist, daß wir die Bilder der Sequenz bekommen und daß das wirklich stimmt; daß die Analyse zweimal gemacht wurde in unabhängigen Proben und daß wir nicht das Problem haben, wie eine Gruppe in Ann Arbor. Vor kurzem veröffentlichte die Gruppe, daß sie 4 Kinder operiert haben, die angeblich positiv waren. Es ist nicht sequenziert worden, und nachträglich ist nichts gefunden worden. Sobald mir das einmal passieren würde, würde ich ganz sicher ganz anders über diese Therapie denken als bisher, wenn ich davon ausgehe, daß jedesmal, wenn er etwas gefunden hat, wir in den Schilddrüsen auch etwas gefunden haben.

Grußendorf:
Bei Herrn Raue habe ich noch nicht so aufgepaßt, aber bei Dir, Peter. Wir sagen, ca. 50% oder genau 50% werden statistisch befallen. Bei Dir waren es, glaube ich, 40 zu 60, das heißt, es werden immer sehr viel mehr Befallene diagnostiziert als Nichtbefallene. Woran liegt das?

Raue:
Wenn man Familien untersucht, kommen natürlich die Befallenen häufiger vor. Diese 50% gelten, wenn man alle Familienmitglieder nimmt. Die Gruppe, die symptomatisch ist, tritt verständlicherweise eher bei diesen Untersuchungen in Erscheinung, so daß dieses Verhältnis immer etwas zugunsten der Betroffenen verschoben sein wird. Wenn man aber nur Daten nimmt, sagen wir einmal bei Kindern, dann kommen genau 50 zu 50 heraus, rein statistisch und auch klinisch.

Hampel:
Sollten Patienten mit einem primären Hyperparathyreoidismus zum Ausschluß oder Nachweis einer MEN-II-Genmutation einem Screening zugeführt werden?

Raue:
Mit anderen Worten: ob man danach unter Patienten mit sogenanntem sporadischem, primärem Hyperparathyreoidismus suchen soll? Wenn man unter diesem Kollektiv nachschaut, findet man 1 bis 2% MEN-Patienten, am häufigsten MEN 1. Bei unseren 70 MEN-II-Patienten war nur in einem einzigen Fall der primäre Hyperparathyreoidismus das Leitsymptom des Indexfalles. Wenn Sie nach multizentrischem Rezidiv-Hyperparathyreoidismus schauen, nimmt die Inzidenz natürlich zu.

Frilling:
Vielleicht sollte uns Herr Höppner sagen, wie teuer, wie aufwendig das genetische Screening heutzutage ist. Was kostet eine solche Untersuchung für eine Familie?

Höppner:
Kurz zu dem vorigen Punkt (zu der Frage von Herrn Hampel): Wir machen jetzt in Hamburg auch das MEN-I-Screening, d. h. also, wir können in Zukunft auch versuchen, diese Fälle zu bearbeiten. Aber diese Untersuchung ist nur indirekt über Kopplungsanalysen möglich, d. h., wir brauchen den zusammenhängenden Teil eines Familienstammbaumes. Von den ungefähr 20 Fällen in unserem Labor sind nur drei dabei, bei denen die Familie so zusam-

men ist, daß wir ein Ergebnis erwarten können. Einen Familienstammbaum haben wir fertig und schicken das Ergebnis gerade ab.
Zu der Frage von Frau Frilling: Wenn wir ein sporadisches C-Zell-Karzinom auf die Mutation hin untersuchen und am Ende herauskommt, daß es negativ ist, müssen wir alle erforderlichen Schritte gemacht haben. Das ist die umfangreichste Arbeit, die anfällt. Das liegt vom Preis her nach den zur Zeit benutzbaren Analogziffern bei ungeäfhr 500,– DM. Wenn man die Mutation früher findet, wenn z. B. die häufigste Mutation in Exon 11 vorkommt, dann untersuchen wir die natürlich als erste. Das ist entsprechend billiger, weil einige Schritte wegfallen. Wenn wir in einer Familie mit bekannter Mutation für weitere Familienmitglieder Untersuchungen durchführen, ist das natürlich auch billiger, weil wir nur noch gezielt nach dieser Mutation schauen. Wir haben in Heidelberg zwei Familien mit verschiedenen Mutationen, die zusammen heirateten. Bei solchen Konstellationen muß man natürlich aufpassen, daß man das richtig auseinanderhält und nicht die falsche Mutation bei den falschen Familienmitgliedern anschaut.

2.2 Struma, Hypo- und Hyperthyreose

Compliance bei chronisch kranken Kindern und Jugendlichen

B. Blanz

Einleitung

Aufgeklärte Ärzte gehen heute nicht mehr davon aus, daß ihre Therapieempfehlungen, bspw. bezogen auf die Einnahme von Medikamenten oder das Einhalten von Diätvorschriften, in jedem Fall eingehalten werden. Daß diese Vorsicht der Realität entspricht, ist belegt. Nachweislich kommt es bei zahlreichen erwachsenen Patienten und auch bei einem beträchtlichen Anteil von Kindern und Jugendlichen zu gravierenden Mißachtungen von Therapieempfehlungen; dies gilt sowohl für Akut- [5] als auch für chronische Erkrankungen, wie bspw. Asthma bronchiale [17], Diabetes mellitus [19] oder Erkrankungen aus dem rheumatischen Formenkreis [13]. Bei somatisch erkrankten Kindern und Jugendlichen werden Non-Complianceraten von bis zu 90% beschrieben [6]. Für pädiatrische Patienten gehen Litt & Cuskey [13] von einer durchschnittlichen Non-Compliancerate von etwa 50% aus.

Chronische Erkrankungen erfordern in der Regel eine langjährige und häufig intensive Therapie, die den Alltag der Betroffenen sowie ihrer Familien drastisch verändert und in der Regel eine erhebliche Belastung darstellt. Vor diesem Hintergrund ist einleuchtend, daß bei vielen chronisch kranken Kindern und Jugendlichen zumindest intermittierend Complianceprobleme auftreten. So ist Non-Compliance bei chronisch kranken Kindern der häufigste Anlaß für eine psychotherapeutisch orientierte Betreuung [1].

Non-Compliance hat teilweise schwerwiegende Folgen: Bspw. kann unzureichende Antibiotikabehandlung die Entwicklung resistenter Erreger begünstigen. Die Ansammlung nicht verbrauchter Medikamente ist nicht nur Geldverschwendung, sondern erhöht auch das Intoxikationsrisiko für Kinder. Vermeidbare diagnostische und therapeutische Interventionen (bspw. Umstellung auf eine aufwendigere Medikation, u. U. unter stationären Bedingungen) können notwendig werden. Abruptes Absetzen einer Medikation kann zu bedrohlichen Nebenwirkungen führen, bspw. bei einer Cortison- oder Anticonvulsivabehandlung. Schließlich erhöht Non-Compliance bspw. beim Diabetes mellitus nachweislich das Risiko für das Auftreten sowohl von Akut- wie auch von Spätkomplikationen [3].

Seit etwa 20 Jahren beschäftigt sich deshalb die Complianceforschung damit, nach Risikofaktoren für Non-Compliance zu suchen bzw. nach Faktoren, die die Compliance begünstigen (protektive Faktoren). Weiterhin werden Methoden geprüft, die die Compliance positiv beeinflussen. Ziel dieser Bemühungen ist die Verbesserung der Behandlung insbesondere von chronisch kranken Kindern und Jugendlichen. In der folgenden Übersicht sollen nach der Definition der Compliance zunächst die verschiedenen Erfassungsmethoden, dann wesentliche Bedingungsfaktoren und schließlich Interventionsmöglichkeiten zur Verbesserung der Compliance aufgezeigt werden.

Was wird unter Compliance verstanden?

Mit Compliance wird das Ausmaß der Übereinstimmung zwischen den medizinischen Empfehlungen und dem individuellen Gesundheitsverhalten bezeichnet, bspw. bezogen auf die Einnahme von Medikamenten, das Einhalten bestimmter Diäten oder Änderungen des Lebensstils [11].

Wie kann die Compliance erfaßt werden?

Als zuverlässige, objektive und quantifizierende Methode gilt die Erfassung der Compliance mittels Spiegel- bzw. Konzentrationsbestimmung bestimmter Substanzen in Blut, Urin oder Speichel; dies wird häufig praktiziert, bspw. in der Epilepsiebehandlung. Bei der Interpretation solcher Befunde müssen jedoch interindividuelle Unterschiede in der Pharmakokinetik einschließlich der Metabolisierung berücksichtigt werden (beim intraindividuellen Vergleich, also bei Verlaufsmessungen, sind pharmakologische und Metabolisierungseffekte praktisch bedeutungslos). Außerdem beschränkt sich diese Methode überwiegend auf medikationsbezogene Complianceaspekte, zudem können nur relativ kurze Zeitintervalle, in Abhängigkeit von der Halbwertszeit der kontrollierten Substanz, überprüft werden. Falschpositive Resultate können dann zustande kommen, wenn Patienten sich vor einer zu erwartenden Kontrolle entgegen ihren sonstigen Gewohnheiten angepaßt verhalten. Schließlich sind der finanzielle Aufwand und die Belastung der Patienten, insbesondere von Kindern, bspw. durch wiederholte Punktionen, zu berücksichtigen.

Verbale Berichte oder Aufzeichnungen von Patienten oder ihren Eltern sind dagegen relativ unaufwendig. Allerdings wird auf ihrer Grundlage die Compliance häufig überschätzt [9, 12]. Generell sind solche Berichte für kürzere Zeitspannen (1–7 Tage) zuverlässiger als für längere (>1 Monat). Tägliche Aufzeichnungen sind wünschenswert und insbesondere zur Erfassung verschiedener Complianceaspekte wie bspw. beim Diabetes mellitus geeignet.

Bei Verwendung von Medikamentenboxen bietet sich die Möglichkeit, das Verhältnis der bei vollständiger Compliance zu erwartenden Tablettenanzahl und der tatsächlich vorgefundenen als Maß für die Compliance zu benutzen. Diese Methode ist genauer als Aufzeichnungen [7], sie ist aber ebenfalls störanfällig, wenn bspw. Tabletten weggeworfen werden.

Nicht selten wird vom Behandlungsergebnis auf die Compliance geschlossen. Dies kann zu Fehlannahmen führen, insbesondere bei unbefriedigenden Behandlungsverläufen, die auf andere Ursachen zurückzuführen sind, bspw. auf Therapie-Nonresponse. Daß Behandlungsergebnis und Compliance auch relativ eng korreliert sein können, zeigt das Beispiel aus einer eigenen Untersuchung an 93 Jugendlichen mit Typ-I-Diabetes mellitus. Hier wurden die verschiedenen Aspekte der Compliance nach streng operationalisierten Kriterien erfaßt und mit dem HbA_1-Wert als Maß für die Stoffwechseleinstellung korreliert [4]. Das Ergebnis zeigt Tab. 1.

Tabelle 1 Compliance und Stoffwechseleinstellung bei 93 Jugendlichen mit Diabetes mellitus

Compliance bezogen auf:	HbA_1 r	p
Glucosekontrollen/Insulininjektionen	−.40	***
Diät	−.34	***
Hypoglykämieprophylaxe	−.29	**
Arztbesuche	−.23	**
sportliche Aktivitäten	−.01	n. s.

***: p <.001
**: p <.01
n. s.: nicht signifikant

Vier der fünf erfaßten Complianceaspekte korrelierten mit der Stoffwechseleinstellung hoch, zum Teil hochsignifikant. Mit allen erfaßten Complianceaspekten zusammen konnten 22,5% ($R = 0{,}47$; $p < 0{,}001$) der Varianz der Stoffwechseleinstellung erklärt werden. Dieses Ergebnis verweist auf die ausgeprägte Bedeutung der Compliance für die Stoffwechseleinstellung von Jugendlichen mit Diabetes mellitus, d. h. auf die enge Beziehung zwischen krankheitsbezogenem Verhalten und Behandlungsergebnis, in diesem Falle die Stoffwechseleinstellung.

Weit verbreitet, aber relativ unsicher sind Einschätzungen der Compliance durch die Behandler selbst. Wie in verschiedenen Untersuchungen gezeigt werden konnte, neigen diese nämlich zu unrealistischen Überschätzungen der Compliance [8, 16].

Von welchen Faktoren wird die Compliance beeinflußt?

Bezüglich der Compliance gibt es insbesondere im Kindes- und Jugendalter außerordentliche intra- und interindividuelle Unterschiede: Viele chronisch kranke Kinder und Jugendliche stellen sich auf die ärztlichen Empfehlungen gut ein, nicht wenige haben aber, häufig phasenweise, große Schwierigkeiten damit. Zum Verständnis dieses unterschiedlichen Verhaltens ist es erforderlich, sich die Bedingungsfaktoren der Compliance zu vergegenwärtigen.

Erkrankungs- und behandlungsbezogene Bedingungsfaktoren der Compliance

Unabhängig von der Grunderkrankung besteht das Risiko, daß sich die Compliance mit zunehmender Erkrankungsdauer verschlechtert, insbesondere also bei chronischen Erkrankungen [13]. Einfache Behandlungsempfehlungen werden grundsätzlich zuverlässiger befolgt als komplexere. Einschneidende Verhaltensreglementierungen wie bspw. das Einhalten von Diätempfehlungen mit Verzicht auf attraktive Speisen werden auf Dauer ebensowenig toleriert wie gravierende unerwünschte Nebenwirkungen einer Pharmakotherapie (bspw. Haarausfall oder Gewichtszunahme). Unmittelbare Effekte der Compliance wie Schmerzreduzierung oder Vermeidung von schwerwiegenden Symptomen (z. B. cerebrale Anfälle bei einer Epilepsie) verstärken im lerntheoretischen Sinn die Compliance. So ist bei akuten Erkrankungen die meist rasch eintretende Besserung der Symptomatik ein wirksamer Verstärker der Compliance. Im Gegensatz dazu wirkt sich das Fehlen unmittelbarer Konsequenzen wie bspw. beim Diabetes mellitus, bei dem die Compliance vorrangig die Langzeitprognose beeinflußt, eher ungünstig auf das erkrankungsbezogene Verhalten aus, insbesondere bei Kindern, für die in der Zukunft liegende Ereignisse bzw. Konsequenzen noch relativ geringe Bedeutung haben.

Familienbezogene Bedingungsfaktoren der Compliance

Grundsätzlich sind Eltern auf vielfältige Weise in die Behandlung ihrer chronisch kranken Kinder eingebunden. Bei Kleinkindern tragen sie die Behandlungsverantwortung noch alleine, doch schon vom Vorschulalter an müssen die Verantwortungsbereiche permanent umverteilt werden; so wird von Familien mit chronisch kranken Kindern und Jugendlichen ein ständiger Anpassungsprozeß verlangt. Diese Herausforderung eskaliert im Jugendalter, wenn Autonomiebestrebungen zum Rückzug aus der Familie führen und gleichzeitig ein hoher Konformitätsdruck Gleichaltrigen gegenüber zum Tragen kommt. Dieser Konformitätsdruck führt dazu, daß die häufig kontratherapeutischen Verhaltensnormen der Peergruppe zum Maßstab werden, zu Lasten der Compliance. Bei allen damit verbundenen Schwierigkeiten darf das für die Eltern solcher Jugendlichen jedoch nicht bedeuten, ihre Unterstützung aufzugeben, sondern Unterstützungsformen zu finden, die von ihren Kindern akzeptiert werden. Dies gilt auch noch für ältere Jugendliche und junge Erwachsene, wie Tab. 2 am Beispiel diabeteskranker Jugendlicher zeigt.

Tabelle 2 Elterliche Unterstützung und Compliance bei Jugendlichen mit Diabetes mellitus (n = 93)

Elterliche Unterstützung bezogen auf:	Compliance r	p
Diätverhalten	−.64	***
Glucosekontrollen	−.59	***
Komplikationsprophylaxe	−.39	***
Insulininjektionen	−.31	***
Sportliche Aktivitäten	−.21	*

***: p <.001
*: p <.05

Hier wurden die mittels streng operationalisierter Kriterien bereichsbezogen erfaßte elterliche Unterstützung und die Compliance von an Diabetes mellitus erkrankten Jugendlichen und jungen Erwachsenen im Alter zwischen 17 und 19 Jahren korreliert. Die höchsten Korrelationen ergaben sich für die auf die Glucosekontrollen und das Diätverhalten bezogene elterliche Unterstützung. Mit allen fünf Aspekten des elterlichen Unterstützungsverhaltens konnten 53% der Compliancevarianz aufgeklärt werden ($R = 0{,}726$; $p < 0{,}0003$). Dieser Befund belegt die sehr enge Verzahnung der elterlichen Unterstützung mit der Compliance von Jugendlichen und damit die ausgeprägte elterliche Verantwortung für das erkrankungsbezogene Verhalten ihrer chronisch kranken Kinder und Jugendlichen bis hinein ins frühe Erwachsenenalter.

Die Vielfalt des elterlichen Unterstützungsverhaltens läßt sich wiederum am Beispiel der diabeteskranken Jugendlichen veranschaulichen: Bezogen auf die Glucosekontrollen bedeutet elterliches Unterstützungsverhalten, daß die Eltern an die Kontrollen erinnern, diese gelegentlich auch selbst durchführen (nachts, sonntagmorgens), sich nach den aktuellen Blutglukosewerten erkundigen, Entscheidungshilfen bei schlechten Werten anbieten usw., also unmittelbar problembezogen aktiv werden. Im Gegensatz dazu sieht die diätbezogene elterliche Unterstützung völlig anders aus: Hier kommt es nicht auf verbale Interventionen an, bspw. bezogen auf Menge oder Art der Speisen. Entscheidend ist vielmehr, mit welcher Intensität sich die Eltern an der Diät beteiligen. Dies betrifft nicht nur das Einkaufen der entsprechenden Nahrungsmittel und die Zubereitung der Speisen, sondern insbesondere die Ernährungsgewohnheiten der Eltern selbst. Die Compliance der Jugendlichen bezogen auf die Diät ist dann am größten, wenn Eltern zusammen mit ihren Kindern die gleichen Speisen zu sich nehmen. Somit ist die Vorbildwirkung des elterlichen Eßverhaltens von entscheidender Bedeutung.

Arzt-Patient-Beziehung

Die Compliance von akut und chronisch kranken Kindern und Jugendlichen (wie von Erwachsenen) wird von der Qualität der Arzt-Patient-Beziehung entscheidend beeinflußt [12]. Eine langfristige Betreuung durch denselben Arzt wirkt sich ebenso günstig aus wie die Zufriedenheit mit der medizinischen Versorgung: Diese ist insbesondere dann ausgeprägt, wenn der Arzt als freundlich, warm und einfühlsam wahrgenommen wird [13, 18].

Die Bedeutung der Zufriedenheit mit der medizinischen Versorgung für die Compliance diabeteskranker Jugendlicher zeigt Tab. 3.

Tabelle 3 Die Bedeutung der Zufriedenheit mit der medizinischen Versorgung für die Compliance von Jugendlichen mit Diabetes mellitus (n = 93)

	Compliance	
	r	p
Zufriedenheit	−.39	***
health belief	−.33	***
Belastungen	−.26	**
interne Krankheitsbewältigung	−.22	*
Kontrollüberzeugungen	−.16	n. s.
Körperwahrnehmung	−.16	n. s.
diabetesbezogenes Wissen	−.14	n. s.

***: $p < .001$
*: $p < .05$
n. s.: nicht signifikant

Neben der Zufriedenheit mit der medizinischen Versorgung wurde eine Reihe weiterer Merkmale geprüft, für die entsprechende Befunde im Hinblick auf ihre Assoziation mit der Compliance beschrieben wurden (ausführliche Beschreibung bei [3]). Die Zufriedenheit mit der medizinischen Versorgung war mit der Compliance am engsten assoziiert. Damit ist die Arzt-Patient-Beziehung in der Behandlung chronisch kranker Jugendlicher entscheidend für den Behandlungserfolg, weil mit dem Behandler zufriedene Jugendliche sich eher nach dessen Empfehlungen richten als unzufriedene.

Die Zufriedenheit mit dem Behandler wird sowohl von seiner fachlichen Kompetenz als auch von seiner Persönlichkeit bestimmt. Dieser Befund belegt die Notwendigkeit, in der Betreuung chronisch kranker Kinder und Jugendlicher auch auf Aspekte der Arzt-Patient-Beziehung zu achten, insbesondere bei unbefriedigender Compliance.

Wie kann die Compliance verbessert werden?

Weil eine unzureichende Compliance insbesondere bei chronisch kranken Kindern und Jugendlichen schwerwiegende Folgen für den weiteren Krankheitsverlauf haben kann, muß eine Verbesserung mit allen verfügbaren Mitteln angestrebt werden. Complianceprobleme können aber nur gelöst werden, wenn alle Beteiligten kooperieren. Deshalb müssen das betroffene Kind, Eltern und Behandler gemeinsam nach einer Lösung suchen. Weil sowohl die erkrankungsspezifische, persönliche und familiäre Situation des Betroffenen als auch die therapeutischen Notwendigkeiten berücksichtigt werden müssen, gilt es, eine individuell konzipierte Lösung zu finden. Dafür steht ein Maßnahmenkatalog zur Verfügung, der sich in edukative, organisatorische (Therapiemanagement) und direkt verhaltensmodifizierende Interventionen gliedert [15, 20].

Patientenaufklärung, Schulung und psychologische Betreuung

Viele chronisch kranke Kinder und Jugendliche sind nur unzureichend über ihre Erkrankung und deren Behandlung informiert. Mehr Wissen kann die Motivation zur Behandlung verbessern, allerdings nur dann, wenn es dem Entwicklungsstand entsprechend vermittelt wird. Dabei kann bspw. auf kindgerecht gestaltetes Informationsmaterial zurückgegriffen werden (bspw. Diabetes mellitus: [10]: juvenile chronische Arthritis: [21]).

Neben der reinen Wissenvermittlung gewinnen Schulungsprogramme, in denen die im Alltag notwendigen therapeutischen Fertigkeiten erworben werden können, zunehmend an Bedeutung. Solche Schulungsprogramme werden bspw. für Kinder mit Diabetes mellitus oder Asthma bronchiale erfolgreich angeboten.

Chronisch Kranke haben sich mit einer Reihe von erkrankungs- und behandlungsbedingten Belastungen wie Schmerzzuständen, Einschränkungen im Alltag, unerwünschten Medikamenteneffekten oder Klinikaufenthalten auseinanderzusetzen [2]. Solche Belastungen können die Compliance ungünstig beeinflussen (Tab. 3).

Diese Belastungen und die damit verbundenen Ängste sollten vom Behandler angesprochen werden, weil nur so eine Entlastung möglich ist und damit einem negativen Einfluß auf die Compliance entgegengewirkt werden kann.

Therapiemanagement

Hilfreich ist die Einbindung von Therapiemaßnahmen in die Alltagsroutinen des Kindes (Integration der therapeutischen Maßnahmen in den Alltag). Dann werden die Medikamenteneinnahme, die Blutglukosebestimmung (beim Diabetes melllitus) oder die krankengymnastischen Übungen (bei der juvenilen chronischen Arthritis) als automatisierte Handlungsabläufe (bspw. vor oder nach den Mahlzeiten) eher zur Selbstverständlichkeit. Darüberhinaus werden so die sozialen Aktivitäten der Betroffenen weniger alteriert, weil die therapeutischen Maßnahmen nur den Randbereich ihrer Freizeit beanspruchen.

Behandlungsmaßnahmen, die eine aktive Mitarbeit erfordern, können durch kindgerechte Gestaltung attraktiver werden. So hat sich bspw. in der krankengymnastischen Behandlung von Kindern mit juveniler chronischer Arthritis die Verwendung von Stofftieren, Handpuppen und anderen Spielsachen bewährt [20].

Das elterliche Unterstützungsverhalten ist für die Compliance von entscheidender Bedeutung (vergl. Tab. 2). Direktives Elternverhalten ist nur dann hilfreich, wenn Ausmaß und Qualität mit dem Entwicklungsstand, der Motivation, den Fertigkeiten und Bedürfnissen der Betroffenen im Einklang stehen. Insbesondere im Jugendalter wird ausschließlich auf Kontrolle ausgerichtetes Elternverhalten kaum toleriert und birgt die Gefahr reaktiven oppositionellen Verhaltens mit teilweise fatalen Folgen für die Compliance.

In dieser Hinsicht gefahrlos und dennoch gut wirksam ist Elternverhalten im Sinne eines positiven Modells; so hat sich die aktive Beteiligung von Eltern an der Diät ihrer diabeteskranken Kinder als sehr hilfreich für deren Diätcompliance herausgestellt [3].

Kinder und Jugendliche geraten im langjährigen Verlauf ihrer chronischen Erkrankung nicht selten in Krisen, die durch „Therapiemüdigkeit" und mangelhafte Compliance gekennzeichnet sind. In solchen Zeiten kann es vorübergehend hilfreich sein, Krisen-Sonderregelungen mit reduzierten Complianceanforderungen zu vereinbaren. Diese vorübergehende Entlastung kann die einzige Chance sein, weiterhin im Kontakt mit den Betroffenen zu bleiben und so die Voraussetzung für eine im weiteren Verlauf wieder verbesserte Compliance zu schaffen. Die Vorteile einer solchen Ausnahmeregelung bestehen darin, daß sie die Bedürfnisse der Betroffenen berücksichtigt, familiäres

Konfliktpotential reduziert und auf einer kontrollierbaren Vereinbarung basiert. Die so entstehenden Therapieversäumnisse bleiben überschaubar und sind meist geringer als bei unkontrollierter Non-Compliance.

Verhaltensmodifizierende Maßnahmen

Die selbständige Durchführung von Behandlungsmaßnahmen kann mittels strukturierender Erinnerungshilfen im Sinne von Therapieplänen gefördert und so die Compliance verbessert werden [1]. In solche vorstrukturierte Therapiepläne werden von den Betroffenen selbst die durchgeführten Behandlungsmaßnahmen mit Zeitangabe eingetragen und verschaffen so einen Überblick über das Therapieprogramm und dessen Bewältigung. Insbesondere Schulkinder sind für solche Therapiepläne zu gewinnen und haben Freude an ihrer individuellen Gestaltung. Therapiepläne haben als Orientierungshilfe insbesondere dann einen hohen Aufforderungscharakter, wenn sie zentral aufgehängt werden. Ein weiterer Vorteil besteht darin, daß Kinder das Verhältnis zwischen tatsächlichem Behandlungsaufwand und verbleibender Freizeit realistischer einschätzen lernen. So wird dem häufig geäußerten Eindruck entgegengewirkt, ein Großteil des Tages sei mit Therapiemaßnahmen ausgefüllt.

In Ergänzung zu den Therapieplänen kann die Compliance auch durch systematische positive Verstärkung verbessert werden. Das Spektrum solcher Maßnahmen ist weit, es reicht vom einfachen Lob bis zu elaborierten Verstärkerprogrammen, in denen für jede einzelne Therapiemaßnahme Punkte (Token) erworben und gegen vorher vereinbarte Vergünstigungen eingetauscht werden können. Diese Vergünstigungen fördern erwünschtes Verhalten insbesondere dann, wenn sie den individuellen Bedürfnissen der Betroffenen genau entsprechen; deshalb müssen sie sorgfältig, am besten gemeinsam, ausgewählt werden. Die Arbeitsgruppe um Rapoff konnte bspw. zeigen, daß die Compliance bezogen auf die Einnahme von Medikamenten bei Kindern und Jugendlichen mit einer chronischen Erkrankung mittels systematischer positiver Verstärkung deutlich und zeitstabil verbessert werden konnte [14, 15].

Ausblick

Unzureichende Compliance ist häufige Ursache von vermeidbaren, mindestens aber aufschiebbaren Folgeschäden bei chronisch kranken Kindern und Jugendlichen. Diese Folgeschäden sind gesundheitspolitisch auch unter Kostengesichtspunkten relevant. Für die Verbesserung der Compliance chronisch kranker Kinder und Jugendlicher kann auf Interventionen zurückgegriffen werden, die sich in der Praxis als hilfreich herausgestellt haben. Über differentielle Indikationsstellungen und Langzeiteffekte der einzelnen Maßnahmen ist allerdings noch zu wenig bekannt, dies ist Aufgabe der künftigen Complianceforschung.

Literatur

[1] Von Aster, M., W. Burger: Verhaltenstherapie bei chronischen Krankheiten im Kindesalter. In: M. Linden, M. Hautzinger (Hrsg.): Verhaltenstherapie, S. 425–433. Springer, Berlin 1993.

[2] Blanz, B.: Die psychischen Folgen chronischer Krankheiten im Kindes- und Jugendalter. Kindheit und Entwicklung *3* (1994) 6–15.

[3] Blanz, B.: Psychische Störungen und Compliance beim juvenilen Diabetes mellitus. Johann Ambrosius Barth, Leipzig–Berlin, Heidelberg 1995.

[4] Blanz, B., B. Rensch-Riemann, D. Fritz-Sigmund et al.: Zur Rolle erkrankungsbezogener kognitiv-emotionaler Faktoren als Determinanten der Compliance bei Jugendlichen mit Diabetes mellitus. Zeitschrift für Klinische Psychologie *22* (1993) 264–275.

[5] Colcher, I. S., J. W. Bass: Penicillin treatment of streptococcal pharyngitis: A comparison of schedules and the role of specific counseling. Journal of the American Medical Association *222* (1972) 657–659.

[6] Eney, R. D., E. O. Goldstein: Compliance of chronic asthmatics with oral administration of theophylline as measured by serum and salivary levels. Pediatrics *57* (1976) 513–517.

[7] Epstein, L. H., P. A. Cluss: A behavioral medicine perspective on adherence to long-term medical regimens. Journal of Consulting and Clinical Psychology *50* (1982) 950–971.

[8] Gordis, L.: Conceptual and methodologic problems in measuring patient compliance. In: R. B. Haynes, D. W. Taylor, D. L. Sackett (Hrsg.): Compliance in health care. Johns Hopkins University Press, Baltimore 1979.

[9] Gordis, L., M. Markowitz, A. M. Lilienfeld: The inaccuracy in using interviews to estimate patient reliability in taking medications at home. Medical Care *7* (1969) 49–54.

[10] Haller, R., K. Lange: Leitfaden zum Schulungsprogramm für Kinder. Diabetes Therapie-System. Boehringer, Mannheim (ohne Jahreszahl).

[11] Haynes, R. B.: Determinants of compliance: The disease and the mechanics of treatment. In: R. B. Haynes, D. W. Taylor, D. L. Sackett (Hrsg.): Compliance in health care. Johns Hopkins University Press, Baltimore 1979.

[12] La Greca, A. M.: Adherence to prescribed medical regimens. In: D. K. Routh (Hrsg.): Handbook of pediatric psychology, S. 299–320. The Guilford Press, New York–London.

[13] Litt, I. F., W. R. Cuskey: Compliance with medical regimens during adolescence. Pediatric Clinics of North America 27, *1* (1980) 3–15.

[14] Rapoff, M. A.: Compliance with treatment regimens for pediatric rheumatic diseases. Arthritis Care and Research *3* (1989) 40–47.

[15] Rapoff, M. A., E. R. Christophersen: Compliance of pediatric patients with medical regimens: A review and evaluation. In: R. B. Stuart (Hrsg.): Adherence, compliance and generalization in behavioral medicine. Brunner/Mazel, New York 1982.

[16] Soutter, B. R., M. C. Kennedy: Patient compliance assessment in drug trials: Usage and methods. Australian–New Zealand Journal of Medicine *4* (1974) 360–364.

[17] Sublett, J. L., S. J. Pollard, G. J. Kadlec et al.: Non-compliance in asthmatic children: A study of theophylline levels in a pediatric emergency room population. Annals of Allergy *43* (1979) 95–97.

[18] Varni, J. W.: Clinical behavioral pediatrics: An interdisciplinary approach. Pergamon Press, New York 1983.

[19] Varni, J. W., J. L. Wallender: Adherence to health-related regimens in pediatric chronic disorders. Clinical Psychology Review *4* (1984) 585–596.

[20] Wiedebusch, S.: Langzeitcompliance im Kindesalter – am Beispiel der juvenilen chronischen Arthritis. Kindheit und Entwicklung *3* (1994) 31–38.

[21] Wiedebusch, S., G. Ganser: GeLENKig – Ein Rheumabuch für Kinder. Kalei Pharmacia, Erlangen 1992.

Diskussion

Ranke:
Aus meiner eigenen Erfahrung nicht mit schilddrüsenerkrankten Kindern, sondern mit anderen Kindern: ich glaube, ein ganz wesentliches Moment ist doch der Erfolg, den man den Kindern auch beibringen und zeigen muß. Zumindest wenn die Kinder etwas älter sind, müssen sie soweit instruiert werden, daß sie selber erkennen können, was die Therapie ihnen gebracht hat.

Blanz:
Ja, das ist vollkommen richtig, nur gerade in der Pubertätszeit ist es oft ein Problem, daß die Kinder oder Jugendlichen das dann auch wirklich einsehen wollen oder können, weil sie in dieser Entwicklungsperiode auch von vielem anderen beeinflußt werden: die Ablösung von den Eltern, die Hinwendung zur Peergruppe. Da sind dann ganz andere Wertvorstellungen wichtig, und wir wissen, daß z. B. dann auf Parties es für Diabeteskranke sehr viel Mut und Offenheit kostet, bestimmte Speisen abzulehnen. Das sind Wertvorstellungen, die kontratherapeutisch sind und die Schwierigkeiten machen, sich compliant zu verhalten. Aber in der weiteren Entwicklung ist es natürlich richtig, die Compliance wird dann am besten sein, wenn eine Einsicht erfolgt, wie notwendig das ist. Nur es gibt Entwicklungsphasen, wo das im Hintergrund steht.

Bauch:
Herr Blanz, Sie führen mit Recht bei Diabetikern den HbA_1-Wert als Referenzwert für die Güte der Stoffwechselführung in den letzten Monaten an. Wenn ich Sie richtig verstanden habe, möchte ich jedoch bemerken, daß die Hypoglykämien, die durchaus auch Folge einer leichtfertigen Insulindosisapplikation im Sinne einer ungenügenden Compliance sein können und für den Patienten ja auch gefährlich sind, leider nicht mit dem HbA_1-Wert erfaßt werden können.

Blanz:
Hypoglykämieprophylaxe war auf einer Folie, wo bestimmte Aspekte der Compliance mit dem HbA_{1c} korreliert wurden, und ein Aspekt der Compliance ist die Hypoglykämieprophylaxe. Da wurde danach gefragt, ob abends vor dem Zubettgehen nochmal Blutzucker gemessen wurde und ob Traubenzucker mitgeführt wurde. Das, glaube ich, ist das, was Sie meinen.

TSH-Rezeptor-Stammzellmutationen als Ursache einer angeborenen Hyperthyreose

M. Gerlich, M. Bröker, O. Schwab, P. Söhlemann, A. Grüters-Kieslich, H. Schatz, H. Bartels, M. Derwahl

Einleitung

Angeborene Hyperthyreosen sind eine seltene Erkrankung und werden in den meisten Fällen bei Neugeborenen von an M. Basedow erkrankten Müttern gesehen. In diesen Fällen verläuft die Krankheit transient, da die übertragenen mütterlichen Antikörper abgebaut werden. Seltener kann bereits in der Neugeborenenperiode eine Hashimoto-Thyreoiditis mit initial hyperthyreoter Symptomatik auftreten. In diesen Fällen lassen sich auch bei den Neugeborenen entsprechende Antikörpernachweise führen. Allerdings wurde von verschiedenen Autoren auch über persistierende angeborene Hyperthyreosen ohne Nachweis von thyreoideastimulierenden oder zytotoxischen Antikörpern berichtet (Wilroy 1971 [10]; Hollingworth et al. 1972, 1976, 1980 [5, 6, 7]). Als pathogenetische Erklärung dieser Erkrankung konnten Duprez et al. (1994) [3] bei 2 französischen Familien sowie Kopp et al. (1995) [8] bei einem Schweizer Jungen unterschiedliche Stammzellmutationen am TSH-Rezeptorgen nachweisen, die zu einer konstitutiven Aktivierung des Second messengers cAMP und in der Folge zu einer Überfunktion und einer vermehrten Proliferation der Schilddrüse führen. Wir berichten erstmals über eine deutsche Familie, bei der es infolge einer Mutation im TSH-Rezeptor-Stammzellgen zu einer angeborenen Hyperthyreose kam.

Falldarstellung

Die Mutter der beiden Patienten wurde aufgrund eines angeblichen M. Basedow seit ihrem 3. Lebensjahr thyreostatisch behandelt und zweimalig teilstrumektoniert. Ihr erster Sohn wurde nach unauffälligem Schwangerschaftsverlauf zum Termin mit einem Geburtsgewicht von 2700 g geboren und benötigte wegen einer Neugeborenenhyperbilinrubinämie einmalig eine Fototherapie. Er galt seit Geburt als lebhaftes und unruhiges Kind und mußte wegen mangelnder Gewichtszunahme nach 2 Wochen zugefüttert werden. Im Alter von 3½ Monaten wurde er in unserer Klinik wegen ausgeprägter Unruhezustände, fast andauerndem Schreien und einer extremen Kopf- und Blickwendung nach rechts vorgestellt. Bei der körperlichen Untersuchung fiel ein sehr unruhiger Säugling mit einer Tachykardie um 180 Schläge/min sowie ein Strabismus convergens bds. auf. Die weitere Diagnostik zeigte eine hyperthyreote Stoffwechsellage. Unter der Therapie mit Thiamazol sowie niedrigdosiertem L-Thyroxin und Visken bildete sich die Symptomatik zurück, und das Kind zeigte eine altersgemäße Entwicklung.

2 Jahre später wurde der 2. Sohn zum Termin mit einem Geburtsgewicht von 2500 g geboren. Er benötigte ebenfalls wegen einer Hyperbilirubinämie eine Fototherapie. Im Alter von 3½ Wochen wurde er wegen schlechten Trinkverhaltens und nur mangelnder Gewichtszunahme in sonst gutem Allgemeinzustand in die Kinderklinik aufgenommen. Auffallend waren in der elektrokardiographischen Untersuchung frühzeitig einfallende Extrasystolen bei hyperthyreoter Stoffwechsellage. Unter Therapie mit Thiamazol und L-Thyroxin konnte eine stabile Stoffwechsellage erzielt werden.

Methodik

Nachweis der TSH-Rezeptor-Mutation

EDTA-Blut wurde mit einem Proteinase K-enthaltenden Lysepuffer behandelt und die genomische DNA säulenchromatographisch aufgereinigt (Quiagen, Hilden). Die PCR-Amplifikation des Exon 10 des TSH-Rezeptor-Gens erfolgte nach Standardverfahren (Derwahl et al. 1990 [1]) unter Verwendung von 6 spezifischen Primerpaaren. Die Sequenzierung erfolgte wie kürzlich beschrieben (Hamacher et al. 1995 [4]).

Nachweis von Schilddrüsenautoantikörpern

Die Messung von Anti-TPO-, Thyreoglobulin- und TSH-Rezeptorantikörpern erfolgte in kommerziell erhältlichen Assays (Henning Berlin, Brahms). Stimulierende TSH-Rezeptorantikörper wurden in einem rekombinanten TSH-Rezeptor-Bioassay nachgewiesen (Derwahl et al. 1992 [2]).

Ergebnisse

Die bei der Mutter mehrfach durchgeführten Untersuchungen der Schilddrüsenfunktion wiesen trotz thyreostatischer Therapie jeweils eine hyperthyreote Stoffwechsellage ohne den Nachweis von Schilddrüsenantikörpern auf.

Beide Kinder zeigten initial eine hyperthyreote Stoffwechsellage ohne Nachweis von Schilddrüsenautoantikörpern (Anti-TPO-Ak, Thyreoglobulin-Ak,

TSH-Rezeptor-Ak, Thyreoidea-stimulierende Immunglobuline, zytotoxische Ak). Die sonographische Untersuchungen der Schilddrüsen und der Carpogramme der linken Hand ergaben Normalbefunde.

In der DNA-Analyse der Leukozyten von der Mutter und ihren beiden Söhnen konnte eine Mutation im Exon 10 des TSH-Rezeptors nachgewiesen werden. Im Codon 623 wurde die Sequenz GTC statt GCC gefunden. Dies führt zu einem Austausch der Aminosäure Alanin gegen Valin. Sowohl die Mutter als auch beide Söhne sind heterozygot für diese Mutation. Bei dem Vater konnte diese Mutation nicht nachgewiesen werden.

Diskussion

Der TSH-Rezeptor gehört zur Superfamilie der G-Protein-gekoppelten Rezeptoren, die häufig über den Second Messenger cAMP an ihre spezifischen Effektorsysteme gekoppelt sind. Eine Stimulation der TSH-Rezeptor-cAMP-Kaskade führt zu einer Anregung von Funktion und Wachstum der Schilddrüse. Bei Stammzellmutationen und bei somatischen Mutationen im Exon 10 des TSH-Rezeptorgens kommt es zu einer konstitutiven Aktivierung dieser Kaskade, die unabhängig von einer exogenen Stimulierung durch TSH oder TSH-Rezeptorantikörper ist. Stammzellmutationen im TSH-Rezeptorgen wurden erstmals von Duprez et al. (1994) [3] für das Codon 509 und 672 des Exons 10 bei zwei französischen Familien mit angeborener Hyperthyreose und von Kopp et al. (1995) [8] für das Codon 631 bei einem Jungen mit angeborener Hyperthyreose beschrieben.

Die bei den Kindern und der Mutter beschriebene konnatale Hyperthyreose wird durch eine Mutation im Codon 623 des TSH-Rezeptorgens hervorgerufen. Die ursprüngliche Diagnose eines Morbus Basedow mußte revidiert werden. Der Vater unserer Patienten trägt das veränderte Gen nicht. Bei der Mutter handelt es sich vermutlich um eine Neumutation. Sowohl die Mutter als auch ihre Söhne sind heterozygot für das mutierte Gen. Die hyperthyreote Stoffwechsellage folgt somit einem autosomal dominanten Erbgang.

Eine somatische Mutation in einem autonomen Schilddrüsenadenom wurde an der gleichen Position wie in unserem Fall von Paschke et al. (1994) [9] beschrieben. Die Autoren konnten zeigen, daß der Austausch der Aminosäure Alanin gegen Valin zu einem erhöhten Basalspiegel von cAMP führt.

Wir berichten hier über die erste deutsche Familie mit einer konnatalen Hyperthyreose aufgrund einer TSH-Rezeptormutation, die mit einer somatischen Mutation in einem toxischen Schilddrüsenadenom identisch ist. Aus pädiatrischer Sicht ist differentialdiagnostisch eine TSH-Rezeptor-Stammzellmutation bei Neugeborenen mit Hyperthyreose immer dann in Betracht zu ziehen, wenn der Schilddrüsenantikörpernachweis negativ ist und die Mutter nicht an einem Morbus Basedow erkrankt war.

Literatur

[1] Derwahl, M., P. Seto, B. Rapoport: Ab abnormal splice donor site in one allel of the thyroid peroxidase gene in FRTL5 rat thyroid cells introduces a premature stop codon: association with the absence of functionalenzymatic activity. Molecular Endocrinology *4* (6) (1990) 793–799.

[2] Derwahl, M., H. Schatz, B. Bolle et al.: Measurement of stimulating TSH receptor antibodies in sera of patients with Grave desease by a recombinant TSH receptor bioassay. Exp. Clin. Endocrinol. *100* (1992) 75–79.

[3] Duprez, L., J. Parma, J. Van Sande et al.: Germline mutations in the thyrotropin receptor gene cause non-autoimmune autosomal dominant hyperthyroidism. Nat. Genet. *7* (1994) 396–401.

[4] Hamacher, C.; H. Studer, J. Zbären et al.: Expression of functional stimulatory G protein in non-functioning thyroid adenomas is not related to adenylate cyclase activity and growth of these tumors. J. Clin. Endocrinol. Metab. *80* (1995) 1724–1732.

[5] Hollingworth, D. R., C. C. Mabry, J. M. Eckerd: Heredetary aspects of Graves' disease in infancy and childhood. J. Pediatr. *81* (1972) 446–459.

[6] Hollingworth, D. R., C. C. Mabry: Congenital Graves' disease: four familial cases with long-term follow-up and perspective. Am. J. Dis. Child *133* (1976) 148–155.

[7] Hollingworth, D. R., C. C. Mabry, M. C. Reid: New oberservations in congenital Graves' disease. In: J. R. Stockigt, S. Nagataki (Hrsg.): Thyroid research VIII: proceedings of the Eighth International Thyroid Congress, Sydney, Australia. 3–8 February. 1980, S. 587–590. Pergamon Press, Oxford, England, 1980.

[8] Kopp, P., J. Van Sande, J. Parma et al.: Congenital hyperthyroidism caused by amutation in the thyrotropin-receptor gene. N. Engl. J. Med. *19* (1995) 150–154.

[9] Paschke, R., M. Tonacchera, J. Van Sande et al.: Identification and functional Characterization of two new somatic mutations causing constitutive activation of the thyrotropin receptor in hyperfunctioning autonomous adenomas of the thyroid. J. Clin. Endocrinol. Metab. *79* (6) (1994) 1785–1789.

[10] Wilroy, R. S. Jr., J. N. Etteldorf: Familial hyperthyroidism including two siblings with neonatal Graves disease. J. Pediatr. *78* (1971) 625–632.

Konstitutiv aktivierende Mutationen des TSH-Rezeptors als molekulare Ursache von autonomen Schilddrüsenadenomen, nicht autoimmuner autosomal dominanter Hyperthyreosen und kongenitaler nicht autoimmuner Hyperthyreosen

R. Paschke

Signaltransduktion in der Schilddrüsenepithelzelle

Sowohl die Stimulation des Wachstums (Proliferation) als auch die Stimulation der endokrinen Funktion (Schilddrüsenhormonproduktion) der Schilddrüsenepithelzelle werden durch die Signaltransduktionskaskade des cyklischen Adenosinmonophosphats (cAMP) übermittelt. Dies konnte durch Induktion von Schilddrüsenhyperplasie und Hyperthyreose in transgenen Mäusen mit in der Schilddrüse exprimiertem A2-Adenosinrezeptor gezeigt werden [11], da bei diesen Tieren eine chronische Stimulation der cAMP Kaskade in der Schilddrüse induziert wird. Der TSH-Rezeptor ist über das G-Protein G alpha s überwiegend an diese cAMP-Kaskade gekoppelt [2] (Abb. 1), und TSH übt seine Funktionen überwiegend über diese Signaltransduktionskas-

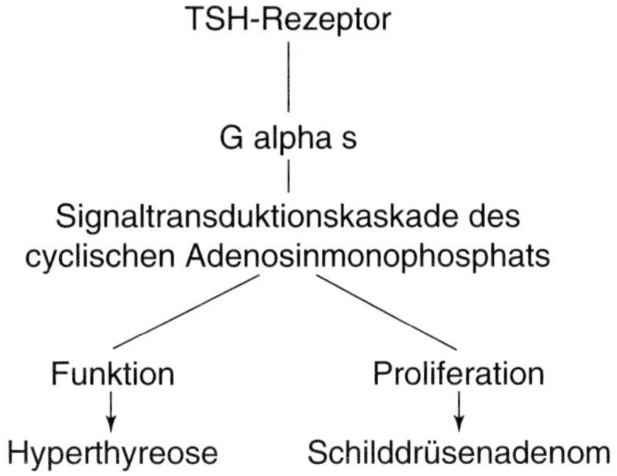

Abb. 1 Der TSH-Rezeptor ist mittels des G-Proteins-alpha-s überwiegend an die Signaltransduktionskaskade des zyklischen Adenosinmonophosphats gekoppelt. Über diese Signaltransduktionskaskade wird sowohl die Funktion als auch die Proliferation der Schilddrüsenepithelzelle kontrolliert. Auf die Bedeutung weiterer Signaltransduktionskaskaden wird im Text eingegangen.

kade aus [3, 4]. Im Gegensatz zur akzeptierten funktionellen Stimulation der Schilddrüse durch TSH wurde zur wachstumsstimulierenden Wirkung des TSH auf die Schilddrüsenepithelzellen über zahlreiche widersprüchliche Ergebnisse berichtet [5, 8]. Diese Ergebnisse sind aufgrund der sehr unterschiedlichen angewendeten In-vitro-Systeme stark methodenabhängig. Wichtiger als die Frage, durch welche Agentien der TSH-Rezeptor stimulierbar ist, ist im Hinblick auf die Pathogenese der autonomen Adenome jedoch, daß über die cAMP Signaltransduktionskaskade in der Schilddrüsenepithelzelle, wie bereits erwähnt, die gleichzeitige Stimulation des Schilddrüsenwachstums und der Schilddrüsenfunktion möglich ist [6].

Insbesondere die klinische Beobachtung der TSH-unabhängigen Überfunktion, verbunden mit dem gleichzeitigen TSH-unabhängigen Wachstum der autonomen Adenome legte daher bei der Suche nach einer unikausalen Erklärung beider Phänomene nahe, daß ein Baustein der cAMP-Signaltransduktionskaskade unabhängig von der TSH-Wirkung aktiviert ist. Dieser aktivierte Baustein sollte sowohl das klinisch zu beobachtende, TSH-unabhängige Wachstum als auch die TSH-unabhängige Überfunktion der autonomen Adenome verursachen. Für diese TSH-unabhängige Aktivierung kommen theoretisch alle Glieder der cAMP-Signaltransduktionskaskade, beginnend mit dem TSH-Rezeptor, in Betracht.

Die zusätzliche Koppelung des TSH-Rezeptors an die Phosphatidylinositol 4, 5 bisphosphat- (PiP2) Signaltransduktionskaskade kommt normalerweise erst bei Stimulation des TSH-Rezeptors durch 100fach höhere TSH-Konzentrationen zustande, als zur Aktivierung der cAMP-Kaskade über den TSH-Rezeptor erforderlich sind. Zudem stimuliert eine Reihe von parakrinen und autokrinen Wachstumsfaktoren wie EGF, FGF, IGF-1, IGF-II, Insulin und Zytokine die Proliferation von Schilddrüsenepithelzellen. Dies geschieht in der Mehrzahl der Fälle über die Tyrosinkinase-Signaltransduktionskaskade. Diese Faktoren haben jedoch neben ihrer wachstumsstimulierenden Wirkung keine funktionell stimulierende Wirkung auf die Schilddrüsenepithelzellen. Zudem führt die Aktivierung der PIP2-Signaltransduktionskaskade und auch die Aktivierung der Tyrosinkinase-Signaltransduktionskaskade in Schilddrüsenepithelzellen neben der Proliferationsstimulation auch zur Dedifferenzierung der Schilddrüsenepithelzellen [5, 6].

Konstitutiv aktivierende Mutationen

Mutationen, welche ohne Aktivierung des vorgeschalteten Rezeptors durch seinen Liganden ein G-Protein (G alpha s) und damit die gesamte nachgeschaltete Signaltransduktionskaskade des zyklischen Adeninmonophosphates konstitutiv aktivieren, wurden bereits 1989 als die Ursache der Akromegalie, das heißt von wachstumshormonproduzierenden Hypophysenadenomen, beschrieben [10]. Bei autonomen Schilddrüsenadenomen konnte jedoch nur in einer Minorität der Fälle eine derartige konstitutiv aktivierende Mutation eines G-Proteins gefunden werden [12]. Daher mußte ein anderes Glied in der cAMP-Signaltransduktionskaskade für die TSH-unabhängige Überfunktion und das TSH-unabhängige Wachstum der Mehrzahl der autonomen Schilddrüsenadenome verantwortlich sein. Bei der weiteren Suche war es insbesondere die folgende Beobachtung, welche die Aufmerksamkeit auf den TSH-Rezeptor lenkte.

1991 berichtete die Arbeitsgruppe von R. Lefkowitz, daß die durch molekularbiologische Techniken induzierte Veränderung (site directed mutagenesis) einer einzigen Aminosäure im betaadrenergen Rezeptor zu einer konstitutiven Aktivierung des Rezeptors (Anschaltung des Rezeptors in Abwesenheit seines Liganden, in diesem Falle Katecholamine) führt [1]. Obwohl diese im Labor hergestellten Mutationen mit keiner Erkrankung einhergingen, war diese Beobachtung von großer grundsätzlicher Bedeutung, da der betaadrenerge Rezeptor zu einer großen Familie von ähnlichen Rezeptoren (G-Protein-gekoppelte Rezeptoren) gehört, welche sich durch Übereinstimmungen in ihrer Primärstruktur (Aminosäurensequenz) auszeichnen. Auch der TSH-Rezeptor gehört zu dieser Familie. Diese weist insbesondere im Bereich der den betaadrenergen Rezeptor konstitutiv aktivierenden Mutationen große Übereinstimmungen in der Aminosäurensequenz mit dem adrenergen Rezeptor auf. Derartige Übereinstimmungen in der Aminosäurensequenz deuten häufig auf eine ähnliche Funktion dieses Proteinabschnitts hin. Aufgrund dieser Beobachtungen war daher der TSH-Rezeptor ein naheliegender Kandidat für die Suche nach konstitutiv aktivierenden Mutationen in der cAMP-Signaltransduktionskaskade bei autonomen Schilddrüsenadenomen.

Somatische TSH-Rezeptormutationen als Ursache autonomer Schilddrüsenadenome

Die durch Sequenzierung des TSH-Rezeptorgens in autonomen Adenomen durchgeführte Suche nach derartigen TSH-Rezeptormutationen führte zur Identifizierung von unterschiedlichen Punktmutationen [13, 15]. Diese Mutationen lassen sich im Knotengewebe, jedoch nicht im umgebenden, gesunden Gewebe nachweisen (Abb. 2). Somit handelt es sich um somatische Mutationen. Somatische Mutationen entstehen zunächst in einer Körperzelle. Für ihre Manifestation ist eine Vermehrung (Proliferation) der veränderten Körperzelle erforderlich. Die veränderte Körperzelle muß hierfür durch die Mutation einen Wachstumsvorteil gegenüber den umgebenden Zellen erlangen.

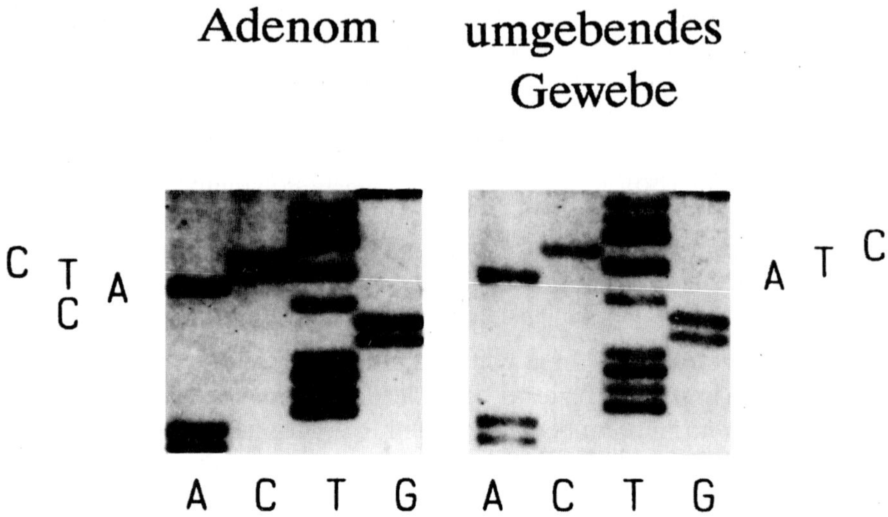

Abb. 2 Sequenzgel des TSH-Rezeptorgens, welches mittels der PCR von der DNA eines autonomen Adenoms amplifiziert wurde. Die DNA des Schilddrüsenadenoms weist zwei verschiedene Allele für das TSH-Rezeptorgen auf. Die Antisenssequenz CTA kodiert für Asparaginsäure im normalen Allel des TSH-Rezeptorgens, während die Antisenssequenz CCA für Glycin im mutierten Allel des TSH-Rezeptorgens kodiert.

Für den Nachweis, daß diese somatischen Mutationen tatsächlich für die Manifestation der autonomen Schilddrüsenadenome verantwortlich sind, war die funktionelle Charakterisierung dieser TSH-Rezeptormutationen erforderlich. Zu diesem Zweck wurden die identifizierten Mutationen mittels Polymerase Kettenreaktion (PCR) aus dem Knotengewebe amplifiziert. Die veränderte Region wurde in einem Expressionsvektor, der den normalen TSH-Rezeptor enthält, ersetzt. Dieser mutierte TSH-Rezeptor wurde dann zur funktionellen Charakterisierung der Mutation in einer Zellinie exprimiert.

Durch die Messung des zyklischen Adenosinmonophosphats in der Zellkultur wurde festgestellt, daß die identifizierten Mutationen bereits in Abwesenheit von TSH zu einer erheblichen (konstitutiven) Stimulation des TSH-Rezeptors führen. Diese konstitutive Anschaltung des TSH Rezeptors kann sowohl die Knotenbildung als auch die autonome Schilddrüsenhormonproduktion (Hyperthyreose) der autonomen Schilddrüsenadenome erklären (Abb. 1). Die Stimulation von Funktion und Wachstum (Wachstumsvorteil) ist zudem die Voraussetzung für die Manifestation dieser somatischen TSH-Rezeptormutationen. Die konstitutiven TSH-Rezeptormutationen sind somit in den identifizierten Fällen die molekulare Ursache der autonomen Schilddrüsenadenome.

Bisher wurde nur für die initial untersuchte kleine Gruppe von autonomen Schilddrüsenadenomen der gesamte transmembranäre TSH-Rezeptorteil sequenziert, in welchem vermutlich derartige konstitutiv aktivierenden TSH-Rezeptormutationen lokalisiert sind. In dieser Gruppe von elf weitgehend untersuchten Schilddrüsenadenomen wurde mittlerweile in neun (etwa 80 Prozent) Schilddrüsenadenomen eine konstitutiv aktivierende TSH-Rezeptormutation gefunden [14, 16]. Konstitutiv aktivierende TSH-Rezeptormutationen sind daher wahrscheinlich für die Mehrzahl der autonomen Schilddrüsenadenome verantwortlich. Weitere Untersuchungen müssen klären, ob die Inzidenz der TSH-Rezeptormutationen in autonomen Adenomen aus Jodmangelregionen und aus Regionen mit ausreichender Jodversorgung unterschiedlich ist und ob autonome Adenome der Schilddrüse neben den seltenen G alpha s Mutationen und den TSH-Rezeptormutationen noch durch andere Mutationen in der cAMP-Signaltransduktionskaskade verursacht werden können. Grundsätzlich kann davon ausgegangen werden, daß die durch Jodmangel induzierte Zellproliferation in Strumen die Wahrscheinlichkeit für die Entscheidung von Mutationen erhöht.

Keimbahnmutationen des TSH-Rezeptorgens als Hyperthyreoseursache

Keimbahnmutationen können vererbbare Erkrankungen verursachen. Anders als somatische Mutationen sind sie in allen Körperzellen zu finden. Sie können vererbt werden oder aber neu entstehen (Neumutation). Von dominanten Keimbahnmutationen des TSH-Rezeptors mit einer konstitutiven Aktivität sollte daher erwartet werden, daß sie eine familiäre Hyperthyreose zusammen mit einer Schilddrüsenhyperplasie oder aber im Falle einer sporadischen Mutation (Neumutation) eine kongenitale Hyperthyreose mit Schilddrüsenhyperplasie verursachen.

Durch Untersuchung von zwei großen französischen Familien mit familiären nicht autoimmunen Hyperthyreosen konnten Keimbahnmutationen des TSH-Rezeptorgens mit konstitutiver Aktivität identifiziert werden [7]. Mittlerweile wurden weitere Familien mit derartigen TSH-Rezeptormutationen identifiziert. Nachdem für den Morbus Basedow seit langem eine familiäre Disposition bekannt ist, wurde durch diese Ergebnisse eine autosomal dominante nicht autoimmune Form der Hyperthyreose als neue Hyperthyreoseform identifiziert und in ihrer Pathophysiologie weitgehend aufgeklärt. Das Manifestationsalter dieser Hyperthyreoseform ist unterschiedlich. Eine sporadische Keimbahnneumutation wurde bei einem isolierten Fall einer kongenitalen, nicht autoimmunen Hyperthyreose mit Schilddrüsenhyperplasie identifiziert [9]. Beide Eltern des Neugeborenen wiesen keine TSH-Rezeptormutation auf. Die in diesem Fall identifizierte TSH-Rezeptorneumutation führte

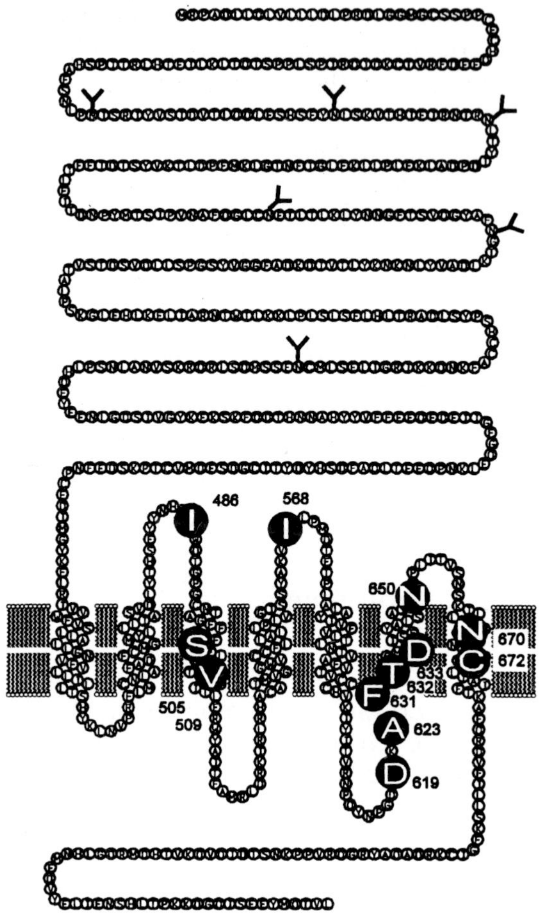

Abb. 3 Lokalisation von 12 bisher identifizierten, konstitutiv aktivierenden TSH-Rezeptormutationen in einem Modell der Transmembranregion des TSH-Rezeptors.

zu der gleichen Aminosäuresubstitution, welche auch bei drei autonomen Adenomen beobachtet wurde. Die Häufigkeit dieser beiden neuen Hyperthyreoseformen muß durch die Suche nach konstitutiv aktivierenden TSH-Rezeptormutationen bei entsprechendem klinischen Verdacht durch weitere Untersuchungen geklärt werden.

Daher sollten familiäre, nicht autoimmune Hyperthyreosen und sporadische kongenitale Hyperthyreosen mit Schilddrüsenhyperplasie ohne eindeutigen Anhalt für eine autoimmune Ätiologie einer molekularbiologischen Diagnostik zur Suche nach konstitutiv aktivierenden TSH-Rezeptormutationen zugeführt werden. Die eindeutige molekularbiologische Diagnose erlaubt durch die Kenntnis der molekularbiologischen Ursache adäquate Therapieentscheidungen und gegebenenfalls auch eine präsymptomatische Diagnosestellung. So sollte geklärt werden, ob diese Hyperthyreoseform initial besser mit einer kompletten Schilddrüsenresektion behandelt werden sollte, um die Rezidivgefahr zu vermindern.

Funktionelle Unterschiede der konstitutiv aktivierenden TSH-Rezeptormutationen

Bisher wurden insgesamt 12 verschiedene konstitutiv aktivierende TSH-Rezeptormutationen identifiziert. Alle befinden sich im sogenannten Transmembranbereich des TSH-Rezeptors. Dies ist der Teil des TSH-Rezeptors, welcher die Zellmembran siebenmal durchquert (Abb. 3). Bereits die erste funktionelle Charakterisierung der verschiedenen konstitutiv aktivierenden TSH-Rezeptormutationen zeigt ein unterschiedliches funktionelles Verhalten der verschiede-

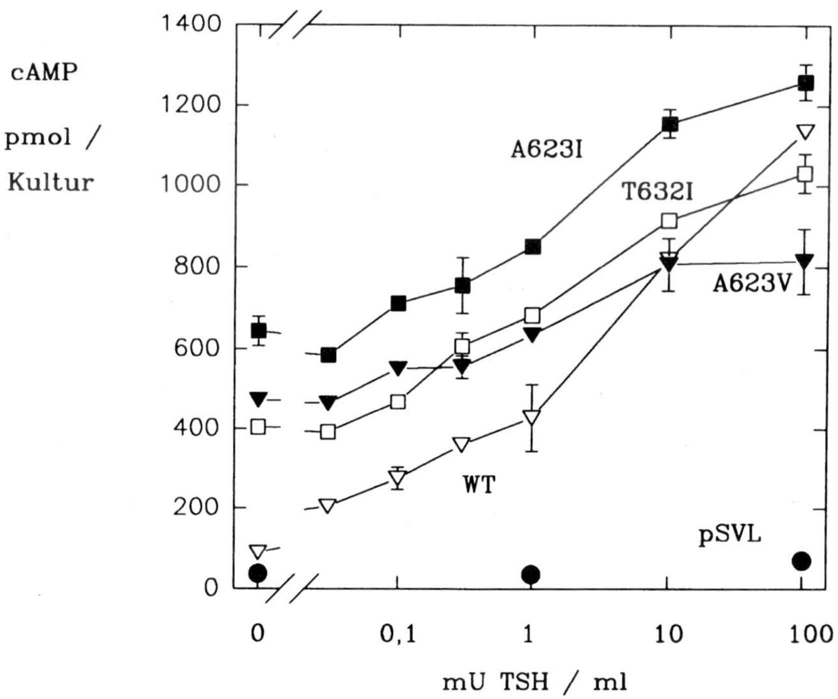

Abb. 4 Basale (in Abwesenheit von TSH) und durch ansteigende TSH-Konzentrationen stimulierte cAMP Spiegel für drei konstitutiv aktivierende TSH-Rezeptormutationen, welche Adenosin in Position 623 durch Valin (geschlossene Dreiecke), Threonin in Position 632 durch Isoleucin (offene Vierecke) und Adenosin in Position 623 durch Isoleucin (geschlossene Vierecke) ersetzen sowie für den normalen TSH-Rezeptor (offene Dreiecke).

nen Mutationen. Sie variieren zum Teil erheblich im Ausmaß ihrer konstitutitiven Aktivität (Abb. 4) und selbst unterschiedliche Aminosäuresubstitutionen an der gleichen Position (623) führen zu einem unterschiedlichen funktionellen Verhalten. Weitere Untersuchungen müssen zeigen, ob das funktionell unterschiedliche Verhalten der verschiedenen TSH-Rezeptormutationen den sehr unterschiedlichen klinischen Spontanverlauf der im euthyreoten Stadium diagnostizierten autonomen Schilddrüsenadenome erklären kann. Die Diagnostik der unterschiedlichen, konstitutiv aktivierenden TSH-Rezeptormutationen ist aus einer üblichen Feinnadelaspirationszytologie des Knotens möglich [17].

Anmerkung: Unterstützt durch DFG Pa 423/2−1 und Pa 423/3−1.

Literatur

[1] Allen, L. F., R. J. Lefkowitz, M. G. Caron et al.: G-protein-coupled receptor genes as protooncogenes: constitutively activating mutation of the 1B-adrenergic receptor enhances mitogenesis and tumorigenicity. Proceedings of the National Academy of Science USA *88* (1991) 11354−11358.

[2] Allgeier, A., S. Offermanns, J. Van Sande et al.: The human thyrotropin receptor activates G-proteins Gs and Gq/11. Journal of Biological Chemistry *269* (1994) 13733−13735.

[3] Burrow, G. N., M. Eggo: Editorial: Signal transduction and intracellular chatter. Endocrinology *135* (1994) 491−492.

[4] Dumont, J. E., J. C. Jauniaux, P. P. Roger: The cyclic AMP-mediated stimulation of cell proliferation. Trends Biochem. Sci. *14* (1989) 67−71.

[5] Dumont, J. E., C. Maenhaut, T. Pirson et al.: Growth factors controlling the thyroid gland. Bailière's Clinical Endocrinology & Metabolism *5* (1991) 727−754.

[6] Dumont, J. E., F. Lamy, P. Roger et al.: Physiological and pathological regulation of thyroid cell proliferation and differentiation by thyrotropin and other factors. Physiol. Rev. *72* (1992) 667−697.

[7] Duprez, L., J. Parma, J. Van Sande et al.: Germline mutations in the thyrotropin receptor gene cause non autoimmune autosomal dominant hyperthyroidism. Nature Genetics *7* (1994) 396−401.

[8] Gärtner, R., W. Greil, R. Demharter et al.: Involvement of cyclic AMP, iodide and metabolites of arachidonic acid in the regulation of cell proliferation of isolated procine follicles. Molecular and Cellular Endocrinology *42* (1985) 145−155.

[9] Kopp, P., J. Van Sande, J. Parma et al.: Brief report: Congenital hyperthyroidism caused by a mutation in the thyrotropin-receptor gene. N. Engl. J. Med. *332* (1995) 150−154.

[10] Landis, C. A., S. B. Masters, A. Spada et al.: GTPase inhibiting mutations activate the alpha chain of Gs and stimulate adenylyl cyclase in human pituitary tumors. Nature *340* (1989) 692−696.

[11] Ledent, C., J. E. Dumont, G. Vassart et al.: Thyroid expression of an A2 adenosine receptor transgene induces thyroid hyperplasia and hyperthyroidism. EMBO Journal *11* (1992) 537−542.

[12] Lyons, J., C. A. Landis, G. Harsh et al.: Two G protein oncogenes in human endocrine tumors. Science *249* (1990) 655−659.

[13] Parma, J., L. Duprez, J. Van Sande et al.: Somatic mutations in the thyrotropin receptor gene cause hyperfunctioning thyroid adenomas. Nature *365* (1993) 649−651.

[14] Parma, J., J. Van Sande, S. Swillens et al.: Somatic mutations causing constitutive activity of the TSH receptor are the major cause of hyperfunctional thyroid adenomas: identification of additional mutations activating both the cAMP and inositolphosphate-Ca++ cascades. Molecular Endocrinology *9* (1995) 725–733.
[15] Paschke, R., M. Tonacchera, J. Van Sande et al.: Identification and functional characterization of two new somatic mutations causing constitutive activation of the TSH receptor in hyperfunctioning autonomous adenomas of the thyroid. Journal of Clinical Endocrinology and Metabolism *79* (1994) 1785–1789.
[16] Paschke, R., J. Van Sande et al.: The TSH receptor and thyroid disease. In: M. C. Sheppard, J. A. Franklyn (Hrsg.): Surface membrane receptors and disease. Baillière's Clinical Endocrinology and Metabolism, (1996) 9–27.
[17] Porcellini, A., I. Ciullo, L. Laviola et al.: Novel mutations of thyrotropin receptor gene in thyroid hyperfunctioning adenomas. Journal of Clinical Endocrinology and Metabolism *79* (1994) 657–661.

Diskussion

Herrmann:
Wenn nach Ihren Untersuchungen die Ätiopathognese des autonomen Adenoms mit einer Punktmutation im TSH-Rezeptor erklärt werden kann, ist damit die Frage definitiv geklärt, daß es sich bei autonomen Adenomen um monoklonale Tumoren handelt?

Paschke:
Ob der Tumor monoklonal ist, ist damit noch nicht beantwortet. Es ist sehr wahrscheinlich, daß er monoklonal ist. Um dies aber letztendlich zu klären, wäre es erforderlich, die messenger RNA für den Wild-Typ und das mutierte Allel in diesen autonomen Adenomen zu quantifizieren. Noch besser wäre es natürlich auf Proteinebene, aber es ist wahrscheinlich eher auf der messenger RNA-Ebene machbar. Wenn für beide Allele die gleiche Menge messenger RNA gefunden wird und x-Chromosom Inaktivierungsuntersuchungen kongruente Ergebnisse zeigen, dann kann man davon ausgehen, daß es sich um monoklonale Tumoren handelt, das ist bisher noch nicht geschehen.

Derwahl:
Herr Paschke hat in seinem Vortrag den Eindruck erweckt, als ob die Pathogenese des sogenannten autonomen Adenoms letztlich geklärt ist, d. h. 80% TSH-Rezeptormutation und etwa 20% GS-Alphamutation. Nun, ich muß dem vehement widersprechen. Ich glaube, das ist nicht haltbar. Diese Zahlen beruhen, soweit ich mich erinnere, auf einer Analyse von etwa 11 Adenomen, die in der Brüsseler Arbeitsgruppe analysiert worden sind. Gerade vor 14 Tagen wurde auf der Weltkonferenz in Toronto die Frage der Frequenz dieser Adenome sehr ausführlich diskutiert. Große Studien aus Italien finden etwa

eine Frequenz von 25% TSH-Rezeptormutationen in autonomen Adenomen; eine japanische Studie – auch das sollte man hier nicht verschweigen – hat bei einer Analyse von 36 autonomen Adenomen lediglich eine einzige Mutation im TSH-Rezeptorgen gefunden. Wir haben die ersten Untersuchungen in Deutschland gemacht und finden bei etwa 60 toxischen Adenomen in etwa einem Drittel aller Fälle TSH-Rezeptormutationen, d. h., es ist sicher noch nicht das letzte Wort zur Pathogenese des autonomen Adenoms gesprochen.

Paschke:
Wenn ich mich richtig an meine Formulierung erinnere, habe ich gesagt: „... nach dem bisherigen Stand der Untersuchungen handelt es sich um 80% TSH-Rezeptormutationen und 20–30% Gen-Proteinmutationen. Es ist richtig, daß es hierzu andere Untersuchungen gibt, man muß sie sich nur etwas genauer ansehen. Zunächst zu der italienischen Untersuchung: die Gruppe hat mittels Restriktionsenzymen nach den bis zum damaligen Zeitpunkt bekannten Mutationen gesucht. Und diese Gruppe hat zudem in einem beschränkten Bereich der Transmembranregion gesucht. D. h., daß erstens nicht nach allen möglichen Mutationen gesucht wurde, die wir bis jetzt (noch gar nicht) kennen – die Zahl von 15 ist wahrscheinlich noch lange nicht die endgültige Zahl – und daß nur in einem Teil des Bereichs des TSH-Rezeptors gesucht wurde, in dem diese Mutationen nach dem bisherigen Stand des Wissens auftreten. Soweit zu der italienischen Studie. Es wird von den Autoren dieser Studie auch so gesehen, daß es jetzt natürlich bei dem Rest der Adonome, in dem keine Mutationen gefunden wurden, erforderlich ist, die gesamte transmembrane Region zu sequenzieren, um zu sehen, wie die endgültigen Zahlen aussehen.

Zu der japanischen Studie: Ich meine, hier können sicherlich Unterschiede vorliegen, denn Japan ist ein Land mit einer extrem hohen Jodversorgung. Der Einfluß der Jodversorgung ist bis jetzt noch nicht absehbar. Es gibt auch bei dieser Studie eine bisher nicht erklärte Tatsache, nämlich, daß die einzige Mutation offensichtlich in den Transfektionsexperimenten nicht funktional aktiv ist. Das ist etwas, was nach den bisherigen Ergebnissen eigentlich nicht zu erwarten ist und noch weiter zu untersuchen sein wird. Von daher gibt es auch in Japan noch eine ganze Menge zu tun. Nur für die in Brüssel untersuchten 11 autonomen Adenome wurde bisher das gesamte Exon X sequenziert.

Moser:
Korreliert denn diese Mutationshäufigkeit des TSH-Rezeptorgens mit dem intrathyreoidalen Jodgehalt?

Paschke:
Das ist bisher nicht untersucht. Es ist wahrscheinlich, daß Jod eine Rolle spielt, weil der Jodmangel auf die Schilddrüse einen Profilerationsreiz ausübt.

Nahrungsjod und Jodversorgung bei Normalpersonen

R. Wahl, W. Pilz-Mittenburg, E. Kallee

Einleitung

Die Bundesrepublik Deutschland zählt zu den Gebieten, in denen Strumen endemisch auftreten. Als Ursache dieser Strumen gilt der Jodmangel der Schilddrüse. Jod ist das Schlüsselelement der Schilddrüse und wird mit der Nahrung zugeführt. Die WHO empfiehlt zur Verhinderung endemischer Strumen eine Jodzufuhr von 150 bis 300 µg/Tag, die Deutsche Gesellschaft für Ernährung 180 bis 200 µg/Tag [5].

Zur Erfassung der Jodversorgung der Bevölkerung wird im allgemeinen nur die Jodausscheidung im Urin herangezogen. Hierfür bietet sich der 24h-Sammelurin an. Für Feldstudien wird häufig der Spontanurin verwendet und die Jodausscheidung dann auf Gramm Kreatinin umgerechnet. Bei der Bewertung der Jodausscheidung wird von einem steady state zwischen Jodaufnahme und der Jodausscheidung im Urin ausgegangen. Die Jodausscheidung über die Faeces gilt bislang als vernachlässigbar. Für eine detaillierte Betrachtung der Jodversorgung der Bevölkerung ist jedoch auch die Jodaufnahme mit der Nahrung, also die Bioverfügbarkeit des alimentären Jods zu berücksichtigen.

Methode

Die Jodbestimmung erfolgte mit der Cer-Arsen-Methode (Sandell-Kolthoff-Reaktion) in zwei PBJ-AutoAnalyzern® (Technicon Instruments, Tarratown/New York) nach nasser saurer Veraschung in einem kontinuierlichen Durchflußsystem in einer rotierenden Quarzwendel. Eines dieser Geräte ist gegenüber der Originalversion in seiner Empfindlichkeit optimiert worden und wurde für die Bestimmung des Nahrungsjods eingesetzt. Es wurde dadurch ein Meßbereich von ca. 5 nmol/l bis 128 nmol/l (0,06 µg/dl – 1,6 µg/dl) erreicht. Im nichtmodifizierten Gerät reichte der Meßbereich von 200 nmol/l bis 1580 nmol/l (2,5 – 20 µg/dl). Es wurde für die Urinjodbestimmung eingesetzt [7].

Für die Bestimmung des Nahrungsjods wurde die zubereitete Nahrung gewogen, ein Teil davon mit dem Mixer zerkleinert, mit NaOH versetzt und dann mittels Ultraschall und Homogenisieren weiter aufgeschlossen. Für die Jodbestimmung wurden die Proben solange verdünnt, bis die Rückrechnung der

Meßergebnisse in den verschiedenen Verdünnungsstufen auf die scheinbare Ausgangskonzentration konstant blieb. Dadurch konnte die vollständige Oxidation des Jods als gegeben angesehen werden. Berücksichtigt wurde auch der Kochsalzgehalt der Nahrung, da NaCl ab einer Konzentration von ca. 0,36 mol/l Jod vortäuschen kann. In einigen Fällen wurden die Proben auch mit und ohne internen Standard in Form einer zugefügten definierten Jodmenge gemessen, um den Einfluß von Störsubstanzen auf das Meßergebnis zu korrigieren [7].

Für die Bilanzierung der Jodversorgung wurde an drei Tagen bei jeweils neun gesunden Probanden die Jodaufnahme mit der gesamten Nahrung (Frühstück, Mittagessen und Abendessen aus dem Kasino unserer Klinik) in Beziehung zur Jodausscheidung über den Urin gesetzt. Es wurde sowohl die Jodausscheidung pro 24 h als auch die Jodausscheidung pro Gramm Harnkreatinin erfaßt.

Ergebnisse

Mit dem Frühstück wurden an n = 19 Tagen 38 ± 20 µg, mit dem Mittagessen an n = 26 Tagen 118 ± 72 µg und mit dem Abendessen an n = 19 Tagen 80 ± 79 µg Jod aufgenommen. An n = 17 Tagen konnte die Jodaufnahme sowohl im Frühstück als auch im Mittag- und Abendessen ermittelt werden. Dabei ergab sich eine tägliche Jodaufnahme von 229 ± 128 µg.

In einer weiteren Versuchsreihe wurden die tägliche alimentäre Jodaufnahme und die entsprechende renale Jodausscheidung bei n = 27 gesunden Probanden an drei aufeinanderfolgenden Tagen in Gruppen zu jeweils 9 Probanden pro Tag ermittelt. Bei der ersten Gruppe betrug die tägliche Jodaufnahme 251 µg Jod pro Tag, die zugehörige Jodausscheidung im Urin jedoch nur 42 ± 20 µg/Tag. Bei der zweiten Gruppe betrug die Jodaufnahme 257 µg/Tag, die Jodausscheidung 42 ± 28 µg/Tag, und bei der dritten Gruppe lag die Jodaufnahme bei 194 µg/Tag und die Ausscheidung nur bei 34 ± 10 µg/Tag. Die Jodausscheidung und die Kreatininausscheidung im Urin korrelierten schlecht miteinander ($r^2 = 0{,}66$). Dadurch ergaben sich Diskrepanzen zwischen der Messung der Jodausscheidung im 24h-Sammelurin und der Jodausscheidung bezogen auf Gramm Harnkreatinin. Die Kreatininausscheidung ist über den Tag hinweg nicht konstant und die Jodurie unterliegt einem zirkadianen Rhythmus. Nach den Mahlzeiten stieg die Jodausscheidung an, während des Schlafs war sie am tiefsten. Bei Bezug der Jodausscheidung auf das Harnkreatinin ergaben sich scheinbar deutliche Unterschiede für Männer (26 µg Jod/g Kreatinin) und Frauen (36 µg Jod/g Kreatinin), obwohl die Jodurie für Männer (n = 9) mit 43 ± 10 µg/24 h und für Frauen (n = 15) mit 42 ± 20 µg/24 h gleich hoch war.

Schlußfolgerungen

Der Jodgehalt der Nahrung ist nicht gleichzusetzen mit der Jodversorgung des Betreffenden, denn wie unsere Untersuchungen zeigen, erscheinen vom zugeführten Jod nur ca. 18% im Urin wieder. Das Nahrungsjod steht offensichtlich nur teilweise dem Organismus zur Verfügung, seine Bioverfügbarkeit ist also nicht optimal und hängt ab von der Nahrungszusammensetzung, der Zubereitung und Verdauung. Nach Höhler et al. [3] weist selbst das Jod in Seefischen eine schlechte Bioverfügbarkeit auf. Ein regelmäßiger Seefischverzehr reicht zu einer Jodmangelprophylaxe nicht aus. Dies dürfte insbesondere dann der Fall sein, wenn Jod in organisch gebundener Form vorliegt. Eine andere Erklärung für die im steady state nicht ausgeglichene Bilanz zwischen Jodzufuhr und renaler Jodausscheidung ist die, daß die Jodausscheidung über die Faeces nicht vernachlässigt werden darf, sondern höher zu veranschlagen ist als bislang angenommen. Anke et al. [1] beziffern die Jodausscheidung mit dem Stuhl auf immerhin ca. 30%. In der vorliegenden Studie wurde die fäkale Jodausscheidung nicht gemessen, wäre aber retrospektiv sicher sinnvoll gewesen.

Über die Quellen des von uns gemessenen hohen Jodgehalts in der Nahrung kann gegenwärtig nur spekuliert werden. Orientierende Untersuchungen lassen einen hohen Jodgehalt in Milchprodukten und Eiern annehmen. Die Ursachen hierfür könnten insbesondere in einem entsprechend jodreichen Tierfutter und/oder in der Anwendung jodhaltiger Desinfizienzien für Milchleitungen oder zur Euterdesinfektion in Form von DIP-Präparaten (Jod-Tensid-Komplexe) liegen.

In Finnland hat die Kenntnis über den hohen Jodgehalt der Nahrung zu der Überlegung geführt, ob die Jodidprophylaxe überhaupt noch zu intensivieren sei [6]. Verglichen mit anderen aus Deutschland sporadisch zur Verfügung stehenden Daten [1, 4] muten unsere Ergebnisse wie ein extremer Sonderfall an, denn der Jodverzehr liegt bei uns um den Faktor zwei bis vier höher als bei anderen Autoren, aber in der gleichen Größenordnung wie in Großbritannien [4]. Gemessen an den international anerkannten Normen zur Verhütung endemischer Strumen liegt bei unseren Probanden, gemessenen an der Urinjodausscheidung, eine Jodmangelsituation vor. Die Jodidprophylaxe in Form von jodiertem Speisesalz oder in Form einer zusätzlichen Jodideinnahme in Tablettenform zur Strumaverhütung ist daher nach wie vor angezeigt, da dieses anorganische Jodid zu nahezu 100% resorbierbar ist. Die Urinjodausscheidung ist offensichtlich lediglich ein Maß für die enterale Verfügbarkeit des Jods, nicht aber für die globale Jodzufuhr mit der Nahrung. Beides gilt es streng voneinander zu trennen.

Bei der Jodbilanzierung ist der Jodbestimmung im 24h-Sammelurin der Vorzug zu geben gegenüber der um das Kreatinin korrigierten Jodbestimmung im Spontanurin, da Urinjod und Urinkreatinin nur schlecht miteinander korrelieren [2]. Dadurch kann die Jodbilanzierung verfälscht werden, insbesondere im Kindesalter, da die Kreatininurie stärker ansteigt als die Jodurie.

Literatur

[1] Anke, M., B. Groppel, L. Angelow et al.: Transport des Jods in der Nahrungskette. In: H. J. Haas (Hrsg.): Mechanismus des Transports von Mineralstoffen und Spurenelementen, S. 1–19. Wissenschaftliche Verlagsgesellschaft, Stuttgart 1995.

[2] Bourdoux P., F. Delange, S. Filetti et al.: Reliability of the iodine/creatinine ratio: a myth? In: R. Hall, J. Köbberling (Hrsg.): Thyroid disorders associated with iodine deficiency and excess. Serono Symposia Publication, Vol. 22, S. 145–152. Raven Press, New York 1985.

[3] Höhler, M., H. G. Tölle, F. Manz: Seefischverzehr und Jodversorgung. Akt. Ernähr. Med. *15* (1990) 187–193.

[4] Kaufmann, S., J. Linseisen, G. Wolfram: Vergleich der Jodversorgung in Deutschland und Großbritannien. Z. Ernährwiss. *34* (1995) 59 (Abstract V30).

[5] Scriba, P. C., C. R. Pickardt: Jodprophylaxe in Deutschland. Gibt es ein Risiko? Deutsches Ärzteblatt *92* (1995) A-1529–1531.

[6] Varo, P., E. Saari, A. Paaso et al.: Iodine in Finnish Food. Internat. J. Vit. Nutr. Res. *52* (1981) 80–89.

[7] Wahl, R., W. Pilz-Mittenburg, E. Kallee: Jodgehalt der Nahrung und Ausscheidung von Jod im Harn. Z. Ernährwiss. *34* (1995) 269–276.

Diskussion

Grußendorf:

Es wundert mich etwas, daß niemand Herrn Wahl zur Begründung der von ihm festgestellten hohen Jodaufnahme und einer so niedrigen Jodausscheidung befragt. Sind das denn methodische Probleme; haben Sie den Probanden einmal pharmakologisches Kalium-Jodid gegeben und gesehen, was sie dann ausscheiden?

Wahl:

Bei der Jodbestimmung gibt es sicher methodische Probleme. Die Jodbestimmung nach der Cer-Arsen-Methode ist nicht schwierig. Das entscheidende Problem ist aber die vollständige Veraschung. Ein anderes Problem ist, wo das viele Jod herkommt. Nach den futtermittelrechtlichen Vorschriften sind pro Kilogramm Futter bis 40 mg Jod erlaubt. Wenn Sie berücksichtigen, daß eine Kuh pro Tag etwa zwischen 10 und 20 kg Futter zu sich nimmt, dann liegen Sie, verglichen mit dem Menschen, in einem Bereich, bei dem Sie schon längst den Wolff-Tschaikoff-Effekt bewirkt haben. Und dieses Jod geht natürlich auch mit in die Ernährung des Menschen ein. In welcher Form es dann im Fleisch, in der Milch vorliegt, das wissen wir eben nicht genau.

Dann kommt noch etwas anderes hinzu: im Molkereiwesen werden Dip-Präparate verwendet. d. h., die Euter werden mit Jodtensidkomplexen desinfiziert, und diese Jodtensidkomplexe gehen natürlich mit in die Milch ein. Einmal wird Jod aus diesen Jodtensidkomplexen resorbiert, zum anderen werden auch die Milchleitungen damit gereinigt.

Grußendorf:
Wie haben Sie denn den Jodgehalt der Nahrung gemessen?

Wahl:
Mit der Veraschung.

Hesse:
Ergänzende Bemerkung: es ist wichtig, die Jodausscheidung in Einzelproben zu der gleichen Tageszeit zu sammeln, da – wie frühere eigene Untersuchung zeigten – zu unterschiedlichen Tageszeiten unterschiedliche Jodmengen ausgeschieden werden. Nur bei Säuglingen und Kindern von 1 bis 3 Jahren ist die Urinjodausscheidung bei Aufteilung der Tagesausscheidung in 4 Perioden à 6 Stunden in allen Perioden gleich. Die 24-Stunden-Ausscheidung ist im Durchschnitt niedriger als die scheinbare Ausscheidung, gemessen in µg/l, bei Einzelproben.

Lederbogen:
War das richtig: 36 µg Jodausscheidung pro Tag ungefähr bei diesem besonderen Kollektiv der kantinenversorgten Probanten? Das ist eine ausgesprochen niedrige Zahl, verglichen mit der Normalbevölkerung, die sich nicht so exklusiv ernährt wie ihr Kollektiv. Insofern paßt es für mich nicht zusammen.

Wahl:
Ja, wir haben uns darüber auch Gedanken gemacht, aber eine exakte Erklärung dafür haben wir nicht. Und darum liegt uns eigentlich daran, daß derartige Untersuchungen möglichst an vielen Stellen in Deutschland wiederholt werden.

Joseph:
Herr Wahl, nehmen wir einmal an, es stimmt, was Sie in der Nahrung an Jod gemessen haben. Und nehmen wir einmal an, es stimmt auch, was Sie im Urin gemessen haben. Dann frage ich mich natürlich, wo ist denn das Jod geblieben? Entweder es ist in der Schilddrüse, oder es ist per vias naturales

wieder rausgegangen. Dann hätte ich doch eigentlich, ehe ich mich hinstelle, so etwas zu sagen, in den Ausscheidungen gemessen, ob das Jod denn auch erscheint. Haben Sie das?

Wahl:
Im Stuhl haben wir das Jod nicht gemessen, das wäre natürlich wichtig gewesen. Aber wir hatten von vorneherein nicht mit einer derart großen Diskrepanz gerechnet.

Bauch:
Herr Wahl, Ihre Untersuchungsergebnisse zur alimentären Jodaufnahme und renalen Jodausscheidung stehen im krassen Widerspruch zu den sorgfältigen Untersuchungen, die Herr Anke in den neuen Bundesländern durchgeführt hat und bei denen er für die fäkale Jodausscheidung 30% fand. Wie Sie wissen, fanden früher Alexander und Wayne in Schottland etwa 20% für die fäkale Jodausscheidung. Ihre Ergebnisse würden für epidemiologische Untersuchungen die renale Jodausscheidung als Referenzwert für die alimentäre Jodaufnahme ernsthaft in Frage stellen. Es fragt sich, ob die Mitarbeiter in Ihrer Klinik nicht jodkontaminiert waren und es sich vielleicht um schlecht biologisch verfügbares Jod handelte. Hier würde in der Tat, wie Herr Joseph bereits sagte, die fäkale Joduntersuchung nachzuholen sein, wozu ich Ihnen viel Spaß wünsche.

Untersuchungen zur Häufigkeit der juvenilen Struma und Güte der alimentären Jodversorgung im Erzgebirge 3 Jahre nach der Wiedervereinigung beider deutscher Staaten

H. Stellmach, K. Bauch, W. Seitz, H. Lüdde, H. Paetzel

In den neuen Bundesländern waren nach der Wiedervereinigung die gesetzlichen und strukturellen Grundlagen für die interdisziplinäre Jodprophylaxe nicht mehr gegeben. Die prophylaktischen Bemühungen basierten nun auf dem Freiwilligkeitsprinzip. Die Kenntnisse der Bevölkerung zur Strumaproblematik waren ungenügend. Der Verbrauch jodierten Kochsalzes ging zurück [13].

Den Auswirkungen dieser Veränderungen auf die Güte der alimentären Jodversorgung und die Strumaprävalenz wurde im Strumaendemiegebiet des Erzgebirges nachgegangen. Vor dem Hintergrund des Jodmangels wurde die Strumigenität der Thiozyanatbelastung beurteilt.

Untersuchungsgut und Methodik

Über den Zeitraum der Jahre 1992/93 wurden 943 Kinder im Alter von 6, 8, 11 und 15 Jahren untersucht und folgende Parameter ermittelt:

- Palpationsbefund der Schilddrüse (943 Kinder),
- sonographisches Schilddrüsenvolumen (202 Knaben und Mädchen),
- Harnjod in 601 Spontanurinproben,
- Thiozyanatgehalt in 202 Urinproben.

Jod wurde kolorimetrisch nach der Cer-Arsen-Methode nach Jüngst und Strauch bestimmt [9]. Die Angabe der Jodausscheidung erfolgt in „µg/dl", wo eine Vergleichbarkeit zu früheren Untersuchungen gegeben sein muß, in „µg Jod/g Kreatinin". Der Thziozyanatgehalt im Urin wurde spektrometrisch analysiert [10].

Ergebnisse

1. Palpatorisch ergab sich eine Strumaprävalenz von 13,15% (n = 124 Kinder). Mit Zunahme des Alters war ein Anstieg der Strumaprävalenz zu verzeichnen. Mädchen waren häufiger als Knaben betroffen (Abb. 1).

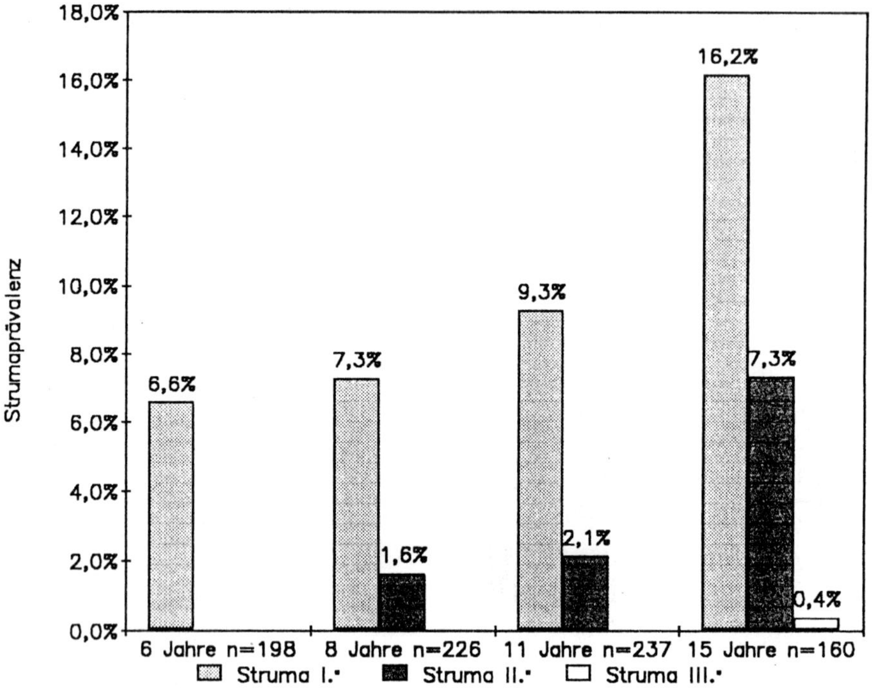

Abb. 1 Strumaprävalenz der einzelnen Altersstufen.

Nodöse Veränderungen fanden sich bei 5,8% (n = 3) der 15jährigen Mädchen.

2. Sonographisch wurde unter Zugrundelegung der Normwerte bei optimaler Jodversorgung eine Strumaprävalenz von 61,51% ermittelt [6].

Das durchschnittliche Schilddrüsenvolumen lag 1−2 ml über dem Normwert der entsprechenden Altersklasse (Abb. 2). Bei 12,7% (n = 6) der 15jährigen Mädchen fanden sich nodöse Veränderungen.

3. Die renale Jodausscheidung als Referenzwert der alimentären Jodversorgung zeigte, daß ungefähr ein Drittel der Kinder an einem Jodmangel II.−III. Grades litt. Nur ein Viertel wies eine ausreichende Jodversorgung auf (Tab. 1).

60,7% der Strumaträger waren einem Jodmangel II.−III. Grades ausgesetzt (Tab. 2).

Die durchschnittliche Harnjodausscheidung betrug 7,2 ± 0,3 µg Jod/dl (x ± SEM). Zwischen den Jahrgängen bestanden geringe, aber statistisch signifikante Unterschiede (Abb. 3).

4. Der mittlere Thiozyanatgehalt im Urin betrug 4,48 ± 1,67 mg/l (x ± SD). Der Jod/Thiozyanatquotient lag mit 16,37 µg Jod/mg Thiozyanat jedoch deutlich oberhalb der strumigenen Grenze von 7 µg Jod/mg Thiozyanat [3].

5. Die Akzeptanz der Kochsalzjodierung im Haushalt betrug 77,2%.

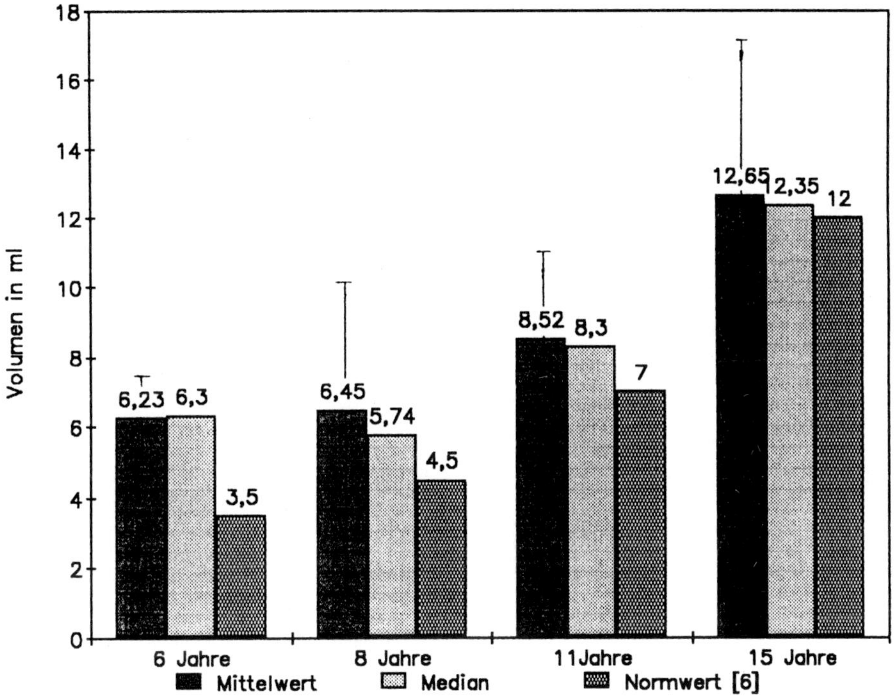

Abb. 2 Sonographische Schilddrüsenvolumina – Knaben und Mädchen.

Tabelle 1 Unterteilung der Urinjodausscheidung in Jodmangelstadien unter Einbeziehung aller Probanden (bei Beurteilung nach µg Jod/dl)

Jodmangelstadien	Vorschulstufe		2. Klasse		5. Klasse		9. Klasse	
	n	%	n	%	n	%	n	%
0 (>10 µg J/dl)	32	27,12	47	27,32	41	25,95	27	17,65
I (≤10 µg J/dl)	47	39,83	44	25,58	60	37,97	80	52,29
II (≤ 5 µg J/dl)	29	24,58	50	29,07	37	23,42	40	26,14
III (≤ 2 µg J/dl)	10	8,47	31	18,02	20	12,66	6	3,92
Σ I–III	86	72,88	125	72,67	117	74,05	126	82,35
Σ II–III	39	33,05	81	47,09	57	36,08	46	30,06

Diskussion

Der alimentären Jodzufuhr ist auch durch die neuen Erkenntnisse zur Pathogenese der Jodmangelstruma ein hoher strumigener Stellenwert einzuräumen [5]. Der mitteleuropäische Raum erweist sich durch unsere Studie als ein Gebiet mit einem noch nicht beseitigten Jodmangel.

Tabelle 2 Einteilung der Strumaträger in die Jodmangelstadien entsprechend der Urinjodausscheidung (µg Jod/dl)

Jodmangelstadium	Vorschulstufe		2. Klasse		5. Klasse		9. Klasse	
	n	%	n	%	n	%	n	%
0 (>10 µg J/dl)	1	20	–	–	1	6,66	1	3,70
I (≤10 µg J/dl)	–	–	4	28,5	5	33,33	12	44,44
II (≤ 5 µg J/dl)	3	60	6	42,86	4	26,66	10	37,04
III (≤ 2 µg J/dl)	1	20	4	28,67	5	33,33	4	14,81

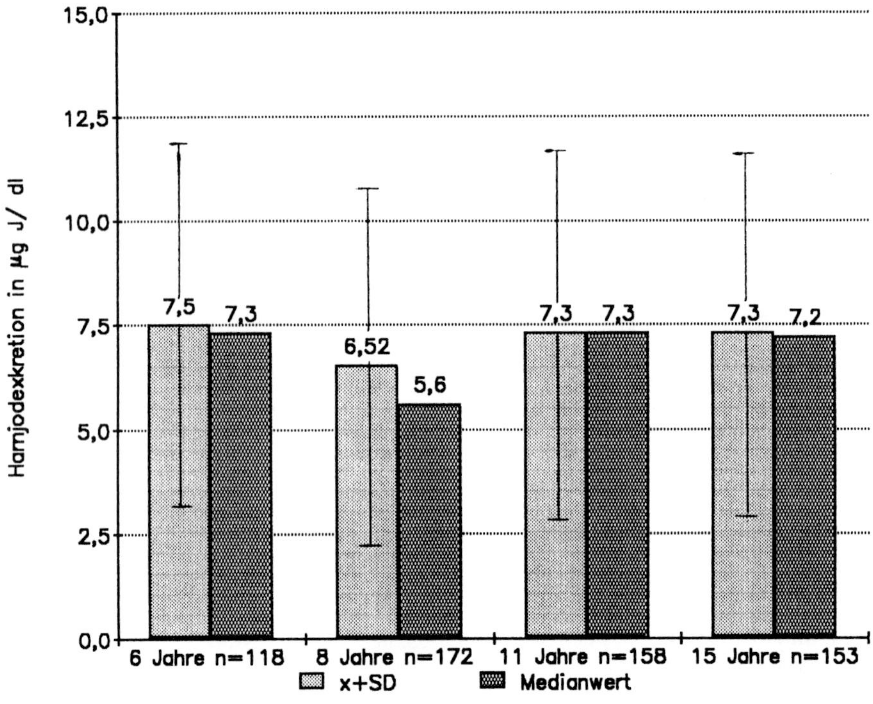

signifikanter Unterschied 6 Jahre–8 Jahre p<0,01
signifikanter Unterschied 8 Jahre–11 Jahre p<0,05
kein signifikanter Unterschied 11 Jahre–15 Jahre

Abb. 3 Harnjodausscheidung der einzelnen Altersstufen in µg Jod/dl (x ± SD).

Die palpatorische Ermittlung der Strumaprävalenz ist bei Kindern und Jugendlichen von geringer Sensitivität gekennzeichnet. Malner und Hehrmann registrierten bei 14–15jährigen eine Sensitivität von nur 37,8% gegenüber der Schilddrüsensonographie, bei den 10–13jährigen nur von 26,1% [11]. In unserer Studie betrug bei den 15jährigen die Sensitivität 42,4%, bei den 11jährigen

24,1%, bei den 8jährigen 17,8%. Aus Gründen der Vergleichbarkeit mit früheren Studien wurde auf die palpatorische Schilddrüsenuntersuchung jedoch nicht verzichtet.

Während nach Einführung der interdisziplinären Jodprophylaxe eine rückläufige Entwicklung der Strumaprävalenz erkennbar war, ist nach deren Wegfall zwar kein signifikanter Anstieg, jedoch ein Anstiegstrend zu verzeichnen [12]

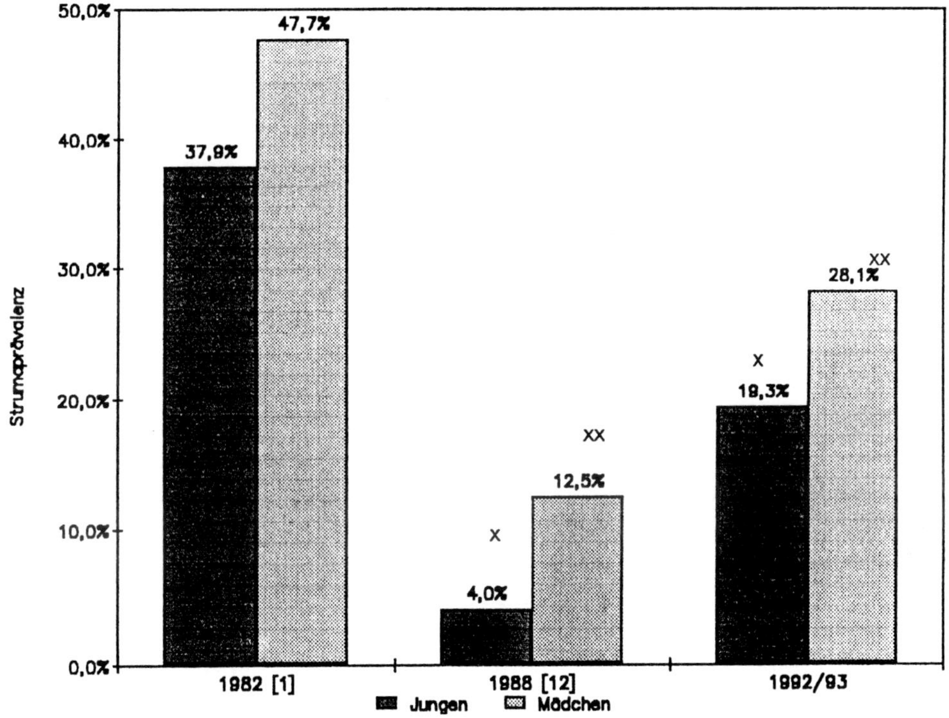

x kein signifikanter Unterschied
xx kein signifikanter Unterschied

Abb. 4 Strumaprävalenz 12–15jähriger vor, während und nach der interdisziplinären Jodprophylaxe.

(Abb. 4). Die sonographische Bestimmung des Schilddrüsenvolumens zeigte eine geringe, aber zum Teil signifikante Zunahme ($p < 0{,}01$) (Tab. 3). Trotz Wegfall der interdisziplinären Jodprophylaxe in den neuen Bundesländern lassen jedoch die von Malner und Hehrmann 1990/91 ermittelten Daten eine signifikant höhere Strumaprävalenz für den Stuttgarter Raum erkennen [11] (Tab. 4). Bei epidemiologischen Untersuchungen in Schweden konnten keine nodösen Schilddrüsenbefunde diagnostiziert werden [8]. Dagegen mußten in

Tabelle 3 Sonographisch bestimmte mittlere Schilddrüsenvolumina im Erzgebirge während und nach der interdisziplinären Jodprophylaxe

Alter in Jahren	Schilddrüsenvolumina Schwarzenberg 1989[2]	Alter in Jahren	Schilddrüsenvolumina Annaberg 1993
9–10	6,6 ± 1,4 ml	8	6,45 ± 3,3 ml
11–12	7,8 ± 1,4 ml	11	8,52 ± 2,5 ml
13–15	10,7 ± 2,4 ml	15	12,65 ± 4,6 ml (p < 0,01)

[2] Einenkel [4]

Tabelle 4 Strumaprävalenz bei Kindern der Stuttgarter und Annaberg-Buchholzer Region unter Zugrundelegung der Normwerte von Malner und Hehrmann (1991)

Alter in Jahren		Annaberg-Buchholz	Stuttgart
10–13	männl.	52,63%	53%
	weibl.	60,71%	68% (p < 0,05)
14–15	männl.	25%	35% (p < 0,05)
	weibl.	68,08%	77% (p < 0,05)

unserer Studie als Folge schlechterer Jodversorgung bei 6 der 15jährigen Mädchen (12,8%) nodöse Veränderungen registriert werden.

Die Urinjodausscheidung belegte die Persistenz eines alimentären Jodmangels. War vor Einführung der interdisziplinären Jodprophylaxe im Erzgebirge ein Jodmangel II. Grades mit Tendenz zu einem Jodmangel III. Grades nachzuweisen (27,7 ± 1,7 µg Jod/g Kreatinin [x ± SEM]), so betrug die mittlere Urinjodausscheidung in unserer Studie 68,8 ± 1,37 µg Jod/g Kreatinin und entsprach damit dem Jodmangelstadium I [1]. Während der interdisziplinären Jodprophylaxe lag die Urinjodausscheidung bei 87,4 ± 1,7 µg Jod/g Kreatinin [12].

Waren vor Einführung der interdisziplinären Jodprophylaxe in der Chemnitzer Region 97% der untersuchten Durchschnittsbevölkerung von einem Jodmangel II.–III. Grades betroffen, so sind es nach unseren Ergebnissen jetzt 43% [1].

Zwischen Strumaträgern und strumafreien Kindern war eine geringe, zum Teil signifikant unterschiedliche renale Jodausscheidung vorhanden (Tab. 5). 36,5% aller untersuchten Kinder und 65,8% der Strumaträger wiesen einen Jodmangel II.–III. Grades auf.

Neben dem Jodmangel können goitrogene Umwelteinflüsse von Bedeutung sein. Dies betrifft vor allem Nitrat und Thiozyanat, insbesondere unter den Bedingungen des Jodmangels [3, 7]. Bei einer mittleren Thiozyanatausschei-

Tabelle 5 Harnjodexkretion bei Strumaträgern und Schilddrüsengesunden

Alter in Jahren	Jodurie bei Strumaträgern in µg Jod/dl (x ± SEM)	Jodurie bei Schilddrüsengesunden in µg Jod/dl (x ± SEM)
6	4,56 ± 2,0	7,50 ± 0,38
8	4,02 ± 0,68	6,75 ± 0,39 (p < 0,01)
11	4,95 ± 1,02	7,57 ± 0,33 (p < 0,05)
15	5,15 ± 0,49	7,63 ± 0,32 (p < 0,01)

dung im Urin von 4,48 ± 1,67 mg/l (x ± SD) wurde die strumigene Grenze von 10 mg/l nicht erreicht [2]. Auch die Ermittlung des Jod-Thiozyanat-Indexes nach Delange ließ keine Strumagefährdung erkennen [3]. Diese beginnt bei <7 µg Jod/mg Thiozyanat. Unter 3 ist die Gefahr endemischen Auftretens der Struma gegeben. In der vorliegenden Studie wurden jedoch Quotienten zwischen 13–20 µg Jod/mg Thiozyanat ermittelt, so daß keine strumigene Thiozyanatbelastung vorliegt. Die vorliegenden Ergebnisse unserer Untersuchungen sind Ausdruck eines fortbestehenden Jodmangels und unterstreichen die Notwendigkeit einer verbesserten alimentären Jodversorgung.

Zusammenfassung

Nach Wegfall der interdisziplinären Jodprophylaxe auf dem Gebiet der fünf neuen Bundesländer kam es zu einem tendenziösen Anstieg der palpatorisch ermittelten Strumaprävalenz und zu einer zum Teil signifikanten Zunahme des sonographisch bestimmten Schilddrüsenvolumens (p < 0,01). Die Harnjodausscheidung sank von 87,4 ± 1,79 µg Jod/g Kreatinin im Jahr 1988 auf 68,8 ± 1,4 µg Jod/g Kreatinin im Jahr 1993 (p < 0,05). Ein Jodmangel II.–III. Grades lag bei 36,5% der untersuchten Kinder und 65,8% der Strumaträger vor. Eine strumigene Thiozyanatbelastung bestand mit 4,48 ± 1,67 mg/l nicht. Eine Verbesserung der Jodversorgung ist weiterhin erforderlich.

Danksagung: Für die Untersuchungen zum Thiozyanatgehalt des Urins gilt besonderer Dank Frau Dr. H. Paetzelt, Löwenapotheke Weimar.

Literatur

[1] Bauch, K.: Zur Entwicklung der interdisziplinären Jodprophylaxe in der DDR. In: Aktuelle interdisziplinäre Probleme des Jodmangels, der Jodprophylaxe, des Jodexzesses und antithyreoidaler Substanzen, S. 20–28. Berlin-Chemie, Abteilung medizinisch-wissenschaftliche Beratung und Marktarbeit, Berlin 1989.

[2] Bourdoux, P.: Biochemical evaluation of iodine status. In: F. Delange, J. T. Dunn, D. Glinoer: Iodine deficiency in Europe: a continuing concern. Brüssel 1992, S. 119–124, Plenum Press, New York 1993.

[3] Delange, F., P. Bourdoux, E. Colinet et al.: Nutritional factors involved in the goitrogenic action of cassava. In: F. Delange, R. Ahluwalia: Cassava toxicity and thyroid: research and public health issues. International Development Research centre, Ottawa 1982.

[4] Einenkel, D.: Sonographische Volumenbestimmung der Schilddrüse bei Schulkindern in einem Jodmangelgebiet. Z. Klin. Med. *44* (1989) 1385–1387.

[5] Gärtner, R., C. R. Pickardt: Pathogenese der Struma. In: R. D. Hesch: Klinik der Gegenwart. Endokrinologie. Urban & Schwarzenberg, München–Wien–Baltimore 1989.

[6] Gutekunst, R., H. Martin-Teichert: Requirements for goiter surveys and the determination of thyroid size. In: F. Delange, J. T. Dunn, D. Glinoer: Iodine deficiency in Europe: a continuing concern. Brüssel 1992, S. 109–114. Plenum Press, New York 1993.

[7] Höring, H., H. J. Dobberkau: Nitrat als Manifestationsfaktor der endemischen Struma. In: Aktuelle interdisziplinäre Probleme des Jodmangels, der Jodprophylaxe, des Jodexzesses und antithyreoidaler Substanzen, S. 276–277. Berlin-Chemie, Abteilung medizinisch-wissenschaftliche Beratung und Marktarbeit, Berlin 1989.

[8] Ivarsson, S. A., P.-H. Persson, U. B. Ericsson: Thyroid gland volume as measured in healthy children and adolescents in a non-iodine deficient area. Acta Pediatr. Scand. *78* (1989) 633–634.

[9] Jüngst, D., L. Strauch: Eine schnelle Methode zur Bestimmung des gesamten und proteingebundenen Jods (PBI). Z. klin. Chem. klin. Biochem. *7* (1969) 636–639.

[10] Lüdde, H.: Persönliche Mitteilung, 1993.

[11] Malner, Ch., R. Hehrmann: Strumaepidemilogie im Raum Stuttgart und ihre Beziehung zur aktuellen Jodversorgung. Symposium Schilddrüse 1991, Heidelberg. Hrsg.: Informed, Gräfelfing 1991.

[12] Marx, R., A. Münch, K. Bauch: Orientierende Untersuchungen zur Strumahäufigkeit bei Jugendlichen im Bezirk Karl-Marx-Stadt 3 Jahre nach interdisziplinärer Jodprophylaxe. In: Aktuelle interdisziplinäre Probleme des Jodmangels, der Jodprophylaxe, des Jodexzesses und antithyreoidaler Substanzen, S. 276–277. Berlin-Chemie, Abteilung medizinisch-wissenschaftliche Beratung und Marktarbeit, Berlin 1989.

[13] Meng, W.: Jodmangel existiert noch in Deutschland. Z. ärztl. Fortbild. *87* (1993) 969–974.

Beziehung zwischen Schilddrüsenhormonparametern und peripherem Metabolismus bei Patientinnen mit Anorexia nervosa

J. Rendl, P. Schneider, M. Luster, M. Geling, Chr. Reiners

Einleitung

Viele Symptome bei anorektischen Patienten wie z. B. trockene Haut, Haarverlust, Bradykardie und Hypothermie lassen klinisch auf eine Hypothyreose schließen. Diese Zeichen und Symptome allerdings reflektieren nur den Hungerzustand und die chronische Krankheit und sind nicht spezifisch für die Anorexie. Veränderungen der Schilddrüsen(SD)-Hormonparameter bei systemischen, konsumptiven Erkrankungen wie der Anorexia nervosa (AN) sind i. a. invers mit der Schwere der nicht schilddrüsenspezifischen Erkrankung i. S. eines Low-T3 und/oder Low-T4-Syndroms korreliert. Messungen des T4 ergaben bei Patienten mit AN Werte, die innerhalb des Normbereiches, aber niedriger als bei Kontrollgruppen lagen [5, 8, 14, 16]. Die T4-Level korrelieren nicht mit dem Körpergewicht [5, 6] und blieben bei einer kleinen Gruppe von Patienten niedrig, auch nachdem das Ausgangsgewicht wieder erreicht war [11, 23]. Im Gegensatz dazu liegen die T3-Spiegel meist unterhalb des Normbereiches [3, 5, 9–18, 20] und sind in einigen [11, 15], aber nicht allen [17] Studien mit dem Körpergewicht korreliert. Ziel der vorliegenden Arbeit ist die quantitative Erfassung des Schweregrades der Anorexie durch selektive Messung der Körperzusammensetzung als Ausdruck des metabolischen Zustandes der Patienten und dessen Korrelation zu den SD-Hormonparametern.

Patienten und Methodik

109 Patientinnen mit Anorexia nervosa, diagnostiziert nach DSM-III-Kriterien [2], wurden zwischen 1990 und 1994 untersucht.

Nicht eingeschlossen sind hierbei männliche Patienten, solche mit im Vordergrund stehender bulimischer Störung sowie solche, die vor oder während des Beobachtungszeitraumes mit Östrogenen behandelt wurden.

Das Alter der Patientinnen lag zwischen 9 und 20 Jahren mit einem Median von 16 Jahren, die Krankheitsdauer bei der Erstuntersuchung betrug 0,2 bis 6 Jahre mit einem Median von 0,75 Jahren.

Die Körperzusammensetzung (body composition) mit selektiver Bestimmung des Fettanteils (in % des Gesamtgewichtes), des fettfreien Gewebes sowie des Knochenmineralgehalts wurde mit Dual-X-Ray-Absorptiometrie (DXA) (LUNAR DPX) in ap-Projektion ermittelt. „Dual-energy"-Projektionsmethoden sind weit verbreitet zur Messung der Körperzusammensetzung aus Knochen und Weichteilgewebe in vivo [1, 7]. Die hier angewandte DEXA-Methode arbeitet im Unterschied zu konventionellen „dual-photon"-Absorptionsmessungen mit einem Röntgengenerator mit K-edge-Filter statt einer Radionuklidquelle und ermöglicht eine hochpräzise Messung („precision error" ca. 1% bei einer effektiven Äquivalentdosis von 0,7 μSv).

Die Bestimmung der freien SD-Hormone und des basalen TSH erfolgte auf der Basis kommerziell erhältlicher, immunradiometrischer Kits: FT4-M, FT3-M (Fa. Amersham, Braunschweig), TSH (Fa. Henning, Berlin).

Ergebnisse

Da eigene, altersabhängige Referenzwerte weder für das Körpergewicht noch für die einzelnen Komponenten der Körperzusammensetzung vorlagen, wurde auf das von Faulkner et al. [7] in Calcified Tissue 1993 publizierte Normalkollektiv zurückgegriffen. Faulkner et al. untersuchten 234 gesunde Kinder im Alter von 8–16 Jahren und bestimmten ebenfalls mit DXA-Technik (Hologic QDR-2000) die Körperzusammensetzung in den einzelnen Altersgruppen.

Verglichen mit diesem Normalkollektiv war das Körpergewicht unserer Patientinnen in den einzelnen Altersstufen im Mittel um 25,8% reduziert (Abb. 1), der prozentuale Fettanteil dagegen um 51,6% (Abb. 2). Das fettfreie Gewebe (Muskel- und Weichteilmasse) jedoch lag prozentual bei den anorektischen Patientinnen sogar höher als beim Normalkollektiv (Abb. 3).

Von den Schilddrüsenhormonparametern waren nur die TSH-Spiegel sämtlich unauffällig. Die FT4-Werte lagen bei einem Normbereich von 12–23 pmol/l zwischen 7,7 und 21,6 pmol/l mit einem Median von 14,2 pmol/l. 22% aller FT4-Spiegel lagen unterhalb der unteren Normgrenze i. S. eines Low-T4-Syndroms (Abb. 4).

Im Gegensatz zum FT4 hatten 48% aller Fälle ein Low-T3-Syndrom, wobei der Median 4,1 pmol/l betrug. Die FT3-Werte bewegten sich zwischen 1,9 und 6,7 pmol/l (Normbereich: 4,1–8,1 pmol/l) (Abb. 5).

Signifikante ($p < 0,05$) Korrelationen mit dem Körpergewicht und der Körperzusammensetzung existierten nur in Zusammenhang mit den FT3-Spiegeln, wobei die höchste Korrelation ($r = 0,62$) zwischen FT3 und dem prozen-

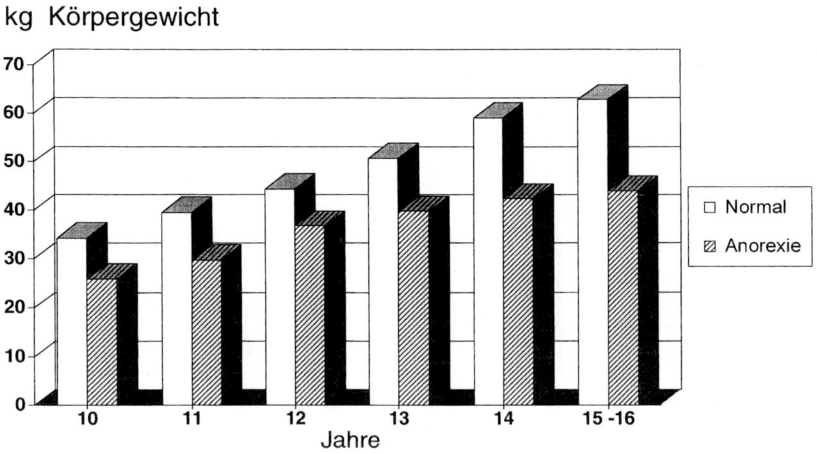

Abb. 1 Reduktion des Körpergewichts in den einzelnen Altersstufen bei Patientinnen mit Anorexia nervosa bezogen auf ein Normalkollektiv von Faulkner et al. [7].

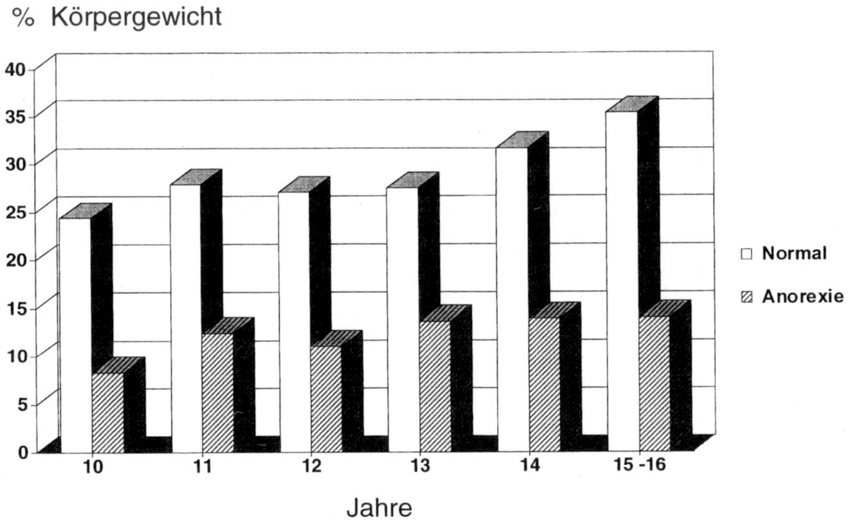

Abb. 2 Reduktion des prozentualen Fettanteils (in bezug auf das Körpergewicht) in den einzelnen Altersstufen bei Patientinnen mit Anorexia nervosa bezogen auf ein Normalkollektiv von Faulkner et al. [7].

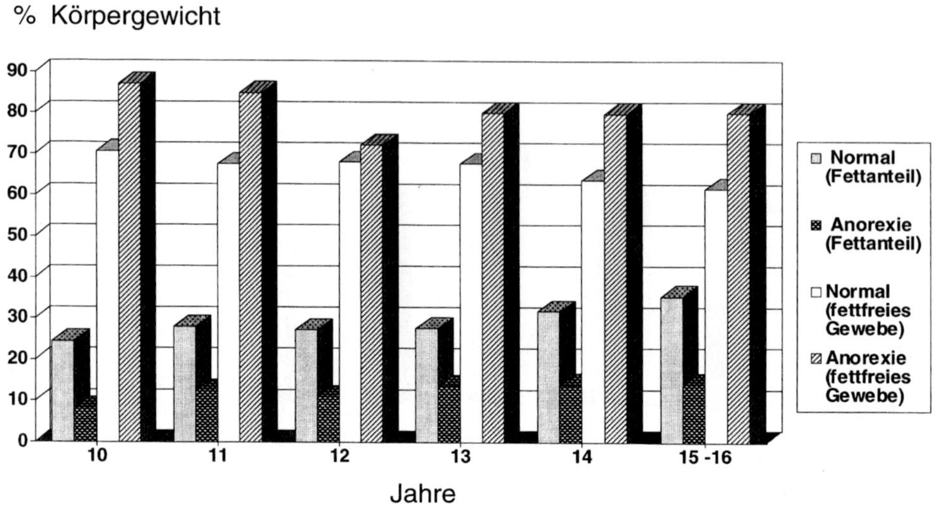

Abb. 3 Prozentualer Fettanteil und fettfreies Gewebe in den einzelnen Altersstufen bei Patientinnen mit Anorexia nervosa bezogen auf ein Normalkollektiv von Faulkner et al. [7].

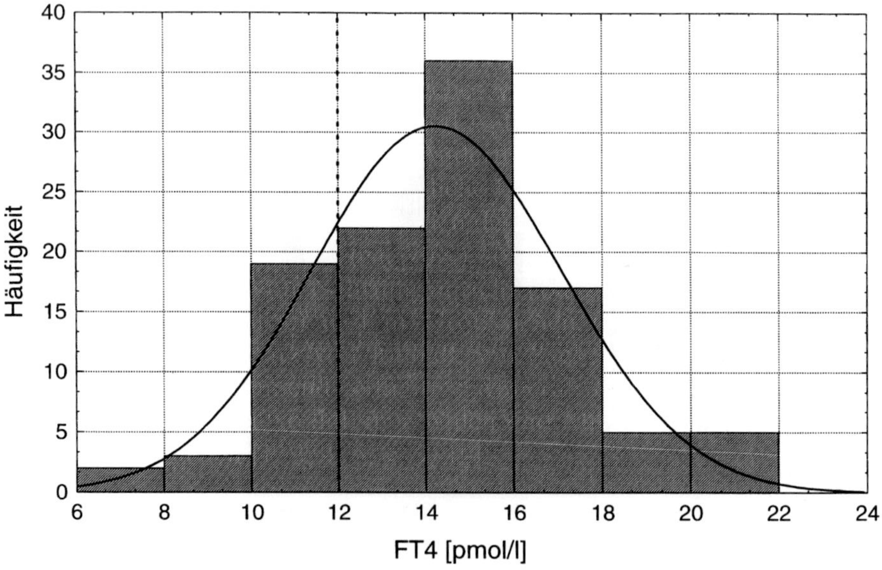

Abb. 4 Häufigkeitsverteilung der FT4-Werte bei Patientinnen mit Anorexia nervosa (Normbereich: 12–23 pmol/l). Bei 22% der Pat. liegen die FT4-Spiegel unterhalb der Normgrenze (Low-T4-Syndrom).

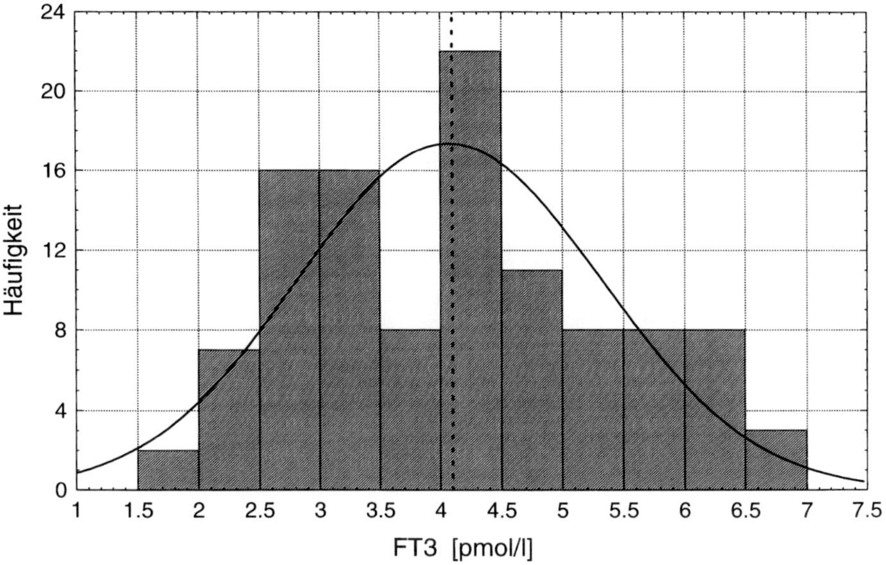

Abb. 5 Häufigkeitsverteilung der FT3-Werte bei Patientinnen mit Anorexia nervosa (Normbereich: 4,1–8,1 pmol/l). Bei 48% der Pat. liegen die FT3-Spiegel unterhalb der Normgrenze (Low-T3-Syndrom).

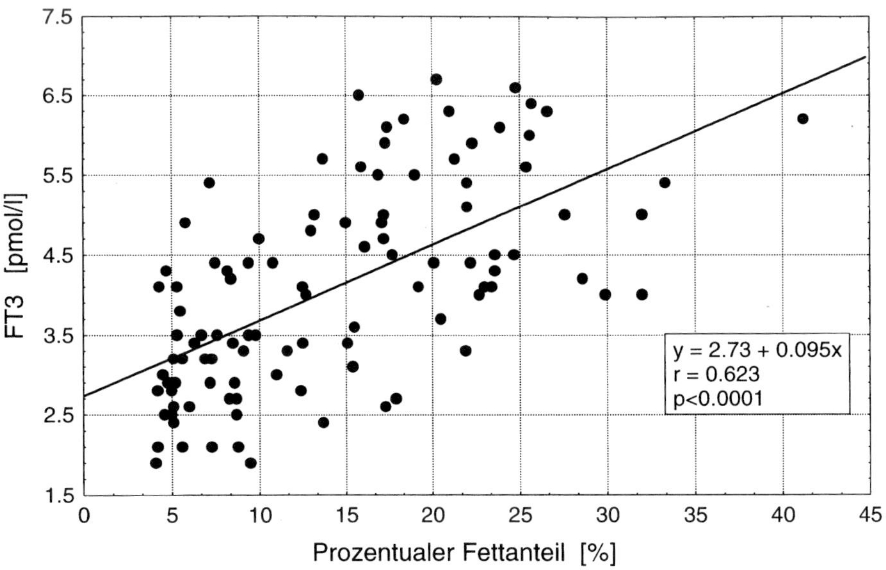

Abb. 6 Beziehung zwischen FT3-Werten und prozentualem Fettanteil bei Patientinnen mit Anorexia nervosa: es besteht eine hoch signifikante, positive Korrelation.

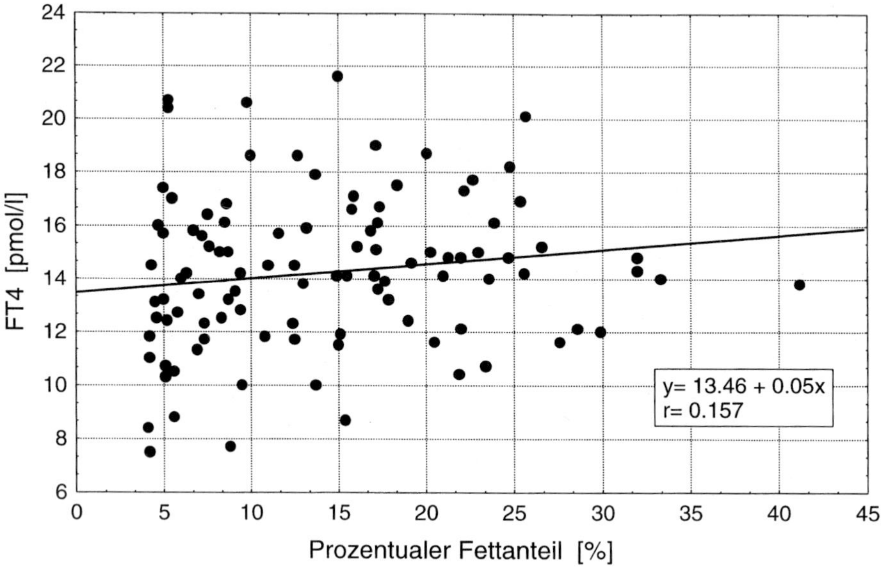

Abb. 7 Beziehung zwischen FT4-Werten und prozentualem Fettanteil bei Patientinnen mit Anorexia nervosa: es besteht keine statistisch signifikante Korrelation ($p > 0{,}05$).

tualen Fettanteil besteht (Abb. 6). Die Korrelation mit dem Körpergewicht dagegen ist zwar signifikant, jedoch relativ niedrig: $r = 0{,}36$.

Im Gegensatz dazu gibt es mit den FT4-Spiegeln keine statistisch signifikanten Korrelationen, auch nicht mit dem prozentualen Fettanteil (Abb. 7).

Diskussion

Die Abbildungen 2 und 3 zeigen, daß die drastische Reduktion des Körpergewichts bei Patientinnen mit Anorexia nervosa fast vollständig zu Lasten des Fettgewebes geht. Parallel mit der Reduktion des Fettgewebes gehen die FT3-Spiegel zurück, signifikant korreliert sowohl mit dem absoluten ($r = 0{,}56$) als auch mit dem prozentualen ($r = 0{,}62$) Fettanteil (Abb. 6). Das FT3 spiegelt somit die Schwere der Erkrankung wider. Keine signifikanten Korrelationen konnten dagegen zwischen FT4 und TSH einerseits und den Größen der Körperzusammensetzung andererseits gefunden werden. Diese Ergebnisse sprechen dafür, daß die Stoffwechsellage bei der Anorexie als euthyreot anzusehen ist. Die erniedrigten FT3-Spiegel sind in erster Linie eine Konsequenz der verminderten peripheren Konversion von T4 zu T3 und einer erhöhten Umwandlung von T4 in das nicht stoffwechselwirksame reverse T3 (rT3) [6, 20, 21]. Möglicherweise spielt auch eine verminderte thyreoidale T3-Sekretion eine gewisse Rolle [9]. Im Gegensatz zur primären Hypothyreose ist das basale TSH bei der Anorexia nervosa trotz niedriger T3-Spiegel nicht erhöht, vielmehr liegen die Werte eher im unteren Normbereich. Es ist unklar, welche Mechanismen bei anorektischen Patienten eine kompensatorische Stimulation des TSH durch niedrige T3-Spiegel verhindern. Eine mögliche Erklärung ist eine erhöhte hypophysäre Sensitivität für T3 und den negativen T4-feedback. Auch kann trotz niedriger Serum T3-Spiegel die hypophysäre T3-Konzentration hoch genug sein [19], um einen adäquaten TSH-Anstieg zu verhindern.

Zusammenfassend läßt sich folgern, daß die in der vorliegenden Arbeit gefundene Abhängigkeit des T3 von den Fettreserven die teleologische Interpretation des Low-T3-Syndroms stützt und der metabolische Zustand dieser Patientinnen erheblich unter dem Einfluß zirkulierender T3-Spiegel steht [3]. Da schon kurzzeitiges Fasten ohne nachweisbare Reduktion des Fettgewebes zu einem ausgeprägten Low-T3-Syndrom führen kann, legt die eindeutige Korrelation des FT3 mit dem prozentualen Fettgehalt den Schluß nahe, daß initial der Rückgang des T3 möglicherweise durch freie Fettsäuren oder Ketone getriggert wird, daß aber auf Dauer die T3-Spiegel an die verfügbaren Fettreserven angepaßt werden.

Literatur

[1] Aloia, J. F., A. Vaswani, R. Ma et al.: Comparative study of body composition by dual-energy X-ray absorptiometry. J. Nucl. Med. *36* (1995) 1392–1397.

[2] American Psychiatric Association: Diagnostic and Statistical Manual of Mental Disorders. Third Edition, Revised (DSM-III). Washington, DC, American Psychiatric Association, 1987.

[3] Bannai, Ch., N. Kuzuya, Y. Koide et al.: Assessment of the relationship between serum thyroid hormone levels and peripheral metabolism in patients with anorexia nervosa. Endocrinol. Japon. *35* (1988) 455–462.

[4] Brown, G. M., P. E. Garfinkel, N. Jeuniewic et al.: Endocrine profiles in anorexia nervosa. In: R. A. Vigersky (ed.): Anorexia Nervosa, p. 123. Raven Press, New York 1977.

[5] Burman, K. D., R. A. Vigersky, D. L. Loriaux et al.: Investigations concerning deiodinative pathways in patients with anorexia nervosa. In: R. A. Vigersky (ed.): Anorexia Nervosa, p. 255. Raven Press, New York 1977.

[6] Eisenstein, Z., S. Hagg, A. G. Vagenakis et al.: Effect of starvation on the production and peripheral metabolism of 3,3′,5′-triiodothyronine in euthyroid obese. J. Clin. Endocrinol. Metab. *47* (1978) 889.

[7] Faulkner, R. A., D. A. Bailey, D. T. Drinkwater et al.: Regional and total body bone mineral content, bone mineral density, and total body tissue composition in children 8–16 years of age. Calcif. Tissue Int. *53* (1993) 7–12.

[8] Hurd, H. P., P. J. Palumbo, H. Charib: Hypothalamic endocrine dysfunction in anorexia nervosa. Mayo Clin. Proc. *52* (1977) 711.

[9] Kiyohara, K., H. Tamai, Y. Takaichi et al.: Decreased thyroidal triiodothyronine secretion in patients with anorexia nervosa: influence of weight recovery. Am. J. Clin. Nutr. *50* (1989) 767–772.

[10] Kiyohara, K., H. Tamai, Ch. Karibe et al.: Serum thyrotropin (TSH) responses to thyrotropin-releasing hormone (TRH) in patients with anorexia nervosa and bulimia: influences of changes in body weight and eating disorders. Psychoneuroendocrinol. *12* (1987) 21–28.
[11] Leslie, R. D. G., A. J. Isaacs, J. Gomez et al.: Hypothalamic – pituitary – thyroid function in anorexia nervosa: influence of weight gain. Br. Med. J. 2 (1978) 526.
[12] Marshall, Z., S. Lippmann: How do eating disorders affect thyroid function? Thyroid Function *82* (1987) 110–116.
[13] Matsubayashi, S., H. Tamai, S. Uehata et al.: Anorexia nervosa with elevated serum TSH. Psychosomatic Medicine *50* (1988) 600–606.
[14] Miyai, K., T. Yamonoto, M. Azukizawa et al.: Serum thyroid hormones and thyrotropin in anorexia nervosa. J. Clin. Endocrinol. Metab. *40* (1975) 334.
[15] Moore, R., I. H. Mills: Serum T3 and T4 levels in patients with anorexia nervosa showing transient hyperthyroidism during weight gain. Clin. Endocrinol. *10* (1979) 443.
[16] Moshang, T., R. D. Utiger: Low triiodothyronine euthyroidism in anorexia nervosa. In: R. A. Vigersky (ed.): Anorexia Nervosa, p. 263. Raven Press, New York 1977.
[17] Pirke, K. M., M. M. Fichter, J. Pahl: Noradrenaline triiodothyronine, growth hormone and prolactin during weight gain in anorexia nervosa. Int. J. Eating Disord. *4* (1985) 499.
[18] Sato, T., N. Igarashi, K. Miyagawa et al.: Catecholamine and thyroid hormone metabolism in a case of anorexia nervosa. Endocrinol. Japon. *35* (1988) 295–301.
[19] Silva, J. E., T. E. Dick, P. R. Larsen: The contribution of local tissue thyroxine monodeiodination to the nuclear 3,5,3′ triiodothyronine in pituitary, liver and kidney of euthyroid rats. Endocrinology *103* (1978) 1196.
[20] Tamai, H., K. Mori, S. Matsubayashi et al.: Hypothalamic-pituitary-thyroidal dysfunctions in anorexia nervosa. Psychother. Psychom. *46* (1986) 127–131.
[21] Vagenakis, A. G.: Thyroid hormone metabolism in prolonged experimental starvation. In: R. A. Vigersky (ed.): Anorexia Nervosa, p. 243. Raven Press, New York 1977.
[22] Vigersky, R. A., D. L. Loriaux, A. E. Anderson et al.: Anorexia nervosa: behavioral and hypothalamic factors. Clin. Endocrinol. Metab. *5* (1976) 517.
[23] Wakeling, A., V. F. A. de Souza, M. B. R. Core et al.: Amenorrhea, body weight and serum hormone concentrations, with particular reference to prolactin and thyroid hormones in anorexia nervosa. Psychol. Med. *9* (1979) 397.

Diskussion

Vardarli:
Herr Rendl, Sie haben die Korrelation von freiem T_3 und dem prozentualen Fettanteil bei einer Patientin mit Anorexia nervosa gemessen und eine Korrelation gezeigt. Haben Sie auch die Korrelation zwischen TSH und prozentualem Fettanteil geprüft?

Rendl:
Ja, ja, natürlich, das hatte ich gesagt, da gibt es keine Korrelation.

Reuter:
Herr Rendl, der Mangel an Fett ist sicherlich ein Parameter für den Hypotrophismus, die Mangelernährung. Ein anderer Parameter wäre Albumin. Haben

Sie bei diesen Patientinnen auch Albumin gemessen? Und dann die kritische Frage: Was war das für ein T_3-Essay. War das ein Ein-Schritt-Analog?

Rendl:
Ein moderner Zwei-Schritt-Analog-Essay.

Reuter:
Ja, auch für diese Zwei-Schritt-Analog-Essays gibt es eine gewisse Albuminabhängigkeit, wie Sie ja wissen. Haben Sie einmal eine Korrelation mit Albumin versucht?

Rendl:
Nein, Albumin wurde nicht parallel gemessen.

Reuter:
Gibt es noch die Möglichkeit, das mit diesen Proben zu tun? Versuchen Sie es einmal.

Rendl:
Nein, die sind nicht mehr verfügbar.

Gärtner:
Herr Rendl, es wundert mich, daß Sie etwas mit langer Halbwertzeit, was sich sehr langsam ändert, korreliert haben und etwas, was sich sehr schnell ändert. Das heißt, wenn anorektische Patienten mehr oder weniger lange hungern oder wieder essen, dann ändert sich das T_3 sehr schnell, wohingegen sich die Fettzusammensetzung sicher nicht ändert. Deshalb glaube ich, daß das eher ein zufälliger Zusammenhang ist als ein kausaler.

Rendl:
Die Erkrankung bestand ja schon länger zum Zeitpunkt der Erstuntersuchung. Ich hatte es ja gezeigt, im Mittel bestand die Anorexie ein Dreivierteljahr, so daß sich da das Fett längst reduziert hatte und man auch annehmen konnte, daß das FT_3 schon niedrig war. Und – das hatte ich vielleicht nicht gesagt – im Vergleich zur Messung der Bodykomposition wurden die Schilddrüsenhormonparameter mehrfach bestimmt, auch als Serumeinsendung von der Klinik für Kinder- und Jugendpsychiatrie. So wußte man, daß FT_3 stabil niedrig war, so daß sich das Argument praktisch entkräftet.

Conclusio

H. Willgerodt

Die eben zu Ende gegangene Sitzung und die beiden Vormittagssitzungen haben uns eindrucksvoll gezeigt, daß die neuen wissenschaftlichen Ergebnisse der zurückliegenden 5 bis 6 Jahre auch für die Physiologie und Pathologie der Schilddrüsenfunktion bei Kindern und Jugendlichen zahlreiche praktisch bedeutsame neue Erkenntnisse gebracht haben. Daneben wird uns in der Bundesrepublik Deutschland auf absehbare Zeit auch weiterhin der alimentäre Jodmangel mit seinen Folgen beschäftigen.

Herr Heidemann, Augsburg, stellte in diesem Zusammenhang die Frage, wie wir denn mit den Jugendlichen verfahren sollten, die wegen einer juvenilen Struma erfolgreich behandelt worden seien, deren Struma sich also zurückgebildet hat, und ob wir darüber hinaus allen anderen Kindern und Jugendlichen eine medikamentöse Jodprophylaxe verordnen sollten? Während nach Rückbildung einer Struma juvenilis die Behandlung mit Jodid unbedingt im Sinne einer Prävention eines Rezidivs evtl. mit geringerer Dosis fortgeführt werden sollte, hat Herr Heidemann den zweiten Teil seiner Frage nicht beantwortet. Erstaunlich für den Referenten, daß auch in der Diskussion nicht darauf eingegangen wurde. Offenbar besteht doch eine gewisse Zurückhaltung, die eigentlich den staatlichen Gesundheitsbehörden zukommende Jodprophylaxe von Kinder- und Jugendärzten zu übernehmen.

Herr Heidemann hat weiterhin gezeigt, daß die Autoimmunthyreoiditis bei Kindern und Jugendlichen häufiger ist, als früher angenommen. Eine gezielte Diagnostik ist bei entsprechenden Symptomen wie Schmerzen und typischen Veränderungen in der Sonographie daher unbedingt indiziert, ebenso eine Therapie mit L-Thyroxin, sofern im Verlauf eine Hypothyreose entsteht. Die Hypothyreose muß nicht unbedingt permanent sein und tritt nicht in jedem Falle ein. Die Notwendigkeit der Applikation von L-Thyroxin ist daher nicht generell gegeben, sondern im Einzelfalle zu prüfen.

Zur Therapie der Hyperthyreose bei Kindern wird die Kombination eines Thyreostatikums mit L-Thyroxin bevorzugt. Auf diese Weise läßt sich die Therapie leichter steuern und die Zahl der Blutentnahmen zur Therapiekontrolle vermindern. Sofern die gleichzeitige Gabe von L-Thyroxin nicht zu einer unnötig hohen Thyreostatikadosierung führt, sondern trotz Kombination eine möglichst niedrige Thyreostatikadosis verwendet wird, stellt dieses Vorgehen sicherlich die beste Variante im Kindesalter dar. Wahrscheinlich sind Rezidive einer Hyperthyreose bei Kindern und Jugendlichen häufiger als bei

Erwachsenen. Es stellt sich daher die Frage nach einer definitiven Therapie. Eine Entscheidung dazu können jedoch erst unbedingt notwendige prospektive Untersuchungen bringen.

Herr Blanz, Jena, hat die Möglichkeiten zur Überprüfung der Compliance und zu ihrer Beeinflussung erläutert und zugleich Faktoren angeführt, die sich negativ auf die Compliance auswirken. Insbesondere im Pubertätsalter stellt die mangelnde Compliance der Heranwachsenden oft ein schwerwiegendes Problem dar. Die Vermittlung von krankheits- und therapiebezogenem Wissen und für die Kinder und Jugendliche einsehbare Therapieansätze können erfolgreich zur Verbesserung der Compliance beitragen.

Nach dem 1989 der menschliche TSH-Rezeptor molekular kloniert, sequenziert und inzwischen auch in Fremdzellen exprimiert werden konnte, sind in der Folgezeit faszinierende Neuansätze zum Verständnis der Schilddrüsenfunktion generell und insbesondere zu den molekulargenetischen Grundlagen der Entstehung spezieller Formen der Hyperthyreose entwickelt worden.

Herr Gerlich, Würzburg, stellte mit seinen Untersuchungen bei einer Mutter mit Hyperthyreose und deren zwei Söhnen, bei denen angeborene Hyperthyreose vorlag, eindrucksvoll die praktische Umsetzung dieser neuen Erkenntnisse über die Mutation des TSH-Rezeptors im Codon 623 als Ursache dar.

Herr Paschke, Brüssel, hat die molekulargenetischen Grundlagen der von TSH unabhängigen Aktivierung der c-AMP-Kaskade beim autonomen Adenom erläutert und bei Patienten aus Familien mit nichtautoimmunen Hyperthyreosen verschiedene Mutationen am TSH-Rezeptor nachweisen können. Zukünftige Untersuchungen werden zeigen, wie hoch der Anteil derartiger TSH-Rezeptormutationen als Ursachen autonomer Adenome ist.

Herrn Wahl, Tübingen, kommt das Verdienst zu, auf wichtige methodische Probleme beim Studium der Jodversorgung verwiesen zu haben. Dazu gehört das raschere Ansteigen der Kreatininausscheidung im Urin im Vergleich zur Jodausscheidung mit zunehmendem Alter bei Kindern. Die Nichtbeachtung derartiger physiologischer Besonderheiten führt zu Fehldeutungen bei Jodbilanzen. Die Jodbestimmung in der Nahrung ist nach wie vor methodisch aufwendig und schwierig, für exakte Bilanzen aber unerläßlich. Die vorgetragenen Ergebnisse deuten darauf hin, daß möglicherweise nicht alles in der Nahrung enthaltene Jod bioverfügbar ist und/oder ein größerer Anteil als bisher angenommen mit dem Stuhl ausgeschieden wird.

Herr Stellmach, Chemnitz, hat nach Wegfall der gesetzlich verordneten Jodprophylaxe in den neuen Bundesländern einen erneuten Anstieg der Strumaprävalenz bei Schulkindern und eine niedrige Jodausscheidung im Urin festgestellt. Die Verwendung von jodiertem Kochsalz in den Haushalten ist nicht ausreichend, um dies zu verhindern, der Einsatz von Jodsalz zur gewerblichen Herstellung von Lebensmitteln ist daher unbedingt zu fordern.

Herr Rendl, Würzburg, hat uns Einblicke in die Beziehungen zwischen Stoffwechselparametern und der Konzentration der peripheren Schilddrüsenhormone im Blut bei Patienten mit Anorexia nervosa vermittelt und besonders auf die zu niedrigen Werten hin verschobenen FT3-Konzentrationen hingewiesen. Die erniedrigten FT3-Werte korrelieren eng mit den stark verminderten absoluten und relativen Fettanteilen. TSH und FT4 weisen keine derartige Korrelation auf.

2.3 Schilddrüsenkarzinome

Schilddrüsenkarzinome im Kindes- und Jugendalter: neuere Erkenntnisse

Chr. Reiners

Schilddrüsenkarzinome im Kindes- und Jugendalter sind selten. Man schätzt, daß etwa 10% aller malignen Schilddrüsentumoren bei Kindern und Jugendlichen jünger als 20 Jahre vorkommen [8]. Schilddrüsenkarzinome bei Kindern und Jugendlichen weisen bezüglich des histologischen Typs, der Tumorstadien, des Metastasierungsverhaltens und der Prognose einige Besonderheiten auf. Hinzukommt die bei Kindern – nicht jedoch bei Erwachsenen – gesicherte Beobachtung, daß ionisierende Strahlen Schilddrüsenkrebs verursachen können. Das erhöhte Risiko für Schilddrüsenkrebs bei Kindern nach Strahlenexposition hat auf dem Hintergrund der Reaktorkatastrophe von Tschernobyl in den letzten Jahren eine besondere Aktualität bekommen [20].

Zur Epidemiologie des Schilddrüsenkrebses im Kindes- und Jugendalter

Aufgrund älterer aus den 60er Jahren stammender Studien aus den USA wurde die Inzidenz des Schilddrüsenkrebses bei unter 20jährigen mit 5 Fällen pro Million geschätzt [8]. Nach Moir und Telander [16] soll die Inzidenz des Schilddrüsenmalignoms bei Kindern und Jugendlichen in den USA mit 2–3 Fällen pro Million unter 20jährigen leicht rückläufig sein.

Was die Prävalenz des Schilddrüsenkrebses bei Kindern und Jugendlichen betrifft, so wird die Häufigkeit von Karzinomen in solitären Schilddrüsenknoten nach einer aktuellen Statistik aus den USA mit 26% angegeben [10]. Im Gegensatz dazu ist die Prävalenz im deutschen Jodmangelgebiet mit 15% niedriger [18]. Dieser Befund bedeutet natürlich nur, daß unter den Bedingungen des Jodmangels gutartige Schilddrüsenknoten relativ gesehen häufiger sind als bei ausreichender Jodversorgung wie in den USA. Aktuelle Erkenntnisse sprechen dafür, daß – absolut betrachtet – maligne Schilddrüsentumoren in Jodmangelgebieten häufiger sind [5].

In der Literatur wird berichtet, daß Schilddrüsenkarzinome beim weiblichen Geschlecht 2–4mal häufiger auftreten als beim männlichen Geschlecht. Diese Beobachtung spricht für die oft diskutierte Hypothese, daß die weiblichen Geschlechtshormone das Wachstum von Schilddrüsenkarzinomen begünstigen [5]. In diesem Zusammenhang ist die Beobachtung von Interesse, daß das Geschlechtsverhältnis bei unter 10jährigen Kindern etwa bei 1 : 1 liegt, während es bei Heranwachsenden jenseits der Pubertät die bekannten Zahlenwerte von 2–4 : 1 annimmt [17].

Zum histologischen Typ und dem Tumorstadium

Bei Kindern und Jugendlichen werden fast ausschließlich papilläre Schilddrüsenkarzinome beobachtet. Tab. 1 stellt die Charakteristika kindlicher Schilddrüsenkarzinome anhand von Studien, die in den letzten 25 Jahren publiziert wurden, zusammen. Dabei handelt es sich einerseits um die von Winship et

Tabelle 1 Übersicht über Publikationen zum Schilddrüsenkarzinom bei Kindern

Autor, Jahr	n	Alter (MW)	Alter <15 J.	Geschl. w : m	Bestrahlung	papill. Ca	multizentr.	pT4	pN1	pM1
Winship, 1970	878		100%	1,6	76%	86%			74%	14%
Buckwalter, 1981	29		100%	1,6	28%	32%*			47%	14%
Goepfert, 1984	74	16,0 J.		3,1	57%	86%			84%	12%
Tallroth, 1986	40	15,0 J.	40%	2,6	8%	85%		36%	73%	5%
Schlumberger, 1987	72	11,0 J.	100%	2,5		69%			90%	18%
Merrick, 1989	20	15,0 J.	40%	2,4	0%	85%		53%	65%	12%
Lamberg, 1989	15	12,4 J.	87%	2,8	13%	87%		27%	80%	33%
Frankenthaler, 1990	117	16,0 J.		2,9	20%	91%			86%	
Balaczs, 1991	16	13,8 J.	69%			81%		0%	63%	6%
Samuel, 1991	59		47%	2,0		63%	8%	7%	49%	15%
Harness, 1992	89	12,8 J.		4,2	34%	93%		21%	88%	15%
Mizukami, 1992	23	16,8 J.	26%	5,0		91%	48%	91%	83%	
Thoresen, 1992	35		100%	6,0		80%		70%	49%	11%
Fassina, 1994	36	15,0 J.	42%	2,9	7%	77%		27%	73%	18%
LaQuaglia, 1994	93	13,3 J.	89%	2,5	13%	87%	22%		71%	19%
Moir, 1994	58		57%	2,2		100%		24%	90%	7%
Essen, 1994	23	13,3 J.	100%	3,4	4%	78%		39%	40%	23%
Gesamt 1981–94	799	14,4 J.	63%	2,8	13%	85%	32%	27%	73%	15%
Minsk, 1995	333		100%	1,5	100%	96%	37%	47%	66%	14%

* in der Arbeit von Buckwalter wurden papillär-follikulär aufgebaute Karzinome unüblicherweise den follikulären Karzinomen zugeteilt

al. beschriebene relativ große Gruppe von 878 Kindern und Jugendlichen, bei denen sich ein Schilddrüsenkarzinom nach einer perkutanen Bestrahlung des Halsbereichs entwickelte [31]. Die Tabelle enthält weiterhin die statistischen Daten von 15 Studien aus den Jahren 1981–1994 mit insgesamt 799 Fällen inklusive der eigenen Daten von 23 Kindern, die am Universitätsklinikum Essen behandelt wurden. In diesen Kollektiven sind zum Teil auch kleinere Gruppen von Kindern und Jugendlichen enthalten, bei denen anamnestisch eine Bestrahlung des Halsbereichs zu eruieren war. Diesen Daten werden die vom Zentrum für Schilddrüsentumoren in Minsk gesammelten statistischen Angaben zu den 333 nach der Tschernobylkatastrophe diagnostizierten kindlichen Schilddrüsenkarzinomfällen in Weißrußland aus den Jahren 1986–1994 gegenübergestellt [3].

Tab. 1 macht deutlich, daß die papilläre Wachstumsform charakteristisch für das Schilddrüsenkarzinom im Kindes- und Jugendalter ist: Sowohl bei bestrahlten wie bei unbestrahlten Kindern und Jugendlichen macht der Anteil papillärer Karzinome etwa 85% aus. Zwischen 30% und 40% der Tumoren wachsen nach den vorliegenden Daten multizentrisch; hier scheint ebenfalls kein Unterschied zwischen den bestrahlten und unbestrahlten Kollektiven zu bestehen. Demgegenüber entsteht der Eindruck, daß organüberschreitende pT4-Stadien mit 47% der Fälle bei weißrussischen Kindern und nur 27% bei den zwischen 1981 und 1994 veröffentlichten Studien häufiger sind. Was die Häufigkeit von Lymphknotenmetastasen mit 66% bei weißrussischen Kindern und 73% in der Vergleichsgruppe sowie von Fernmetastasen mit 14% bei weißrussischen Kindern und 15% in der Vergleichsgruppe betrifft, so liegt kein signifikanter Unterschied vor. Die Angaben aus Weißrußland unterschätzen aber möglicherweise die jeweiligen Häufigkeiten, da ein systematisches Tumorstaging unter Einbeziehung der I-131-Ganzkörperszintigraphie dort nur bei einem kleinen Teil der Patienten durchgeführt werden konnte.

Zur Strahlenexposition und Karzinogenese

Anfang der 50er Jahre hatte man erstmals die bedauerliche Beobachtung gemacht, daß ionisierende Strahlen bei Kindern und Jugendlichen Karzinome der Schilddrüse hervorrufen können [22, 26]. Damals behandelte man – ohne Kenntnis dieser Gefahr – gutartige Erkrankungen im Kopf- und Halsbereich mit Röntgenstrahlen; die Dosierung lag dabei zwischen 0,1 und 1,5 Gy. Als Indikationen kamen etwa die Vergrößerung der Tonsillen, eine Thymushyperplasie oder eine Tinea capitis in Frage. Jahre später erkrankten einige dieser Patienten an bös- oder gutartigen Tumoren der Schilddrüse. Nach einer Studie der Mayo-Klinik ergab die Bestrahlung wegen einer Thymushyperplasie mit durchschnittlich 1,2 Gy ein gegenüber dem Spontanrisiko 15fach erhöhtes

Risiko für gutartige Schilddrüsentumoren und sogar ein um 80fach erhöhtes Risiko für Schilddrüsenkrebs. Auch Strahlung, die bei Atombombenabwürfen freigesetzt wurde, führte zur Entstehung des Schilddrüsenkrebses bei Kindern und Jugendlichen. Bei den Einwohnern von Hiroshima und Nagasaki fand sich ein rund 4fach erhöhtes Risiko bei durchschnittlichen Dosen von 1,4 Gy. Demgegenüber war das Schilddrüsenkrebsrisiko bei den Einwohnern der Marschallinseln um den Faktor 7 gegenüber dem Spontanrisiko erhöht. Nach den vorliegenden Daten beträgt das zusätzliche Risiko pro Gy bei perkutaner Bestrahlung 7–8. Die Auswertungen aus Hiroshima und Nagasaki, wo vorwiegend Neutronenstrahlung und eine Inkorporation von I-131 ursächlich zu diskutieren sind, zeigen insgesamt ein etwas geringeres zusätzliches Risiko. Allerdings ergibt sich eine starke Altersabhängigkeit: Das zusätzliche relative Risiko pro Gy Schilddrüsendosis beträgt in der Altersgruppe der 0- bis 4jährigen 6,4, in der Altersgruppe der 5- bis 9jährigen 3,7, in der Gruppe der 10- bis 19jährigen 2,3, bei 20- bis 29jährigen 0,7 und bei 30- bis 39jährigen 0,9. Dies heißt, daß ein Einfluß der Strahlenexposition auf die Karzinogenese nur bei unter 20jährigen beobachtet wurde [26].

Die Latenzzeiten für die mögliche Entwicklung eines Schilddrüsenkarzinoms nach Strahlenexposition werden in der Literatur mit minimal 3 bis 7 Jahren und maximal 40 bis 50 Jahren angegeben. Ein Gipfel der statistischen Verteilung der Latenzzeiten dürfte bei 10 bis 15 Jahren liegen [26]. Nach einer systematischen, vergleichenden Gegenüberstellung von kindlichen Schilddrüsenkarzinomen, die sich ohne bzw. nach vorheriger Strahlenexposition entwickelt hatten, scheinen Lungenmetastasen bei strahleninduzierten Karzinomen häufiger zu sein als bei spontanen Tumoren [23].

Zu den Folgen der Reaktorkatastrophe von Tschernobyl

In Weißrußland nahm die Häufigkeit des Schilddrüsenkrebses bei Kindern seit 1990 deutlich zu. Während in den Jahren 1986–1989 durchschnittlich 4 Kinder pro Jahr erkrankten, wurde im Jahr 1994 bei 82 Kindern Schilddrüsenkrebs festgestellt (Abb. 1). Insgesamt erkrankten 333 Kinder im Zeitraum von 1986–1994 an einem bösartigen Schilddrüsentumor. Am stärksten betroffen hiervon war die Region um die Stadt Gomel, die dem radioaktiven Fallout aus der Wolke, die Ende April 1986 von Tschernobyl nach Nordosten zog, besonders ausgesetzt war.

Die relative Inzidenz des Schilddrüsenkrebses pro Million Kinder jünger als 15 Jahre stieg in Gesamtweißrußland von 1 bis 3 Fällen zwischen 1986 und 1989 auf 12 bis 35 Fälle zwischen 1990 und 1994 an [3]. Aus diesen Durchschnittswerten für Weißrußland hebt sich der Anstieg der Schilddrüsenkrebshäufigkeit für die Region Gomel deutlich heraus: Die relative Inzidenz stieg von 3 bis 10 Fällen pro Million zwischen 1986 und 1989 auf 33 bis 117 Fälle pro Million zwi-

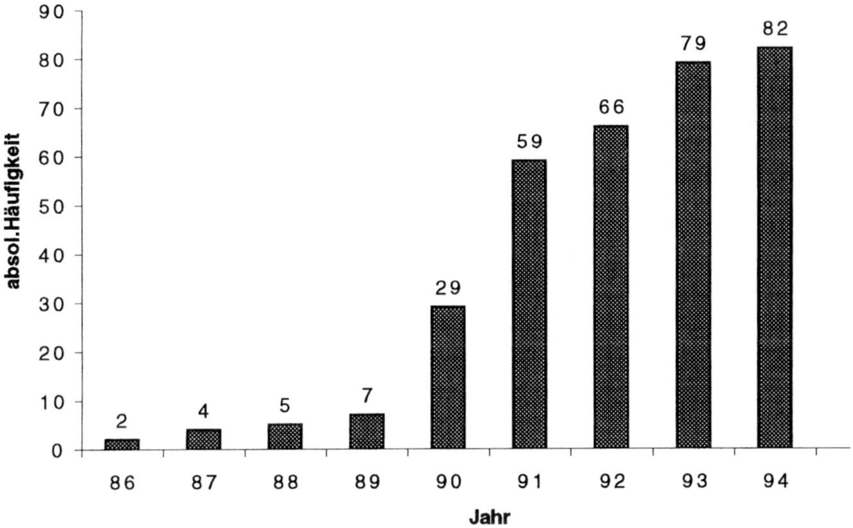

Abb. 1 Schilddrüsenkarzinome bei weißrussischen Kindern 1986–1994.

schen 1990 und 1994 an. Zum Vergleich: Nach den einleitend dargestellten Daten aus den USA und den in Deutschland verfügbaren Daten des saarländischen und hamburgischen Krebsregisters liegt die Inzidenz des Schilddrüsenkrebses bei Kindern unter 15 Jahren bei ungefähr 3 bis 5 Fällen pro Million.

Abb. 2 läßt erkennen, daß die erkrankten Kinder zum Zeitpunkt der Reaktorkatastrophe ein Durchschnittsalter von 3,6 Jahren aufwiesen (43% der Kinder

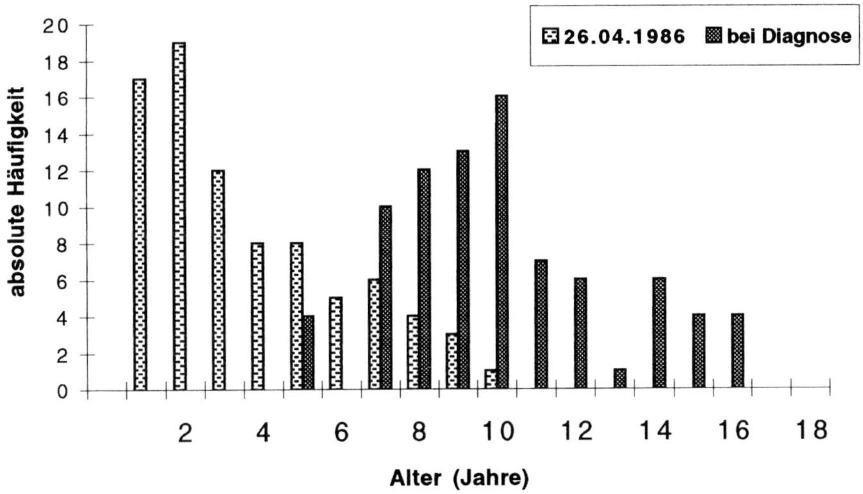

Abb. 2 Alter der weißrussischen Kinder mit Schilddrüsenkrebs (n = 84).

waren jünger als 3 Jahre). Diese Beobachtung deckt sich mit dem Befund, daß die Schilddrüsen von Kleinkindern besonders strahlensensibel sind [22, 26]. Das mittlere Lebensalter der Kinder zum Zeitpunkt der Entdeckung des Schilddrüsenkrebses lag bei 9,9 Jahren. Dies entspricht einer durchschnittlichen Latenzzeit von 6,6 Jahren; die kürzeste beobachtete Latenzzeit lag bei 3,2 Jahren. Die scheinbar kurze Zeit zwischen Strahlenexposition und Karzinomentstehung ist mit der kürzesten Latenzzeit, die bei Kindern mit Schilddrüsenkarzinomen nach perkutaner Bestrahlung des Halsbereichs beobachtet wurde, durchaus in Einklang zu bringen [22, 26].

In jüngster Zeit wird auch aus den besonders von der Tschernobylkatastrophe betroffenen Gebieten der Nordukraine eine Zunahme der Schilddrüsenkrebshäufigkeit berichtet [13]: Die absolute Häufigkeit pro Jahr nahm von 8 bis 11 Fällen in den Jahren 1986–1989 auf 26 bis 42 Fälle in den Jahren 1990–1993 zu. Für benachbarte Regionen Rußlands wird zwar auch eine gewisse Zunahme der Schilddrüsenkrebsinzidenz bei Kindern und Jugendlichen angegeben; sie soll jedoch deutlich unter diesen Werten liegen.

Bisher ungeklärt ist die Frage, welchen Einfluß die nichtsystematische Gabe von Jodtabletten einige Tage nach der Reaktorkatastrophe auf die Entstehung der Schilddrüsentumoren bei Kindern hat. Hohe Joddosen können bekanntlich – rechtzeitig verabreicht – die Aufnahme radioaktiven Jods in die Schilddrüse hemmen [21]. Zu spät gegeben, verlängern sie jedoch die biologische Halbwertszeit des Radiojods in der Schilddrüse, so daß sich das Karzinomrisiko erhöhen kann. Ungeklärt ist weiterhin auch, inwiefern die externe Bestrahlung aus der radioaktiven Wolke einen Einfluß auf die Entstehung des Schilddrüsenkrebses bei Kindern aus der Umgebung von Tschernobyl gehabt hat.

Zur Therapie und Prognose des Schilddrüsenkarzinoms bei Kindern

Während früher diskutiert wurde, daß bei Kindern ein eingeschränkt radikales Therapiekonzept angewendet werden sollte, wird heute allgemein akzeptiert, daß bei Kindern im Prinzip die gleichen Regeln anzuwenden sind wie bei Erwachsenen [8, 16]. Das heißt, daß die Standardtherapie aus der Thyreoidektomie, der selektiven Entfernung von befallenen Lymphknoten und der nachfolgenden Radiojodtherapie besteht. Nur im Stadium pT1 bzw. bei Tumoren, die zwar dem Stadium pT2 zuzuordnen, jedoch nicht größer als ca. 2 cm im Durchmesser sind, kann unter Umständen auf die radikale Thyreoidektomie und die nachfolgende Radiojodtherapie wegen der guten Prognose verzichtet werden. Gerade bei Kindern ist es aber extrem wichtig, postoperativ durch eine Radiojod-Ganzkörperszintigraphie zu testen, ob evtl. bei der Operation nicht entdeckte Lymphknotenmetastasen oder gar Fernmetastasen in der Lunge vorliegen. Papilläre Schilddrüsenkarzinome neigen insbesondere bei Kindern dazu, über eine Lymphangiosis carcinomatosa in die Lunge zu metastasieren [29].

In etwa einem Drittel der Fälle ist diese miliare Form der disseminierten Lungenmetastasierung nur auf I-131 Szintigrammen und nicht röntgenologisch zu erkennen. Dies trifft auch auf die insgesamt 99 Kinder aus Weißrußland zu, die von uns in der Zeit vom 1. 4. 1993–31. 12. 1995 in Essen und Würzburg wegen meist fortgeschrittener Formen des Schilddrüsenkarzinoms behandelt wurden. Insgesamt wurden 309 Kurse der Radiojodtherapie appliziert.

58% der Kinder stammten aus der Region um die Stadt Gomel. 59% waren Mädchen, 41% Jungen. Bei der histologischen Untersuchung wurden 98% der bösartigen Tumoren als papilläre Karzinome beschrieben. Unter den für die Nachbehandlung in Deutschland ausgesuchten, besonders aggressiven Verlaufsformen des Schilddrüsenkrebses bei Kindern aus Weißrußland waren 82% der Fälle dem Tumorstadium pT4 zuzuordnen. Bei 95% dieser davon betroffenen Kinder lagen zum Zeitpunkt der Diagnose Lymphknotenmetastasen und bei 55% Fernmetastasen vor (mit der Ausnahme eines Falles immer in der Lunge).

Bei 85 der 99 Kinder wurde zwischenzeitlich mehr als eine Radiojodbehandlung in Deutschland durchgeführt, so daß das Ergebnis der jeweils vorhergehenden Behandlung mittels szintigraphischer und Ultraschalluntersuchungen, Röntgenaufnahmen der Lunge und Bestimmungen des Tumormarkers Thyreoglobulin im Serum überprüft werden konnte. Bei 49 der 85 Kinder (= 58%) konnte bisher eine komplette Remission erzielt werden. Bei den übrigen Kindern zeigte sich in allen Fällen ein deutliches Ansprechen auf die Behandlung im Sinne partieller Remissionen. Für eine endgültige Beurteilung des Therapieerfolgs ist es jedoch bei den letztgenannten Kindern noch zu früh, da die Behandlung noch nicht abgeschlossen ist und sich weitere Therapiekurse anschließen müssen.

Was die Therapieresultate bei den 48 Kindern mit disseminierten Lungenmetastasen betrifft, so konnten diese bisher in 18 Fällen (=38%) komplett eliminiert werden. Bei den restlichen Kindern waren deutliche Besserungen im Sinne der Abnahme der Intensität der Radiojodspeicherung im Posttherapieganzkörperszintigramm und vor allem der Reduktion teilweise exzessiv erhöhter Thyreoglobulinspiegel im Serum festzustellen. Bei 5 dieser 48 Kinder mit speichernden Lungenmetastasen zeigten die regelmäßig durchgeführten Messungen der Vitalkapazität unter Therapie allerdings Hinweise auf eine Einschränkung der Lungenfunktion; in 2 Fällen waren auch röntgenologisch bzw. computertomographisch eindeutige Hinweise auf eine Lungenfibrose unter der Radiojodtherapie festzustellen. Die Fibrose zählt zu den gefürchteten Komplikationen der hochdosierten Radiojodtherapie disseminierter Lungenmetastasen des Schilddrüsenkarzinoms, die nach der Literatur bei etwa 10% der davon betroffenen Kinder auftreten kann [19].

Die Prognose des Schilddrüsenkarzinoms bei Kindern wird trotzdem allgemein als exzellent beschrieben. Kinder haben generell eine bessere Prognose als Erwachsene. Von 95 Kindern, die an der Mayo-Klinik über 30 Jahre nachbeobachtet werden konnten [16], starben nur 7% (gegenüber einer erwarteten Mortalität von 3% für die allgemeine Bevölkerung). Selbst bei unter Radiojodtherapie szintigraphisch persistierenden Lungenmetastasen scheint die Prognose gut zu sein [29]. Danach kommt es darauf an, bei der I-131-Therapie des pulmonal metastasierten Schilddrüsenkarzinoms im Kindes- und Jugendalter so aggressiv wie nötig, auf der anderen Seite aber auch so vorsichtig wie möglich – was die Induktion einer Lungenfibrose betrifft – vorzugehen.

Schlußfolgerungen

Schilddrüsenkarzinome bei Kindern sind selten. Sie manifestieren sich fast ausschließlich in der Form papillärer Karzinome, wobei Lymphknotenmetastasen fast regelhaft vorhanden sind. Wenn es zu einer Fernmetastasierung kommt, so finden sich meist disseminierte Lungenmetastasen, die intensiv Radiojod speichern. Zwischen den bisher in der Literatur beschriebenen Fällen kindlicher Karzinome und den Fällen von Schilddrüsenkrebs bei Kindern aus den von der Reaktorkatastrophe von Tschernobyl betroffenen Gebieten Weißrußlands scheint ein Unterschied bezüglich der Aggressivität der Tumoren im Hinblick auf organüberschreitendes Wachstum und wahrscheinlich auch Häufigkeit von Fernmetastasen zu bestehen. Die Behandlungsaussichten stellen sich trotzdem günstig dar.

Literatur

[1] Balázs, G., G. Lukács, G. Csáky et al.: Late prognosis of childhood and juvenile thyroid carcinomas. Progr. Pediatr. Surgery *26* (1991) 41–47.

[2] Buckwalter, J. A., J. G. Nelson, C. G. Thomas: Cancer of the thyroid in youth. World J. Surg. *5* (1981) 15–25.

[3] Demidchik, E. P., Y. U. Demidchik: Thyroid Cancer Promoted by Radiation in Children of Belarus. In: Radiation Research 1895–1995, Proceedings of the 10th International Congress of Radiation Research, Würzburg 27. 8.–1. 9. 1995.

[4] Fassina, A. S., M. Rupolo, M. R. Pelizzo et al.: Thyroid cancer in children and adolescents. Tumori *80* (1994) 257–262.
[5] Franceschi, S., P. Boyle, P. Maisonneuve et al.: The epidemiology of thyroid carcinoma. Critical Reviews in Oncogenesis *4* (1993) 25–52.
[6] Frankenthaler, R. A., R. V. Sellin, A. Cangir et al.: Lymph node metastasis from papillary-follicular thyroid carcinoma in young patients. Amer. J. Surgery *160* (1990) 341–343.
[7] Goepfert, H., W. J. Dichtel, A. Naguib et al.: Thyroid cancer in children and teenagers. Arch. Otolaryngol. *110* (1984) 72–75.
[8] Gorlin, J. B., S. E. Sallan: Thyroid cancer in childhood. Endocrinol. Metabol. Clin. North America *19* (1990) 649–662.
[9] Harness, J. K., N. W. Thompson, M. K. McLeod et al.: Differentiated thyroid carcinoma in children and adolescents. World J. Surg. *16* (1992) 547–554.
[10] Hung, W., K. D. Anderson, R. S. Chandra et al.: Solitary thyroid nodules in 71 children and adolescents. J. Pediatr. Surgery *27* (1992) 1407–1409.
[11] Lamberg, B.-A., M. Karkinen-Jässkeläinen, K. O. Fransilla: Differentiated follicle-derived carcinoma in children. Acta Paediatr. Scand *78* (1989) 419–425.
[12] La Quaglia, M. P., M. T. Corbally, G. Heller et al.: Recurrence and morbidity in differentiated thyroid carcinoma in children. Surgery *104* (1988) 1149–1156.
[13] Likhtarev, I. A., B. G. Sobolev, T. I. Bogdanova et al.: Thyroid cancer in the Ukraine. Nature *375* (1995) 365.
[14] Merrick, Y., H. S. Hansen: Thyroid cancer in children and adolescents in Denmark. Eur. J. Surg. Oncology *15* (1989) 49–53.
[15] Mizukami, Y., T. Michigishi, A. Nomomura et al.: Carcinoma of the thyroid at young age – a review of 23 patients. Histopathology *20* (1992) 63–66.
[16] Moir, C. R., R. L. Telander: Papillary carcinoma of the thyroid in children. Semin. Pediatr. Surgery *3* (1994) 182–187.
[17] Nikiforov, Y., D. R. Gnepp: Pediatric thyroid cancer after the Chernobyl disaster. Cancer *74* (1994) 748–766.
[18] Pistor, G., K.-L. Waag, S. Hofmann-v.Kap-herr: Chirurgische Strategien bei Schilddrüsenerkrankungen im Kindes- und Jugendalter. Z. Kinderchir. *45* (1990) 342–348.
[19] Reiners, Chr., G. Perret, W. Sonnenschein et al.: Strahlenreaktionen an der Lunge nach Radioiodtherapie wegen Schilddrüsenkarzinoms. In: Th. Herrmann, Chr. Reiners, O. Messerschmidt (Hrsg.): Strahlenschutz in Forschung und Praxis, Band 36, S. 139–146. Gustav Fischer, Stuttgart–Jena–New York 1994.
[20] Reiners, Chr., J. Biko, W. Bauer et al.: Schilddrüsenkrebs bei weißrussischen Kindern nach dem Reaktorunfall von Tschernobyl. Kinderarzt *10* (1995) 1287–1295.
[21] Reiners, Chr.: Prophylaxe strahleninduzierter Schilddrüsenkarzinome bei Kindern nach der Reaktorkatastrophe von Tschernobyl. Nucl.-Med. *33* (1994) 229–234.
[22] Ron, E., J. H. Lubin, R. E. Shore et al.: Thyroid cancer after exposure to external radiation: A pooled analysis of seven studies. Radiation Research *141* (1995) 259–277.
[23] Samaan, N. A., P. N. Schultz, N. G. Ordonez et al.: A comparison of thyroid carcinoma in those who have and have not had head and neck irradiation in childhood. J. Clin. Endocrinol. *64* (1987) 219–2190.
[24] Samuel, A. M., S. M. Sharma: Differentiated thyroid carcinomas in children and adolescents. Cancer *67* (1991) 2186–2190.
[25] Schlumberger, M., F. de Vathaire, J. P. Travagli et al.: Differentiated thyroid carcinoma in childhood: Long term follow-up of 72 patients. J. Clin. Endocrinol. *65* (1987) 1088–1094.
[26] Shore, R. E.: Issues and epidemiological evidence regarding radiation-induced thyroid cancer. Radiation Research *131* (1992) 98–111.
[27] Tallroth, E., M. Bäckdahl, J. Einhorn et al.: Thyroid carcinoma in children and adolescents. Cancer *58* (1986) 2329–2332.

[28] Thoresen, S., L. A. Akslen, E. Glattre et al.: Thyroid cancer in children in Norway 1953–1987. Eur. J. Cancer *29* (1993) 365–366.

[29] Vassilopoulou-Sellin, R., M. J. Klein, T. H. Smith et al.: Pulmonary metastases in children and young adults with differentiated thyroid cancer. Cancer *71* (1993) 1348–1352.

[30] Viswanathan, K., T. C. Gierlowski, A. B. Schneider: Childhood thyroid cancer: Characteristics and long-term outcome in children irradiated for benign conditions of the head and neck. Arch. Pediatr. Adolesc. Med. *148* (1994) 260–265.

[31] Winship, T., R. V. Rosvoll: Thyroid carcinoma in childhood: final report on a 20 year study. Clin. Proc. Child. Hosp. (Washington, DC) *26* (1970) 327–349.

Diskussion

Hüfner:
Vielen Dank, Herr Reiners, für diesen sehr informativen Vortrag. Man ist ja doch erschreckt über die Aggressivität der Tumoren, und im letzten Bild habe ich gesehen, daß das im Prinzip auch für die Tumoren in Deutschland gilt, nur die Prognose ist bei richtiger Behandlung besser. Im Erwachsenenalter sagt man ja: je jünger der Patient, desto besser die Prognose, das kann man vielleicht für Kinder nicht so unbesehen übernehmen; denn da ist die Aggressivität der Tumoren offensichtlich doch relativ hoch.

Reiners:
Die Aggressivität ist hoch, was z. B. die Metastasierung angeht. Aber wenn man eine Radiojodbehandlung im frühen Stadium bei disseminierten Lungenmetastasen durchführt, kann man diese beseitigen.

Herrmann:
Kann die häufige Beobachtung von fortgeschrittenen Tumorstadien bei den russischen Kindern (und auch denen aus Essen) einen Mangel in der ärztlichen Versorgung reflektieren, insofern als man in beiden Ländern zu selten und zu spät an die Möglichkeit eines Schilddrüsenmalignoms denkt?

Reiners:
Das ist durchaus möglich, weil – wie ich ja gezeigt habe – gerade einerseits die hohen Tumorstadien in über zwei Drittel der Fälle vertreten waren, das sind tastbare von außen erkennbare Tumoren, und zweitens auch die Lymphknotenmetastasen in einem hohen Anteil der Fälle präsent waren. Lymphknotenmetastasen sind häufig auch primäres Symptom des Schilddrüsenkarzinoms bei Kindern, so daß das nicht Fälle sind, die durch gezieltes Suchen entdeckt wurden. Das spielt eine geringe Rolle in Weißrußland, weil dort Massenscreening mit Ultraschall betrieben wird.

Willgerodt:
Könnten für das häufige Vorliegen fortgeschrittener Tumorstadien bei Kindern aus Weißrußland nicht neben dem Charakter des Tumors andere Probleme der Diagnostik eine wesentliche Rolle spielen? Die kinderärztliche und darüber hinaus die gesamte ärztliche Versorgung in Weißrußland ist in keiner Weise mit derjenigen in Deutschland und ihrer Dichte vergleichbar. Es wäre also möglich, daß die Patienten einfach verspätet diagnostiziert werden. Für die Häufigkeit des Auftretens von Schilddrüsenkarzinomen nach dem Reaktorunfall könnten auch der in Weißrußland existierende Jodmangel und eine fehlende Jodprophylaxe bedeutungsvoll sein.

Reiners:
Das haben wir in der Bundesrepublik auch, und wir stehen in der BRD nicht alleine damit da, daß die Kinder bereits Lymphknoten- und Fernmetastasen und fortgeschrittene Tumorstadien zum Zeitpunkt der Diagnose haben. Das gilt auch für amerikanische Statistiken.

Feine:
Wie kommt es zu der beim kindlichen papillären Schilddrüsenkarzinom zu beobachtenden diffusen, feinfleckigen Metastasierung in der Lunge? In Tübingen haben wir seit 1960 ca. 20 Schilddrüsenkarzinome, 90% papilläre mit ^{131}I behandelt. Drei Kinder hatten die beschriebene diffuse Lungenmetastasierung. Bei zwei Kindern (10- und 12jährige Mädchen) verschwanden die Metastasen durch ^{131}I vollständig – die Patientinnen kommen jetzt zur jährlichen Kontrolle mit ihren eigenen Kindern. Bei einem Jungen sind die Lungenmetastasen trotz ^{131}I-Behandlung (bis 550 mCi) im Thoraxröntgenbild noch schwach sichtbar. Dem Jungen geht es 6 Jahre nach Behandlung gut. Keinen unserer jungen Patienten haben wir bisher verloren. Bei einem 19jährigen Mädchen konnte ein in die Jugularvene eingebrochener eingeschmolzener Lymphknoten als Ursache nach chirurgischer Entfernung festgestellt werden.

Reiners:
Für die Frage bin ich Ihnen dankbar. Die Lungenmetastasierung ist aller Wahrscheinlichkeit nach bei diesen Kindern nicht hämatogener, sondern lymphogener Natur. Die Kinder haben alle auch Lymphknotenmetastasen und zeigen eine Lymphangiosis karzinomatosa. Es ist bekannt, daß es direkte Lymphwege vom Halsbereich zur Lunge gibt, so daß der Metastasierungsweg auf diese Weise zu erklären ist.

Emrich:
Herr Reiners, Sie haben über die Lungenfibrose gesprochen. Wie ist es mit Knochenmarksdepressionen und sonstigen Nebenwirkungen?

Reiners:
Aus Zeitgründen bin ich auf die Leukozyten- und Thrombozytenverläufen bei diesen Kindern nicht eingegangen. Wir finden natürlich passagere Abnahmen der Blutzellzahlen, aber die erholen sich innerhalb von 3 bis 4 Monaten wieder bis in den Normbereich.

Das Schilddrüsenmalignom im Kindesalter und in der Adoleszenz

M. Auersperg, R. Vrecl, A. Pecnik, S. Borstnar, N. Besic, M. Hocevar

Einleitung

Das Schilddrüsenkarzinom ist eine seltene Erkrankung. In Slowenien werden jährlich etwa 25 Fälle pro 1 000 000 Einwohner registriert. In der Literatur haben unter allen Schilddrüsenkarzinomen jene, die im Kindesalter auftreten, nur einen Anteil von 3,5–10% [1, 16]. Aufgrund des seltenen Vorkommens im Kindesalter sind die Erfahrungen einzelner Zentren auf wenige Dutzend Fälle beschränkt. Da das Schilddrüsenkarzinom bei jungen Patienten langfristig eine gute Prognose hat [1, 3, 4, 7, 16] und in der Regel sehr langsam wächst, bedarf es eines sehr langen Beobachtungszeitraumes – unter Umständen mehr als 20 Jahre –, um die Folgen unterschiedlich aggressiver Therapien und eventuelle Differenzen in der Überlebenszeit abschätzen zu können [1, 17]

Das seltene Vorkommen und der zwangsweise lange Beobachtungszeitraum machen eine, auf ein Zentrum beschränkte, randomisierte Studie über Schilddrüsenkarzinome im Kindesalter praktisch unmöglich. Deshalb ist die Therapie noch immer empirisch [1, 3], und auch in der Literatur besteht weder über das adäquate Operationsausmaß, noch über Indikationen für eine J^{131}-Therapie eine einheitliche Meinung.

Unter den äthiologischen Risikofaktoren zur Entstehung von Schilddrüsenkarzinomen wird die Strahlentherapie benigner Erkrankungen im Halsbereich angeführt [18, 23]. In amerikanischen Studien wurde so bei etwa 40% der Patienten mit Schilddrüsenkarzinom in der Anamnese im Kindesalter eine Strahlentherapie von gutartigen Läsionen im Halsbereich festgestellt [1, 3, 5, 7, 8]. In Europa wurde eine derartige Strahlentherapie bei Kindern weniger häufig durchgeführt [2, 17]. In den letzten Jahren verzeichnet man in einigen Regionen Europas bei Kindern einen Anstieg von Schilddrüsenkarzinomen, was auf eine erhöhte Strahlenbelastung nach dem Reaktorunfall von Tschernobyl zurückzuführen ist [9].

Ziel unserer Studie war die Ermittlung der Inzidenz des Schilddrüsenmalignoms bei Patienten bis zu einem Alter von 21 Jahren in Slowenien, des klinischen Bildes im Vergleich zum Schilddrüsenkarzinom beim Erwachsenen sowie des Erfolgs der jeweiligen Therapien.

Patienten und Methoden

In unserer retrospektiven Studie haben wir die Krankengeschichten von 50 Patienten mit Schilddrüsenknoten im Alter bis 21 Jahren bearbeitet. Die Patienten wurden zwischen Januar 1972 und Dezember 1995 am Institut für Onkologie in Ljubljana (O. I.) registriert. Bei 41 der 50 Patienten wurde ein Schilddrüsenmalignom diagnostiziert (82%). Von 1027 in diesem Zeitraum an Schilddrüsenmalignom erkrankten Personen waren 4% jünger als 21 Jahre (Daten aus dem Krankenhausregister des O. I.).

In der Studie erfaßt wurden klinisches Bild, Symptome, diagnostische Methoden, chirurgische Behandlungen, postoperative Komplikationen, ergänzende Therapiemaßnahmen, Auftreten von Rezidiven, Fernmetastasen und Überlebenszeit. Die Tumorausbreitung wurde entsprechend der TNM-Klassifikation festgelegt [21]. Bei der statistischen Auswertung wurden „Fisher-Exact-Test" und „Mann-Whitney-Test" angewandt.

Die Bestimmung der Tumormorphologie im Rahmen der *präoperativen* Diagnostik von primären Tumoren, von Lymphknotenmetastasen und Rezidiven wurde am Onkologischen Institut durchgehend mit einer Feinnadelaspirationsbiopsie eingeleitet, der *intraoperativ* eine Gefrierschnittuntersuchung (Schnellschnitt) und anschließend eine definitive histologische Gewebeuntersuchung folgte.

Basistherapie war die operative Intervention, die entsprechend der ermittelten Tumorart unterschiedlich ist. In unserer Studie definierten wir als „inadäquate Operation" folgende operative Interventionen: Biopsie des primären Tumors bzw. der Lymphknoten, Nodulektomie oder subtotale Resektion auf der Tumorseite. Als „adäquate Operation" beim papillären und follikulären Karzinom galten: extrakapsuläre Lobektomie samt Isthmusresektion (EKL), „fasttotale Thyreoidektomie" (= Near Total Thyreoidectomiy bzw. NTT) und totale Thyreoidektomie (TT). Bei der NTT verbleibt ein kleiner Teil des Schilddrüsengewebes (1–2 g) samt dorsaler Kapsel auf der dem Tumor gegenüberliegenden Seite. Beim papillären Karzinom mußte, um die Operation als adäquat zu bewerten, noch die Exploration und Entfernung der Lymphknoten im zentralen Kompartment oder eine funktionelle Dissektion der Halslymphknoten erfolgen. Patienten mit medullärem Karzinom wurden unserer Definition nach adäquat operiert, wenn eine totale Thyreoidektomie einschließlich einer Dissektion der Lymphknoten im zentralen Kompartment oder eine funktionelle Dissektion der Halslymphknoten erfolgte. In Anbetracht des unterschiedlichen Krankheitsverlaufs haben wir die Patientengruppe mit medullären Karzinomen gesondert vorgestellt.

Patienten mit inadäquater Erstoperation wurden reoperiert. Am Onkologischen Institut wurden Reoperationen frühestens drei Monate nach der Erstoperation durchgeführt, wenn die Reparationsvorgänge annähernd abgeschlossen waren.

Die Funktion des Nervus recurrens wurde postoperativ mittels indirekter Laryngoskopie ermittelt.

Postoperativ erhielt die Patientengruppe mit papillären und follikulären Karzinomen eine Suppressionstherapie mit L-Thyroxin, demgegenüber erhielten die Patienten mit medullärem Karzinom nur eine Substitutionstherapie. Alle Patienten wurden zwecks Bestimmung der adäquaten Thyroxindosis mittels TSH Test kontrolliert. Seit 1985 wird am Onkologischen Institut in der Nachsorge die Bestimmung von Thyreoglobulin als Routineuntersuchung durchgeführt.

Zur postoperativen Ablation des verbleibenden Schilddrüsengewebes wurde 4 Wochen nach der operativen Intervention J^{131} angewandt. Indikationen für eine J^{131}-Ablation waren: Durchbruch des Tumors durch die Schilddrüsenkapsel bzw. Durchbruch der Metastasen durch die Lymphknotenkapsel, Fernmetastasen, bilaterale Lymphknotenmetastasen, großer Primärtumor. Die J^{131}-Ablationsdosis betrug 50–80 mCi. Indiziert war die J^{131}-Therapie bei einem Tumorrest oder bei Fernmetastasen, die Therapiedosis betrug 150 mCi.

Patienten mit residualem Tumor, in dem sich kein Jod akkumulierte, wurden mit Co^{60} perkutan bestrahlt. In zwei Fällen (ein medulläres Karzinom, ein Fibrosarkom) wurden Chemo- und perkutane Strahlentherapie kombiniert eingesetzt.

Resultate

Zwischen Januar 1972 und Dezember 1995 wurden am Institut für Onkologie in Ljubljana 1027 Patienten mit Schilddrüsenkarzinom registriert, darunter 41 Patienten (4%) im Alter bis 21 Jahren (26 Mädchen, 15 Jungen, Median: 17 Jahre). Das Verhältnis zwischen Mädchen und Jungen war 1,7 : 1. Die Fünfjahresinzidenz ist aus der Abb. 1 ersichtlich. Nur einer unserer Patienten wurde in seiner Kindheit in der Halsregion bestrahlt.

Unsere Patientengruppe wies Symptome eines Schilddrüsenkarzinoms (Schilddrüsennodus bzw. vergrößerte Schilddrüse und/oder Lymphknoten) in einem Intervall von 0–15 Jahren (Median: 1 Jahr) vor der Erstbehandlung an unserem Institut auf.

Die erste klinische Untersuchung unserer Patienten ergab folgenden Palpationsbefund: tastbarer Schilddrüsentumor bei etwa 50% der Patienten, befallene Lymphknoten und Schilddrüse bei der verbleibenden Hälfte. Nur bei 4

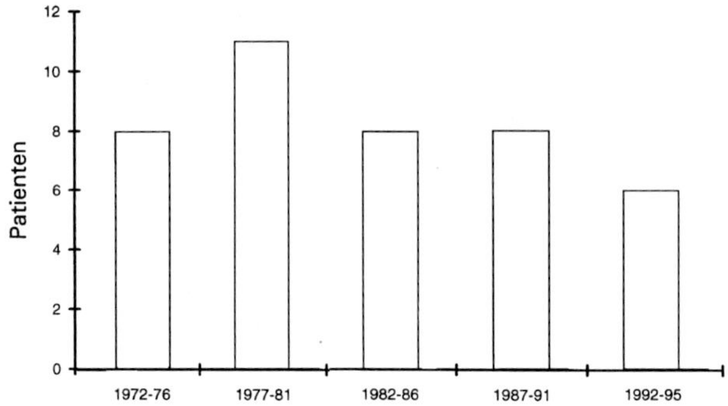

Abb. 1 Fünfjahresinzidenz von Schilddrüsenmalignomen bei Patienten jünger als 21 Jahre für den Zeitraum 1972–1995 (Onkologisches Institut Ljubljana, Slowenien).

Tabelle 1 TNM-Klassifikation bei Patienten mit papillärem und follikulärem Karzinom

	No	N1a	N1b	Nx	Summe
T0		4			4
T1	2	1			3
T2	8	3	4	1	16
T3	5	3	2		10
T4			2		2
Tx				1	1
Summe	15	11	8	2	36

Patienten wurde ein isolierter Lymphknotenbefall festgestellt (siehe TNM-Klassifikation in Tab. 1).

Unter den 4 an medullärem Karzinom erkrankten Patienten hatten 2 eine familiäre Form. Eine dieser Patientinnen mit multipler Endokrinopathie MEN II b hatte anamnestisch seit 2 Jahren Atemschwierigkeiten und Heiserkeit. Bei der Untersuchung am Onkologischen Institut wurde ein bilobulärer organüberschreitender Schilddrüsentumor mit bilateraler Rekurrensparese festgestellt, weshalb sich bei der Operation eine Tracheostomaindikation ergab.

Bei 36/41 Patienten erfolgte eine Feinnadelaspirationsbiopsie aus dem Primärtumor und/oder den vergrößerten Lymphknoten, davon wurden:

- bei 16 Patienten zytologisch ein Karzinom diagnostiziert (11 papilläre Karzinome, 4 medulläre Karzinome, ein nicht typisierbares Karzinom),
- bei 14 Patienten zytologisch der Verdacht auf ein Karzinom geäußert,
- bei 6 Patienten ein Karzinom zytologisch falsch negativ als benigner Prozeß eingestuft,

bei 5 Patienten keine Zytologie durchgeführt.

Tabelle 2 Tumormorphologie

Zytologie			Histologie		
Karzinom		16	Karzinom		40
Papilläres Karzinom	11		Papilläres Karzinom	33	
Nicht typisierbar	1		Follikuläres Karzinom	3	
Medulläres Karzinom	4		Medulläres Karzinom	4	
Suspektes Karzinom		14			
Benigne Tumoren		6	Fibrosarkom		1
Summe		36			41

Zytologisch falsch negativ: 6 von 36 Tumoren = 17%
Keine Zytologie vorhanden: 5 Patienten

Bei der histologischen Gewebeuntersuchung wurden 33 papilläre Karzinome, 3 follikuläre Karzinome, 4 medulläre Karzinome und ein Fibrosarkom diagnostiziert (Tab. 2).

Eine Erstoperation wurde an unserem Institut bei 25 der 41 Patienten durchgeführt (alle adäquat). Die übrigen 16 Patienten wurden in anderen Anstalten operativ erstbehandelt, davon 9 Patienten primär inadäquat, weshalb ihnen von unserer Seite eine Reoperation (Sekundäreingriff) nahegelegt wurde. Von diesen 9 primär inadäquat operierten Patienten wurden anschließend 7 am Onkologischen Institut und ein Patient in einer anderen Anstalt reoperiert, eine Patientin verweigerte jeden weiteren Eingriff. Bei den Sekundäreingriffen am Onkologischen Institut wurde ein Tumorresiduum bei 3/7 Patienten in den Lymphknoten, bei 3/7 Patienten in der Schilddrüse *und* den Lymphknoten histologisch diagnostiziert, bei einem Patienten wurde histologisch kein Residuum nachgewiesen.

Bei 2 Patienten war eine Reoperation aufgrund eines unrichtigerweise negativen intraoperativen histologischen Befundes (gutartiger Tumor) indiziert (eine Operation am O. I., eine Operation in einer anderen Anstalt).

Wegen regionärer Rezidive wurde eine Reoperation bei 6 Patienten aus der Patientengruppe mit follikulären und papillären Karzinomen notwendig, davon bei 2 primär adäquat, und bei 4 primär inadäquat operierten Patienten. Aus der Gruppe der 4 Patienten mit medullären Karzinomen wurde ein Patient wegen regionärem Rezidiv reoperiert, ein weiterer wegen inadäquater Erstoperation (Tab. 3).

In der Gruppe der papillären und follikulären Karzinome wurden bei 9/36 Patienten regionär Rezidive (24%) festgestellt. In der Patientengruppe mit medullärem Karzinom kam es bei einem von 4 Patienten zu einem regionären Rezidiv. In der „primär adäquat" operierten Patientengruppe mit papillären und follikulären Karzinomen traten Rezidive bei 4/28 Patienten (14%) auf; in

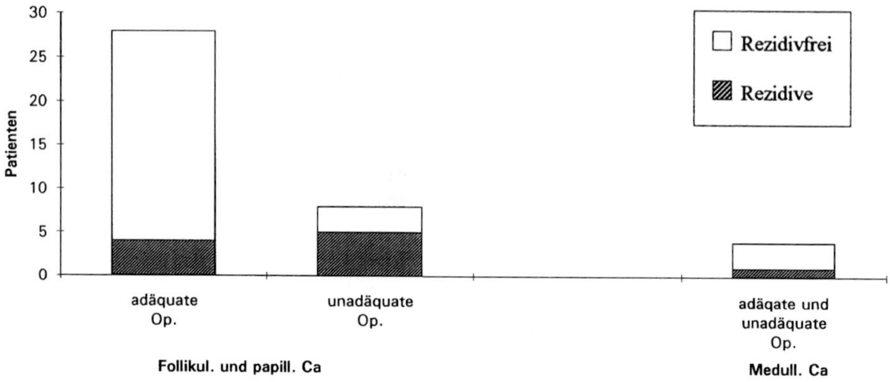

Abb. 2 Anzahl der Rezidive bei inadäquater und adäquater Operation.

der Gruppe der „primär inadäquat" operierten Patienten derselben Gruppe (siehe Abb. 2) wurden bei 5 von 8 Patienten (62%) Rezidive festgestellt (Fisher-Exact-Test: 0,10). Die Zeitspanne von der ersten Operation bis zum Auftritt der Rezidive betrug bei der „adäquat" operierten Patientengruppe im Durchschnitt 65,6 Monate (Median 54 Monate) und war bei der „inadäquat" operierten Patientengruppe mit durchschnittlich 40 Monaten (Median: 17 Monate) erheblich kürzer (Mann-Whitney-Test; Unterschied nicht signifikant).

Obwohl die von uns erfaßte Patientengruppe zahlenmäßig klein ist und deshalb unsere Resultate an der Grenze der statistischen Signifikanz liegen, deutet alles darauf hin, daß bei „primär inadäquat" operierten Patienten Rezidive sowohl öfter, als auch nach kürzerer Zeit auftreten als bei „primär adäquat" operierten Patienten.

Insgesamt entwickelten sich bei 10/41 Patienten regionär Rezidive (24,3%), davon wurden 7 operiert und 3 mit J^{131} behandelt.

Das Operationsausmaß der Erstoperationen bei follikulären und papillären Karzinomen ist aus Tabelle 4, bei medullären Karzinomen aus Tabelle 3 ersichtlich. An postoperativen Komplikationen bei der Erstoperation wurde bei 3 Patienten eine transitorische, unilaterale Rekurrensparese (einer dieser Patienten wurde in einer anderen Krankenanstalt operiert) und bei 2 Patienten eine permanente unilaterale Rekurrensparese (beide Patienten wurden in einer anderen Krankenanstalt operiert) verzeichnet. Bei den Reoperationen trat eine permanente unilaterale Rekurrensparese auf. Insgesamt ist nach allen Erst- und Reoperationen bei 3/41 Patienten (7%) eine permanente unilaterale Rekurrensparese entstanden. Ein transitorischer Hypoparathyreoidismus trat bei 4/41 Patienten auf (10%), es erlitt jedoch keiner der Patienten als postoperative Komplikation einen permanenten Hypoparathyreoidismus.

Tabelle 3 TNM-Klassifikation und Therapie bei Patienten mit medullärem Karzinom

Patient	TNM	Erstoperation	Zusätzliche Therapie
1	$T_2N_{1b}M_1$	inadäquate OP – NTT*	Reoperation EKL + funktionelle RND bilateral J^{131}, Bestrahlung 5000 cGy
2	$T_2N_0M_0$	TT	Reoperation wegen regionalem Rezidiv Bestrahlung 5000 cGy
3	$T_2N_{1a}M_0$	TT + funktionelle RND	
4	$T_4N_{1b}M_0$ MEN II b	TT + funktionelle RND (mit verbleibendem Tumorrest und Tracheostoma)	postoperativ Adriamycin Bestrahlung 6000 cGy

Erläuterungen zur Tabelle:
(* in einer anderen Anstalt durchgeführt)
TT: Totale Thyroidektomie
RND: hier funktionale radikale Dissektion
EKL: Extrakapsuläre Lobektomie
NTT: Nearly Total Thyroidectomy

Tabelle 4 Umfang der Erstoperationen bei papillären und follikulären Malignomen

	Institut für Onkologie	Andere Anstalten
EKL = extrakapsuläre Lobektomie	4	2
NTT = Nearly Total Thyreoidectomy	6	1
TT = totale Thyreoidektomie	2	2
EKL + RND = funktionale Lymphknotendissektion	3	1
NTT + RND	3	
TT + RND	4	
Nodulektomie		2
Subtotale Resektion		3
Biopsie		3
Summe	22	14

Tabelle 5 Postoperative Komplikationen bei 41 Patienten

	unilaterale Rekurrensparese		Hypoparathyroidismus	
	transitorisch	permanent	transitorisch	permanent
Erstoperation	3	2*	3	0
Operation wegen Rezidiv	0	1*	1	0
Summe	3	3*	4	0

* Operationen in anderen Krankenhäusern

Als ergänzende Therapie wurden 15/41 Patienten mit J^{131} behandelt: bei 5 Patienten wurde eine Ablation von Restschilddrüsengewebe durchgeführt, bei 7 Patienten folgte der Ablation noch eine zusätzliche Therapie mit J^{131} (kumulative Dosis: 200–670 mCi); 3 der Patienten wurden neben der Therapie mit J^{131} noch perkutan bestrahlt. Eine kombinierte Strahlen- und Chemotherapie wurde bei 2 Patienten eingesetzt (ein medulläres Ca, ein Fibrosarkom), 2 Patienten wurden postoperativ wegen Tumorresidua perkutan bestrahlt (ein medulläres Ca, ein papilläres Ca).

In der Patientengruppe mit follikulärem und papillärem Karzinom bildeten sich bei 5/36 Patienten Lungenmetastasen; bei 3 dieser Patienten war der *Röntgenbefund negativ* und die Metastasen konnten nur mit J^{131} nachgewiesen werden. Bei 2/5 Patienten waren die Lungenmetastasen sowohl mit Röntgen als auch mit J^{131} nachweisbar.

Bei 2/4 Patienten aus der Gruppe mit medullärem Karzinom wurden Lungenmetastasen gefunden, bei einem schon bei der ersten Untersuchung (Tab. 3).

Der Beobachtungszeitraum unserer Studie liegt zwischen einem Monat und 23 Jahren (Median: 9 Jahre und 3 Monate). Zur Zeit dieser Studie lebten noch 35 Patienten. Drei Patienten sind gestorben (ein Patient mit Fibrosarkom, ein Patient mit medullärem Karzinom und ein Patient mit papillärem Karzinom). Für 3 Patienten aus anderen Republiken des ehemaligen Jugoslawien stehen uns seit 1991 keine Daten mehr zur Verfügung.

Diskussion

Bis in die fünfziger Jahre unseres Jahrhunderts waren Schilddrüsentumoren im Kindesalter außerordentlich selten [1]. Auch am „Onkologischen Institut in Ljubljana" wurden entsprechende Erfahrungen gemacht. Im Fünfjahreszeitraum vor 1968 haben wir nur einen einzigen Fall und zwischen 1968–1972 lediglich zwei Fälle registriert.

Zwischen 1972–1995 wurden an unserem Institut 1027 Schilddrüsenmalignome registriert, darunter 41 Personen jünger als 21 Jahre (4%), was dem in der Literatur genannten Prozentanteil von Schilddrüsenmalignomen bei Jugendlichen entspricht (3%–10% aller Schilddrüsenmalignome) [1, 2, 5, 16]. Die Fünfjahresinzidenz von Schilddrüsenkarzinomen für Patienten bis 21 Jahren für den Zeitraum 1972–1995 ist aus Abb. 1 ersichtlich.

Seit dem Reaktorunfall von Tschernobyl wird über einen starken Anstieg der Inzidenz von Schilddrüsenkarzinomen in Weißrußland berichtet [9]. Sala führt an, daß in Dänemark seit Ende der sechziger Jahre Schilddrüsenkarzinome bei Kindern stark ansteigen, folgert jedoch auf Grundlage einer Studie über die Anreicherung von Strontium 90 in Knochen, daß die Inzidenzsteigerung nicht mit einer radioaktiven Belastung der Atmosphäre durch weltweite Atombombentests in Verbindung steht [15] und die Ursachen für zunehmende Erkrankungen an Schilddrüsenkarzinomen in anderen Umweltfaktoren zu suchen sind. Demgegenüber zeigt eine Übersicht der Tumorhäufigkeit bei Kindern bis 14 Jahren für die Provinz Torino im Zeitraum 1967–86 eine fallende Tendenz bei Schilddrüsenkarzinomen, jedoch sind die ermittelten Differenzen aufgrund der kleinen Studie von 13 Patienten nicht signifikant [14].

Grund für diesen Rückgang soll laut Autorin Mosso [14] die Einschränkung szintigraphischer Untersuchungen bei Kindern sein. Die Zahlen aus unserer Studie zeigen, daß die Inzidenz von Schilddrüsenkarzinomen in der Altersgruppe bis 21 Jahren seit 1976 annähernd gleichbleibend ist (Abb. 1).

Angesichts der Tatsache, daß Schilddrüsenkarzinome selten sind, insbesondere das Schilddrüsenkarzinom im Kindesalter, wurden diesbezügliche Erfahrungen auch in größeren Zentren über einen längeren Zeitraum erworben [1, 2, 4, 7, 8, 10, 11, 16, 17]. Daher sind auch die therapeutischen Vorgangsweisen innerhalb einzelner Studien sehr unterschiedlich [3, 12]. Im Laufe der Jahre haben sich vor allem die Standpunkte über das optimale Operationsausmaß an der Schilddrüse und den regionären Lymphknoten sowie die Indikation zur Therapie mit J^{131} geändert. Die Prognose des Schilddrüsenkarzinoms im Kindesalter ist besser als bei Erwachsenen [1, 3, 4, 7, 8, 12, 16]. Deshalb haben mehrere Autoren im Gegensatz zur Therapie im Erwachsenenalter, eine konservative chirurgische Therapie für das Schilddrüsenkarzinom im Kindesalter vertreten [1, 4, 12, 23]. Die Mehrzahl der Autoren war der Meinung, daß die Lobektomie auf der Tumorseite ein ausreichend radikaler Eingriff sei. Von der totalen Thyreoidektomie wurde aufgrund eines erheblich hohen Prozentsatzes an Komplikationen am Nervus laryngeus recurrens und den Glandulae parathyreoideae abgeraten [4, 11, 12]. Zusätzlich wurde behauptet, daß die Überlebenszeit nach einer totalen Thyreoidektomie nicht besser sei [1].

Obwohl in der Literatur darauf hingewiesen wird, daß Kinder mit einem Schilddrüsenkarzinom im Vergleich zu Erwachsenen bei der Erstbehandlung meist in einem fortgeschritteneren Erkrankungsstadium sind, ist ihre Prognose günstiger. Auch wird bei Schilddrüsenkarzinomen im Kindesalter von einer höheren Inzidenz von Lungenmetastasen berichtet, doch sind dadurch bedingte Todesfälle selten [4, 7, 8, 12, 22, 25]. Die regionäre Rezidivhäufigkeit ist ebenfalls erhöht (bis 30%), doch sollen diese Rezidive keinen Einfluß auf die Überlebenszeit haben [20, 22, 23]. Andererseits wurde nach operativen Eingriffen (NTT oder TT) bei Schilddrüsenkarzinomen im Kindesalter von einer hohen postoperativen Komplikationsrate berichtet [2, 3, 8, 16]. Ceccarelli erwähnt bei der Hälfte der operierten Patienten Hypoparathyreoidismus und Rekurrensparesen [2], Göpfert stellte bei einer Literaturdurchsicht von Komplikationen nach totalen Thyreoidektomien bei Kindern einen Hypoparathyreoidismus in 8–94% der Fälle fest [8]! In unserer Patientengruppe hatten wir 7% permanente unilaterale Rekurrensparesen und keinen Fall von Hypoparathyreoidismus. Diese relativ guten Resultate sind darauf zurückzuführen, daß die Mehrzahl der Patienten von auf Eingriffe an Schilddrüsen spezialisierten Chirurgen operiert und die Reoperationen frühestens 3 Monate nach der Erstoperation durchgeführt wurden.

Verständlich ist, daß die Ansichten in der Literatur bezüglich der optimalen Therapie von Schilddrüsenkarzinomen im Kindesalter einerseits von der guten Prognose, andererseits von der hohen Komplikationsrate bei totalen Thyreoidektomien beeinflußt werden. In letzter Zeit hat sich jedoch die konservative Haltung bezüglich der chirurgischen Therapie gewandelt: In Studien mit langer Nachsorge (>20 Jahre) wurde festgestellt, daß – entgegen den Erwartungen vieler Autoren – die Prognose doch nicht so günstig ist und daß die Patienten auch bis 20 Jahre nach der ersten Therapie ein Relaps erleben und im Erwachsenenalter wegen Lungenmetastasen sterben können [11, 13, 17]. Deshalb empfehlen immer mehr Autoren beim Schilddrüsenkarzinom als operative Therapie eine NTT oder TT [8, 10, 17], insbesondere unter Berücksichtigung der Tatsache, daß sich die chirurgische Technik in den vergangenen Jahren sehr verbessert hat und die Komplikationsrate niedriger ist. So beschreibt Harness bei 89 Patienten in nur 4,5% der Fälle Komplikationen in Form von Rekurrensparesen und Hypoparathyreoidismus, davon keine in den letzten 25 Jahren.

Heute besteht also kein Grund mehr, eine ablehnende Haltung gegenüber der totalen Thyreoidektomie oder der „Near Total"-Thyreoidektomie zu vertreten, vorausgesetzt, daß der Eingriff von auf Schilddrüsen spezialisierten Chirurgen vorgenommen wird. Wir sind auch der Meinung, daß aufgrund des seltenen Vorkommens des Schilddrüsenkarzinoms und den möglichen Komplikationen derartige Fälle in Zentren zu behandeln sind.

Zusätzlich wurde erkannt, daß bei einem hohen Prozentsatz der Kinder Rezidive und bei bis zu 30% der Fälle sogar Lungenmetastasen auftreten. Einige Autoren geben eine Rezidivhäufigkeit von 24% bis 30% an [2, 7, 19]. In seiner umfassenden Studie nennt De Keyser für Lungenmetastasen einen Prozentsatz von 15%–20% [3]. In der Serie des Memorial Hospital [5] registrierte Duffy Lungenmetastasen bei 13/28 Kindern mit Schilddrüsenkarzinom. Göpfert [8] berichtet, daß in 12% der Fälle schon während der ersten Untersuchung Lungenmetastasen gefunden wurden. Entsprechend hatten in unserer Studie 24% der Patienten ein regionäres Rezidiv und 14,6% Lungenmetastasen.

In letzter Zeit hat sich die Auffassung hinsichtlich der Indikationen für die J^{131}-Therapie geändert. Diese Therapie wurde in der Vergangenheit gemieden, da mögliche Spätfolgen an den Gonaden befürchtet wurden [12]. Die Auswertung größerer Patientengruppen mit Schilddrüsentumoren im Kindesalter hat jedoch gezeigt, daß in manchen Fällen nur eine postoperative J^{131}-Diagnostik die Möglichkeit bietet, eventuell vorhandene Lungenmetastasen frühzeitig zu diagnostizieren und auch zu behandeln [8, 17], da frühe mikronoduläre Metastasen mitunter durch Röntgenuntersuchungen nicht nachgewiesen werden können [8, 10, 16, 17].

So hatten in unserer Patientengruppe mit follikulärem und papillärem Karzinom 3/5 Patienten einen negativen Röntgenbefund trotz Metastasennachweis mit J^{131}.

Da in Studien mit langer Nachsorge (>20 Jahre) festgestellt wurde, daß einst wegen Schilddrüsenkarzinom behandelte Patienten nach vielen Jahrzehnten wegen eines Rezidivs sterben können [13, 17], wird von einer immer größeren Anzahl von Autoren der Standpunkt vertreten, daß Schilddrüsentumoren im Kindesalter therapeutisch ebenso aggressiv zu behandeln sind wie jene im Erwachsenenalter [10, 17].

In unserer Studie starb eine Patientin mit papillärem Karzinom aufgrund von Lungenmetastasen. Das Mädchen wurde zwar in einer anderen Krankenanstalt operativ, jedoch chirurgisch nicht ausreichend radikal behandelt. Unsere Studie zeigte, daß Rezidive bei den primär chirurgisch inadäquat behandelten Patienten (lediglich Enukleation des Tumors – Nodulektomie oder subtotale Resektion des Knotens auf der Tumorseite) öfter und früher auftraten, als vergleichsweise bei der adäquat operierten Patientengruppe. Jedoch waren die Unterschiede in unserer Studie wegen der relativ geringen Anzahl der erfaßten Patienten nicht signifikant.

Dementsprechend hat Tallroth festgestellt, daß in seiner Studie bei Patienten, denen ein Schilddrüsenkarzinom mit subtotaler Lobektomie entfernt worden ist, in 7/8 Fällen ein Rezidiv auftrat [19]. Schlumberger erkannte, daß die Rezidivrate 5mal höher war, wenn die chirurgische Entfernung des Tumors makroskopisch nicht radikal war [17].

Bei der Mehrzahl der in den USA evaluierten Studien über Schilddrüsenkarzinome war die Strahlentherapie von benignen Erkrankungen der Halsregion ein wichtiger äthiologischer Risikofaktor bei der Entstehung des Schilddrüsenkarzinoms. Entsprechend den Angaben verschiedener amerikanischer Autoren wurden 15%–57% an Schilddrüsenkarzinom erkrankte Patienten in der Kindheit bestrahlt [1, 3, 5, 7, 8]. Im Gegensatz dazu hatte in unserer Studie nur eine Patientin in der Anamnese eine Bestrahlung der Halsregion aufzuweisen, was den Angaben in Europa entspricht [2, 17], wo eine Strahlentherapie gutartiger Erkrankungen am Hals selten angewandt wurde.

Schilddrüsenknoten im Kindesalter sind häufiger bösartig als im Erwachsenenalter. Etwa 40%–70% der Schilddrüsenknoten bei Kindern sollen maligne sein [3]. In unserer Patientengruppe waren 41/50 Schilddrüsenknoten maligne (82%), dabei ist jedoch zu beachten, daß unser Onkologisches Institut im vornherein Kontakt mit selektierten Patienten hat.

Die Feinnadelaspirationsbiopsie ist die sicherste Methode zur Diagnose von Schilddrüsenmalignomen. In Anbetracht des hohen Prozentsatzes an Malignomen ist eine Punktionszytologie und die Operation bei allen Kindern mit Schilddrüsentumoren indiziert.

Während der Operation ist die intraoperative histologische Diagnostik erforderlich (Gefrierschnittuntersuchung), um danach auf Basis des histologischen Befundes und der Situationsbeurteilung durch den Chirurgen einen ausreichend radikalen Eingriff zu gewährleisten.

In letzter Zeit hat sich beim operativen Eingriff überwiegend die NTT als „goldener Standard“ durchgesetzt; die TT wird bei Kindern nur im Falle von ausgedehnten und bilateralen Tumoren empfohlen [8, 17].

Verschiedene Autoren versuchten Faktoren zu analysieren, die eine Prognose des Schilddrüsenkarzinoms im Kindesalter ermöglichen. So wurde beispielsweise untersucht, ob Tumoren mit aneuploider DNA prognostisch schlechter seien. Ekman [6] konnte keinen Zusammenhang zwischen Aneuploidie und einer schlechteren Prognose bei Tumoren im Kindesalter feststellen. Zimmerman [25] konnte unter 39 Schilddrüsenkarzinomen bei Kindern überhaupt keinen aneuploiden Tumor finden. Einfluß auf die Prognose hat jedoch das Alter der Erkrankung, wobei bei jüngeren Patienten die Prognose schlechter sein soll [11, 17]. Auch beeinflußt lokaler Ausbreitungsgrad die Prognose negativ [17].

Aufmerksamkeit ist auch bei Kindern angebracht, bei denen man nur vergrößerte Lymphknoten am Hals findet. In diesen Fällen kann die Aspirationsbiopsie helfen, falsche Diagnosen zu vermeiden. Samuel [16] berichtet, daß in seiner Studie 35% der Kinder mit Schilddrüsenkarzinom ausschließlich vergrößerte Lymphknoten hatten und deshalb über einen langen Zeitraum irrtümlich wegen Lymphadenitis behandelt wurden. In unserer Studie hatten nur 10% der Patienten klinisch vergrößerte Lymphknoten ohne tastbaren Schilddrüsentumor.

Schlußfolgerungen

- Die Schilddrüsentumoren unserer Studie waren in einem hohen Prozentsatz maligner Natur (41/50 Patienten = 82%).

- Angesichts der Tatsache, daß sich Lungenmetastasen auch im Kindes- oder Adoleszentenalter entwickeln und von sehr späten Rückfällen der Krankheit berichtet wird, ist eine Therapie wie im Erwachsenenalter angezeigt. Die Nachsorge muß auf Lebenszeit erfolgen.
- Es bestehen Anhaltspunkte, daß Rezidive bei primär inadäquat operierten Patienten (Nodulektomie, subtotale Resektion auf der Tumorseite und Biopsie) öfter und früher auftreten als bei primär adäquat operierten.

Danksagung: Die Autoren danken Prof. Dr. Pompe-Kirn für die Vermittlung der Daten aus dem Krankenhausregister des Onkologischen Institutes in Ljubljana.

Literatur

[1] Buckwalter, J. A., N. J. Guril, C. G. Thomas: Cancer of the thyroid in youth. World J. Surg. *5* (1981) 15–25.

[2] Ceccarelli, C., F. Pacini, F. Lippi et al.: Thyroid cancer in children and adolescents. Surgery *104* (1988) 1143–1148.

[3] De Keyser, L. F. M., A. J. van Herle: Differentiated thyroid cancer in children. Head Neck Surg. *8* (1985) 100–114.

[4] Desjardins, J. G., J. Bass, G. Leboeuf et al.: A twenty-year experience with thyroid carcinoma in children. J. Pediat. Surg. *23* (1988) 709–13.

[5] Duffy, B. J., P. J. Fitzgerald: Cancer of the thyroid in children: a report of 28 cases. J. Clin. Encodrinol. Metab. *10* (1950) 1296–1308.

[6] Ekman, E. T., M. Baeckdahl, T. Loewhagen et al.: Nuclear DNA measurements on thyroid carcinoma in young patients. Acta Oncol. *28* (1989) 475–479.

[7] Frankenthaler, R. A., R. V. Sellin, A. Cangir et al.: Lymph node metastasis from papillary-follicular thyroid carcinoma in young patients. Am. J. Surg. *160* (1990) 341–343.

[8] Goepfert, H., W. J. Dichtel, N. A. Samaan: Thyroid cancer in children and teenagers. Arch. Otolarlyngol. *110* (1984) 72–75.

[9] Hall, P.: Radiation-induced thyroid cancer. Med. Oncol. & Tumor Pharmacother. *9* (1992) 183–189.

[10] Harness, J. K., N. W. Thompson, M. K. McLeod et al.: Differentiated thyroid carcinoma in children and adolescents. World J. Surg. *16* (1992) 547–554.

[11] La Quaglia, M. P., M. T. Corbally, G. Heller et al.: Recurrence and morbidity in differentiated thyroid carcinoma in children. Surgery *104* (1988) 1149–1156.

[12] Massimino, M., M. Gasparini, E. Ballerini et al.: Primary thyroid carcinoma in children: A retrospective study of 20 patients. Med. Pediat. Oncol. *24* (1995) 13–17.

[13] Mizukami, Y., T. Michigishi, A. Nonomura et al.: Carcinoma of the thyroid at a young age – a review of 23 patients. Histopathology *20* (1992) 63–66.

[14] Mosso, M. L., R. Colombo, L. Giordano et al.: Childhood cancer registry of the province of Torino, Italy: survival, incidence, and mortality over 20 years. Cancer *69* (1992) 1300–1306.

[15] Sala, E., J. H. Olsen: Thyroid cancer in the age group 0–19: time trends and temporal changes in radioactive fallout. Eur. J. Cancer *29A* (1993) 1443–1445.

[16] Samuel, A. M., S. M. Sharma: Differentiated thyroid carcinomas in children and adolescents. Cancer *67* (1991) 2186–2190.

[17] Schlumberger, M., F. de Vathaire, J. P. Travagli et al.: Differentiated thyroid carcinoma in childhood: long term follow-up of 72 patients. J. Clin. Endocrinol. Metab. *65* (1987) 1088–1094.
[18] Shore, R. E., N. Hildreth, P. Dvoretsky et al.: Thyroid cancer among persons given X-ray treatment in infancy for an enlarged thymus gland. Am. J. Epidemiol. *137* (1993) 1068–80.
[19] Tallroth, E., M. Baeckdahl, J. Einhorn et al.: Thyroid carcinoma in children and adolescents. Cancer *58* (1986) 2329–2332.
[20] Thoresen, S., L. A. Akslen, E. Glattre et al.: Thyroid cancer in children in Norway 1953–1987. Eur. J. Cancer *29* (1993) 365–366.
[21] UICC – International Union Against Cancer: TNM classification of malignant tumours. 4th ed. Springer Verlag, Berlin 1987.
[22] Vassilopoulou-Sellin, R., M. J. Klein, T. H. Smith et al.: Pulmonary metastases in children and young adults with differentiated thyroid cancer. Cancer *71* (1993) 1348–1352.
[23] Viswanathan, K., T. C. Gierlowski, A. B. Schneider: Childhood thyroid cancer: characteristics and long-term outcome in children irradiated for benign conditions of the head and neck. Arch. Pediatr. Adolesc. Med. *148* (1994) 260–265.
[24] Withers, E. H., L. Rosenfeld, J. O'Neill et al.: Long-term experience with childhood thyroid carcinoma. J. Pediatr. Surg. *14* (1979) 332–335.
[25] Zimmerman, D., I. D. Hay, I. R. Gough et al.: Papillary thyroid carcinoma in children and adults: Long term follow-up of 1039 patients conservatively treated at one institution during three decades. Surgery *104* (1988) 1157–1166.

Diskussion

Grußendorf:
Können Sie etwas über die Altersverteilung der Patienten sagen? Wir haben ja bei Herrn Reiners gesehen, daß die Altersverteilung vor Tschernobyl ganz anders aussah als danach. Waren bei Ihnen auch die meisten Patienten unter 6 Jahre alt?

Auersperg:
Nein, bezüglich der Altersverteilung war bei uns der Medianwert 17 Jahre. Interessant ist jedoch, daß nur bei einem Patienten in der Anamnese Angaben über eine vorherige perkutane Bestrahlung der Halsregion vorlagen. Dies unterscheidet sich von amerikanischen Studien, wo die Bestrahlung der Halsregion als wichtiger ätiologischer Faktor angeführt wird.

Wahl:
Können Sie bitte definieren, was bei Ihren Patienten eine adäquate und was eine inadäquate Operation ist? Gehört zur adäquaten Operation immer eine systematische Lymphdissektion mit dazu; denn wir sehen ja, daß sehr häufig Lymphknotenmetastasen gefunden werden und die Tumoren aggressiv sind, während das bei den Älteren ja eher einmal etwas vernachlässigt werden kann und nicht immer systematisch die Lymphknoten entfernt werden müssen.

Auersperg:
Als eine minimale adäquate Operation beim Schilddrüsenkarzinom bezeichnen wir die extrakapsuläre Lobektomie samt Isthmusresektion auf der Tumorseite mit einer Lymphdissektion im zentralen Kompartment.

Wahl:
Nur wenn die klinisch makroskopisch befallen sind, im Tastbefund oder Ultraschall, oder auch wenn sie unauffällig erscheinen?

Auersperg:
Die Lymphknoten im zentralen Kompartment werden auch dann entfernt, wenn sie unauffällig erscheinen.

Die chirurgische Therapie papillärer und follikulärer Schilddrüsenkarzinome bei Kindern und Jugendlichen

J. Witte, C. Dotzenrath, P. E. Goretzki, H. D. Röher

Die Inzidenz von differenzierten Schilddrüsenkarzinomen bei Kindern und Jugendlichen bis zum 18. Lebensjahr wird häufig unterschätzt. Nach Angaben verschiedener Autoren beträgt der Anteil von papillären und follikulären Schilddrüsenkarzinomen am Gesamtaufkommen der Schilddrüsenoperationen in dieser Altersklasse 8% bis 21% [1, 2, 4, 7, 11]. Weiterhin überwiegen die papillären Schilddrüsenkarzinome mit 93% gegenüber follikulären. Gerade bei Kindern und Jugendlichen ist die generell gute Prognose der differenzierten Schilddrüsenkarzinome gegenüber anderen Karzinomen aufgrund des Prognosefaktors Alter gegenüber Erwachsenen noch günstiger einzuschätzen. Dennoch stellt sich die Frage nach einer optimierten Therapie mit der Möglichkeit eines multimodalen Therapieansatzes zum Erreichen eines entsprechend guten Langzeittherapieerfolges.

Wichtige Argumente zur Beurteilung der Therapie bei Kindern sind die hohe Zahl cervicaler Lymphknotenmetastasen bis zu 70% [5]. Ebenso ist der Anteil von synchron und metachron auftretenden oder entdeckten Fernmetastasen und hier besonders der Anteil von Lungenmetastasen mit 15% bis 20% hoch [10].

Andererseits ist bei Kindern und Jugendlichen zwischen postoperativer Morbidität und notwendiger Radikalität im chirurgischen Vorgehen abzuwägen. Zur Zeit besteht kein Konsens bzgl. eines einheitlichen Therapiekonzeptes. Weiterhin wird kontrovers über ein eingeschränkt radikales Vorgehen gegenüber dem radikalen Vorgehen mit Thyreoidektomie und modifizierter Neck dissection mit der Option einer postoperativen Radiojodtherapie diskutiert.

Um Argumente für das eine oder andere Vorgehen zu gewinnen, wurden retrospektiv alle Patienten bis zum 18. Lebensjahr analysiert, die wegen einer Schilddrüsenerkrankung im Zeitraum von 4/86 bis 6/95 an der Chirurgischen Universitätsklinik Düsseldorf operiert worden waren. Dabei handelte es sich insgesamt um 69 Patienten. 14 Kinder und Jugendliche (20,3%) wiesen histologisch gesichert ein differenziertes Schilddrüsenkarzinom auf (Tab. 1).

Bei 13 Pat. (93%) wurde histologisch ein papilläres Schilddrüsenkarzinom nachgewiesen. Bei 10 Pat. (72%) wurden Lymphknotenmetastasen entdeckt. Tastbare Lymphknoten und solitäre verdächtige Schilddrüsenknoten waren erste Symptome und gleichzeitig Operationsindikation bei 11 Pat. (76%). Der

Tabelle 1 Operationsindikation, Histologie, TMN-Klassifikation und postoperativer Verlauf bei N = 14 Patienten mit papillären und follikulären Schilddrüsenkarzinomen (4/86 bis 6/95)

OP-Indikation	Pat.	TNM	Histol.	post.-op.
Lymphknoten	M 17 J.	211	pap. Sd-ca.	Lungenmetast.
Hals	F 13 J.	110	pap. Sd-ca.	Lk-rez. Hals
N = 4	F 14 J.	41b1	pap. Sd-ca.	Lungenmetast.
	M 9 J.	41b1	pap. Sd-ca.	Lungenmetast.
Verd. Sd-	F 15 J.	100	pap. Sd-ca.	tu-frei
knoten	F 15 J.	110	pap. Sd-ca.	tu-frei
N = 7	F 17 J.	110	pap. Sd-ca.	tu-frei
	F 18 J.	210	pap. Sd-ca.	tu-frei
	F 16 J.	310	pap. Sd-ca.	tu-frei
	F 15 J.	410	pap. Sd-ca.	tu-frei
	F 14 J.	41X	pap. Sd-ca.	Lk-rez. Hals
Struma multinodosa N = 1	F 17 J.	300	pap. Sd-ca.	tu-frei
Aut. Adenom	F 11 J.	200	foll. Sd-ca.	tu-frei
N = 2	M 15 J.	200	pap. Sd-ca.	tu-frei

Anteil von Lymphknotenmetastasen dieser Patientengruppe, die unter dem dringenden Verdacht auf ein Schilddrüsenkarzinom operiert wurden, betrug 91%. Das weibliche Geschlecht dominierte mit 11 : 3. Synchron und metachron bestanden Lungenmetastasen bei 3 Pat. (21,4%). Diese traten alle in einer disseminierten Form auf. Alle Jugendlichen mit Lungenmetastasen wiesen cervicale Lymphknotenmetastasen auf. Bei zwei Patienten traten diese Lymphknotenmetastasen im Stadium T4 von papillären Schilddrüsenkarzinomen bilateral auf. Insgesamt wurden cervicale Lymphknotenmetastasen unabhängig vom Tumorstadium gesehen.

Als chirurgische Therapie wurde bei 11 Patienten eine Thyreoidektomie mit modifizierter Neck dissection durchgeführt. Bei allen diesen Kindern und Jugendlichen schloß sich eine Radiojodtherapie an. Bei einem als Zufallsbefund entdecktem follikulären Schilddrüsenkarzinom (T2NOMO) wurde bei unverdächtiger Gegenseite nur eine Hemithyreoidektomie durchgeführt. Bei 2 Patienten erfolgte eine Hemithyreoidektomie mit ausgedehnter Resektion der Gegenseite.

Frühpostoperativ trat eine N. Recurrensparese und eine Hypokalzämie bei jeweils 2 Patienten und bei 1 Patienten beide Komplikationen gemeinsam jeweils nach Thyreoidektomie auf. Die Nachuntersuchung ergab 1 permanente Recurrensparese und bei 1 Patientin bestand ein Hypoparathyreoidismus 2 Jahre p. o. Nach einer Nachbeobachtungszeit der operierten Patienten von bis zu 7 Jahren traten lediglich bei 2 Kindern und Jugendlichen (14,2%)

Lymphknotenrezidive im Halsbereich auf. Keines der Kinder verstarb wegen seiner Schilddrüsenerkrankung.

Differenzierte Schilddrüsenkarzinome sind seitens ihres Wachstumsverhaltens und seitens der Überlebensrate nach 5 und 10 Jahren als prognostisch günstig einzustufen. Aber gerade diese günstige Eigenschaft der papillären und follikulären Schilddrüsenkarzinome erschwert die Analyse eines chirurgischen oder multimodalen Therapieerfolges in meist zahlenmäßig kleinen Patientenkollektiven. So treffen in der Gruppe von Kindern und Jugendlichen Einzelbeobachtungen zusammen, die bei der Festlegung einer optimierten Therapiestrategie zu unterschiedlichen Ergebnissen führten [7, 10, 11, 13]. Zimmermann et al. [13] schlossen aufgrund einer guten Langzeitprognose von Kindern mit einem differenzierten Schilddrüsenkarzinom, daß ein radikales Vorgehen mit Thyreoidektomie, Neck dissection und nachfolgender Radiojodtherapie nicht routinemäßig zur Anwendung kommen müsse. So ergab sich bei der Auswertung ihrer Daten, daß die Tumorgröße, das Vorhandensein von cervicalen Lymphknotenmetastasen, die Fernmetastasen und das cervicale Lymphknotenmetastasenrezidiv bei Kindern signifikant häufiger gegenüber Erwachsenen ist. In der Häufigkeit des Lokalrezidivs ergab sich kein Unterschied. Dagegen zeigten Kinder nach einer Nachbeobachtungszeit von 15 Jahren eine deutlich niedrigere Mortalität trotz einer Thyreoidektomierate von nur 38% und einer postoperativen Radiojodtherapie in nur 17%. Zur Beurteilung des Therapieerfolges bei differenzierten Schilddrüsenkarzinomen scheint uns bei kleinen Patientenkollektiven und kurzen Nachbeobachtungszeiten die Überlebensrate ein fraglicher Parameter zu sein, so daß wir die Radikalität der Therapie am Tumor-, Lymphknotenrezidiv, der Behandlungsmöglichkeit der Fernmetastasen und der zu erwartenden Morbidität orientieren. Die eigenen Nachuntersuchungsergebnisse zeigen bei 72% der Patienten cervicale Lymphknotenmetastasen und bei 21,4% der jugendlichen Patienten Fernmetastasen (ausschließlich Lungenmetastasen).

Ein radikales chirurgisches Vorgehen mit Thyreoidektomie, Neck dissection und postoperativer Radiojodtherapie bei der Mehrzahl dieser Patienten leitet sich aus der bereits beim Primäreingriff vorliegenden Lymphknotenmetastasierung von 72% und der schon zum Operationszeitpunkt in der Regel diffusen Lungenmetastasierung bei 3 Patienten (21,4%) ab. Bei 3 Patienten erfolgte aufgrund eines Zufallsbefundes ein eingeschränkt radikales Vorgehen mit Hemithyreoidektomie und zweimal Hemithyreoidektomie mit ausgedehnter Resektion der Gegenseite. Mangelnde Lymphknoten- und Lungenmetastasierung veranlaßten uns, keine Komplettierung der Operation durchzuführen und ein jegliches Morbiditätsrisiko zu meiden, da wir in diesen Fällen auch keine Indikation für eine postoperative Radiojodtherapie sahen. Eine Literaturübersicht bestätigt, daß mit zunehmender Anzahl der Thyreoidektomien

Tabelle 2 Literaturübersicht einzelner Patientenkollektive von Kindern und Jugendlichen mit differenzierten Schilddrüsenkarzinomen bzgl. Überlebenszeit, Rezidiv-, Thyreoidektomie und Komplikationshäufigkeit

		N Pat.	Nachbeobacht. [Jahre]	Überleben [%]	Rez. [%]	Tx [%]	Kompl. [%]
Withers	1979	20	8	90	25	55	15
Tallroth	1986	40	22	93	13	30	48
Schlumberger	1987	72	13	98	42	40	29
Zimmermann	1988	58	15	86	42	38	24
La Quaglia	1988	93	12	100	35	46	46
Ceccarelli	1988	49	8	98	39	–	51
Mizukami	1992	23	9	96	69	–	–

die Rezidivhäufigkeit differenzierter Schilddrüsenkarzinome auch bei Kindern abnimmt. Ein Einfluß auf das Überleben ist jedoch zur Zeit nicht nachweisbar (Tab. 2).

Die in der Literatur zitierten Komplikationsraten bzgl. Recurrensparese und Hypoparathyreoidismus bei Kindern sind jedoch nicht zu akzeptieren und sollten zu der Erkenntnis beitragen, daß diese Operationen nur in die Hände von Kollegen mit ausreichender Erfahrung und mit besonderen Kenntnissen in der Schilddrüsenchirurgie gelegt werden sollten. Die Thyreoidektomie kann dann mit einem vertretbaren Risiko bzgl. spät-postoperativer Komplikationen (je 1 Pat. mit Recurrensparese bzw. Hypoparathyreoidismus) durchgeführt werden.

Literatur

[1] Angerpointer, T. A., E. Britisch, D. Knorr et al.: Surgery for benign and malignant diseases of the thyroid gland in childhood. Prog. Pediatr. Surg. *26* (1991) 21–27.

[2] Beyer, P. A., C. Müller, K. Heller et al.: Die Hemithyreoidektomie im Kindesalter. In: H. D. Röher, B. Weinheimer (Hrsg.): Schilddrüse 1991, S. 161–164. Walter de Gruyter, Berlin–New York 1992.

[3] Ceccarelli, C., F. Pacini, F. Lippi et al.: Thyroid cancer in children and adolescents. Surgery *104* (1988) 1143–1148.

[4] Desjardins, J. G., A. H. Khan, P. Montupet et al.: Management of thyroid Nodules in Children: A 20-Year Experience. J. Pediatr. Surg. *22* (1987) 736–739.

[5] La Quaglia, M. P., M. T. Corbally, G. Heller et al.: Recurrence and morbidity in differentiated thyroid carcinoma in children. Surgery *104* (1988) 1149–1156.

[6] Mizukami, Y., M. Noguchi, T. Michigishi et al.: Papillary thyroid carcinoma in Kanazawa, Japan: prognostic significance of histological subtypes. Histopathology *20* (1992) 243–250.

[7] Pistor, G., K.-L. Waag, S. H. v. Kapherr: Chirurgische Strategien bei Schilddrüsenerkrankungen im Kindes- und Jugendalter. Z. Kinderchir. *45* (1990) 342–348.

[8] Schlumberger, M., F. DeVathaire, J. P. Travagli et al.: Differentiated Thyroid Carcinoma in Childhood: Long Term Follow-Up of 72 Patients. J. Clin. Endocrinol. Metab. *65* (1987) 1088–1094.
[9] Tallroth, E., M. Bäckdahl, J. Einhorn et al.: Thyroid Carcinoma in Children and Adolescents. Cancer *58* (1986) 2329–2332.
[10] Vassilopoulou-Sellin, R., M. J. Klein, T. H. Smith et al.: Pulmonary Metastases in Children and Young Adults with Differentiated Thyroid Cancer. Cancer *71* (1993) 1348–1352.
[11] Waag, K.-L., E. Hanisch, F. Kollmann et al.: Erfahrungen mit der operativen Therapie von Schilddrüsenerkrankungen im Kindesalter. Z. Kinderchir. *43* (1988) 232–235.
[12] Whiters, E. H., L. Rosenfeld, J. O'Neill et al.: Long-term experience with childhood thyroid carcinoma. J. Pediatr. Surg. *14* (1979) 332–335.
[13] Zimmermann, D., I. D. Hay, I. R. Gough et al.: Papillary thyroid carcinoma in children and adultes: Long-term follow-up of 1039 patients conservatively treated at one institution during three decades. Surgery *104* (1988) 1157–1166.

Diskussion

Köbberling:
Herr Witte, in Ihren ersten beiden Dias nannten Sie Prozentzahlen, die nicht verständlich sind, nämlich die Häufigkeit der Operationen von papillären und follikulären Schilddrüsenkarzinomen in Düsseldorf, und dann gaben Sie an „Häufigkeit von 20%". 20%, von was ist das denn?

Witte:
20% von den genannten 69 Patienten, die wegen einer Schilddrüsenerkrankung insgesamt operiert wurden.

Köbberling:
Die Zufallskarzinome und die gezielt Operierten?

Witte:
Das sind alle diejenigen Patienten, bei denen letztendlich histologisch die Diagnose eines differenzierten Schilddrüsenkarzinoms herauskam. Ich glaube, das Nachfolge-Dia war eindeutig und stellte genau die Inzidenz der differenzierten Schilddrüsenkarzinome dar.

Voigt:
Sie haben zwei dieser Patienten unter der Operationsindikation autonomes Adenom operiert? War das Karzinom das autonome Adenom, oder saß es in der Nähe? Wie weit ist das verifiziert?

Witte:
Es ist nicht eindeutig verifiziert worden und befand sich in einer Struma multinodosa.

Moser:
Lungenmetastasen können nur dann explizit mit Radiojod behandelt werden, wenn zuvor die Schilddrüse vollständig entfernt wurde. Daher verwundert es, wenn ein Patient mit follikulärem Karzinom (pT2) nicht mit einer Thyreoidektomie, sondern nur mit einer Hemithyreoidektomie versorgt wurde. Dies macht eine Metastasenerfassung mit Radiojod unmöglich.

Witte:
Man muß davon ausgehen, daß es sich um einen Zufallsbefund gehandelt hat, der nicht nachoperiert, sondern weiter beobachtet wurde. Es trat keine Fernmetastasierung auf, so daß man von einer radikalen Operation bei einem primären Eingriff auszugehen hat und sich nicht genötigt fühlte, bei dieser Patientin eine Nachresektion durchzuführen.

Conclusio

O. Schober

Herr Prof. Reiners, Würzburg, hat über die bedauerliche Zunahme kindlicher Schilddrüsenkarzinome nach der Reaktorkatastrophe von Tschernobyl in besonders kompetenter und eindringlicher Weise aufmerksam gemacht. Neben den Gebieten in Weißrußland und der Ukraine ist auch Rußland wesentlich betroffen.

Sein Beitrag beginnt klinisch, er berichtet über den Jungen Pavel mit Lymphknoten- und pulmonaler Metastasierung. Durch die Radiojodtherapie gelingt es, den jungen Patienten, zumindest bis heute, in ein tumorfreies Stadium zu begleiten. Der Tumormarker Thyreoglobulin sinkt von 7600 ng/ml auf <4 ng/ml. Pavel ist einer von mehr als 400 Patienten mit differenziertem Schilddrüsenkarzinom, wobei die Reaktorkatastrophe mit den verschiedenen Emissionen als Strahlenkarzinogenese angesehen werden muß.

Die Prävalenz maligner Schilddrüsenerkrankungen bei kalten Knoten liegt in Gebieten ohne Jodmangel bei 30%, in Deutschland in der Größenordnung von 15%. Die Inzidenz wird nach systematischen Studien von Herrn Prof. Michaelis, Mainz, mit 0,3/100 000 angegeben. Das heißt, wir erwarten etwa 30 neue Patienten pro Jahr. 10% dieser Patienten sind in Mainz registriert.

90% der jungen Patienten in Tschernobyl und weiterer Umgebung weisen einen differenzierten Schilddrüsentumor auf. Insbesondere im Bereich Gomel, Weißrußland, ist die Inzidenz nach der Reaktorkatastrophe um den Faktor 30 bis 100 gestiegen, die Latenzzeit beträgt im Minimum 4 Jahre, insgesamt wird aber die erwartete Latenzzeit solider Tumoren beobachtet. Keine verläßlichen Angaben existieren über die Inzidenz von Leukämien, bisher auch nicht im internationalen Schrifttum.

Herr Prof. Reiners berichtet über seine Erfahrungen in Essen/Würzburg, insbesondere über die Ergebnisse der hochdosierten Radiojodtherapie bei 86 Kindern.

Der papilläre Anteil der Karzinome überwiegt deutlich den follikulären, Mädchen sind häufiger betroffen als Knaben, wobei Herr Prof. Reiners auch die Östrogene als Promotoren der Karzinogenese andiskutiert und darauf aufmerksam macht, daß weitere spezifische Onkogene untersucht werden müssen.

Von den Schilddrüsentumoren, in der Regel multifokal (93% papillär, 0,5% medullär) weisen 48% ein pT4-Stadium auf. 80% der Patienten haben bereits eine Lymphknotenmetastasierung und mindestens 23% eine pulmonale Metastasierung. Diese Zahl ist aber, wegen häufig fehlender Szintigraphie, noch höher anzunehmen, da die disseminierte pulmonale Metastasierung in der Regel nur mit der I-131-Szintigraphie dokumentiert werden kann. Die pulmonale Metastasierung geschehe in der Regel auf lymphogenem Wege.

Neben dem erfreulichen Therapieresponse weist er jedoch auch auf die Nebenwirkungen hin, insbesondere die Lungenfibrose. Die während der Radiojodtherapie beobachteten hämatologischen Veränderungen sind immer passagerer Art gewesen. Prof. Reiners schließt seinen Beitrag mit einem klinischen Appell, die Radiojodtherapie dürfe nicht zur szintigraphischen Kosmetik entarten.

Frau Dr. Auersperg, Leibach/Slowenien, berichtet über 41 junge Patienten im Alter bis zu 20 Jahren und über eine deutlich höhere Inzidenz von Schilddrüsenknoten. Dieses ist möglicherweise auf die Auswahl der Patienten, die Praevalenz der Erkrankung, zurückzuführen.

In ihrer Forderung nach einer adäquaten Therapie trifft sie auf die Übereinstimmung des Plenums, auch wenn in ihrem eigenen Patientenkollektiv eine erhebliche Anzahl von Patienten weiterhin mit einer perkutanen Strahlentherapie behandelt wurden, nicht alle mit Radiojod und schon gar nicht alle mit einer adäquaten chirurgischen Thyreoidektomie.

Herr Dr. Witte, Düsseldorf, verfügt über eine besonders große Erfahrung der chirurgischen Therapie bei 69 Kindern und Jugendlichen im Alter bis zu 18 Jahren mit papillären und follikulären Schilddrüsenkarzinomen. Auch sein Appell heißt: Thyreoidektomie und modifizierte Neckdissektion mit nachfolgender Radiojodtherapie. Die ersten Ergebnisse der Düsseldorfer Arbeitsgruppe um Herrn Prof. Röher lassen dann auf eine gute Langzeitprognose schließen.

Herr Dr. Rein, Medizinische Hochschule Hannover, stellt Ergebnisse zur Expression des Adhäsionsmoleküls E-Cadherin als Maß für die Prognose bei 112 Patienten mit differenziertem Schilddrüsenkarzinom, jungen Patienten, und ihre Korrelation zum klinischen Verlauf vor. Er kann dabei auf archiviertes Gewebe von Schilddrüsenkarzinomen zurückgreifen und über Lebenserwartungen von im Mittel 5 Jahren berichten. Eine verminderte Expression des Adhäsionsmoleküls E-Cadherin weist auf eine schlechtere Prognose hin, jüngere Patienten haben in der Regel eine höhere Expression als ältere Patienten. Ein prognostischer Ansatz mit Hilfe der molekularbiologischen Methoden, der nicht nur für den Tumormarker E-Cadherin weiter verfolgt werden sollte.

3 Besonderheiten bei Schwangerschaft und Stillzeit

3.1 Physiologie, Struma, Hypothyreose

Transfer und Stoffwechsel von Schilddrüsenhormonen in der Plazenta*

J. Köhrle

Einleitung

Obwohl die Plazenta für die maternale-fötale Kommunikation vieler Substanzen und hochmolekularer Proteine wie Antikörper keine Schranke darstellt, hat sich in den letzten 20 Jahren, bezogen auf den Transfer von Schilddrüsenhormonen, in der Literatur ein Dogma etabliert, welches besagt, daß die Plazenta nicht für Schilddrüsenhormone durchgängig sei. Dieses Dogma entstand offensichtlich durch Verallgemeinerung und nicht genügend reflektierte Übertragung von Befunden an verschiedenen Tiermodellen und am Menschen, insbesondere in der Endphase der Schwangerschaft sowie durch verschiedene histologische Analysen oder Nabelschnurblutuntersuchungen zum Zeitpunkt der natürlichen oder eingeleiteten Geburt. Insbesondere die Untersuchungen der Arbeitsgruppe um D. Fisher [39] Anfang der achtziger Jahre im Schaf, in der Ratte oder auch beim Menschen haben das Dogma des fehlenden Transfers von Schilddrüsenhormonen über die Plazentaschranke unberechtigterweise mit begünstigt. In den letzten Jahren hat sich jedoch gezeigt, daß der Transfer und nicht nur der schon bekannte Metabolismus von Schilddrüsenhormonen im plazentaren Gewebe detaillierter betrachtet werden muß und daß genügend experimentelle Befunde für einen signifikanten geregelten Transfer von Schilddrüsenhormonen, vermutlich über die ganze Schwangerschaft hinweg, vom maternalen zum fötalen Kompartiment beobachtet werden kann.

---

* Gewidmet Frau Prof. Dr. G. Morreale de Escobar, Madrid, anläßlich ihrer Aufnahme in die Königliche Spanische Akademie der Medizin als erste Wissenschaftlerin 1995.

In der folgenden Übersicht sollen diese Befunde der letzten Jahre kritisch dargestellt und im Zusammenhang mit früheren Untersuchungen diskutiert werden sowie die bahnbrechenden neuen Entwicklungen im Bereich der Verstoffwechselung von Schilddrüsenhormonen im Hinblick auf die maternale-fetale Kommunikation referiert werden. Des weiteren sollen eine Reihe offener Fragen im Bereich der Rolle der Spurenelemente Jod und Selen für die Fötalentwicklung, insbesondere die Reifung und Differenzierung des fötalen Gehirns, angesprochen werden.

Die Arbeitsgruppe um Ekins [32] hat vor kurzem ein Modell der Schilddrüsenhormonökonomie während der Schwangerschaft vorgestellt, in dem auf die vielseitigen Wechselbeziehungen zwischen maternalem-fötalen Organismus und die Rolle des maternalen und fötalen Plazentakompartiments hingewiesen wird. Insbesondere wird in diesem Modell auf die sehr unterschiedlich regulierten, komplexen Transfer- und Stoffwechselvorgänge der Schilddrüsenachse in der frühen und späten Schwangerschaft hingewiesen, da ja bekanntermaßen die fötale Feedback-Regulation der Hypophysen-Schilddrüsen-Achse sich erst im letzten Drittel der Schwangerschaft voll ausbildet und insbesondere die Plazenta entlang der normalen Fötalentwicklung eine Reihe von Reifungs- und Differenzierungsprozessen durchmacht. In diesen Reifungsvorgang greift nicht nur die sich autonom entwickelnde fötale Seite ein, sondern die bisher noch wenig verstandenen Differenzierungsprozesse in Uterus und Plazenta werden durch eine Reihe von hormonellen und nutritiven Signalen des mütterlichen Organismus beeinflußt. So gibt es z. B. durch die Produktion plazentarer Gonadotrophine nach der Trophoblasteninvasion eine Stimulation der Ovarien, die durch ihre erhöhte Östrogenproduktion und -sekretion die Leber zur erhöhten Produktion des thyroxinbindenden Globulins (TBG) anregen, welches durch eine Änderung des set points der maternalen Schilddrüsenachse zu Änderungen der hypophysären TSH-Produktion und der Schilddrüsenhormonproduktion führen. Andererseits findet auch eine Verschiebung des Jodpools von der Mutter zum Fötus statt, ein Vorgang, der insbesondere in Regionen mit unzureichender Jodversorgung, wie in großen Teilen Mitteleuropas, zur Störung der Schilddrüsenhormonökonomie führen kann [41]. Schilddrüsenhormone selbst regulieren wiederum die Expression des plazentaren Lactogens und greifen somit in diesen Kreislauf ein [93].

Reifung des fötalen Schilddrüsenhormonsystems

Aus Tierversuchen, histologischen und pathologischen Analysen zeigte sich in der Vergangenheit, daß eine schrittweise Reifung des fötalen Schilddrüsenhormonsystems stattfindet, wobei in der Literatur relativ diskrepante Befunde zu den einzelnen Reifungsstadien der beteiligten Drüsen und Organe zu finden sind [15, 23, 24, 39, 64]. In einer breit angelegten Untersuchung der Reifung des fötalen Schilddrüsenhormons durch Cordocentese (ultraschallgeführte Blutentnahme aus der Nabelschnur, die weitgehend streßarm für den Fötus durchgeführt werden kann) konnte durch detaillierte Analyse von Blutproben von 62 Föten ein relativ klares Bild der Reifung des Schilddrüsenhormonsystems ermittelt werden [94]. Diese Untersuchung bestätigte eine ebenfalls durch Cordocentese durchgeführte frühere Untersuchung der Gruppe um Ballabio [3]. Erste Blutproben konnten in der 12. Schwangerschaftswoche genommen werden, und es zeigte sich, daß die zeitlichen Verläufe der maternalen und fötalen Schilddrüsenhormonparameter sehr unterschiedlich verlaufen. Während mütterliches TSH, freies und Gesamt-T_4 sowie freies und Gesamt-T_3 und TBG zwischen der 12. und letzten Schwangerschaftswoche keine signifikanten Änderungen zeigten, konnte im fötalen Nabelschnurblut ein Anstieg aller dieser Parameter von der 12. bis zur letzten Schwangerschaftswoche gefunden werden. Bereits in der 12. Schwangerschaftswoche sind alle oben erwähnten Parameter im fötalen Nabelschnurblut meßbar, wobei die TSH-Werte im fötalen Kreislauf als einzige höher als im maternalen Blut gemessen wurden. Auf der fötalen Seite fand sich als einzige signifikante Korrelation über den Schwangerschaftsverlauf eine Assoziation zwischen TSH und freiem T_4, die erstaunlicherweise nicht negativ war, sondern positiv, da offensichtlich das fötale hypophysäre Feedbacksystem zum einen auf einen anderen set point eingestellt und zum anderen der im adulten Organismus bekannte negative Feedback noch nicht ausgeprägt ist. In fast allen Fällen waren die fötalen T_4-, T_3- und TBG-Werte niedriger als im maternalen Kompartiment, und erst ab der 36. Schwangerschaftswoche wurden ähnlich hohe Konzentrationen wie im maternalen Serum gemessen. Keine Korrelation konnte zwischen fötalen und maternalen Schilddrüsenhormonwerten in dieser Serie ermittelt werden [94].

Einige dieser Befunde, insbesondere zum Verlauf des fötalen TSH-Anstiegs, stehen im Gegensatz zu früheren Ergebnissen der Arbeitsgruppe um Fisher [39]. Tab. 1 faßt den derzeit bekannten Verlauf der schrittweisen Reifung und Ex-

Tabelle 1 Übersicht über die Reifung einzelner Komponenten, die an der maternal-fötalen Kommunikation des Schilddrüsenhormonsystems während der menschlichen Schwangerschaft beteiligt sind

> W 2	Expression von Transthyretin (TTR) im Dottersack
> W 4	T_4 und rT_3 meßbar in der Exocoelomflüssigkeit
> W 9	T_4, T_3 und funktionelle T_3-Rezeptoren im Gehirn nachweisbar
> W 11	Typ-I-5'-Deiodase und 5-Deiodase (Typ III) im Gehirn aktiv
> W 10–12	fötale Schilddrüsenhormonanlage
> W 17–19	fötale Schilddrüsenhormonsynthese
> W 18–22	fötale Schilddrüsenhormonsekretion
> W 20	Reifung des hypophysären Feedbacksystems

W: Schwangerschaftswoche

pression fötaler Komponenten der Schilddrüsenhormonachse zusammen und zeigt, daß schon ab der 2. Schwangerschaftswoche erste Komponenten, wie z. B. das über alle Vertebraten hochkonservierte T_4-Bindungsprotein Transthyretin (TTR), exprimiert sind. Sukzessive folgen weitere Komponenten, die an der vielfach abgesicherten Schilddrüsenhormonregulation beteiligt sind.

Schilddrüsenhormone und Reifung des Gehirns

In den letzten Jahren hat sich, zunächst aus Tierversuchen, später durch Befunde am Menschen, gezeigt, daß insbesondere für die Reifung des fötalen Gehirns Thyroxin *das* essentielle Hormon darstellt. Die Untersuchungen der Arbeitsgruppe um Morreale de Escobar zeigten, daß nur T_4 eine gute Quelle für die Schilddrüsenhormonversorgung des fötalen Gehirns darstellt [23, 34, 70] und daß T_4 durch die im fötalen ZNS exprimierte Typ-II-5'-Dejodase zum biologisch aktiven Schilddrüsenhormon T_3 dejodiert wird. Offensichtlich hat dieses Schlüsselenzym für die lokale T_3-Produktion im ZNS eine eminent wichtige Bedeutung, da viele Tierversuche, insbesondere im Rattenmodell unter mäßigem und starkem Jodmangel, ergaben, daß durch T_3 selbst, welches maternal appliziert wurde, keine zufriedenstellende Reifung des Gehirns in der Ratte erzielt werden konnte [16, 70–72]. Auch Untersuchungen der Arbeitsgruppe um Dratman zeigten, daß Schilddrüsenhormone unterschiedlich Zugang zum ZNS haben und in bestimmten Regionen des ZNS sowie Synaptosomen akkumuliert bzw. metabolisiert werden [28, 29]. Auch diese Untersuchungen ergaben Hinweise, daß Schilddrüsenhormone nicht nur über die Blut-Hirnschranke, sondern auch über die Blut-Choroidplexus-Liquorschranke das ZNS erreichen können. Die umfassenden Untersuchungen der Arbeitsgruppe um Schreiber zur Phylo- und Ontogenese der Expression des hochkonservierten T_4-Transportproteins Transthyretin im Choroidplexus des Gehirns zeigten, daß dieser hochaktiven epithelialen Barriere eine wichtige Bedeutung für den Hormonzugang zum ZNS insbesondere während der sehr frühen embryonalen Entwicklung zukommt [85, 89]. Untersuchungen dieser und unserer Arbeitsgruppe sowie der Arbeitsgruppe um DeWitt Goodman zeigten, daß Transthyretin schon in der Dottersackstruktur funktionell exprimiert ist und möglicherweise an einem unidirektional gerichteten T_4-Transport ins ZNS beteiligt ist [18, 44, 62, 89]. Die Choroidplexusstruktur nimmt in der frühen Fötalentwicklung einen sehr viel größeren Raum ein und weist eine größere Masse auf als im adulten ZNS, wo diese Struktur, verglichen mit dem differenzierten Gehirn, nur noch in wenigen Bereichen im Bereich des dritten und vierten Ventrikels zu finden ist [91].

Weitere wichtige Hinweise zur Rolle von T_4 für die Differenzierung des Gehirns kommen aus den jüngsten Untersuchungen der Arbeitsgruppe um Leonard, welche zeigen konnten, daß T_4 (und rT_3), aber nicht T_3, wichtige Regulatoren nicht nur der Typ-II-5′-Dejodase, sondern auch des Aktincytoskeletts von Gliazellen und möglicherweise anderer Zellen sind [35]. Neuere Untersuchungen dieser Arbeitsgruppe deuten darauf hin, daß T_4 das Schilddrüsenhormon ist, welches an der über die Extrazellulärmatrix vermittelten Glia-/Neuron-Interaktion und neuronalen Wanderung sowie glialen Koordination dieser Wanderung während der prä- und postnatalen Gehirnentwicklung beteiligt ist [36, 37].

Die meisten dieser letztgenannten Effekte scheinen direkte T_4- (und rT_3-) Effekte zu sein, welche über die Plasmamembran vermittelt werden und nicht, wie eine große Zahl von Schilddrüsenhormonenwirkungen, über kernständige T_3-Rezeptoren aus der c-erbA-Rezeptorsuperfamilie [101]. Mit dem Fortschritt der Molekular- und Zellbiologie der letzten Jahre konnte auch eindeutig nachgewiesen werden, daß das erwachsene Gehirn ebenso wie das fötale Zentralnervensystem ein schilddrüsenhormonresponsives Gewebe ist [7, 11, 35, 47, 103]. Effekte werden nicht so sehr auf den Sauerstoffverbrauch ausgeübt, sondern spezifische Gene, die für die Funktion und Differenzierung des ZNS Schlüsselstellungen einnehmen, werden offensichtlich durch Schilddrüsenhormone reguliert. Noch unklar ist bisher, inwieweit die Regulation der Genexpression über T_3-Kernrezeptoren oder auch über nicht transkriptionsvermittelte Effekte vermittelt wird. Zu den wichtigsten bisher als schilddrüsenhormonresponsiv identifizierten Genen des Zentralnervensystems zählen myelin basic protein, RC3-Neurogranin, Laminin sowie PCP2 [7, 46, 65, 70, 76, 103], um nur einige zu nennen. Eine Reihe anderer Genprodukte im Struktur- und Energiestoffwechsel wurden bereits zuvor auch im ZNS als schilddrüsenhormonreguliert identifiziert [37, 102].

Plazentarer Transfer von Schilddrüsenhormonen

Schon sehr früh nach der Entdeckung von Schilddrüsenhormonen gab es Hinweise für einen plazentaren Transfer in den Fötus. Einigermaßen gesicherte Befunde konnten jedoch erst in den fünfziger Jahren erhoben werden, als mit Hilfe radioaktiv markierter Schilddrüsenhormone eindeutig maternal-fötaler T_4-Transfer und T_3-Transfer nachgewiesen werden konnte. Ursprünglich gelang der früheste Nachweis in der 11. Schwangerschaftswoche [43]. Andererseits wurde jedoch schon sehr früh klar, daß in der späteren Schwangerschaft nur ein unzureichender T_4-Transfer von der Mutter zu hypothyreoten Föten stattfand, sogar dann, wenn T_4-Substitutionen bei der Mutter zu einer Hyperthyreose führten [17]. Diese Therapieversuche wurden bei nicht vorhandener oder unzureichend funktionierender fötaler Schilddrüsenfunktion durchgeführt. Ende der siebziger Jahre konnte dann der Nachweis im Tierversuch geführt werden, daß ein T_3-analoges, stabiles Schilddrüsenhormonanalogon Dimit die Rattenplazenta überqueren kann [21]. Bernal und Anderson konnten 1984 in menschlichem fötalem Gehirn eindeutig T_4, T_3 und funktionelle T_3-Rezeptoren schon in der 9. Schwangerschaftswoche nachweisen und damit Hinweise für eine funktionelle Responsivität des ZNS gewinnen [6]. Der erste Durchbruch in bezug auf einen eindeutigen Nachweis des T_4-Transfers von der Mutter zum Fötus über die Plazenta gelang der Arbeitsgruppe um Vulsma, welche bei frühgeborenen Kindern mit vollständig fehlender Schilddrüse oder unzureichender Schilddrüsenfunktion eindeutig im fötalen Kompartiment T_4, allerdings in niedrigeren Konzentrationen als im maternalen Blut, nachweisen konnten [97]. Diese Untersuchungen wurden anfänglich sehr kontrovers in der Literatur zitiert, vor zwei Jahren jedoch eindrucksvoll bestätigt, als der Nachweis von T_4 in der exocoelomischen Flüssigkeit schon in der 4. Schwangerschaftswoche gelang [23]. In der frühen Embryonalentwicklung stellt die exocoelomische Höhle die Verbindung zwischen Plazenta und Amnionmembran dar, wobei der Dottersack in der exocoelomischen Höhle, die mit Flüssigkeit gefüllt ist, schwimmt und in einer direkten Verbindung mit dem primitiven embryonalen Darmsystem steht. Bis zur 10. Schwangerschaftswoche ist die Amnionhöhle, die den Embryo enthält, komplett von der mit Flüssigkeit gefüllten exocoelomischen Höhle umgeben. Nach der 10. Schwangerschaftswoche verschwindet die exocoelomische Höhle, und ca. zwei Drittel der plazentaren Zottenmembran unterliegen der Apoptose. Zu diesem Zeitpunkt wird eine kontinuierliche Verbindung zwischen Plazenta und Amnion hergestellt [23, 24].

Abb. 1 zeigt, daß eine enge Korrelation zwischen T_4-Konzentrationen der Coelomflüssigkeit und dem maternalen Serum besteht und daß die Konzentration von T_4 in der Coelomflüssigkeit mit der fortschreitenden Schwanger-

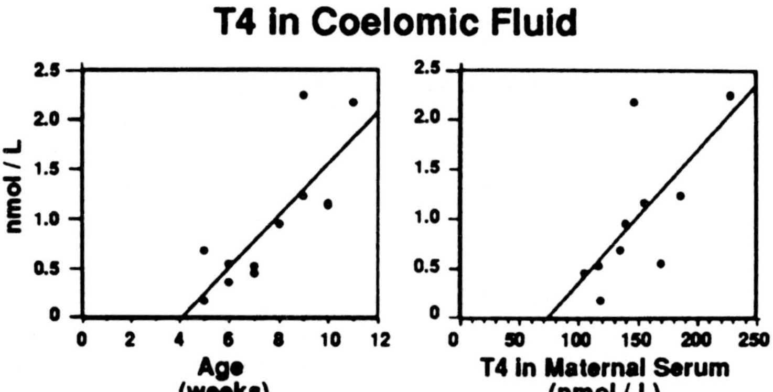

Abb. 1 Korrelationen zwischen T4-Konzentration der Coelomflüssigkeit und Alter des menschlichen Fötus (links) bzw. maternalem Serum-T4 (rechts), aus [49].

schaft linear zunimmt. Die letzteren Untersuchungen bestätigen damit eindeutig einen sehr frühen T_4-Transfer in den ersten Wochen der Embyronalentwicklung von der Mutter zum Fötus. Inwieweit die zu diesem Zeitpunkt im Dottersack schon aktive und Richtung Fötus sezernierte TTR-Produktion [85] zu einem gerichteten T_4-Transport in Richtung Fötus führt, bleibt zu klären. In extrem niedrigen Konzentrationen konnten in der Coelomflüssigkeit auch T_3 und rT_3 schon bestimmt werden [22]. In diesem Zusammenhang sollte darauf hingewiesen werden, daß für die Klärung dieser komplexen Reifungs- und Transportvorgänge die Wahl des richtigen Modells ausschlaggebend ist, da sich die Plazentastruktur zwischen verschiedenen höheren Vertebraten gravierend unterscheidet. Menschen, höhere Primaten und Nager haben eine sog. hemochoriale Plazenta, die ausschließlich fötalen Ursprungs ist, wobei das Epithel des Uterus fast vollständig einer Apoptose unterliegt. Damit ist anschließend ein direkter Kontakt des mütterlichen Blutes und des Trophoblasten möglich. Im Gegensatz dazu findet man beim Schaf eine epitheliochoriale Plazenta, welche sowohl maternalen als auch fötalen Ursprungs ist und mehrere Zellschichten aufweist, so daß kein direkter Kontakt zwischen maternalem Blut und Trophoblast zu erwarten ist. Bei Wiederkäuern findet man eine synepitheliochoriale Plazenta, welche sich dadurch auszeichnet, daß es spezialisierte Zonen des Trophoblasten (sog. Cotyledonen) gibt, welche das uterine Epithel invadieren und teilweise mit ihm fusionieren. Auch hier sind bezüglich des plazentaren Transfers recht unterschiedliche Mechanismen im Vergleich zur Plazenta höherer Primaten und der Nager zu erwarten [24].

Aktivierung und Inaktivierung von Schilddrüsenhormonen in der Plazenta durch Dejodierung

Schilddrüsenhormone werden vor allem durch Dejodaseisoenzyme verstoffwechselt. Tab. 2 gibt eine Zusammenfassung der bisher bekannten drei Dejodaseisoenzyme, der von ihnen katalysierten Reaktion, Gewebeverteilung, wichtigsten regulatorischen Faktoren und Beeinflussung durch Inhibitoren. Alle drei Isoenzyme scheinen zu einer Superfamilie von Selenocystein enthaltenden, aus mehreren Untereinheiten bestehenden Proteinen zu gehören, wobei die ersten Hinweise darauf, daß auch Typ-II-5′-Dejodase ein Selenprotein ist, noch kontrovers [25, 27, 53, 57] und nicht bestätigt sind (J. L. Leonard, 11. Int. Thyroid Congress, Toronto 1995). Das wichtigste Isoenzym, die Typ-I-5′-Deojodase, katalysiert in Schilddrüse, Leber, Niere und in der euthyreoten Hypophyse und im euthyreoten Zentralnervensystem die Umwandlung von T_4 zu T_3, den Abbau von rT_3 zu 3,3-T_2 und ist damit an der Produktion des aktiven Schilddrüsenhormons T_3 maßgeblich beteiligt [53, 57]. Die Aktivi-

Tabelle 2 Wichtigste Charakteristika und Klassifizierung der Iodthyronindeiodaseisozyme [53, 57]

Deiodase-isozym	Reaktion	Gewebeverteilung	Regulation	Hemmstoffe
Typ-I-5′-Deiodase (SeCys)	$rT_3 \rightarrow 3,3'\text{-}T_2$ $T_4 \rightarrow T_3$	Schilddrüse, Leber Niere, Hypophyse	T_4, T_3, TSH, Selen ⇑ Kohlenhydrate ⇑ Fasten, schwere Allgemeinerkrankungen ⇓	PTU, Aurothioglucose, Iopansäure
Typ-II-5′-Deiodase (SeCys?)	$T_4 \rightarrow T_3$	braunes Fettgewebe, hypothyreotes Gehirn, hypothyreote Hypophyse, Plazenta	T_4, rT_3 ⇓ cAMP, FGF ⇑ Katecholamine ⇑	Iopansäure
5-Deiodase (Typ III) (SeCys)	$T_4 \rightarrow rT_3$ $T_3 \rightarrow 3,3'\text{-}T_2$	ubiquitär (?) außer Hypophyse; Plazenta	T_4, T_3 ⇑ Zytokine ⇑	Iopansäure

SeCys: Das Deiodaseisozym ist ein Selencystein-enthaltendes Protein

tät dieses Enzyms wird durch Schilddrüsenhormone selbst, T_4 und T_3, Selen, erhöhtes Kohlenhydratangebot und in der Schilddrüse durch TSH über den Adenylatcyclase-cAMP-Weg stimuliert, während bei systemischen Allgemeinerkrankungen, Fasten und durch einige Zytokine die Aktivität abnimmt. Die Typ-I-5′-Dejodase wird sowohl durch PTU, Aurothioglukose (ATG), einen selenocysteinspezifischen Inhibitor, sowie durch jodierte Gallenröntgenkontrastmittel wie Iopansäure gehemmt.

Die Typ-II-5′-Dejodase katalysiert ebenfalls die Dejodierung von T_4 zum aktiven T_3, jedoch mit einer wesentlich höheren Affinität für T_4. Dieses Enzym ist vor allem im hypothyreoten Zentralnervensystem und Hypophyse, im braunen Fettgewebe von Nagern sowie auch in der Plazenta exprimiert. Im Gegensatz zum Typ-I-Isoenzym hemmen Schilddrüsenhormone (vor allem T_4 und rT_3, aber in geringem Maße auch T_3) die Aktivität dieses Enzyms, welches durch cAMP, Fibroblastenwachstumsfaktor und Catecholamine stimuliert wird. Das Typ-II-Enzym wird durch PTU und ATG nur sehr gering, jedoch gut durch Iopansäure gehemmt.

Das dritte Dejodaseisoenzym, die 5-Dejodase, katalysiert die Inaktivierung von T_4 zu rT_3, welches nicht thyromimetisch aktiv ist, ebenso wie den Abbau von T_3, vor allem T_3-Sulfat, zu $3,3'\text{-}T_2$. Vermutlich ist dieses Enzym in vielen Geweben exprimiert, und vor allem in der Plazenta stellt diese Aktivität den wichtigsten Dejodierungsschritt von Schilddrüsenhormonen dar. T_4 und T_3 stimulieren die Aktivität ebenso wie beim Typ-I-Isoenzym, Zytokine erhöhen ebenfalls die Aktivität. PTU und ATG sind nur sehr schwache Inhibitoren, während Iopansäure wiederum ein guter Inhibitor ist. In letzter Zeit wurden mit verfügbaren sensitiveren Bestimmungsmethoden, neuen Substraten sowie nach Klonierung dieser Enzyme detailliertere Untersuchungen der gewebespezifischen Expression und Regulation vor allem in Rattengewebe, aber auch in verschiedenen menschlichen Geweben möglich [53, 57].

Besonderes Interesse hat insbesondere die Expression der Dejodaseisoenzyme in der Plazenta und im Fetus während der Schwangerschaft gefunden. Erste Hinweise für eine Dejodierung von T_4 zu T_3 in menschlichen Plazentamembranen wurden 1980 publiziert und in den folgenden Jahren für menschliches und Nagerplazentagewebe bestätigt [4, 38, 45, 77, 78]. Die Arbeitsgruppe um Braverman konnte vor allem die 5-Dejodaseaktivität in der Plazenta charakterisieren, welche T4 und T3 durch reduktive Entfernung eines Jodatoms am Tyrosylring (‚Innenring') inaktiviert [78]. Genauere Daten zur Expression der Typ-II-5'-Dejodase kamen aus der Arbeitsgruppe um Kaplan, welche in dispergierten Plazentazellen der äußeren Chorionmembran und dann auch in verschiedenen Plazentafraktionen (Trophoblast, Amnion, Chorion) Typ-II-5'-Dejodaseaktivität und auch, mit sensitiven Methoden, Typ-I-5'-Dejodaseaktivität nachweisen und somit die ersten Daten von Banovac's Gruppe [4] bestätigen konnten [45, 48]. Tab. 3 faßt diese Daten zur 5'- und 5-Dejodierung in menschlicher und Rattenplazenta zum Zeitpunkt der Geburt zusammen.

Es fällt auf, daß in der menschlichen Plazenta im Chorion und Trophoblast recht hohe 5'-Dejodaseaktivitäten, verglichen mit dem Amnionanteil der Plazenta, zu finden sind, während in der Rattenplazenta, verglichen zur Aktivität in der Basalzone, die Typ-II-5'-Dejodaseaktivitäten in Labyrinthmembran und Amnionmembran sehr niedrig sind. Speziesunterschiede gibt es auch in der 5-Dejodaseaktivität, die in menschlicher Plazenta zum Zeitpunkt der Geburt sehr hoch im Trophoblastenanteil ist, während in der Rattenplazenta

Tabelle 3 Deiodierung von Schilddrüsenhormonen in Plazentagewebe des Menschen und der Ratte zum Geburtszeitpunkt. Die Typ-II-5'-Deiodase und die 5-Deiodase (Typ III) zeigen spezies-spezifische und plazenta-membran-spezifische Verteilungs- und Aktivitätsunterschiede, aus [48]

plazentares Gewebe	Typ-II-5'-Deiodase $T_4 \swarrow T_3$; $rT_3 \swarrow 3,3'\text{-}T_2$	5-Deiodase (Typ III) $T_3 \searrow 3,3'\text{-}T_2$; $T_4 \searrow rT_3$
Mensch		
Chorion-Decidua	1 (0.01 mU/mg)	1 (0.09 mU/mg)
Trophoblast	0.85	74
Amnion	0.26	0.41
Ratte		
Basalzone	1 (0.1 mU/mg)	1 (1.8 mU/mg)
Labyrinth	0.13	0.79
Amnion	0.06	0.27

sowohl in der Basalzone als auch im Labyrinth hohe 5-Dejodaseaktivitäten zu finden sind. Daraus läßt sich schließen, daß zum Zeitpunkt der Geburt insbesondere die Trophoblastenmembran eine recht hohe Inaktivierungskapazität für Schilddrüsenhormon, zumindest gemessen mit T_3 als Substrat, aufweist [48]. Neuere Untersuchungen der Arbeitsgruppe um de Vijlder zeigen jedoch, daß mit T_4 als Substrat gemessen, die spezifische Aktivität menschlicher Plazentamembran für Typ-II-5'-Dejodase und die inaktivierende 5-Dejodase während der Schwangerschaft sich stark ändert [51]. Diese vorläufigen Daten konnten zeigen, daß sowohl die spezifische als auch die gesamte plazentare Typ-II-5'-Dejodase- und 5-Dejodaseaktivität während der Schwangerschaft abnehmen im Vergleich zur zunehmenden fötalen Körpermasse. Absolut gesehen nimmt jedoch die 5-Dejodaseaktivität zu, während die Typ-II-5'-Dejodaseaktivität während der Schwangerschaft unverändert erscheint [51].

Damit werden auch schon die Grenzen der in-vitro-Aktivitätsmessung unter optimalen Inkubationsbedingungen, bezogen auf Kofaktorkonzentrationen und sättigende Substratkonzentrationen, deutlich, da bisher die physiologischen Kofaktoren der Deiodaseisoenzyme unbekannt sind, soweit überhaupt eine Regeneration des Enzyms nach der Dejodierung stattfindet. Bei in vitro-Bedingungen wird auch keine Sättigung des Enzyms durch das Substrat Schilddrüsenhormon zu erwarten sein, so daß die Dejodierung mit Substratkonzentrationen weit unterhalb der Michaelis-Menten-Konstanten K_M stattfinden werden [53]. Diese Untersuchungen zeigen deutlich, daß endgültige Schlußfolgerungen erst dann möglich sind, wenn Transfer- und Fluxraten über die plazentaren Membranbestandteile ebenso wie intraplazentarer Metabolismus der Schilddrüsenhormone während der Schwangerschaftsentwicklung genauer analysiert werden, um das Ausmaß des maternalen, fötalen oder fötalen/maternalen Hormontransfers abschätzen zu können.

Dejodaseisoenzyme sind Selenoproteine

In den letzten Jahren gelang auch eine bessere Charakterisierung der plazentaren 5-Dejodasen in verschiedenen Spezies. Es zeigte sich, daß Ratten- und menschliche plazentare 5-Dejodase aus einer selenocysteinhaltigen 31 kDa-Untereinhait bestehen [80]. Die Gesamtstruktur des Enzyms ist bisher nicht aufgeklärt. Für die Erhaltung der enzymatischen Funktion bei Isolierung und Reinigung erscheint jedoch die Gegenwart von Phospholipiden während der Aufreinigung und Aktivitätsmessung erforderlich, ebenso wie für die anderen beiden integralen Membranproteine, die Typ-I- und die Typ-II-5'-Dejodase [81, 82]. Ursprünglich konnte kein Hinweis auf die Selenoproteinnatur der 5-Dejodase in vivo in der Ratte bzw. auch in vitro gefunden werden, da auch bei starker Änderung des Selenstatus und länger anhaltender Selendepletion keine Aktivitätsverringerung der 5-Dejodase gefunden wurde, im Gegensatz zur starken Reduktion der Typ-I-5'-Dejodase in Leber, Niere oder auch in der Zellkultur [19, 42, 81, 82, 84]. Obwohl keine Änderung der plazentaren 5-Dejodaseaktivität in Selenmangelratten beobachtet werden konnte, stieg in der Amnionflüssigkeit die Konzentration von rT_3 um 25% und im maternalen Serum um 325% an, und auch in der Leber des Rattenfetus konnte Selenmangel durch massiv reduzierte Aktivität der beiden Selenoenzyme Typ-I-5'-Dejodase und Glutathionperoxidase nachgewiesen werden [19]. Dies deutet darauf hin, daß sich Selenmangel im mütterlichen Versuchstier für den Fetus auswirkt, ohne daß jedoch Änderungen der Aktivität des plazentaren Selenoenzyms 5-Dejodase unter diesen Bedingungen gemessen werden können.

Vor kurzem wurden nun 5-Dejodasen verschiedener Spezies kloniert. Es wurde eindeutig gezeigt, daß die cDNAs ein TGA-Kodon in ähnlichen Positionen aufweisen, wie zuvor für die Typ-I-5'-Dejodase nachgewiesen [8, 25, 80]. TGA kodiert in bestimmtem Sekundärstrukturkontext im 3'-untranslatierten Bereich der mRNA für den Einbau von Selenocysteinresten in Proteine, während ohne diese Sekundärstrukturinformation TGA-Kodons ein Stoppsignal zum Abbruch der Synthese der Peptidkette darstellen [8, 10, 87]. Die mRNAs der 5-Dejodasen in verschiedenen Spezies sind ca. 2 kb lang, kodieren für Proteine mit Molekulargewicht zwischen 32.000 und 34.000. Die exprimierten Proteine zeigen erwartete Enzymaktivität und weisen z. T. beträchtliche Sequenzhomologien zum Typ-I-Isoenzym auf [25, 80, 92]. Erstaunlicherweise ist es jedoch nicht gelungen, mit den cDNA-Proben der menschlichen 5-Dejodase aus Plazentagewebe Signale in anderen menschlichen Geweben im Northern Blot zu erhalten, in denen eine Expression der 5-Dejodase erwartet wird, z. B. ZNS, Haut und andere Organe. Das könnte zum einen auf verschiedene Subtypen von 5-Dejodaseisoenzymen in verschiedenen Organen hinweisen oder darauf, daß die Expression der mRNAs nur auf sehr niedrigem Niveau in diesen Geweben zu erwarten ist [80]. Da bisher nur wenige, noch nicht sehr spezifische Antikörper für die Dejodaseisoenzyme zur Verfügung stehen und die Isoenzyme auch erst vor kurzem kloniert wurden, liegen noch keine verläßlichen immunhistochemischen und in-situ-Hybridisierungsdaten zur genauen plazentaren Lokalisation dieser Enzyme vor, ebensowenig wie Informationen zur Expression während der Schwangerschaft. Erst diese Untersuchungen, zusammen mit der sensitiven Analyse von Schilddrüsenhormonkonzentrationen in plazentaren und fötalen Kompartimenten, werden genaueren Aufschluß über transplazentaren Hormontransfer und Hormonwirkung bringen. Wichtige Hinweise werden auch von der Analyse der Expression schilddrüsenhormonabhängiger Gene in Plazenta und fötalen Kompartimenten erwartet, soweit und sobald entsprechend spezifische und sensitive cDNA-Proben sowie Antikörper oder Funktionstests zur Verfügung stehen.

Konjugation von Schilddrüsenhormonen und Nachweis von Jodthyroninsulfaten in der Plazenta

Durch die Entwicklung spezifischer immunologischer Nachweismethoden mit hochspezifischen Antikörpern für verschiedene Schilddrüsenhormone sowie deren Konjugationsprodukte, insbesondere 4′-O-Sulfate, wurde vor kurzem deutlich, daß in der Plazenta der konjugierende Stoffwechselweg für Schilddrüsenhormone sehr aktiv ist. 4′-O-Sulfate von Schilddrüsenhormonen wurden zuvor schon in der peripheren Zirkulation und auch in vitro insbesondere in Leber und im gastrointestinalen Trakt bestimmt. Möglicherweise haben konjugierte Schilddrüsenhormone eine wichtige Bedeutung im enterohepatischen Kreislauf für Schilddrüsenhormone [96].4′-O-Sulfate wurden in der Zwischenzeit für T_4, T_3, rT_3, 3,3′-T_2 und eine unbekannte Substanz „Compound W" (T_2-Sulfat-ähnlich) in der Amnionflüssigkeit von Nagern und beim Menschen identifiziert [20, 61, 83, 98–100]. Bisher war bekannt, daß Sulfate in der Zirkulation vor allem dann kumulieren, wenn die Typ-I-5′-Dejodase niedrig oder gehemmt ist, welche insbesondere in der Leber auch durch eine nicht ganz selektive 5-Dejodase-Reaktion des Typ-I-Isozyms zum Abbau von sulfatierten Jodthyroninen führt [57, 69]. Über die Bedeutung der fötalen Sulfate in der Amnionflüssigkeit herrscht noch große Unklarheit. Es ist unbekannt, ob möglicherweise der fötale Organismus selbst in der Lage ist, Sulfate aus Schilddrüsenhormonen zu bilden, oder ob in der Amnionflüssigkeit gefundene Sulfate maternalen Ursprungs sind und nur wegen fehlender oder niedriger Typ-I-5′-Dejodaseaktivität im fötalen oder plazentaren Kompartiment akkumulieren. Da während der Schwangerschaft die Konzentrationen der Jodthyroninsulfate stark zunehmen und auch im Nabelschnurblut sehr hohe T_4-Sulfatkonzentrationen gemessen werden können [20], bieten diese Jodthyroninmetabolite möglicherweise die Gelegenheit, mehr über einen intakten Schilddrüsenfunktionszustand des Fötus zu erfahren, als das bisher durch Analyse der Amnionflüssigkeit oder die aufwendigere Chordozentese möglich war. Darüber hinaus wird auch spekuliert, ob konjugierte Jodthyroninsulfate eine spezifische Transferform vom maternalen zum fötalen Kompartiment darstellen, mit dem eine Versorgung des Fetus durch Schilddrüsenhormone möglich ist. Die plazentaren und fötalen Kompartimente wurden bisher nicht detailliert auf die Expression von Sulfotransferasen hin untersucht. Es muß jetzt noch berücksichtigt werden, daß insbesondere steroidhormonmetabolisierende Sulfotransferasen auch Jodthyronine spezifisch umsetzen [95]. Möglicherweise handelt es sich also bei den aufgefundenen konjugierten Schilddrüsenhormonmetaboliten um Nebenprodukte einer anderweitigen wichtigeren Konjugationsreaktion von Steroiden in der Schwangerschaft. Jodthyroninsulfate binden ebenso wie die unkonjugierten Jodthyronine an TBG und Albumin, jedoch konnte bisher keine Wirkung der konjugierten Jodthyronine an den nukleären T_3-Kernrezeptoren gezeigt werden, die spezifisch für das freie, unkonjugierte Schilddrüsenhormon T_3 sind [90].

Die Rolle von Schilddrüsenhormonbindungsproteinen beim maternalen/fetalen Hormontransfer

Schon sehr früh während der Embryonalentwicklung spielen die auch im heranwachsenden Embryo exprimierten Serum-, Bindungs- und Transportproteine für Schilddrüsenhormone eine Rolle: thyroxinbindendes Globulin (TBG), Transthyretin (TTR) und Albumin. Schon in der zweiten Schwangerschaftswoche ist die Synthese von TTR in der Dottersackstruktur nachgewiesen, und danach wird TTR präferentiell vom Dottersack in Richtung Embryo sezerniert [23, 62, 85]. Während die Konzentration von TTR in der exozelomischen und Amnionflüssigkeit ansteigt, fällt die Albuminkonzentration während der Schwangerschaftsentwicklung ab [23]. Im Gegensatz zu TTR und Albumin konnte TBG in der exozelomischen Flüssigkeit bisher nicht nachgewiesen werden. Es gibt keine eindeutigen Hinweise dafür, daß die Bindungs- und Transportproteine TBG, TTR und Albumin am transplazentaren T_4- oder T_3-Transfer direkt beteiligt sind. Die während der Schwangerschaftsentwicklung beobachtete Zunahme der maternalen TBG-Synthese und -Stabilität durch die Wirkung der vom Ovar produzierten Steroidhormone auf die Leber wird von Ekins dahingehend diskutiert, daß damit auch die Verfügbarkeit von T_4 für Zielgewebe mit hohem Schilddrüsenhormonflux durch Kapillarwände erhöht wird. Zu solchen Geweben zählt die Plazentastruktur [32]. Trotz der von der zwölften Schwangerschaftswoche an beobachteten kontinuierlichen Zunahme der TBG-Konzentration im fötalen Blut, welches von der Leber synthetisiert und sezerniert wird, steigen trotzdem die freien T_4- und T_3-Konzentrationen im fötalen Serum an, da zu diesem Zeitpunkt die fötale Schilddrüse Schilddrüsenhormone bildet und freisetzt [15, 94]. Die negative Feedback-Rückkopplung durch TSH reift sehr viel später, so daß auch die Konzentrationen von TSH im fötalen Serum trotz zunehmender totaler und freier T_4- und T_3-Konzentrationen noch bis zur Geburt ansteigen.

Effekte eines T4-Antagonisten, des Flavonoids F-21388, auf den Hormontransfer im Tiermodell

Im Tiermodell versuchten wir in einem Gemeinschaftsprojekt, die Rolle des maternal/fötalen T_4-Transfers über die Plazenta und die Beteiligung von

Transthyretin an Transport und Bindung von Schilddrüsenhormonen zu analysieren. Aus früheren Untersuchungen war nachgewiesen worden, daß ein synthetisches Flavonoid F-21388, das ein guter in-vitro-Inhibitor der Typ-I-5′-Dejodase ist und auch in der Zellkultur die T_3-Bildung aus T_4 blockiert, darüber hinaus eine weitere Wirkung auf das Bindungsverhalten von T_4 an Transthyretin zeigt. In sehr niedrigen Konzentrationen ist F-21388 in der Lage, T_4 selektiv aus der Bindung an Transthyretin zu verdrängen, ohne die T_4-Bindung an TBG oder Albumin zu beeinflussen [52, 54, 56, 89]. Auch in vivo ist das synthetische Flavonoid als Dejodaseinhibitor und T_4-Kompetitor für die Transthyretinbindung im Serum mehrerer Spezies aktiv (Ratte, Hund, Schwein, Mensch). Gemeinsame Untersuchungen mit den Arbeitsgruppen um Morreale de Escobar, Madrid, und van der Heide, Wageningen, zeigten, daß das synthetische Flavonoid F-21888 auch das fötale Kompartiment und das fötale Gehirn bei Applikation auf der maternalen Seite erreicht. Die Gabe dieses „T_4-Antagonisten" führt auch auf der fötalen Seite zu Änderungen der Schilddrüsenhormonökonomie [74, 86]. In der schwangeren Ratte führt die Gabe zu wesentlich erniedrigten T_4-Werten in verschiedenen Organen und zu einer leichten Zunahme von T_3 auf der fötalen Seite der Plazenta, der fötalen Leber und der fötalen Lunge, verglichen mit Tieren, die mit T_4 und dem Thyrostatikum MMI alleine behandelt wurden. Somit kann die zusätzliche Gabe von F-21388 die Verschiebung der Schilddrüsenhormone im fötalen Kompartiment noch weiter gewebespezifisch beeinflussen. Im maternalen Kreislauf verdrängt F-21388 T_4 und T_3 aus dem Plasma in einige Gewebe, z. B. Leber, Muskel und Herz, und erhöht auch die renale Ausscheidung, so daß es zu wesentlich niedrigeren Gesamt-T_4- und T_3-Konzentrationen in der Zirkulation kommt. Diese Untersuchungen zeigen, daß damit gerechnet werden muß, daß verschiedene Pharmaka, welche die Hormonbindung an Schilddrüsenhormonbindungsproteine und Schilddrüsenhormontransportproteine beeinflussen, durchaus in der Lage sein können, den maternalen/fötalen Hormontransfer gezielt zu beeinflussen, wobei Effekte sowohl auf der maternalen als auch auf der fötalen Seite gewebespezifisch und nicht global zu erwarten sind. Ebenso ist bekannt, daß Varianten und Mutanten von Schilddrüsenhormonbindungsproteinen den maternal-fetalen Hormontransport beeinflussen können und häufig die Interpretation von Hormonkonstellationen erschweren. Dies ist zum Beispiel für Varianten von TBG, Transthyretin und auch für Albuminvarianten mit erhöhter Hormonbindung, z. B. bei familiärer dysalbuminischer Hyperthyroxinämie beschrieben [9, 26, 79].

Plazentarer Transfer von thyrostatisch wirksamen Pharmaka

Schon sehr früh war durch Transferstudien von 35-S-markierten antithyroidalen Substanzen wie Methimazol (MMI) und Propythiouracil (PTU) be-

Tabelle 4 Übersicht über den maternal-fötalen Plazentatransfer von Komponenten, die für das Schilddrüsenhormonsystem relevant sind. +: Transfer nachgewiesen, −: kein Transfer, ?: Transfer unklar

Komponente	plazentar		fötal
	Transfer	Metabolismus	Metabolismus
TRH	+	+	?
TSH	(+)	−	−
T_4	+	+	+
T_3	(+)	+	+
rT_3	+	(+)	+
ITH-Sulfate	?	?	+
Iodid	+	−	+
TSAb	+	?	?
TBAb	+	?	?
MMI, PTU	+	−	+

Tabelle 5 Übersicht über den maternal-fötalen Plazentatransfer von Pharmaka, die mit dem Schilddrüsenhormonsystem interferieren; Übersichten in [33, 73, 78]

MMI, PTU	+	
CLO_{4^-}	+	
SCN^-	+	
Li^+	+	
DIMIT	+	
Dopamin	+	
Bromocriptin	+	
Katecholamine	+	
β-Blocker	+	
Somatostatin	+	(aber keine Hemmung der fötalen TSH-Freisetzung der Hypophyse)
Dexamethason	+	
Diphenylhydantoin	+	
iodierte Röntgen-kontrastmittel	+	
Amiodaron	?	
Salicylate	+	
TRH	+	(plazentare Synthese und Sekretion!)
F-21388	+	

kannt, daß diese Substanzen in signifikanten Mengen in der Lage sind, die menschliche und Rattenplazenta zu überqueren [64, 78] (Tab. 4 und Tab. 5). Anfangs gab es Hinweise, daß MMI verglichen mit PTU leichter über die plazentaren Membranen das fötale Kompartiment erreicht. Es zeigte sich auch in diesen Untersuchungen, daß diese radioaktiv markierten thyrostatischen Substanzen schon während der achten bis achtzehnten Schwangerschaftwoche in der fötalen Schilddrüse akkumuliert werden und somit in der

Lage sind, die fötale Schilddrüsenhormonsynthese zu beeinträchtigen. Durch nachfolgende Untersuchungen wurden genaue Transferdaten ermittelt, so daß mittlerweile eine sichere thyrostatische Therapie in geeigneter Dosierung während der Schwangerschaft erfolgen kann [14, 60, 63]. Ende der siebziger Jahre war auch schon eine Reihe von Untersuchungen mit Schilddrüsenhormonanalogen wie z. B. Dimit bekannt, welches eine höhere Lipidlöslichkeit und niedrigere TBG-Bindung aufweist. Diese Substanz war in der Lage, sehr gut die Plazentamembranen zu permeieren und Schilddrüsenhormonwirkung auf der fötalen Seite zu entfalten [21]. Im Tiermodell konnte mit dieser Substanz eine Reihe thyromimetischer Effekte in athyreoten oder PTU-behandelten Ratten erzielt werden. Auch andere halogenierte T_4- und T_3-Derivate waren als Thyromimetika effektiv, ohne auf der maternalen Seite eine Hyperthyreose zu verursachen. Im Gegensatz dazu konnte bisher in den verschiedensten Tiermodellen und auch beim Menschen nur dann PTU-induzierte Strumabildung des Fetus mit so hohen T_4- (und T_3-)Dosen verhindert werden, welche auf der maternalen Seite zu Zeichen von Hyperthyreose führten. Dies spricht dafür, daß bei vollständigem Ausfall der fötalen Schilddrüsenhormonachse maternales T_4 nicht ausreichend in der Lage ist, für einen normalen Schilddrüsenhormonhaushalt auf der fötalen Seite zu sorgen.

Maternal-fötaler Transfer von anderen Faktoren der Schilddrüsenhormonachse

Durch die effiziente und fast quantitative Dejodierung von T4 zu T3 im Gehirn, insbesondere durch die Typ-II-5′-Dejodase, welche kaum durch PTU gehemmt wird, kann offensichtlich auch noch bei minimalem T4-Substratangebot im fötalen Gehirn eine essentielle Menge T3 lokal gebildet werden, um zentrale Steuerungsfunktionen so lange wie möglich sicherzustellen. Dies gilt sowohl für das adulte ZNS, aber auch noch viel mehr für das unreife sich entwickelnde ZNS des Fötus. Die wichtigsten Wachstums-, Migrations- und Reifungsprozesse des fötalen menschlichen Gehirns, der sogenannte ‚growth spurt', findet zu einem Zeitpunkt statt, an dem die fötale Schilddrüse ihre Hormonsekretionsfunktion noch nicht voll aufgenommen hat, obwohl sie schon Jod speichert und Hormon synthetisiert. Dies weist um so mehr auf die eminent wichtige Rolle der maternalen Hormonversorgung und des spezifischen T4-Prohormontransports in das Gehirn hin.

Tab. 4 gibt eine schematische Zusammenfassung des bisherigen Wissens über den maternal-fötalen Transfer von Komponenten des Schilddrüsenhormonsystems. Nur von wenigen Hormonen, Metaboliten, Antikörpern oder Pharmaka ist bekannt, ob sie neben plazentalem Transfer in der Plazenta selbst auch verstoffwechselt werden oder nach dem Transfer dann auf der fötalen Seite wirken oder verstoffwechselt werden. Hier ist eine Reihe von Untersuchungen erforderlich. Insbesondere von Bedeutung ist der plazentare Transfer von schilddrüsenstimulierenden und -blockierenden Antikörpern in verschiedenen Phasen der Schwangerschaft [40]. Der genaue Mechanismus des Transfers dieser großen Proteine ist bisher nicht vollständig geklärt. Neben Komponenten der Schilddrüsenhormonachse ist auch für eine Reihe von Pharmaka, die auf den verschiedenen Ebenen der Schilddrüsenhormonachse mit der Hormonhomöostase interferieren, ein maternal-fötaler Transfer beschrieben (siehe Tab. 5). Da die fötale Schilddrüse relativ klein ist, aber doch schon eine hohe Syntheseleistung aufweist, kommt es umso leichter zu beträchtlichen Interferenzen im fötalen Schilddrüsenhormonsystem, wenn nicht durch maternal-fötalen Hormontransfer eine gewisse Grundversorgung des fötalen Kompartiments sichergestellt ist (siehe auch Beitrag Emrich).

Biochemische Charakterisierung des plazentaren Hormontransfers

Bisher sind nur wenige Modelle etabliert, um den Transfer und die Aufnahme von Schilddrüsenhormon in Zellen der Plazenta genauer zu charakterisieren [45, 58]. Die detailliertesten Untersuchungen liegen über den Hormontransfer in einer menschlichen Chorionkarzinomzellinie JAR vor [58, 66–68, 75]. Die Charakteristika der Hormonaufnahme in diesen Zellen entsprechen denen von kultivierten, normalen Trophoblastenzellen in Primärkultur. Die Hormonaufnahme ist sättigbar, stereospezifisch und energie-, jedoch im Gegensatz zu anderen Transportsystemen nicht natriumabhängig. Für den aktiven T_3-Transport wurde eine apparente Transportkonstante von 1 μM, für den aktiven T_4-Transport eine apparente Transportkonstante von K_M = 60 nM charakterisiert [66–68, 75]. Diese Untersuchungen zeigen, daß auch in Plazentazellen spezifische Aufnahme- und Transportsysteme für Schilddrüsenhormone wie in den meisten anderen Zellen existieren, und weiterhin bestätigen diese Untersuchungen die Hinweise auf einen regulierten, energieabhängigen Transfer und möglicherweise auch nachgeschalteten Metabolismus von Schilddrüsenhormonen [58, 59].

Inwieweit es zu einem von Transportsystemen unabhängigen, direkten Transfer der lipophilen Schilddrüsenhormone über die Plazenta kommt oder ob auch bindungsproteingebundene Hormone die plazentare Membran permeieren können, muß noch detalliert geklärt werden. Letztere Untersuchungen bestätigen somit die sehr frühen Hinweise darauf, daß Schilddrüsenhormone maternal-fötale Membranen permeieren können. Erstere Studien wurden mit radioaktiv markierten Hormonen durchgeführt oder aus klinischen Beobachtungen abgeleitet, daß die Behandlung schwangerer Mütter, die hypo- oder athyreote Feten austrugen, mit Schilddrüsenhormon z. T. erfolgreich war, auch wenn Schwierigkeiten auftraten bei der Behandlung schwangerer Mütter, die schilddrüsenblockierende Antikörper hatten oder mit antithyroidalen Substanzen behandelt wurden. In der Vergangenheit wurde häufig nicht beachtet, daß vermutlich T_4 und nicht T_3 das Hormon ist, welches am leichtesten Membranen permeieren kann, und daß viele Organ- und Zellsysteme mit einem spezifischen Muster von Dejodaseisoenzymen ausgestattet waren, welche gezielt Schilddrüsenhormon aktivieren oder inaktivieren konnten. Durch die Untersuchungen der Problematik des Schilddrüsenhormontransfers in das Zentralnervensystem, insbesondere durch die Arbeitsgruppe von Morreale de Escobar, zeigte sich, daß auch nur dann Schilddrüsenhormon effektiv das ZNS erreichen kann, wenn es in der Form von T_4 gegeben wird und den gehirnspezifischen Dejodaseisoenzymen die Möglichkeit gegeben wird, lokal und autonom gezielt T_3 oder rT_3 aus der Hormonvorstufe zu bilden [34, 70]. Es sollte hierbei jedoch auch beachtet werden, daß es zunehmend Hinweise darauf gibt, daß T_4 selbst eine nicht über Kernrezeptor vermittelte, direkte Wirkung auf Zell-Zell-Kommunikation, Zell-Matrix-Interaktion und Organisation des Cytoskeletts aufweist [37, 57].

Plazentarer Transfer der Spurenelemente Jod und Selen

Mit der Identifizierung von Dejodaseisozymen als Selenoproteinen erhebt sich auch die Frage, inwiefern Selenmangel sich auf den maternal-fötalen Hormontransfer oder direkt auf den fötalen Schilddrüsenhormonstoffwechsel auswirkt. Bisher gibt es aus Tierexperimenten oder in-vitro-Untersuchungen noch keine Hinweise, daß durch Selenmangel alleine Störungen des Schilddrüsenhormonstoffwechsels während der Schwangerschaft auftreten. Nur in Kombination mit Jodmangel werden schwere Störungen der postnatalen Entwicklung unter Ausbildung eines myxödematösen Kretinismus beobachtet, während unter alleinigem Jodmangel die Form des neurologischen Kretinismus mit Störungen der Hirnreifung während der Schwangerschaft auftritt [22, 23]. Kurzfristiger Selenmangel in Ratten führt sowohl im Muttertier als auch in den Föten (Tag 21) in der Leber zum Selenmangel, jedoch wird die plazentare 5-Dejodaseaktivität nicht verändert, und auch die fötalen Schilddrüsenhormonparameter sind normal [19]. Diese Daten wurden dahingehend interpretiert, daß die plazentare 5-Dejodase kein Selenenzym sei und daß sich kurzfristiger (4 Wochen) Selenmangel in der Ratte nicht für den Fötus auswirkt.

Mit der kürzlich beschriebenen Expression von Selenoprotein P in der Plazenta der Maus [50] können diese Daten auch anders gewertet werden. Selenoprotein P zirkuliert im Plasma und wird von der Leber und vielen anderen Geweben synthetisiert [13, 30]. Selenoprotein P enthält bis zu 10 Selenocysteinreste pro Molekül und ist damit das selenreichste eukaryontische Protein überhaupt. Möglicherweise trägt seine plazentare Expression deshalb zur Anreicherung und Versorgung des Fötus mit Selen bei, so daß erst nach Langzeitselendepletion Effekte auf die Selenversorgung des Fötus sichtbar werden. Selendepletions- und Repletionsversuche im Tiermodell und in der Zellkultur zeigten, daß es eine strikte Hierarchie der Selenversorgung unter Mangelbedingungen zwischen einzelnen Organen und auf der Zellebene zwischen einzelnen Selenoproteinen gibt. So stehen endokrine Drüsen, das ZNS und das Reproduktionssystem sehr hoch in der Hierarchie. Unter den bisher bekannten selencysteinhaltigen Proteinen stehen die Dejodasefamilie, Selenoprotein P und die Phospholipidhydroperoxid-Glutathionperoxidase in der Hierarchie über anderen Glutathioperoxidasen und Selenoproteinen [5, 12, 42, 53, 55].

Selenit, die wichtigste anorganische Selenquelle, wird auch zum Zeitpunkt der Geburt direkt über die menschliche Plazenta transportiert und angereichert, ohne daß es akut zu toxischen Effekten wie z. B. bei Cadmium kommt [31]. Seit langem ist bekannt, daß Jodid leicht plazentagängig ist, so daß für beide Ultraspurenelemente, die für die Schilddrüsenhormonsynthese und -aktivierung essentiell sind, mehrere Mechanismen eine weitgehend optimale Versorgung des Fötus mit den für Wachstum, Gehirnentwicklung, Thermogenese und Stoffwechsel extrem wichtigen Schilddrüsenhormonen sicherstellen.

Schilddrüsenhormontransfer mit der Milch

Schilddrüsenhormone werden auch mit der Muttermilch nach der Geburt an das Neugeborene weitergegeben [88]. Neben Jodid erreicht also auch auf diesem Weg Schilddrüsenhormon den neugeborenen Organismus. Es sollte hierbei beachtet werden, daß vor kurzem im Rattenmodell eine hochspezifische Regulation der Expression verschiedener Dejodaseisoenzyme der Brustdrüse beschrieben worden ist [1, 2]. Die Typ-I-5′-Dejodase ist hochaktiv und wird stimuliert während der Differenzierungsperioden der Milchdrüse (postnatal, pubertal, späte Schwangerschaft und Laktation). Die Typ-I-5′-Dejodase scheint spezifisch im alveolaren Epithel lokalisiert zu sein. Im Gegensatz dazu wird in der Milchdrüse der Ratte die Typ-II-5′-Dejodase nicht im alveolaren Epithel, sondern im Fettgewebe und den duktalen und myoepithelialen Komponenten exprimiert. Die Typ-II-5′-Dejodaseaktivität variiert während des Zyklus der Ratte, ist am höchsten im Östrus und auch während des gesamten Schwangerschaftsverlaufes exprimiert. Bisher ist noch unklar, welche Bedeutung die Expression beider Dejodasen für die lokale Schilddrüsenhormonversorgung und den Transfer von Schilddrüsenhormon in die Milch aufweist. Da beide Isoenzyme unterschiedlich reguliert werden und in verschiedenen Kompartimenten exprimiert werden, ist damit zu rechnen, daß insbesondere auch der maternale neonatale Hormontransfer von der Aktivität beider Enzyme maßgeblich beeinflußt wird [1, 2].

Zusammenfassung

1. Schilddrüsenhormone, das für die Hormonsynthese essentielle Spurenelement Jod sowie das für Schilddrüsenhormonsynthese, Aktivierung und Inaktivierung essentielle Spurenelement Selen permeieren die Plazenta und erreichen den Fötus vermutlich während der gesamten Schwangerschaft.
2. Das ‚Dogma', daß die hemochoriale Plazenta höherer Vertebraten für Schilddrüsenhormone impermeabel ist, läßt sich nicht mehr halten.
3. Die Plazenta zeigt ein kompliziertes, während der Schwangerschaft sich änderndes Muster der Expression verschiedener Dejodaseenzyme ebenso wie der Fötus selbst.
4. Vermutlich sind alle drei Dejodaseisozyme der Mutter, der Plazenta und des Fötus Selenoenzyme.
5. Plazenta exprimiert das selenreichste Selenoprotein P und transportiert neben Jodid auch Selenit.
6. Plazentagängige Antikörper und Pharmaka können die Reifung und Funktion des fötalen Schilddrüsenhormonsystems massiv beeinflussen.
7. Natürliche und synthetische Substanzen (z. B. das Flavonoid F-21388 und viele Pharmaka), welche die Schilddrüsenhormonbindung an Serumbindungsproteine verändern, interferieren massiv mit dem maternal-fötalen Schilddrüsenhormontransfer und -haushalt.
8. Schon ab der zweiten Schwangerschaftswoche sind Komponenten des Schilddrüsensystems wie z. B. das Transportprotein Transthyretin auf der fötalen Seite exprimiert, ab der 4. Woche kann maternales T4 im fötalen Kompartiment gemessen werden.
9. Plazenta und/oder Fötus verstoffwechseln auch Schilddrüsenhormone durch Konjugation; die Bestimmung sulfatierter Schilddrüsenhormonmetabolite (z. B. Compound W) eignet sich möglicherweise als früher diagnostischer Parameter für den Funktionszustand der fötalen Schilddrüse.
10. Postnatal erreichen Schilddrüsenhormone den Säugling auch über die Milch, wobei in der Milchdrüse wiederum eine komplexe Regulation der Expression der Dejodaseisozyme auftritt, welche die Versorgung des Neugeborenen mit dem Prohormon T4 und dem aktiven Schilddrüsenhormon T3 beeinflußt.

11. Offensichtlich ist das für Wachstum, Gehirnentwicklung, Thermogenese und Stoffwechsel extrem wichtige Schilddrüsenhormonsystem durch eine Vielzahl von Regulationsmechanismen und Regelkreisen so abgesichert, daß ein Ausfall dieses essentiellen Systems möglichst lange vermieden werden kann, solange keine exogenen Interferenzen und Manipulationen vorgenommen werden.

Danksagung: Für die ausgezeichnete Mitarbeit von Frau M. Mager bei der Erstellung des Manuskripts möchte ich mich bedanken. Diese Arbeiten wurden durch die Deutsche Forschungsgemeinschaft (DFG Wi 231/9−1 und /9−2, Teilprojekt 1, J. K.) und die Europäische Gemeinschaft (Science Programm SC1-CT 92-0831 und Biomed BMH1-T92-001, J.K.) großzügig unterstützt.

Literatur

[1] Aceves, C., L. Navarro, A. Luna: Lactation selectively modifies 5′ deiodinative response to glucose overfeeding. Endocrine *2* (1994) 547−551.

[2] Aceves, C., C. Rodón Fonte, I. Ramirez et al.: Mammary 5′-deiodinase (5′D) during breeding cycle of the rat: indirect evidence that 5′D type I is specific to the alveolar epithelium. Endocrine *3* (1995) 95−99.

[3] Ballabio, M., U. Nicolini, T. Jowett et al.: Maturation of thyroid function in normal human foetuses. Clin. Endocrinol. (Oxf.) *31* (1989) 565−571.

[4] Banovac, K., L. I. Bzik, D. Tislaric et al.: Conversion of thyroxine to triiodothyronine and reverse triiodothyronine in human placenta and fetal membranes. Horm. Res. *12* (1980) 253−259.

[5] Behne, D., H. Hilmert, S. Scheid et al.: Studies on new selenoproteins and specific selenium target tissues. In: A. Wendel (Hrsg.): Selenium in biology and medicine, S. 14−20. Springer-Verlag, Berlin 1990.

[6] Bernal, J., L. C. Anderson: The nuclear 3,5,3′-triiodothyronine receptor in human leukaemic cell lines. Acta Endocrinol. *105* (1984) 429−432.

[7] Bernal, J., J. Nunez: Thyroid hormones and brain development. Eur. J. Endocrinol. *32* (1995).

[8] Berry, M. J., L. Banu, J. W. Harney et al.: Functional characterization of the eukaryotic SECIS elements which direct selenocysteine insertion at UGA codons. EMBO J. *12* (1993) 3315−3322.

[9] Bianchi, R., G. Iervasi, A. Pilo et al.: Role of serum carrier proteins in the peripheral metabolism and tissue distribution of thyroid hormones in familial dysalbuminemic hyperthyroxinemia and congenital elevation of thyroxine binding globulin. J. Clin. Invest. *80* (1987) 522−534.

[10] Boeck, A., K. Forchhammer, J. Heider et al.: Selenoprotein synthesis: an expansion of the genetic code. TIBS *16* (1991) 463−467.

[11] Bradley, D. J., W. S. Young, III, C. Weinberger: Differential expression of α and β thyroid hormone receptor genes in rat brain and pituitary. Proc. Natl. Acad. Sci. USA *86* (1989) 7250−7254.

[12] Burk, R. F., K. E. Hill: Regulation of Selenoproteins. Annu. Rev. Nutr. *13* (1993) 65−81.

[13] Burk, R. F., K. E. Hill: Selenoprotein P. A selenium-rich extracellular glycoprotein. J. Nutr. *124* (1994) 1891–1897.

[14] Burrow, G. N.: Thyroid function and hyperfunction during gestation. Endocr. Rev. *14* (1993) 194–202.

[15] Burrow, G. N., D. A. Fisher, P. R. Larsen: Maternal and fetal thyroid function. N. Engl. J. Med. *331* (1994) 1072–1078.

[16] Calvo, R., M. J. Obregón, C. Ruiz de Oña et al.: Congenital hypothyroidism, as studied in rats. Crucial role of maternal thyroxine but not of 3,5,3′-triiodothyronine in the protection of the fetal brain. J. Clin. Invest. *86* (1990) 889–899.

[17] Carr, E. A., W. H. Beierwaltes, G. Raman et al.: The effect of maternal thyroid function on fetal thyroid function and development. J. Clin. Endocrinol. Metab. *19* (1959) 1–18.

[18] Chanoine, J.-P., S. Alex, S. L. Fang et al.: Role of transthyretin in the transport of thyroxine from the blood to the choroid plexus, the cerebrospinal fluid, and the brain. Endocrinology *130* (1992) 933–938.

[19] Chanoine, J.-P., S. Alex, S. Stone et al.: Placental 5-deiodinase activity and fetal thyroid hormone economy are unaffected by selenium deficiency in the rat. Pediatr. Res. *34 (3)* (1993) 288–292.

[20] Chopra, I. J., F. Santini, R. E. Hurd et al.: A radioimmunoassay for measurement of thyroxine sulfate. J. Clin. Endocrinol. Metab. *76* (1993) 145–150.

[21] Comite, F., G. N. Burrow, E. C. Jorgensen: Thyroid hormone analogs and fetal goiter. Endocrinology *102* (1978) 1670–1678.

[22] Contempre, B., J. E. Dumont, J.-F. Denef et al.: Effects of selenium deficiency on thyroid necrosis, fibrosis and proliferation: a possible role in myxoedematous cretinism. Eur. J. Endocrinol. *133* (1995) 99–109.

[23] Contempré, B., E. Jauniaux, R. Calvo et al.: Detection of thyroid hormones in human embyronic cavities during the first trimester of pregnancy. J. Clin. Endocrinol. Metab. *77* (1993) 1719–1722.

[24] Cross, J. C., Z. Werb, S. J. Fisher: Implantation and the placenta: key pieces of the development puzzle. Science (1994) 1508–1518.

[25] Croteau, W., S. K. Whittemore, M. J. Schneider et al.: Cloning and expression of a cDNA for a mammalian type III iodothyronine deiodinase. J. Biol. Chem. *270* (1995) 16569–16575.

[26] Curtis, A. J., B. J. Scrimshaw, D. J. Topliss et al.: Thyroxine binding by human transthyretin variants: mutations at position 119, but not position 54, increase thyroxine binding affinity. J. Clin. Endocrinol. Metab. *78* (1994) 459–462.

[27] Davey, J. C., K. B. Becker, M. J. Schneider et al.: Cloning of a cDNA for the type II iodothyronine deiodinase. J. Biol. Chem. *270* (1995) 26786–26789.

[28] Dratman, M. B., F. L. Crutchfield: Thyroxine, triiodothyronine, and reverse triiodothyronine processing in the cerebellum: Autoradiographic studies in adult rats. Endocrinology *125* (1989) 1723–1733.

[29] Dratman, M. B., F. L. Crutchfield, M. B. Schoenhoff: Transport of iodothyronines from bloodstream to brain: contributions by blood: brain and choroid plexus: cerebrospinal fluiud barriers. Brain Res. *554* (1991) 229–236.

[30] Dreher, I., C. Schmutzler, F. Jakob et al.: Expression von Selenoproteinen in Geweben und Zellinien. In: I. Lombeck (Hrsg.): Spurenelemente. Wiss. Verlagsgesellschaft mbH, Stuttgart 1996, (in press).

[31] Eisenmann, C. J., R. K. Miller: The placental transfer and toxicity of selenite relative to cadmium in the human term perfused placenta. Placenta. *15* (1994) 883–895.

[32] Ekins, R. P., A. K. Sinha, M. R. Pickard et al.: Transport of thyroid hormones to target tissues. Acta Med. Austriaca *21(2)* (1994) 26–34.

[33] Emerson, C. H., L. E. Braverman: Transfer and metabolism of thyroid-related substances in the placenta. Adv. Exp. Med. Biol. *299* (1991) 181–196.
[34] Escobar-Morreale, H. F., M. J. Obregón, F. Escobar del Rey et al.: Replacement therapy for hypothyroidism with thyroxine alone does not ensure euthyroidism in all tissues, as studied in thyroidectomized rats. J. Clin. Invest. *96* (1995) 2828–2838.
[35] Farwell, A. P., D. J. DiBenedetto, J. L. Leonard: Thyroxine targets different pathways of internalization of type II iodothyronine 5′-deiodinase in astrocytes. J. Biol. Chem. *268* (1993) 5055–5062.
[36] Farwell, A. P., S. A. Dubord: Thyroid hormone regulates the expression of laminin in the developing rat cerebellum. Thyroid *5* (1995) 71.
[37] Farwell, A. P., M. P. Tranter, J. L. Leonard: Thyroxine-dependent regulation of integrin-laminin interactions in astrocytes. Endocrinology *136* (1995) 3909–3915.
[38] Fay, M., E. Roti, S. H. Fang et al.: The effects of propylthiouracil, iodothyronines, and other agents on thyroid hormone metabolism in human placenta. J. Clin. Endocrinol. Metab. *58* (1984) 280–286.
[39] Fisher, D. A., J. W. Dussault, J. Sack et al.: Ontogenesis of hypothalamus-pituitary-thyroid function and metabolism in man, sheep, and rat. Recent. Prog. Horm. Res. *33* (1977) 59.
[40] Foley, T. P.: Maternally transferred thyroid disease in the infant: recognition and treatment. Adv. Exp. Med. Biol. *299* (1991) 209–226.
[41] Glinoer, D., P. De Nayer, F. Delange et al.: A randomized trial for the treatment of mild iodine deficiency during pregnancy: maternal and neonatal effects. J. Clin. Endocrinol. Metab. *80* (1995) 258–269.
[42] Gross, M., M. Oertel, J. Köhrle: Differential selenium-dependent expression of type I 5′-deiodinase and glutathione peroxidase in the porcine epithelial kidney cell line LLC-PK1. Biochem. J. *306* (1995) 851–856.
[43] Grumbach, M. M., S. C. Werner: Transfer of thyroid hormone across the human placenta at term. J. Clin. Endocrinol. Metab. *16* (1956) 1392.
[44] Herbert, J., J. N. Wilcox, K. T. C. Pham et al.: Transthyretin: A choroid plexus-specific transport protein in human brain. Neurology *36* (1986) 900–911.
[45] Hidal, J. T., M. M. Kaplan: Characteristics of thyroxine 5′-deiodination in cultured human placental cells. J. Clin. Invest. *76* (1985) 947–955.
[46] Iniguez, M. A., A. Rodriguez-Pena, N. Ibarrola et al.: Thyroid hormone regulation of RC3, a brain-specific gene encoding a protein kinase-C substrate. Endocrinology. *133* (1993) 467–473.
[47] Iniguez, M. A., A. Rodriguez-Pena, N. Ibarrola et al.: Adult rat brain is sensitive to thyroid hormone – regulation of RC3/Neurogranin mRNA. J. Clin. Invest. *90* (1992) 554–558.
[48] Kaplan, M. M., E. A. Shaw: Type II iodothyronine 5′-deiodination by human and rat placenta in vitro. J. Clin. Endocrinol. Metab. *59* (1984) 253–257.
[49] Karimpour, I., M. Cutler, D. Shih et al.: Sequence of the gene encoding the mitochondrial capsule selenoprotein of mouse sperm: identification of three in-phase TGA selenocysteine codons. DNA Cell Biol. *11* (1992) 693–699.
[50] Kasik, J. W., E. J. Rice: Selenoprotein P expression in liver, uterus and placenta during late pregnancy. Placenta. *16* (1995) 67–74.
[51] Koopdonk-Kool, J. M., G. J. M. Veenboer, T. Vulsma et al.: Type II and type III deiodinase activities in human placenta during pregnancy. J. Endocrinol. Invest.? (1994) 23.
[52] Köhrle, J.: The trace components – selenium and flavonoids – affect iodothyronine deiodinases, thyroid hormone transport and TSH regulation. Acta Med. Austriaca *19* Suppl. 1 (1992) 13–17.
[53] Köhrle, J.: Thyroid hormone deiodination in target tissues – a regulatory role for the trace element selenium? Exp. Clin. Endocrinol. *102* (1994) 63–89.

[54] Köhrle, J.: Von Pflanzenextrakten zu Hormonantagonisten – Neue experimentelle Konzepte zur Hyperthyreosetherapie. In: D. Reinwein, B. Weinheimer (Hrsg.): Schilddrüse 1993. W. de Gruyter, Berlin 1994.

[55] Köhrle, J.: Jod: Selen und Jodversorgung – endokrinologische Zusammenhänge. In: J. D. Kruse-Jarres (Hrsg.): VII. Stuttgarter Mineralstoff-Symposium, 3.–4. Juni 1994 Mineralstoffe, Spurenelemente, Vitamine: Risikofaktoren – Meßverfahren – Präventivmaßnahmen, S. 61–105. Kongressband, 1995.

[56] Köhrle, J., S. L. Fang, Y. Yang et al.: Rapid effects of the flavonoid EMD 21388 on serum thyroid hormone binding and thyrotropin regulation in the rat. Endocrinology *125* (1989) 532–537.

[57] Köhrle, J., J. L. Leonard: Intracellular pathways of iodothyronine metabolism. In: L. E. Braverman, R. D. Utiger (Hrsg.): Werner and Ingbar's the thyroid – a fundamental and clinical text, Lippincott, Philadelphia 1996. *7. ed.* (in press).

[58] Kragie, L.: Membrane iodothyronine transporters part I: review of physiology. Endocrine Research *20* (1994) 319–314.

[59] Krenning, E. P., R. Docter: Plasma membrane transport of thyroid hormone. In: G. Hennemann (Hrsg.): Thyroid hormone metabolism, S. 107–131. Marcel Dekker, Inc. New York and Basel 1992.

[60] Lazarus, J. H.: Treatment of hyper- and hypothyroidism in pregnancy. J. Endocrinol. Invest. *16* (1993) 391–396.

[61] LoPresti, J., J. T. Nicoloff: 3,5,3′-triiodothyronine (T3) sulfate: a major metabolite in T3 metabolism in man. J. Clin. Endocrinol. Metab. *78(3)* (1994) 688–692.

[62] Makover, A., D. R. Soprano, M. L. Wyatt et al.: An in situ-hybridization study of the localization of retinol-binding protein and transthyretin messenger RNAs during fetal development in the rat. Differentiation *40* (1989) 17–25.

[63] Mandel, S. J., G. A. Brent, P. R. Larsen: Review of antithyroid drug use during pregnancy and report of a case of aplasia cutis. Thyroid *4* (1994) 129–133.

[64] Marchant, B., B. E. W. Brownlie, D. McKay Hart et al.: The placental transfer of propylthiouracil, methimazole and carbimazole. J. Clin. Endocrinol. Metab. *45* (1977) 1187–1993.

[65] Martinez-Galan, J. R., P. E. Pedraza, M. Santacana-Altimiras et al.: Maternal-neonatal iodine deficiency decreases myelin basic protein (MBP) immunoreactive structures in the striatum (STR) which might affect cortical-subcortical projections. Thyroid *5* (1995) 81.

[66] Mitchell, A. M., S. W. Manley, R. H. Mortimer: Membrane transport of thyroid hormone in the human choriocarcinoma cell line, JAR. Mol. Cell. Endocrhinol. *87* (1992) 139–145.

[67] Mitchell, A. M., S. W. Manley, R. H. Mortimer: Interactions between transport of triiodothyronine and tryptophan in JAR cells. Mol. Cell. Endocrinol. *101* (1994) 203–210.

[68] Mitchell, A. M., S. W. Manley, E. J. Payne et al.: Uptake of thyroxine in the human choricocarcinoma cell line JAR. J. Endocrinol. *146* (1995) 233–238.

[69] Moreno, M., M. J. Berry, C. Horst et al.: Activation and inactivation of thyroid hormone by type I iodothyronine deiodinase. FEBS Letters *344* (1994) 143–146.

[70] Morreale de Escobar, G., R. Calvo, F. Escobar del Rey et al.: Thyroid hormones in tissues from fetal and adult rats. Endocrinology *134* (1994) 2410–2415.

[71] Morreale de Escobar, G., R. Calvo, M. J. Obregon et al.: Contribution of maternal thyroxine to fetal thyroxine pools in normal rats near term. Endocrinology *126* (1990) 2765–2767.

[72] Morreale de Escobar, G., M. Jesús Obregón, C. Ruiz De Oña et al.: Comparison of maternal to fetal transfer of 3,5,3′-triiodothyronine versus thyroxine in rats, as assessed from 3,5,3′-triiodothyronine levels in fetal tissues. Acta Endocrinol. (Copenh) *120* (1989) 20–30.

[73] Nogimori, T., C. H. Emerson, L. E. Wu: Synthesis of 6-anilino-2-thiouracils and their inhibition of human placenta iodothyronine deiodinase. J. Med. Chem. *8* (1985) 1692–1694.

[74] Pedraza, P. E., G. Morreale de Escobar: Effects of flavonoid EMD 21388 (EMD) on extrathyroidal thyroxine (T4) and 3,5,3′-triiodothyronine (T3) levels and 5′-iodothyronine deiodinase activities in rat dams and fetuses near term. J. Endocrinol. Invest. *17* (1994) 19.
[75] Prasad, P. D., F. H. Leibach, V. B. Mahesh et al.: Relationship between thyroid hormone transport and neutral amino acid transport in JAR human choriocarcinoma cells. Endocrinology *134* (1994) 574–581.
[76] Rodriguez Pena, A., N. Ibarrola, M. A. Iniguez et al.: Neonatal hypothyroidism affects the timely expression of myelin-associated glycoprotein in the rat brain. J. Clin. Invest. *91* (1993) 812–818.
[77] Roti, E., S. L. Fang, K. Green et al.: Human placenta is an active site of thyroxine and 3,3′,5-triiodotyrosyl ring deiodination. J. Clin. Endocrinol. Metab. *53* (1981) 498.
[78] Roti, E., A. Gnudi, L. E. Braverman: The placental transport, synthesis and metabolism of hormones and drugs which affect thyroid function. Endocr. Rev. *4* (1983) 131–149.
[79] Sachmechi, I., G. C. Schussler: Familial dysalbuminemic hyperthyroxinemia in pregnancy. Eur. J. Endocrinol. *133* (1995) 729–731.
[80] Salvatore, D., S. C. Low, M. Berry et al.: Type 3 iodothyronine deiodinase: cloning, in vitro expression, and functional analysis of the placental selenoenzyme. J. Clin. Invest. *96* (1995) 2421–2430.
[81] Santini, F., I. J. Chopra, E. E. Hurd et al.: A study of the characteristics of the rat placental iodothyronine 5-monodeiodinase: evidence that it is distinct from the rat hepatic iodothyronine 5′-monodeiodinase. Endocrinology *130* (1992) 2325–2332.
[82] Santini, F., I. J. Chopra, D. H. Solomon et al.: Evidence that the human placental 5-monodeiodinase is a phospholipid-requiring enzyme. J. Clin. Endocrinol. Metab. *74* (1992) 1366–1371.
[83] Santini, F., D. Cortelazzi, A. M. Baggiani et al.: A study of serum 3,5,3′-triiodothyronine sulfate concentration in normal and hypothyroid fetuses at various gestational stages. J. Clin. Endocrinol. Metab. *76* (1993) 1583–1587.
[84] Schoenmakers, C. H. H., I. G. A. J. Pigmans, T. J. Visser: Investigation of type I and type III iodothyronine deiodinases in rat tissues using N-bromoacetyl-iodothyronine affinity labels. Mol. Cell. Endocrinol. *107* (1995) 173–180.
[85] Schreiber, G., B. R. Southwell, S. J. Richardson: Hormone delivery systems to the brain – transthyretin. Exp. Clin. Endocrinol. *103* (1995) 75–80.
[86] Schröder-Van der Elst, J. P., D. Van der Heide, P. M. Versloot: Effects of EMD 21388 on the kinetics of T4 and T3 (TH) in the female rat. J. Endocrinol. Invest. *17* (1994) 19.
[87] Shen, Q., J. L. Leonard, P. E. Newburger: Structure and function of the selenium translation element in the 3′-untranslated region of human cellular glutathione peroxidase mRNA. RNA *1* (1995) 519–525.
[88] Slebodzinski, A. B., E. Brzezinska Slebodzinska: Local generation of triiodothyronine by the mammary gland as a source of measurable quantities of the hormone in milk. Endocr. Regul. *25* (1991) 83–89.
[89] Southwell, B. R., W. Duan, D. Alcorn et al.: Thyroxine transport to the brain: Role of protein synthesis by the choroid plexus. Endocrinology *133* (1993) 2116–2126.
[90] Spaulding, S. W., T. J. Smith, P. M. Hinkle et al.: Studies on the biological activity of triiodothyronine sulfate. J. Clin. Endocrinol. Metab. *74* (1992) 1062–1067.
[91] Spector, R., C. E. Johanson: The mammalian choroid plexus. Sci. Am. *261* (1989) 68–74.
[92] St. Germain, D. L., R. A. Schwartzman, W. Croteau et al.: A thyroid hormone-regulated gene in Xenopus laevis encodes a type III iodothyronine 5-deiodinase. Proc. Natl. Acad. Sci. USA *91* (1994) 7767–7771.
[93] Stephanou, A., S. Handwerger: Retinoic acid and thyroid hormone regulate placental lactogen expression in human trophoblast cells. Endocrinology. *136* (1995) 933–938.

[94] Thorpe-Beeston, J. G., K. H. Nicolaides, C. V. Felton et al.: Maturation of the secretion of thyroid hormone and thyroid-stimulating hormone in the fetus. N. Engl. J. Med. (1991) 532–536.
[96] Visser, T. J.: Role of sulfation in thyroid hormone metabolism. Chem. Biol. Interact. *92* (1994) 293–303.
[97] Vulsma, T., M. H. Gons, J. J. M. De Vijlder: Maternal-fetal transfer of thyroxine in congenital hypothyroidism due to a total organification defect or thyroid agenesis. N. Engl. J. Med. *321* (1989) 13–16.
[98] Wu, S.-Y., W.-S. Huang, D. H. Polk et al.: The development of a radioimmunoassay for reverse triiodothyronine sulfate in human serum and amniotic fluid. J. Clin. Endocrinol. Metab. *76* (1993) 1625–1630.
[99] Wu, S.-Y., W.-S. Huang, D. H. Polk et al.: Identification of thyroxine-sulfate (T4S) in human serum and amniotic fluid by a novel T4S radioimmunoassay. Thyroid *2* (1992) 101–105.
[100] Wu, S.-Y., D. H. Polk, W.-L. Chen et al.: A 3,3′-diiodothyronine sulfate cross-reactive compound in serum from pregnant women. J. Clin. Endocrinol. Metab. *78* (1994) 1505–1509.
[101] Yen, P. M., W. W. Chin: New advances in understanding the molecular mechanisms of thyroid hormone action. Trends in Endocrinology and Metabolism *5* (1994) 65–72.
[102] Yiannakouris, N., T. Valcana: Effects of hypothyroidism on RNA synthesis in the adult rat brain. Neurochem. Res. *19* (1994) 1325–1332.
[103] Zou, L., S. G. Hagen, K. A. Strait et al.: Identification of thyroid hormone response elements in rodent Pcp-2, a developmentally regulated gene of cerebellar Purkinje cells. J. Biol. Chem. *269* (1994) 13346–13352.

Diskussion

Hampel:
Welche Rolle spielt das Zink im Schilddrüsenhormonmetabolismus? Hat es ähnliche Effekte wie das Selen für die 5′-Dejodasen?

Köhrle:
Nein, Zink ist kein Spuren-, sondern schon ein Mengenelement und spielt nicht nur eine Rolle auf der Ebene des Metabolismus, sondern ich glaube, daß ein Großteil der Zinkeffekte über die Beeinflussung des Transthyretin-Retinol-Bindungssystems und des Vitamin-A-Systems laufen wird. Ich weiß, es gibt da Berichte, zwei größere Arbeiten, die dem Zink eine wichtigere Rolle zuschreiben. Wir haben leider noch nicht die molekulare Analyse dafür, ob es sich hier wirklich um physiologisch relevante Effekte handelt. Man weiß aus dem Tiermodell, daß der Zink- und Vitamin-A-Status und damit die Transportsituation und Hormonsynthese in der Schilddrüse irgendwie zusammenhängen. Wie, kann man – glaube ich – noch nicht sagen.

Emrich:
Herr Köhrle, stellt die Plazenta durch den Abbau von Schilddrüsenhormonen ein Reservoir für die Versorgung des Feten mit Jod dar, was ja ganz wichtig wäre?

Köhrle:
Diese These ist hochinteressant, ist aber bisher noch nicht gut untersucht. Sie wurde von Roger Ekins in seiner Gruppe (in der Arbeit, die ich ganz zu Anfang zitierte und vor einigen Jahren bei einer Tagung bei Prof. Eber in Graz) formuliert: wenn man sich heute die Kapazität der Plazenta und der nachgeschalteten Membransysteme für die Dejodierung anschaut und sieht, daß einiges an T_4-Transfer stattfindet, so würde ich bei dem relativ niedrigen Jodbedarf, den der Fötus am Anfang hat, durchaus damit rechnen, daß diese Dejodaseausstattung der Plazenta ein gutes gerichtetes Transportsystem zur Anreicherung von Jod Richtung Fötus darstellt und ihn gleichzeitig vor einem Überangebot von T_4 und T_3 schützen kann. Das ist eine Arbeitshypothese, die nicht ganz einfach nachzuweisen sein wird, insbesondere nicht beim Menschen, weil man die Experimente mit radioaktivem Jod nicht machen sollte, die das beweisen könnten.

Usadel:
Korrespondieren die maternalen und fetalen T_4-Spiegel hinsichtlich FT_4? Und wenn ja, sowohl in Frühphase als auch in Spätphase der Gravidität?

Köhrle:
Jetzt nageln Sie mich vielleicht falsch fest. Wenn ich es recht in Erinnerung habe, aus der New England Journal Arbeit, sind, was das T_4 anbelangt, die Spiegel zwischen maternalem und fötalem Serum nicht gleich. Sowohl totales als auch freies T_4 sind im fötalen Serum niedriger als im maternalen bis zur 30. Woche. Ähnliches gilt für T_3.

Usadel:
Sowohl in der Früh- als auch in der Spätschwangerschaft?

Köhrle:
Soweit man die Daten hat: ja. Wobei (vielleicht noch ein Nachtrag) festzustellen ist, daß jetzt bei diesen Schwangerschaften, die in der Arbeit von Vulsma analysiert worden sind (Frühgeborenenschwangerschaften), der absolute T_4-Wert natürlich niedriger ist als der maternale. Meine Äußerung war jetzt bezogen auf das freie T_4.

Grußendorf:
Josef, hat man denn jetzt Unterschiede zu erwarten, wenn man in der Schwangerschaft die Mutter thyreostatisch mit Thiamazol oder PTU behandelt?

Köhrle:
Diese Frage habe ich erwartet. Ich kann sie nicht eindeutig beantworten. Nach allem, was man über die Transferraten weiß, muß man annehmen, daß es Unterschiede zwischen den MMI-Derivaten und Thiourazil gibt. Es ist jetzt eine neue Komponente dazugekommen: dadurch, daß diese Dejodasen alle exprimiert sind und unterschiedlich exprimiert werden, kann man u. U. auch damit rechnen, daß man mit PTU zumindest auf der Plazenta- und fötalen Ebene auch noch eine Interferenz mit den Dejodasen erhält. Aber dazu, glaube ich, sind die Daten nicht hart genug.

Eber:
Einen Jodkonzentrierungsmechanismus der Plazenta lehnen Sie ab. Aber wenn Sie ihn befürworten, nimmt er am Ende der Schwangerschaft zu, oder ist das Jodid eine reine Diffusionsangelegenheit?

Köhrle:
Ich zweifele daran, die Daten – insbesondere die frühen Daten – die vorliegen, wo noch zum Teil mit den radioaktiven Substanzen gearbeitet wurde, sprechen dafür, daß es durchaus eine gerichtete Jodakkumulation in Richtung Fetus gibt, wo die Plazenta eine aktive Rolle spielt. Also, ich favorisiere sehr die Hypothese von Ekins.

Hehrmann:
Herr Köhrle, so interessant diese Befunde sind: aber glauben Sie wirklich, daß sie von so entscheidender Bedeutung und praktischer Auswirkung auf die Betreuung von solchen Patienten sind, gerade was den Transfer von Schilddrüsenhormonen angeht? Fast alle Modelle, im Tier wie im Menschen, sind eigentlich solche, wo der Fötus hypothyreot war. Und hier ist ein signifikanter Transfer gemessen worden. Aber ist es nicht bei der physiologischen Schwangerschaft mit normaler vitaler Schilddrüsenfunktion weiterhin so, daß es völlig egal ist, ob die Mutter eine hohe, eine niedrige oder eine normale Schilddrüsenhormonkonzentration hat? Und der entscheidende Transfer ist der des Jodes und nicht der des Schilddrüsenhormons.

Köhrle:
Für die normale Schwangerschaft würde ich das durchaus unterstreichen, da sollte man auch jetzt nicht zuviel Aufregung produzieren. Nur im Rahmen der

Diskussion über die In-vitro-Fertilisation und Reproduktionsmedizin werden diese Fragen relevanter, als wir sie in der normalen Schwangerschaftszeit gehabt haben. Und ich glaube, wir sind seit zwei bis drei Jahren auch in der Lage, etwas genauer zu sehen, was wirklich im fötalen Gehirn passiert, was auch heute morgen und heute nachmittag schon angesprochen wurde: die Rolle von T_4 auf die Gehirndifferenzierung, Reifung und alles, was danach kommt. Ich glaube, daß wir auf jeden Fall dafür sorgen sollten, nicht nur den Jodhaushalt sicherzustellen, sondern wirklich eine funktionierende und normale Schwangerschaft so gut es geht zu erreichen.

Jodverlust, Struma, Schilddrüsen-Hormontherapie

R. Hehrmann

Schilddrüsenerkrankungen in der Schwangerschaft stellen eine besondere Herausforderung dar, da in dieser Situation nicht nur Stoffwechsel und Funktion der Schilddrüse der betroffenen Patientin beachtet werden muß, sondern auch die Besonderheiten der plazento-fetalen Einheit [6]. Glücklicherweise haben in den letzten 20 Jahren die Kenntnisse gerade auch über den materno-fetalen Stoffaustausch soweit zugenommen, daß wir eine relativ sichere Basis für therapeutische Überlegungen bei Schilddrüsenerkrankungen in der Schwangerschaft haben [2, 5, 6].

Struma

Daß in Jodmangelgebieten schwangere Frauen häufiger eine Struma haben als in Regionen mit adäquater Jodversorgung und daß im Jodmangel die Schilddrüsenvolumina Schwangerer sehr viel stärker zunehmen als ohne Jodmangel, ist eine alte Erfahrung, die schon mit der Untersuchung von Crooks und Mitarbeitern 1964 in Schottland und Island eindeutig belegt wurde [3]. Im Jodmangelgebiet Schottlands hatten junge Frauen in 37% eine klinisch (noch ohne Ultraschalluntersuchung) erkennbare Struma, gleichaltrige schwangere Frauen in immerhin 70%. Die parallele Untersuchung an entsprechenden Frauen im Nichtjodmangelgebiet von Island zeigte, daß hier die Strumaprävalenz bei 20% lag und in der Schwangerschaft auch nicht zusätzlich anstieg.

Daß die Bundesrepublik Deutschland und weite Teile Europas auch heute noch ein Jodmangelgebiet sind, belegen zahlreiche Untersuchungen:
Die eigene Untersuchung im Raum Stuttgart 1990 [9] hatte gezeigt, daß lediglich 7,5% der Bevölkerung eine ausreichende Jodversorgung über 100 μg Jodid pro Tag hat und daß über 80% im Jodmangel Grad I und II sind. Zu nahezu identischen Ergebnissen bei der Untersuchung Schwangerer kam Glinoer 1994 in Brüssel (Tab. 1) [5].

Lediglich etwa 15% der Schwangeren haben eine ausreichende Jodausscheidung im Urin über 100 μ/l, und fast konstant über die gesamte Schwangerschaft haben etwa 85% der Frauen einen Jodmangel mit einer gewissen Zunahme des Jodmangels Grad II gegen Ende der Schwangerschaft.

Die Jodausscheidung im Urin bei jungen Frauen im gebärfähigen Alter zwischen 16 und 40 Jahren liegt im Raum Stuttgart zwischen 45 und 60 μg/Tag,

Tabelle 1 Urinjodausscheidung bei Schwangeren in Brüssel (D. Glinoer 1994)

Trim.	n	Urinjodkonzentration (µg/l) <50	<100	>100
I.	136	43%	42%	15%
II.	133	51%	36%	13%
III.	49	53%	35%	12%

Tabelle 2 Veränderungen des Jodstoffwechsels in der Schwangerschaft

- gesteigerte GFR,
  > gesteigerte renale Jodidclearance
- Hämodilution, Zunahme von Zellmasse und Bindungsproteinen (TBG)
  > vergrößerter Jodverteilungsraum
- mütterliche Jodverluste an den Feten
  > verminderte Plasmajodidkonzentration
  > kompensatorische Steigerung der thyreoidalen Jodidclearance

also im Grenzbereich von Jodmangel Grad I und II; fast identische Daten wurden in den ostdeutschen Bundesländern erhoben [9, 10].

Auf dem Boden der physiologischen Veränderungen des Jodstoffwechsels in der Schwangerschaft hat diese Situation des fortbestehenden Jodmangels natürlich gravierende Auswirkungen (Tab. 2). Diese physiologischen Veränderungen des mütterlichen Jodstoffwechsels führen letztendlich zu Jodverlusten, und zwar auf verschiedenen Wegen: Zum einen ist die glomeruläre Filtrationsrate in der Schwangerschaft gesteigert und führt auch zu einer gesteigerten renalen Jodidclearence und damit zu Jodverlusten mit dem Urin. Außerdem bedingen Hämodilution, Zunahme von Zellmasse und die Zunahme der Bedingungsproteine, insbesondere die östrogenbedingte Erhöhung des TBGs, einen vergrößerten Jodverteilungsraum und damit absinkende Jodidkonzentrationen. Schließlich kommen vor allen Dingen im 2. und 3. Trimenon mütterliche Jodverluste an den Feten hinzu. Alle Faktoren führen zu einer Verminderung der Plasmajodidkonzentration. Als Kompensationversuch ist die thyreoidale Jodidclearence in der Schwangerschaft gesteigert und kann bei Nichtbestehen eines Jodmangels offensichtlich auch eine normale absolute Jodidaufnahme in die Schilddrüse aufrechterhalten [2, 5, 6]. Bei bestehendem Jodmangel ergeben sich jedoch gravierende Folgen (Tab. 3).

Trotz der Steigerung der thyreoidalen Jodidclearence kann die absolute Jodidaufnahme nicht mehr aufrechterhalten werden. Es kommt zum intrathyreoidalen Jodmangel, damit zu einer Vermehrung der intrathyreodalen Wachstumsfaktoren, zudem zu einer verminderten T4-Synthese und damit zu einer

Tabelle 3 Folgen der Veränderungen bei Jodmangel in der Schwangerschaft

– Abnahme der absoluten thyreoidalen Jodidaufnahme
  > intrathreoidaler Jodmangel
  > vermehrte intrathyreoidale Wachstumsfaktoren
  > verminderte T4-Synthese
  > vermehrte TSH-Stimulation
  > mütterliches Strumawachstum
– Jodmangel der fetalen Schilddrüse
  > fetales Strumawachstum

Tabelle 4 Jodausscheidung bei Neugeborenen in Europa

	µg/dl
Rotterdam	15,1
Helsinki	11,1
Stockholm	11,5
Zürich	6,8
Catania	6,6
Rom	6,1
Brüssel	5,8
Berlin	4,2
Toulouse	3,8
Göttingen	1,9
Heidelberg	1,9
Freiburg	1,4

vermehrten TSH-Stimulation. Beide Faktoren bedingen ein zunehmendes mütterliches Strumawachstum. Außerdem besteht natürlich wegen des praktisch freien Transfers des Jodids auch ein fetaler Jodmangel und damit ein fetales Strumawachstum [5, 6].

Die Daten über die niedrige Jodausscheidung im Urin bei Neugeborenen in der BRD sind schon lange bekannt. Die Jodurie lag zwischen 2,9 µg/dl in Hamburg und 1,2 µg/dl in Freiburg. Auch hier ließ sich 1984 noch ein gewisses Nord-Süd-Gefälle nachweisen, aber selbst in Hamburg und Berlin ist die Jodurie Neugeborener außerordentlich niedrig [8]. Am deutlichsten wird der Jodmangel des Neugeborenen im europäischen Vergleich in der Untersuchung vom Delange 1982 [4], wo die Jodausscheidung im Urin in der BRD am traurigen unteren Ende der europäischen Skala liegt, wobei die Neugeborenen in Skandinavien eine fünf- bis zehnmal höhere Jodurie aufweisen (Tab. 4).

Auch die Daten über die Prävalenz der konnatalen Struma sind lange bekannt: 1984 in Ulm 5% [12], im Süden der ehemaligen DDR 7–12%. Nach Jodsupplementierung von 150 µg Jodid an die Schwangeren in Ulm und nach der Einführung der Jodierung des Speisesalzes in der DDR Rückgang der konnatalen Strumen auf fast Null %.

Die deletärste Entwicklung ist natürlich die einer konnatalen Hypothyreose, die in Regionen mit ausgeprägtem Jodmangel Grad III sehr wohl vorkommt.

Untersuchungen der Schilddrüsenfunktionsparameter bei Schwangeren zum Zeitpunkt der Geburt und bei Neugeborenen im moderaten Jodmangelgebiet Brüssel und im hochgradigen Mangelgebiet in Ubangi/Zaire zeigen, daß bei Müttern mit einer Jodurie um 18 µg/Tag das TSH bereits auf 14 U/l erhöht ist und daß bei den Neugeborenen dieser Mütter das T4 deutlich niedriger ist und das TSH auf 70 µU/ml erhöht ist.

Somit sind die Auswirkungen des Jodmangels in der Schwangerschaft eindeutig: für die Mutter Strumawachstum, für das Kind konnatale Struma und Gefahr der konnatalen Hypothyreose.

Untersuchungen in der ehemaligen DDR hatten eine Zunahme des Schilddrüsenvolumen der schwangeren Mütter von bis zu 60% gezeigt, im moderaten Jodmangelgebiet Belgiens um ca. 30%, während mit einer Jodsupplementierung in der ehemaligen DDR die Zunahme nur noch 5−15% betragen hat.

Auch die neueren Untersuchungen von Bohnet [1] zeigen, daß durch Jodsubstitution das Strumawachstum effektiv verhindert werden kann und daß bei bereits bestehender Struma mit einer Kombination von Jodid und Thyroxin sogar in der Schwangerschaft ein Rückgang des Schilddrüsenvolumens erreichbar ist.

Die Konsequenz ist eindeutig: Schwangere sollten bei Fortbestehen des Jodmangels grundsätzlich mit Jodid behandelt werden, und zwar am besten mit 200 µg Jodid pro Tag, auch dann, wenn sie keine Struma haben. Schwangere mit bereits bestehender Struma sollten mit einer Kombinationsbehandlung von Levothyroxin + Jodid behandelt werden. Eine bereits durchgeführte Strumabehandlung mit Levothyroxin wird in der Regel weitergeführt, und zusätzlich für die Zeit der Schwangerschaft und der Stillzeit wird Jodid gegeben; nur letzteres nützt dem Feten [5, 6, 11].

Ein Jodexzeß soll hierbei in jedem Fall vermieden werden, vor allen Dingen wegen der Möglichkeit der Induktion einer jodinduzierten Hypothyreose beim Feten. Hiermit ist aber auf keinen Fall zu rechnen, solange die Jodsubstitution 500 µg/Tag nicht übersteigt. Wahrscheinlich liegt die Joddosis zur Auslösung eines Wolff-Chaikoff-Effektes beim Kind oberhalb von 1000 µg/Tag.

Hypothyreose

Patientinnen mit schwerer Hypothyreose sind meist infertil. Bei der Entstehung dieser Fertilitätsstörung scheint die Hyperprolaktinämie, die in 30 bis

Tabelle 5 Subklinische Hypothyreose und weibliche Fertilität

Bohnet 1981:	13% von 150 sterilen Frauen
Gerhard et al. 1988:	12,6% von 510 sterilen Frauen
Moltz et al. 1987:	12% von 183 sterilen Frauen

60% der Patientinnen gefunden wird, eine Rolle zu spielen, die letztendlich zu einer Corpusluteum-Insuffizienz führt. Alleine dürfte die Hyperprolakinämie hierfür aber nicht verantwortlich sein. Selten eintretende Schwangerschaften bei klinisch manifester Hypothyreose sind häufig kompliziert durch Aborte und Fehlgeburten [7].

Selbst bei subklinischer Hypothyreose kommen Einschränkungen der Fertilität vor. In drei verschiedenen Untersuchungen fanden sich etwa 13% von Patientinnen mit primärer Sterilität, die eine subklinische Hypothyreose hatten (Tab. 5) [7].

Ursache einer Hypothyreose in der Schwangerschaft ist am häufigsten eine abgelaufene Autoimmunthyreoiditis vom Typ Hashimoto, meist in der atrophischen Verlaufsform mit fehlender Struma. Aber auch nach ausgedehnten Strumaresektionen, in Deutschland seltener nach Radiojodtherapie, kann im jüngeren Lebensalter eine Hypothyreose entstehen.

Nicht vorkommen sollte eigentlich eine Hypothyreose unter thyreostatischer Therapie, da eine zu hohe Dosierung der Thyreostatika gerade in der Schwangerschaft auf jeden Fall wegen des diaplazentaren Transfers der Thyreostatika vermieden werden muß.

Die Behandlung der Schilddrüsenunterfunktion besteht – wie außerhalb der Schwangerschaft – in der Substitution mit L-Thyroxin. Wegen des geringen diaplazentaren Transfers der Schilddrüsenhormone hat diese Therapie nur bei Hypothyreose des Kindes einen positiven Effekt auf den Feten.

Bei Entdeckung einer Hypothyreose in der Schwangerschaft wird die sofortige Substitution mit Schilddrüsenhormon eingeleitet, und zwar unabhängig von Zeitpunkt in der Schwangerschaft (Tab. 6) [6].

Tabelle 6 Therapie mütterlicher Hypothyreose in der Schwangerschaft

1. bei Entdeckung in der SS: sofortige Substitution mit L-T4, Dosierung nach Klinik und TSH;
2. bei bekannter Hypothyreose: Weiterführung der Substitution in gleicher Dosierung, Steigerung nur bei TSH-Anstieg;
3. die Therapie reduziert die Komplikationen des SS-Verlaufes;
4. sie hat keinen direkten Effekt auf den Feten außer bei fetaler Hypothyreose;
5. die zusätzliche Jodidtherapie mit 200 µg/Tag ist zur Behebung des fetalen Jodmangels in der SS und Stillzeit indiziert.

Bei bekannter Hypothyreose wird die bestehende Substitution, meist in unveränderter Dosierung, weitergeführt. Da bei einer Hypothyreose der Mutter der HCG-vermittelte Anstieg der T4-Konzentration im 1. Trimenon nicht eintreten kann, kann bei diesen Patientinnen der übliche Abfall der TSH-Konzentrationen ausbleiben, es kann aber auch ein leichter Anstieg des TSH in dieser Phase vorkommen. Nur in diesen Fällen ist eine Steigerung der Thyroxindosis erforderlich. Die Therapie der mütterlichen Hypothyreose vermindert die Komplikationen des Schwangerschaftsverlaufes wie Aborte, Frühgeburten etc. Sie hat wahrscheinlich keinen direkten Einfluß auf die Entwicklung des Feten, auch nicht auf die Organentwicklung von ZNS und Schilddrüse. Sie behebt auch nicht den Jodmangel des Kindes. Deshalb sollten auch hypothyreote Mütter während der Schwangerschaft und Stillzeit zusätzlich mit 200 μg Jodid behandelt werden [5, 6, 11].

Literatur

[1] Bohnet, H. G.: Strumaprophylaxe u. Therapie. Der informierte Arzt – Gazette Médicale *12* (1991) 1563–1566.

[2] Burrow, G. N., D. A. Fisher, P. R. Larsen: Maternal and fetal thyroid function. New Engl. J. Med. *331* (1994) 1072–1077.

[3] Crooks, J., M. I. Tulloch, A. C. Turnbull et al.: Comparative incidence of goitre in pregnancy in Iceland and Scotland. Lancet (1967) 625–627.

[4] Delange, F.: Study of the iodine supply of the newborn in Europe ESPE – Symposium, Helsinki 1982.

[5] Glinoer, D.: The thyroid gland and pregnancy: iodine restriction and goitrogenesis revealed. Thyroid International *5* (1994) 3–16.

[6] Hehrmann, R.: Schilddrüsenerkrankungen in der Schwangerschaft. Therapiewoche *37* (1987) 1854–1862.

[7] Hehrmann, R.: Schilddrüsenerkrankungen als Ursache von Fertilitätsstörungen Der informierte Arzt – Gazette Médicale *15* (1994) 133–144.

[8] Heidemann, P., P. Stubbe, K. v. Reuss et al.: Jodausscheidung und alimentäre Jodversorgung bei Neugeborenen in Jodmangelgebieten der Bundesrepublik. Dtsche Med. Wschr. *109* (1984) 773–778.

[9] Malner, C., R. Hehrmann: Strumaepidemiologie im Raum Stuttgart und ihre Beziehung zur aktuellen Jodversorgung. In: H.-D. Röhrer, B. Weinheimer (Hrsg.): Schilddrüse 1991, S. 214–229. Verlag de Gruyter, Berlin–New York 1992.

[10] Meng, W.: Deutschland – ein Jodmangelgebiet. Deutsches Ärzteblatt *91* (1994) 1366–1370.

[11] Ranke, M.: Notwendigkeit einer individuellen Jodprophylaxe. Der Kinderarzt *22* (1991) 617–120.

[12] Teller, W. M.: Prävention der Neugeborenenstruma durch Jodidtherapie der Schwangeren. Therapiewoche *43* (1984) 7093–7096.

3.2 Hyperthyreose

Besonderheiten der Hyperthyreose in Schwangerschaft und Stillzeit

R. Hörmann

Einleitung

Ein Einfluß der Schwangerschaft auf die Schilddrüse ist altbekannt. Nach historischen Überlieferungen soll die Zunahme des Halsumfanges in der Schwangerschaft bei den alten Ägyptern sogar als Schwangerschaftstest Anwendung gefunden haben. Die Frauen legten sich ein Band aus Schilf um den Hals; riß dieses, so war die Schwangerschaft eingetreten. Die physiologische Grundlage dieses unkonventionellen Schwangerschaftstestes können wir heute sonographisch nachvollziehen. Im Verlauf der Schwangerschaft läßt sich eine Zunahme des Schilddrüsenvolumens belegen, die physiologischerweise im Bereich von 10–15% liegt. Bei bestehendem Jodmangel ist die Vergrößerung der Schilddrüse noch viel ausgeprägter und die Neumanifestation einer Struma ein relativ häufiger Befund [4].

Wie bei anderen Organen kann die schwangerschaftsbedingte Vergrößerung der Schilddrüse bereits ein Hinweis auf eine verstärkte Beanspruchung sein. Die erhöhte Anforderung der Schwangerschaft an die Schilddrüse ergibt sich im wesentlichen aus zwei Gründen. Erstens besteht während der Schwangerschaft ein vermehrter Bedarf an Schilddrüsenhormonen, wie wir bereits aus unserer klinischen Erfahrung ableiten können. Bei Patientinnen, die wegen einer primären Hypothyreose unter einer Substitutionsbehandlung mit Levothyroxin stehen, ist es häufig notwendig, die Dosis des Medikamentes in der Schwangerschaft anzupassen und zu erhöhen. Es besteht ein mittlerer Mehrbedarf von ca. 50 µg/die, obwohl die genaue Dosierung natürlich im Einzelfall anhand der biochemischen Parameter, insbesondere des basalen TSH festzulegen ist [11]. Zweitens ist das Jodangebot an die Schilddrüse in der Schwangerschaft reduziert. Als physiologische Anpassung an die Schwangerschaft ist daher eine Funktionssteigerung der Schilddrüse erforderlich.

Regulation der Schilddrüsenfunktion in der Schwangerschaft

Die in der Schwangerschaft physiologischerweise erforderliche Mehrsekretion von Thyroxin liegt im Bereich von 40–60%. Erreicht wird die erhöhte Produktionsrate an Schilddrüsenhormonen durch eine Änderung der Regulation der Schilddrüsenfunktion, die der erforderlichen Funktionssteigerung Rechnung trägt (Abb. 1). Wie wir aus neueren Untersuchungen wissen, erfolgt

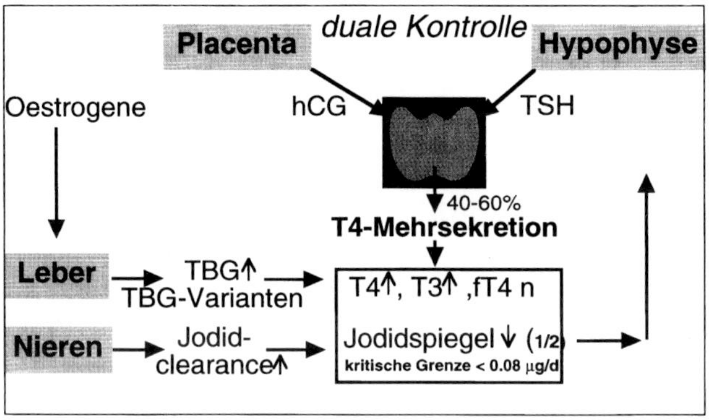

Abb. 1 Physiologische Regulation der Schilddrüse in der Schwangerschaft.

dabei die Anregung der Schilddrüse nicht über eine verstärkte Aktivierung des hypothalamisch-hypophysären Regelkreises, sondern die Schilddrüse wird zusätzlich dem regulierenden Einfluß plazentarer Schilddrüsenstimulatoren, insbesondere des hCG bzw. Variantformen des Schwangerschaftshormones unterstellt [5]. Damit besteht in der Schwangerschaft eine duale Kontrolle und Regulation der Schilddrüsenfunktion durch Hypophyse und Plazenta. Die verstärkte Stimulation des Organes macht sich durch eine Hypertrophie, verstärkte Durchblutung und deutliche Steigerung der Jodaufnahme in die Schilddrüse bemerkbar. Letztere ist auch dringend erforderlich, da der Serumjodidspiegel in der Schwangerschaft etwa auf die Hälfte des Ausgangswertes vor Eintritt der Schwangerschaft abfällt, bedingt im wesentlichen durch eine erhöhte renale Jodidclearance sowie zusätzliche jodzehrende Einflüsse, wie z. B. den Jodbedarf des Feten. Bei bestehendem Jodmangel kann hier ein kritischer Wert, der in der Literatur mit 0,08 µg/dl angegeben wird, unterschritten werden [3]. In diesem Falle reichen die physiologischen Adaptionsmechanismen nicht mehr aus, um die Hormonproduktion im erforderlichen Umfange zu steigern, und es kommt in der Folge zu einer relativen Hypothyroxinämie [5]. Der größte Teil des vermehrt gebildeten Schilddrüsenhormones ist in der Zirkulation nicht frei verfügbar, sondern wird an Eiweiß gebunden, insbesondere das thyroxinbindende Globulin, das in der Leber synthetisiert wird und einer verstärkten Induktion durch Östrogene unterliegt. Interessanterweise ist die schwangerschaftassoziierte Veränderung dieses Transportproteins nicht nur quantitativer Natur, sondern auch qualitativer Art; es werden verstärkt glykosylierte Variantformen des TBG hergestellt, die im Vergleich zum herkömmlichen TBG eine verlängerte Plasmahalbwertszeit aufweisen [5, 19].

Die Beziehung zwischen den beiden wesentlichen Schilddrüsenstimulatoren TSH und hCG im Verlauf der Schwangerschaft ist durch eine inverse Korrelation gekennzeichnet. Sie konnte von Glinoer et al. überzeugend nachgewiesen und auch durch unsere eigenen Untersuchungen bestätigt werden [5, 9]. Dies bedeutet, daß in der Frühschwangerschaft, in der die plazentare hCG-Produktion am höchsten ist, mit einem Gipfel zwischen der 8. und 14. Schwangerschaftswoche, die Schilddrüse verstärkt der plazentaren Kontrolle unterliegt und entsprechend der hypophysäre Antrieb, gemessen am basalen TSH, zurückgeht. Im 2. und 3. Trimenon ändert sich das Bild wieder, die hCG-Spiegel fallen ab und die TSH-Spiegel steigen an. Bei der überwiegenden Anzahl der schwangeren Frauen bewegen sich diese Veränderungen des TSH innerhalb des üblichen Normbereiches. Es ist jedoch nicht nur theoretisch denkbar, sondern kommt auch praktisch vor, daß ein Zustand eintritt, in dem die Schilddrüse der alleinigen plazentaren Steuerung unterliegt. Wir erkennen dies daran, daß das TSH vollständig supprimiert ist und die peripheren Hormone entweder noch innerhalb des für den entsprechenden Schwangerschaftsabschnitt geltenden Referenzbereichs liegen oder bereits erhöht sind, im Sinne einer subklinischen bzw. manifesten Hyperthyreose. Die plazentare Überstimulation der Schilddrüse, d. h. die schwangerschaftsassoziierte Hyperthyreose, kommt nach den vorliegenden Daten aus der Literatur in ihrer subklinischen Form in einer Häufigkeit von 5–20% und in ihrer manifesten Form in einer Frequenz um 2% vor [6].

Schwangerschaftsassoziierte Hyperthyreose

Ein typisches Fallbeispiel aus der Praxis ist in Abb. 2 dargestellt. Die Patientin, die wir gemeinsam mit Dr. Graf, Lüneburg, betreuten, stellte sich in der 10. Schwangerschaftswoche vor, mit Klagen über verstärkte Übelkeit, wie sie bei früheren Schwangerschaften nicht aufgetreten sei. Zusätzlich wird über vermehrte Nervosität, Herzklopfen, Schwitzen sowie eine Gewichtsabnahme trotz bestehender Schwangerschaft von 1,5 kg berichtet. Die Palpation der Schilddrüse bleibt unauffällig, ebenso ergibt die sonographische Untersuchung einen Normalbefund (Schilddrüsenvolumen 18 ml, unauffälliges, homogenes Echomuster). Laborchemisch besteht eine manifeste Hyperthyreose, gemessen an dem supprimierten TSH und den erhöhten freien peripheren

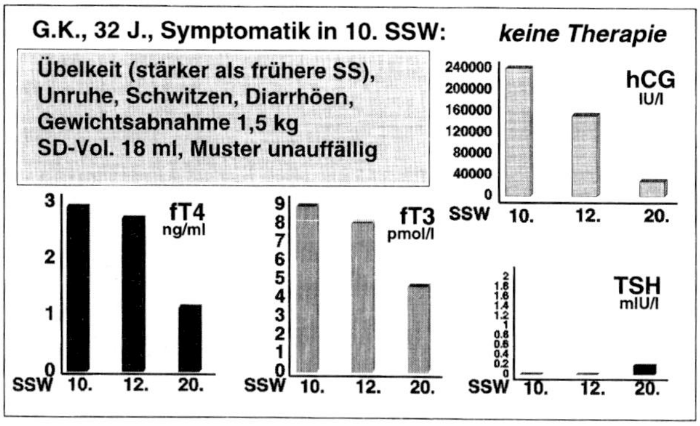

Abb. 2 Hyperthyreose in der Schwangerschaft.

Schilddrüsenhormonen fT4 und fT3. Schilddrüsenantikörper sind im Serum der Patientin nicht nachweisbar. In Kenntnis der oben ausgeführten physiologischen und pathophysiologischen Zusammenhänge stellen wir die Diagnose einer Schwangerschaftshyperthyreose. Aus diesem Grunde wird keine spezifische Behandlung eingeleitet. Im weiteren Verlauf kommt es dann mit Abfall der anfänglich relativ hohen hCG-Serumspiegel zu einer raschen Normalisierung von fT3 und fT4 sowie zu einem Wiederanstieg des TSH in Verbindung mit einer deutlichen Besserung der klinischen Symptomatik der Hyperthyreose.

Dieses Fallbeispiel zeigt anschaulich, daß die Kenntnis dieser speziellen Form einer Hyperthyreose, der sogenannten Schwangerschaftshyperthyreose, von praktischer Wichtigkeit ist. Diese typische schwangerschaftsbedingte und hCG-assoziierte Form einer Hyperthyreose ist differentialdiagnostisch insbesondere von anderen Schilddrüsenfunktionsstörungen in der Schwangerschaft, z. B. einem Morbus Basedow, abzugrenzen, worauf an späterer Stelle näher eingegangen wird. Sie bedarf in der Regel keiner spezifischen Behandlung, da sie mit Abfall der hCG-Spiegel eine rasche Rückbildung zeigt. Nur bei sehr schweren klinischen Auswirkungen und Zeichen einer Hyperthyreose sowie bei besonders lang anhaltendem Verlauf empfiehlt sich der kurzzeitige Einsatz eines Thyreostatikums.

Schwangerschaftserbrechen und Schilddrüsenfunktion

Eine Assoziation des Schwangerschaftserbrechens mit einer Schilddrüsenfehlfunktion im Sinne einer subklinischen bzw. manifesten Hyperthyreose ist in der Literatur gut dokumentiert. Verschiedene Autoren berichteten sogar über eine enge Korrelation zwischen dem Grad des Erbrechens und der Höhe der freien Schilddrüsenhormonspiegel im Serum der Frauen [16]. Eine Schilddrüsenfunktionsstörung findet sich bei ca. 50% der Patientinnen mit Hyperemesis gravidarum. Ausgehend von diesen Beobachtungen wurde versucht, die Hyperemesis gravidarum ursächlich durch eine bestehende Hyperthyreose zu erklären. Dem steht jedoch die klinische Beobachtung entgegen, daß Patientinnen mit Morbus Basedow mit vergleichbarer Erhöhung der Schilddrüsenhormonwerte nicht unbedingt eine Hyperemesis aufweisen. Es wurde daher in jüngster Zeit die Hypothese formuliert, daß die häufig bei diesen Patientinnen zu beobachtenden im Vergleich zu anderen Schwangeren relativ höheren hCG-Spiegel sowohl über eine Östrogenerhöhung via hCG-Rezeptor für das Schwangerschaftserbrechen als auch durch die Stimulation des TSH-Rezeptors für die Veränderungen der Schilddrüsenhormone verantwortlich sind [9].

In-vitro-Befunde zur thyreotropen Wirkung des Schwangerschaftshormones

Ausgehend von der klinischen Beobachtung der Assoziation einer Hyperthyreose mit Erkrankungen des Trophoblasten (Blasenmolen und Chorionkarzinom der Frau sowie Hodentumoren des Mannes), die schon früher Beachtung fand als die Schwangerschaftshyperthyreose, wurde der thyreotropen Wirksamkeit des vermeintlichen Schilddrüsenstimulators hCG in zahlreichen In-vitro-Untersuchungen nachgegangen [8]. Die dabei erhobenen Befunde sind teilweise widersprüchlich geblieben und zeichnen sich durch eine hohe Variation der schilddrüsenstimulierenden Aktivität des hCG in verschiedenen Testsystemen aus [12]. In eigenen Untersuchungen an mit dem rekombinanten humanen TSH-Rezeptor stabil transfizierten CHO-Zellen war die Sensitivität gegenüber hCG durchaus variabel und eng mit der Zahl der exprimierten TSH-Rezeptoren auf der Oberfläche der Zellen korreliert [10]. In Anbetracht der relativ geringen TSH-ähnlichen Wirkung des hCG in vitro besteht zusätzlich Grund für die Annahme weiterer plazentarer Schilddrüsenstimulatoren. Wir konnten diesbezüglich sowohl Unterschiede in der thyreotropen Aktivität verschiedener pI-Spezies (Isohormone), des in seinem Kohlenhydratanteil mikroheterogenen Schwangerschaftshormones selbst, belegen als auch aus einem Urinextrakt von Schwangeren eine sialinsäureverarmte hCG-Variante isolieren, die eine im Vergleich zum hCG erhöhte cAMP-stimulierende Wirkung an CHO-TSH-R-Zellen aufweist [10, 17].

Kurz zusammengefaßt besteht an einer Stimulation der menschlichen Schilddrüse in der Schwangerschaft durch plazentare Faktoren, insbesondere hCG oder Variantformen des Schwangerschaftshormons kein Zweifel. Die Plazenta übt dadurch einen wesentlichen Einfluß auf die mütterliche Schilddrüse aus, sowohl physiologisch im Sinne einer Regulation der Schilddrüsenfunktion mit dem Ziel einer schwangerschaftsadaptierten Funktionssteigerung als auch pathophysiologisch im Sinne einer plazentaren Überstimulation, die zur subklinischen bzw. manifesten Hyperthyreose bei einem nicht unerheblichen Prozentsatz von Frauen in der Frühschwangerschaft führt.

Morbus Basedow in der Schwangerschaft

An den Anfang dieser Ausführungen möchte ich eine kurze Krankengeschichte stellen (Abb. 3). Eine Patientin mit einer immunogenen Hyperthy-

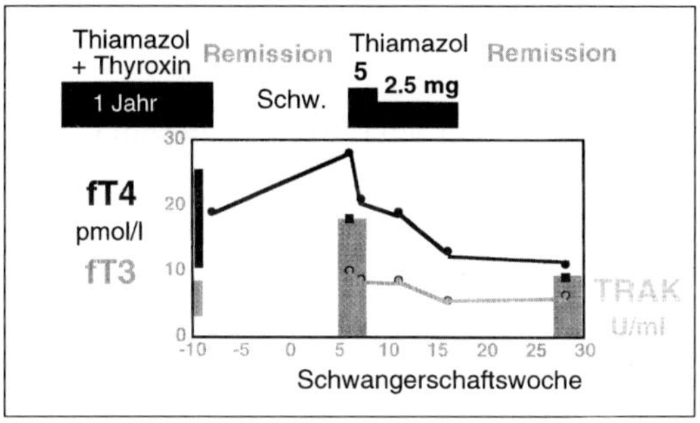

Abb. 3 M. Basedow in der Schwangerschaft.

reose bei Morbus Basedow wurde für die Dauer eines Jahres thyreostatisch behandelt, anschließend ein Auslaßversuch durchgeführt mit einer über 2 Monate anhaltenden Remission. Die Patientin wurde in diesem Zeitraum schwanger, stellte sich jedoch in der 6. Schwangerschaftswoche unter dem klinischen Bild einer milden Hyperthyreose erneut vor. Die Diagnose einer Hyperthyreose in der Schwangerschaft wurde auch laborchemisch bei erhöhten freien Schilddrüsenhormonkonzentrationen und supprimiertem TSH bestätigt. Bei Nachweis von TSH-Rezeptorantikörpern im Serum der Patientin lag ein Rezidiv der Basedow-Hyperthyreose in der Frühschwangerschaft vor. Eine thyreostatische Behandlung wurde eingeleitet, in niedriger Dosierung (5 mg Thiamazol). Sie konnte im weiteren Verlauf rasch auf 2,5 mg reduziert und anschließend in der 16. Schwangerschaftswoche ganz abgesetzt werden. Die Patientin blieb im Anschluß über den gesamten weiteren Schwangerschaftsverlauf auch ohne Medikation in Remission. Als Ausdruck einer verringerten immunologischen Aktivitätslage normalisierten sich auch die eingangs erhöhten TRAK-Titer. Dieses Beispiel zeigt die wechselnde Krankheitsaktivität des Morbus Basedow im Verlauf der Schwangerschaft. Häufig kommt es bei Patienten mit Morbus Basedow in der Frühschwangerschaft zu einem Anstieg der Antikörpertiter, verbunden mit einer meist kurzzeitigen hyperthyreoten Stoffwechsellage und anschließendem konsekutiven Abfall der immunologischen Aktivitätsparameter, der mit einer klinischen Remission der Erkrankung einhergeht [1, 2]. Zur Zeit der Entbindung und insbesondere im 3. bis 8. Monat post partum kommt es dann zu einem erneuten deutlichen Reboundphänomen der Krankheitsaktivität. Für den klinisch tätigen Arzt ist es wichtig, diese Phasen der erhöhten Rezidivgefährdung von Patientinnen mit Morbus Basedow in der Frühschwangerschaft und der Stillzeit zu kennen, um hier die Patientinnen besonders sorgfältig zu überwachen. Auch bei Patientinnen, bei denen bereits eine ablative Behandlung (Operation oder Radiojodtherapie) durchgeführt wurde und die daher nicht mehr rezidivgefährdet erscheinen, ist eine Schilddrüsenkontrolluntersuchung insbesondere mit Bestimmung der TSH-Rezeptorantikörper notwendig, da diese Antikörper trotz erfolgreicher Beseitigung der Hyperthyreose durch ablative Maßnahmen weiter persistieren können, diaplazentar übertragen werden und auf diesem Wege eine fetale bzw. neonatale Hyperthyreose verursachen können [20]. Aus diesem Grunde ist eine engmaschige Überwachung des Feten bei Patientinnen mit einer immunogenen Hyperthyreose erforderlich. Als einfacher Indikator für eine kindliche Hyperthyreose kann die Herzfrequenz des Feten herangezogen werden.

Differentialdiagnose der Hyperthyreose

Differentialdiagnostisch ist es wichtig, zwischen einer Schwangerschaftshyperthyreose, die meist nur transient auftritt und in der Regel keiner thyreostatischen Behandlung bedarf, und einem Morbus Basedow, der doch häufig zumindestens eine kurzzeitige thyreostatische Intervention erforderlich macht, zu unterscheiden. Andere Ursachen einer Hyperthyreose in der Schwangerschaft wie eine uni- oder multifokale Autonomie der Schilddrüse sind selten. Die wesentlichen klinischen Anhaltspunkte sind in Abb. 4 zusammengestellt. Von prakti-

Schwangerschaftshyperthyreose

- oft keine vorbestehende Schilddrüsenerkrankung
- Hyperemesis gravidarum
- Vorkommen in der Frühschwangerschaft oder
- bei Erkrankungen des Trophoblasten
- hohe hCG-Serumspiegel
- fehlende Schilddrüsenautoantikörper

M. Basedow

- vorbestehende Autoimmunerkrankung
- Verschlechterung in der Frühschwangerschaft
- nachweisbare Schilddrüsenautoantikörper (TSHR-AK, TPO-Ak)

Abb. 4 Differentialdiagnose: Schwangerschaftshyperthyreose – M. Basedow.

scher Bedeutung erscheint insbesondere die Kenntnis des hCG-Spiegels, bei einem hCG-Serumwert <50 000 IU/l wird eine Schwangerschaftshyperthyreose sehr unwahrscheinlich. Auch der Zeitpunkt der Manifestation der Hyperthyreose kann in der Entscheidung über die Notwendigkeit einer thyreostatischen Behandlung ein sehr einfaches hilfreiches Kriterium sein. Tritt die Hyperthyreose in der Frühschwangerschaft auf, kann oftmals auf eine spezifische Therapie verzichtet werden, da sowohl bei der Schwangerschaftshyperthyreose als auch beim Morbus Basedow im Verlauf mit einer raschen Besserung zu rechnen ist. Bei einem Eintritt der Hyperthyreose in der Spätschwangerschaft ist jedoch in aller Regel eine thyreostatische Therapie angezeigt. In jedem Fall sind engmaschige Verlaufskontrollen (in ca. 2wöchigen) Abständen erforderlich.

Thyreostatische Therapie in der Schwangerschaft

Die Behandlung mit Thyreostatika in der Schwangerschaft weist gegenüber ihrer herkömmlichen Handhabung einige Besonderheiten auf, begründet durch die Tatsache, daß wir gezwungenermaßen infolge des plazentaren Transfers der gebräuchlichen Thyreostatika eine Mitbehandlung des schild-

- möglichst niedrige Dosierung des Thyreostatikums
- keine Zugabe von Levothyroxin
- Einstellung in den Grenzbereich zur Hyperthyreose

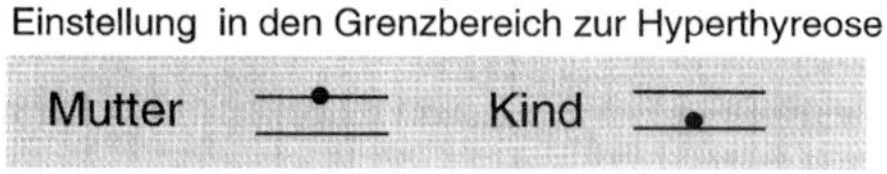

- bei milder Hyperthyreose abwarten
- engmaschige Verlaufskontrollen mit
- häufigen Dosisanpassungen, ggf. Auslaßversuch
- Überwachung des Feten
  (fetale Herzfrequenz?, fetale Struma?)

Abb. 5 Thyreostatische Therapie in der Schwangerschaft.

drüsengesunden Feten vornehmen (Abb. 5). Aus diesem Grunde ist die Dosis des Thyreostatikums möglichst niedrig zu wählen und eine Kombinationsbehandlung mit Levothyroxin zu vermeiden. Auch die optimale Einstellung der Stoffwechsellage der Mutter muß der gleichzeitigen Behandlung von Mutter und Kind Rechnung tragen. Ziel kann daher nicht sein, eine völlig Normalisierung der Schilddrüsenstoffwechsellage der Mutter zu erreichen, denn dies würde auf Kosten eines Absenkens der kindlichen Schilddrüsenstoffwechsellage in den hypothyreoten Bereich erfolgen. Vielmehr ist die Mutter im oberen Referenzbereich der peripheren Schilddrüsenhormone an der Grenze zu einer leichten Hyperthyreose einzustellen in der Erwartung, damit die Schilddrüsenhormonparameter beim Kind im unteren Referenzbereich zu halten. Da die Krankheitsaktivität im Verlauf der Schwangerschaft fluktuiert, sind häufige (ca. 2wöchige) Kontrollen der Stoffwechsellage erforderlich mit entsprechender Anpassung der Dosis und gegebenenfalls durchzuführendem Auslaßversuch in der 2. Schwangerschaftshälfte. Eine Überwachung des Kindes unter der thyreostatischen Behandlung hat bezüglich der Entwicklung einer Hypothyreose und Struma zu erfolgen. Es ist eine enge Kooperation zwischen einem Endokrinologen, Gynäkologen und Pädiater erforderlich.

Die plazentare Schranke weist eine gute Durchgängigkeit auf für Jodid, TRH und Schilddrüsen-Autoantikörper, während das Thyroxin zwar nicht, wie man früher annahm, keinem Transfer durch die Plazenta unterliegt, jedoch nur in geringem Maße die Plazentaschranke passiert [3]. Das TSH ist nicht plazentagängig. Die beiden gebräuchlichen Thyreostatika Methimazol und Propylthiouracil zeigen beide eine gute Plazentagängigkeit. Im direkten Vergleich der beiden Substanzen weist Methimazol aufgrund seiner höheren Lipophilie und geringeren Plasmaeiweißbindung eine bessere Plazentagängigkeit auf als Propylthiouracil [13]. Für den praktischen Einsatz dieser Medikamente ergibt sich aus dieser Tatsache allein jedoch noch keine ausreichende Grundlage für eine Präferenz von Propylthiouracil, da man in der Praxis bisher keine relevanten Unterschiede in der Anwendung der beiden Thyreostatika beobachten konnte. Hier sind sicher weitere Daten zu erheben, insbesondere muß der Einfluß von Propylthiouracil auf plazentare Dejodasen näher charakterisiert werden.

Eine Hyperthyreose der Mutter in der Schwangerschaft ist mit einem negativen Einfluß auf den Geburtsverlauf und die Entwicklung des Kindes verbunden. Bei Müttern mit Hyperthyreose wurde eine erhöhte Frequenz von kindlichen Komplikationen berichtet, wie erhöhte Abortrate, gehäufte Frühgeburten, erhöhte perinatale Morbidität und ein erhöhtes Mißbildungsrisiko [3]. Die spezifische Komplikation einer fetalen bzw. neonatalen Hyperthyreose bei Morbus Basedow der Mutter, bedingt durch den Antikörpertransfer, wurde bereits angesprochen. Diese Form der kindlichen Hyperthyreose ist selten, eigentlich nur bei hohen zirkulierenden Antikörpertitern im Blut der Mutter zu erwarten und transienter Natur, d. h., sie klingt mit der Halbwertszeit der übertragenen Antikörper innerhalb von einigen Monaten post partum ab [20]. Interessant erscheint, daß eine Kombination von sowohl stimulierenden als auch blockierenden Antikörpern übertragen wird, die eine unterschiedliche biologische Halbwertszeit aufweisen, und damit sowohl Phasen einer Hyperthyreose als auch einer Hypothyreose auftreten können.

Aus dem erhöhten kindlichen Risiko, das mit einer unbehandelten Hyperthyreose der Mutter verbunden ist, leitet sich eindeutig eine Indikation zur Therapie jeder längerbestehenden, manifesten Hyperthyreose in der Schwangerschaft ab. Im Regelfall ist eine thyreostatische Behandlung durchzuführen.

Selten ist eine Operation zu diesem Zeitpunkt erforderlich, eine Radiojodtherapie ist kontraindiziert. Es ist wichtig, daß es gute klinische Daten dafür gibt, daß der Nutzen einer thyreostatischen Behandlung gegenüber dem Belassen einer hyperthyreoten Stoffwechsellage in der Schwangerschaft eindeutig überwiegt, d. h., die Gabe von Thyreostatika in entsprechend angepaßter niedriger Dosierung stellt kein zusätzliches Risiko dar, sondern führt im Gegenteil zu einer Risikominderung. Dieser für die Praxis entscheidende Aspekt wurde eindrucksvoll an einer großen Serie von Schwangeren mit Morbus Basedow durch Momotani et al. belegt [14]. Wiesen die Mütter eine hyperthyreote Stoffwechsellage auf, wurde bei 3/50 (6%) der Kinder eine Mißbildung festgestellt. Bei Müttern mit Morbus Basedow und euthyreoter Stoffwechsellage, die keiner thyreostatischen Behandlung bedurften, betrug die Mißbildungsrate demgegenüber nur 1 von 150 (0,3%). Als wichtigster Befund war bei keinen von 127 Kindern (0%) eine Mißbildung festgestellt worden, wenn unter der thyreostatischen Behandlung mit Methimazol (Dosis von 10 bis 1680 mg) eine suffiziente Behandlung der Hyperthyreose mit Erreichen einer euthyreoten Stoffwechsellage dokumentiert war, wohingegen die unzureichende thyreostatische Behandlung und persistierende Hyperthyreose mit kindlichen Mißbildungen in einem Prozentsatz von 1,7% (2/117) verbunden war [14].

Hyperthyreose post partum

Auch in der Postpartum-Zeit sind im vermehrten Umfange Hyperthyreosen zu beobachten. Erstens besteht in der Zeit von etwa 3 bis 8 Monaten nach der Entbindung ein immunologisches Reboundphänomen, das häufig mit einem Rezidiv einer Basedow-Hyperthyreose einhergeht. Zweitens kommt in dieser Zeit eine andere spezifische Form einer Schilddrüsenfunktionsstörung vor, die sowohl mit einer Hyper- als auch Hypothyreose einhergehen kann, die sogenannte Postpartum-Thyreoiditis. Die Differentialdiagnose dieser beiden Formen einer Hyperthyreose ist wichtig, da sie sich in ihrer Therapie unterscheiden. Wenn eine szintigraphische Untersuchung möglich ist, ist die differentialdiagnostische Abgrenzung anhand des Technetium-Uptakes, der im Falle des Morbus Basedow erhöht, bei der Postpartum-Thyreoiditis erniedrigt ist, leicht möglich. Therapeutisch ist im Falle einer Hyperthyreose bei Morbus Basedow eine thyreostatische Behandlung indiziert, wohingegen die mit der Postpartum-Thyreoiditis assoziierte Hyperthyreose nicht thyreostatisch zu behandeln ist, da der destruktive Prozeß zur Ausschüttung von präformierten Schilddrüsenhormonen führt und nicht durch die Hemmung der Schilddrüsenperoxidase beeinflußt wird. Die Hyperthyreose bei der Postpartum-Thyreoiditis ist von kurzer Dauer und geht bei einem Teil der Patienten in eine Hypothyreose über. Bedarfsweise kann eine symptomatische Behandlung mit

Beta-Blockern durchgeführt werden. Bei einer kürzlich 3 und 8 Monate post partum durchgeführten Screeninguntersuchung betrug die Häufigkeit einer Schilddrüsenfunktionsstörung, die in der überwiegenden Zahl der Patientinnen vorübergehender Natur war, 12% (9/70) [18]. Weitere Einzelheiten des Krankheitsbildes und der Behandlung der Postpartum-Thyreoiditis werden in einem gesonderten Beitrag von Herrn Badenhoop in diesem Band abgehandelt.

In der Stillzeit ist zu beachten, daß die Thyreostatika in die Muttermilch übergehen, und zwar Methimazol wiederum in deutlich höherem Ausmaße als Propylthiouracil. Das Serum-Milchverhältnis für Propylthiouracil wurde mit ca. 1 : 1 angegeben. Praktisch wichtig ist, daß unter einer niedrig dosierten thyreostatischen Medikation (Methimazol 10 mg/die, Propylthiouracil 50–100 mg/die) kein Einfluß auf die kindliche Schilddrüsenfunktion festgestellt werden konnte [15].

Zusammenfassung

Schwangerschaft und Stillzeit sind mit einer vermehrten Beanspruchung der Schilddrüse verbunden. Es ergibt sich daraus eine erhöhte Gefährdung sowohl für das Auftreten einer Struma als auch für Funktionsstörungen der Schilddrüse. Neben den bereits vorbestehenden Schilddrüsenerkrankungen, die in der Schwangerschaft eine typische Beeinflussung und Modifikation der Krankheitsaktivität erfahren, kommen auch sehr spezifische schwangerschaftsassoziierte Funktionsstörungen vor, die am häufigsten auf eine Überstimulation der Schilddrüse durch plazentare Faktoren zurückzuführen sind. Die Kenntnis dieser Krankheitsbilder ist von differentialdiagnostischer Wichtigkeit und die Einleitung einer thyreostatischen Therapie im Falle einer länger bestehenden Hyperthyreose in Anbetracht des bei unbehandelter Hyperthyreose der Mutter deutlich erhöhten fetalen Risikos entscheidend. In der praktischen Handhabung der thyreostatischen Behandlung sind einige Besonderheiten und Modifikationen gegenüber dem sonst üblichen Vorgehen zu beachten.

Literatur

[1] Amino, N., R. Kuro, O. Tanizawa et al.: Changes of serum anti-thyroid antibodies during and after pregnancy in autoimmune thyroid diseases. Clin. Exp. Immunol. *31* (1978) 30–37.

[2] Amino, N., O. Tanizawa, H. Mori et al.: Aggravation of thyrotoxicosis in early pregnancy and after delivery in Graves' disease. J. Clin. Endocrinol. Metab. *55* (1982) 108–112.

[3] Burrow, G. N.: Thyroid function and hyperfunction during gestation. Endocr. Rev. *14* (1993) 194–202.

[4] Glinoer, D., P. de Nayer, F. Delange et al.: A randomized trial for the treatment of mild iodine deficiency during pregnancy: maternal and neonatal effects. J. Clin. Endocrinol. Metab. *80* (1995) 258–269.

[5] Glinoer, D., P. de Nayer, P. Bourdoux et al.: Regulation of maternal thyroid during pregnancy. J. Clin. Endocrinol. Metab. *71* (1990) 276–287.
[6] Glinoer, D., P. de Nayer, C. Robyn: Serum levels of intact human chorionic gonadotropin (hCG) and its free α and β subunits, in relation to maternal thyroid stimulation during normal pregnancy. J. Endocrinol. Invest. *16* (1993) 881–888.
[7] Goodwin, T. M., M. Montoro, J. H. Mestman et al.: The role of chorionic gonadotropin in transient hyperthyroidism of hyperemesis gravidarum. J. Clin. Endocrinol. Metab. *75* (1992) 1333–1337.
[8] Hershman, J. M.: Hyperthyroidism caused by trophoblastic tumors. In: L. E. Braverman, R. D. Utiger (eds.): Werner and Ingbar's The Thyroid. A Fundamental and Clinical Text, 6th ed., S. 705–709. Lippincott J. B. Comp., Philadelphia 1991.
[9] Hoermann, R., M. Ott, B. Saller et al.:Relationship between human chorionic gonadotropin and thyroid function in normal pregnancy. In: C. Beckers, D. Reinwein (eds.): The Thyroid and Pregnancy, S. 65–71. Schattauer, Stuttgart–New York 1991.
[10] Hoermann, R., S. Poertl, I. Liss et al.: Variation in the thyrotropic activity of human chorionic gonadotropin in Chinese hamster ovary cells arises from differential expression of the human thyrotropin receptor and microheterogeneity of the hormone. J. Clin. Endocrinol. Metab. *80* (1995) 1605–1610.
[11] Mandel, S. J., P. R. Larsen, E. W. Seely et al.: Increased need for thyroxine during pregnancy in women with primary hypothyroidism. N. Eng. J. Med. *323* (1990) 91–96.
[12] Mann, K., R. Hoermann: Thyroid stimulation by placental factors. J. Endocrinol. Invest. *16* (1993) 378–384.
[13] Marchant, B., B. E. W. Brownlie, Hart McKay et al.: The placental transfer of propylthiouracil, methimazole and carbimazole. J. Clin. Endocrinol. Metab. *45* (1977) 1187–1193.
[14] Momotani, M., K. Ito, N. Hamada et al.: Maternal hyperthyroidism and congenital malformation in the offspring. Clin. Endocrinol. *20* (1984) 695–700.
[15] Momotani, N., R. Yamashita, M. Yoshimoto et al.: Recovery from foetal hypothyroidism: evidence for the safety of breast-feeding while taking propylthiouracil. Clin. Endocrinol. *31* (1989) 591–595.
[16] Mori, M., N. Amino, H. Tamaki et al.: Morning sickness and thyroid function in normal pregnancy. Obstet. Gynecol. *72* (1988) 355–359.
[17] Poertl, S., I. Liss, K. Mann: et al.: Crude urinary human chorionic gonadotropin contains variant forms of hCG with low sialic acid content that exhibit an increased thyrotropic activity in CHO cells expressing the human TSH receptor. Exp. Clin. Endocrinol. *103* (1995) 168–174.
[18] Reinhardt, W., S. Kohl, D. Hollmann et al.: (1996) in press.
[19] Strelchyonok, O. A., G. V. Avvakumov, M. A. A. Akhrem: Pregnancy-associated molecular variants of human serum transcortin and thyroxine-binding globulin. Carbohydr. Res. *134* (1984) 133–140.
[20] Zakarija, M., J. M. McKenzie: Pregnancy-associated changes in the thyroid-stimulating antibody of Graves' disease and the relationship to neonatal hyperthyroidism. J. Clin. Endocrinol. Metab. *57* (1983) 1036–1040.

Diskussion

Raue:
Welche Bedeutung hat das HCG für das Wachstum der Schilddrüse? Wir wissen ja, daß die Schilddrüse auch in der Schwangerschaft größer wird. Ist es das TSH, oder ist es das HCG oder sonst was?

Hörmann:
Es gibt Daten, die nicht so gut abgesichert sind wie die funktionellen Daten, daß hohe HCG-Spiegel mit einer vermehrten Zunahme des Schilddrüsenvolumens und verstärkter Hypertrophie assoziiert sind. Wir rechnen in jodreichen Gebieten mit 10 bis 15% Volumezunnahme; dieser Effekt ist schwer zu fassen. Beim Jodmangel haben wir viele Begleitkomponenten, die damit interferieren, so daß das nicht so eindeutig mit Ja beantwortet werden kann. Aber es scheint so zu sein, daß das Schwangerschaftshormon einen Wachstumseffekt hat.

Mann:
Aber das ist eben bisher experimentell nicht gut belegt, Hauptanteil ist sicher verstärkte Durchblutung plus Jodmangel und dann Wachstum.

Szabolcs:
Die Frage ist: was soll mit der Jodversorgung, der prophylaktischen Jodbehandlung der Schwangeren während einer Schwangerschafthyperthyreose sein?

Hörmann:
Während einer Hyperthyreose ist es schwierig, zusätzlich Jod zu geben. Bei abfallendem Jodspiegel reicht häufig die Adaptation nicht aus, und wir haben eine relative Hypothyroxinämie, so daß man zwischen dem Feten und dem Schicksal der Mutter abwägen muß. Wenn es gravierender Jodmangel ist, würde ich trotzdem das Jodid geben und vielleicht lieber vorsichtig mehr Thyreostatikum, dem Kind zuliebe. Das muß man im Einzelfall genau sehen, wie man die Therapie steuert.

Schulte:
Hyperthyreote Patienten mit Morbus Basedow sollten keine Jodsubstitution erhalten, dagegen sollten Patienten mit einer HCG-induzierten Hyperthyreose nach Abfall der HCG-Konzentration und wieder meßbarem TSH die übliche Joddosis von 200 µg erhalten.

Mariss:
Manche Autoren empfehlen: eine Woche vor dem errechneten Niederkunftstermin die Dosis der Thyreostatika zu erhöhen. Was halten Sie von diesem Konzept?

Hörmann:
Ich würde es von der Schilddrüsenfunktion abhängig machen, ich würde nicht blind erhöhen. Es hängt von der aktuellen Funktionslage ab, die vorher kontrolliert werden sollte.

Seif:
Die Schwangere kann mit verschiedenen Methoden gut überwacht werden, nicht so der Fötus oder das Kind. Könnten Sie nochmals auf die Überwachungsmethoden des Kindes eingehen?

Hörmann:
Mit dem Ultraschall haben wir gute Möglichkeiten. Wir können auch größere Strumen frühzeitig erkennen. Dann ist natürlich die Herzfrequenz ein sehr einfach zugänglicher Parameter, den man überwachen kann und der einen Hinweis gibt, ob das Kind eine fetale Hyperthyreose hat.

Georgi:
Sollte man bei der Betreuung von schwangeren Karzinompatienten, die ja mit einer latenten Hyperthyreose eingestellt werden, etwas Besonderes berücksichtigen? Sollte die Suppressionstherapie mit L-Thyroxin bei Patientinnen mit Schilddrüsenkarzinom und Gravidität eine Änderung erfahren?

Hörmann:
Die wird man unverändert in suppressiver Dosierung so fortführen, daß die peripheren Schilddrüsenhormonspiegel schwangerschaftsadäquat sind. Auch hier haben wir ja Schwankungen im Verlauf der Schwangerschaft, von den Referenzbereichen her, die man bei diesen Einstellungen berücksichtigen muß. Der Thyroxinbedarf ist in der Regel erhöht, wenn keine Schilddrüse mehr vorhanden ist. Man muß die Dosis individuell festlegen.

Mann:
Engmaschige Überwachung und weiterhin suppressive Therapie gewährleisten.

Lemm:
Es geisterte früher durch die Literatur, daß man während der Schwangerschaft Propylthiouracil geben sollte. Sind die Medikamente Propylthiouracil und Methimazol äquivalent?

Hörmann:
Es gibt eine Reihe von pharmakologischen Betrachtungen über verminderte Plazentagängigkeit von Propylthiouracil gegenüber dem Methimazol, aber diese reichen klinisch nicht aus, um einen Unterschied zu machen. Im klinischen Alltag haben wir keine Unterschiede zwischen den beiden Medikamenten gesehen; ich würde sie gleichsetzen und keine Präferenz geben. Wichtig ist, daß die Patienten so behandelt werden, daß man über einen längeren Zeitraum euthyreote Einstellungen hat, und damit hat man auch die beste Vorbeugung für alle Komplikationen.

Rapp:
Nochmals eine Frage zur Jodidzufuhr: wie ist es mit der Benutzung von jodiertem Speisesalz? Das ist ja doch nicht ganz zu vernachlässigen. Und nachdem wir alle der Meinung sind, daß wir in Deutschland jetzt auch in den Großbetrieben das jodierte Speisesalz einsetzen, gibt es dann Schwierigkeiten? Oder ist die Menge, die wir zuführen, so minimal, daß wir keine Probleme bei Schwangeren erwarten müssen?

Hörmann:
Diese Mengen sind zu vernachlässigen, und wir sollten keineswegs die vernünftige Jodidprophylaxe oder das jodierte Salz wegen schwangerschaftsassoziierten Veränderungen unterbrechen.

Mann:
Herr Rapp, ich möchte dazu sagen: Wir haben gehört, daß der Jodidbedarf deutlich steigt und daß in der Schwangerschaft 250 µg pro Tag gebraucht werden. Und das heißt: das, was wir durch die Nahrung zuführen, ist viel zu wenig – also darüber zu diskutieren, ob wir da Probleme bekommen, ist überflüssig. Wir müssen allen Schwangeren 200 µg zusätzlich zuführen. Das einzige Problem, das vielleicht auftauchen könnte, wäre bei Immunthyreopathien, daß man da etwas zurückhaltend ist und evtl. etwas weniger gibt, weil wir wissen, daß bei bestimmten Patientinnen, die prädisponiert sind, evtl. der Immunprozeß etwas angeheizt werden kann. Aber das heißt natürlich keinesfalls, daß das eine allgemeine Einschränkung sein könnte, Schwangeren ausreichend Jodid zu geben.

Gärtner:
Ich glaube, man sollte wirklich die Zahlen sagen. Wenn Sie Studenten, die in der Mensa essen, wo mit Jodsalz gekocht wird, und die im Haushalt Jodsalz verwenden, im Vergleich zu denen, die in Mensen essen, wo kein Jodsalz verwendet wird, und die auch kein Jodsalz im Haushalt verwenden, untersuchen, so ist der Unterschied 6 µg am Tag. Und deswegen ist es völlig zu vernachlässigen, ob sie in der Schwangerschaft Jodsalz nehmen oder nicht.

Brisam:
Ich wollte Sie noch einmal nach der Jodgabe fragen bei bekannter Hashimotothyreoiditis vor der Schwangerschaft. Wenn diese Patientinnen, die keine Struma haben, in der Schwangerschaft euthyreot bleiben – wieviel Jod geben Sie denen? Und dann gibt es die andere Konstellation bei bekannter Hashimotothyreoiditis vor der Schwangerschaft: dann beobachten Sie, wie Sie beschrieben haben, im ersten Trimenon supprimiertes TSH. Lassen Sie die substitutive Thyroxingabe weiterhin und beobachten Sie das basale TSH, oder setzen Sie in dieser Phase das L-Thyroxin ab?

Hörmann:
Jodid würde ich in der Größenordnung des physiologischen Bereichs von 100–200 µg auch bei diesen Patienten geben, und Levothyroxin könnte man in der Frühschwangerschaft reduzieren oder kurzzeitig absetzen, nicht über den Verlauf der ganzen Schwangerschaft. Man muß sich diesen Veränderungen, die physiologisch vorhanden sind, anpassen und öfter einmal messen. Diese Bestimmungen sind ja auch nicht so kostenintensiv. TSH-Screening würde am Anfang ausreichen.

Mann:
Vielleicht auch dazu noch: natürlich hat Herr Hörmann aus didaktischen Gründen ein bißchen die Möglichkeit der subklinischen Hyperthyreose herausgestellt. Im Regelfall ist der Thyroxinbedarf eher etwas höher, so daß man das einfach individuell genau einstellen muß.

Hörmann:
Um die Dimension der Probleme klarzustellen: manifeste Hyperthyreose 2% etwa, mit dem HCG verbunden, also das typische schwangerschaftassoziierte Problem. Dann die relative Hypothyroxinämie, durch den Jodmangel bedingt, die ja auch ein schicksalhaftes Ereignis ist, 30% bei uns im Verhältnis. Also die Verhältnisse sind ganz klar, und vernünftig ist es nicht, die 30% leiden zu lassen wegen dieser 2%, mit denen man Probleme haben kann.

Runnebaum:
Zu dem Komplex „Mißbildung und Probleme in der Schwangerschaft": es kommt bei Hyperthyreose Morbus Basedow auch vermehrt zu vorzeitigen Wehen. Sind Sie mit dieser Frage konfrontiert worden, daß erhöhte Wehentätigkeit, drohende Geburt bzw. Frühgeburt, zwischen 26./30. Woche, daß Sie als Internist therapeutisch zur Feineinstellung dazugeholt wurden? Die Frühgeburt ist ja ein Problem, generell 8% in der Gynäkologie nach wie vor trotz all der medikamentösen Möglichkeiten, aber hier wäre ja ein therapeutischer Ansatz, mit der adäquaten Thyroxindosis vielleicht regulierend eingreifen zu können.

Hörmann:
Natürlich ist bei diesen Problemen immer die interdisziplinäre Zusammenarbeit zwischen Endokrinologen und Gynäkologen und eine spezifische Überwachung dieser Risikopatienten wünschenswert. Da muß man während der Schwangerschaft öfter die biochemischen Parameter messen. Wenn die Wehen einsetzen, haben wir keine Akuttherapie der Schilddrüse, die das vielleicht sofort stoppen kann.

Eber:
Sie haben bestätigt, daß die Schilddrüsenantikörper bei der Mutter im letzten Schwangerschaftsdrittel ansteigen. Haben Sie eine Vorstellung über den Mechanismus des diaplazentaren Transfers dieser Schilddrüsenantikörper? Werden diese von FAB-Fragmenten der Plazenta gebunden, internalisiert und dann Richtung Fetus „abgeliefert"? Wenn ja, kommt es im letzten Trimenon zu einer vermehrten Expression dieser FAB's?

Hörmann:
Die Frage war „Mechanismus des Übertritts?" Das kann ich Ihnen nicht beantworten, vielleicht kann das Herr Köhrle, auch nicht, warum das vermehrt durchlässig wird ab der 22. Woche; das ist auch eine Beobachtung.

Operative Behandlung der Hyperthyreose in der Schwangerschaft

R. A. Wahl, U. Waldmann, J. Schabram

Einleitung

Die unterschiedlichen Situationen werden verdeutlicht durch eine kurze Darstellung dreier Fälle:

1. A. U., geboren 1957. 1977 Strumaresektion (100 g); histologisch multiple Adenome. Postoperative Rezidivprophylaxe mit Thyroxin, im Lauf von 10 Jahren mit immer weiter reduzierter Dosis. 1987 1. Schwangerschaft: knotige Rezidivstruma mit Hyperthyreose; im zweiten Trimenon symptomfrei; Antikörper negativ. Operation post partum vorgeschlagen. Partus zwei Wochen vor Termin (gesunde Zwillinge). 1989 und 1990/91 jeweils normale Schwangerschaften. 1992/93 erneute Schwangerschaft, partus vier Wochen vor Termin (gesunde Zwillinge). Post partal Hyperthyreose, spontan rückläufig. 1995 erneut symptomatische Hyperthyreose, zunehmende mechanische Symptome, autonome Knoten bis 6 cm Durchmesser. Operation vorgesehen, vor evtl. erneuter Schwangerschaft.
2. Eine Fallschilderung, die wir Thermann und Herrmann, Bielefeld, verdanken: Frau N., geb. 1950. 1983 Struma. Ende 1989 Zwillingsschwangerschaft; vaginale Jodkontamination; in der Folge schwere, progrediente Hyperthyreose, Hyperemesis, bei intakter Schwangerschft in der 13. Woche. FT4 zwanzigfach erhöht; Antikörper negativ. Unter thyreostatischer Therapie und Beta-Blockade Progredienz, drohende thyreotoxische Krise; Operation (ausgedehnt subtotale Resektion) vier Tage nach Therapiebeginn. Fünf Tage nach der Operation Euthyreose, weiterhin intakte Zwillingsschwangerschaft, normale Entbindung.
3. Frau N. S., geb. 1961. Dezember 1988 Hyperthyreose („Hashitoxikose"), dabei Schwangerschaft festgestellt. Beidseits derbe kleine Schilddrüsenknoten, zytologisch hoch verdächtig. Operation verschoben. Februar 1989 erneut Diagnostik: Spontanremission der Hyperthyreose, weiter erhöhte mikrosomale Antikörper, Zunahme der Knoten; Zytologie: papilläres Karzinom. Operation erst in der 24. Schwangerschaftswoche: totale Thyreoidektomie. Histologie: grobinvasives papilläres Karzinom (pT3 No); Thyreoiditis Hashimoto mit ausgeprägter Fibrosierung. Postoperativer Verlauf komplikationslos; Geburt zwei Wochen vor Termin; Kind gesund. Radio-

jodtherapie wegen Stillwunsch bis März 1990 verschoben. März 1993: Tumorfreiheit, Thyreoglobulin unter 1, Antikörper sämtlich negativ.

Fall 1 zeigt die Standardsituation: eine relativ leichte Hyperthyreose, hier auf dem Boden einer autonomen Rezidivstruma, mit Besserung im zweiten Trimenon, so daß die niedrig dosierte thyreostatische Therapie wieder abgesetzt werden konnte, und normaler, wenn auch etwas vorzeitiger Geburt. Es folgen weitere, ungestörte Schwangerschaften, zuletzt eine erneute Zwillingsgeburt vier Wochen vor Termin. Spontane Remission einer post partalen Hyperthyreose. Jetzt Indikationsstellung zur Operation bei großer autonomer Knotenstruma mit zunehmender Hyperthyreose und mechanischen Symptomen.

Fall 2 verdeutlicht die Entwicklung einer schweren, vor der Schwangerschaft nicht bekannten Hyperthyreose, hier wahrscheinlich ausgelöst durch vaginale Jodkontamination bei vorbestehender Autonomie, mit akuter Verschlimmerung am Beginn des 2. Trimenons und drohender Krise, so daß nach kurzem medikamentösem Therapieversuch operiert werden mußte. Er verdeutlicht auch die schlagartige Restitution innerhalb weniger postoperativer Tage, mit im weiteren komplikationslosen Verlauf.

Fall 3 ist das Beispiel für eine in der Frühschwangerschaft einsetzende Immunthyreopathie mit Hyperthyreose, mit Spontanremission der Hyperthyreose bei dominierender thyreoiditischer Komponente („Hashitoxikose"), mit malignitätsverdächtigen Knoten. Bei unzureichender Compliance der Patientin erfolgte die radikale Thyreoidektomie, bei der sich ein papilläres Karzinom in schon fortgeschrittenem Primärtumorstadium zeigte, erst zu Beginn des dritten Trimenons, komplikationsfrei unter perioperativer Tokolyse.

Klose [29] vermerkte schon 1929, daß die Lehre von der Nützlichkeit einer Schwangerschaft im Hinblick auf die Hyperthyreose nicht als allgemeingültig angesehen werden kann, aufgrund seiner Beobachtung von Verschlimmerung im Laufe der Schwangerschaft bei allen Fällen, in denen die Hyperthyreose erst im Laufe der Schwangerschaft auftrat, und bei mehr als der Hälfte der Fälle, bei denen schon eine vorbestehende Hyperthyreose bekannt war. Noch heute ist, nach einer Umfrage von Hehrmann [24] bei 41 endokrinologischen Arbeitsgruppen, die Diagnose einer Hyperthyreose nur bei etwa der Hälfte der betroffenen Frauen vor Eintreten der Schwangerschaft bekannt, in einzelnen großen endokrinologischen Zentren jedoch bei 90% [39]. Das Problem würde sich seltener stellen, wenn die definitive Behandlung der Hyperthyreose durch Radiojod oder Operation vor Eintritt einer Schwangerschaft durchgeführt würde – entsprechend der sinnvollen Forderung von Hamburger [22], der zudem dafür sorgte, daß in 30 Jahren keine weitere Schwangerschaften seiner Patientinnen durch Hyperthyreose kompliziert wurden.

Ergebnisse einer eigenen Umfrage 1995

Die Umfrage wurde veranstaltet zur Häufigkeit von Schilddrüsenoperationen, speziell bei Hyperthyreose, in der Schwangerschaft.

40 Mitglieder der Chirurgischen Arbeitsgemeinschaft Endokrinologie der Deutschen Gesellschaft für Chirurgie wurden angeschrieben, Antworten kamen aus 30 Kliniken. Die Daten aus 16 Kliniken ließen neben der Einzelfallmitteilung die Auswertung hinsichtlich der relativen Häufigkeiten im chirurgischen Krankengut und der Indikationsstellung zu. Insgesamt wurden an 30 Kliniken in den letzten 1–10 Jahren 24 Schilddrüsenoperationen in der Schwangerschaft durchgeführt, davon 18 wegen Hyperthyreose und 5 wegen Karzinom. Zu bemerken ist, daß – mit Ausnahme einer revisionsbedürftigen Nachblutung – keinerlei mütterliche oder fetale Komplikationen auftraten. Die nach relativen Häufigkeiten aufgeschlüsselten Daten aus 16 Zentren zeigen, daß von 7149 Operationen wegen Hyperthyreose 18 (0,25%) in der Schwangerschaft erfolgten, von 1757 Operationen wegen Schilddrüsenkarzinom 4 (0,23%) und von 19 525 Operationen wegen benigner euthyreoter Strumen keine. Bei einer mit Immunthyreoiditis in der Schwangerschaft operierten Patientin (0,81% von 124) bestätigte sich der die Indikation bedingende Karzinomverdacht. Insgesamt wurden also nur 0,08% von 28 431 Schilddrüsenoperationen aus 16 Zentren in der Schwangerschaft durchgeführt (Tab. 1),

Tabelle 1 Schilddrüsenchirurgie in der Schwangerschaft

Umfrage (CAEK) 1995: Daten auswertbar hinsichtlich der relativen Häufigkeit aus 16 Zentren (letzte 1–2 Jahre: 3; 3–5 Jahre: 6; 6–10 Jahre: 7)

– Gesamtzahl der Operationen	28.431	davon in der Schwangerschaft 22 (0,08%)
– euthyreote ben. Struma	19.401	0
– Karzinom	1.757	4 (0,23%)
– Hyperthyreose	7.149	18 (0,25%)
– Thyreoditis	124	[1* (0,81%)]

* Karzinom

meist wegen Hyperthyreose, seltener wegen Karzinom, nie wegen einer benignen euthyreoten Struma. Hier kann vorweggenommen werden, daß die stets mit an erster Stelle genannte mechanische Indikation offensichtlich keine Rolle mehr spielt und daß der Chirurg, der im Durchschnitt auf 1000 Fälle nicht einmal einen in der Schwangerschaft operiert, es dann, wenn er einmal in der Schwangerschaft operieren muß, wahrscheinlich mit einem Fall von schwerer und schwer zu führender Hyperthyreose zu tun bekommt. Indikationen zur Operation wegen Hyperthyreose in der Schwangerschaft waren bei den berichteten Fällen zur Hälfte die Unverträglichkeit oder schlechte Steuerbarkeit der thyreostatischen Therapie; die andere Hälfte wurde wegen krisenhaftem Verlauf, gleichzeitigem Verdacht auf Karzinom, psychosozialen Gründen und auch, in einem Fall, bei noch unbekannter Schwangerschaft operiert. Vor dem Hintergrund dieser Indikationen ist die postoperative Komplikationslosigkeit der Verläufe besonders hervorzuheben.

Immunhyperthyreosen kommen in der Schwangerschaft mit 0,3‰ bis 1% und Hyperthyreosen bei Autonomie mit 1,2‰ bis 5% je nach Endemieregion in unterschiedlicher Relation und Häufigkeit vor, wobei die Autonomie im Endemiegebiet überwiegt [5, 7, 10, 21, 41]. Die Immunhyperthyreose bereitet dabei aber offensichtlich die größeren Probleme, was sich an dem Überwiegen von schwangeren Basedow-Patientinnen mit 85%, gegenüber 15% mit Autonomie, in der von Hehrmann et al. durchgeführten Umfrage an 41 endokrinologischen Zentren mit insgesamt 410 schwangeren Hyperthyreosepatientinnen ausdrückt [24]. Auch im operativen Krankengut ist diese Umkehrung deutlich. Von 2040 Operationen wegen Hyperthyreose aus 6 Zentren, die diese Differenzierung ad hoc bereitstellen konnten, erfolgten 59% bei Autonomie, 41% bei M. Basedow. In der Schwangerschaft wurden jedoch nur 0,3% der autonomen Strumen, aber 1,5% der Patienten mit M. Basedow operiert, so daß letztere unter den Operationen in der Schwangerschaft mit über 3 : 1 überwiegen (Abb. 1).

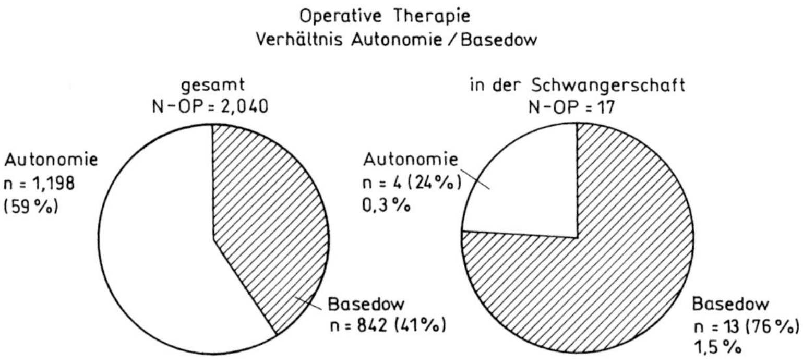

Abb. 1.

Allgemeine Narkose- und Operationsrisiken in der Schwangerschaft

Es ist allgemeiner Konsens, daß Operationen in der Schwangerschaft nur bei vitaler oder dringlicher Indikation durchgeführt werden. Wegen der potentiellen Teratogenität der Inhalationsanästhetika und des erhöhten Risikos von Frühaborten werden auch dringliche Eingriffe, wenn vertretbar, vorzugsweise im 2. Trimenon durchgeführt, während die Operation in der Spätschwangerschaft wegen des Risikos vorzeitiger Auslösung von Wehen gerne vermieden wird. Die physiologischen Veränderungen in der Schwangerschaft und die dadurch beeinflußten pathophysiologischen Abläufe sind äußerst vielfältig [17, 36, 46]. Es fällt jedoch auf, daß die am weitaus häufigsten zu Zwischenfällen führenden Störungen durch relativ einfache Mittel vermieden werden können: Aspiration ist die häufigste Ursache (30–50%) tödlicher Zwischenfälle. Die Schwangere kann bei Narkoseeinleitung nicht als nüchtern gelten; sogenannte „Ileuseinleitung" ist erforderlich. Zweithäufigste Todesursache ist schlicht die Fehlintubation. Die in der Schwangerschaft durch Ödem und vermehrte Neigung zu Schleimhautblutungen potentiell erschwerte Intubation erfordert gegebenenfalls die Verwendung eines dünneren Tubus und eine zarte und erfahrene Hand. Ein bei fortgeschrittener Schwangerschaft in Rückenlage mögliches Cava-Kompressionssyndrom kann durch Kippung des Operationstisches nach links vermieden werden. Bei Atmungsstillstand fällt der arterielle Sauerstoffpartialdruck in der Schwangerschaft schneller ab. Es muß also entsprechend präoxigeniert werden. Die Aufrechterhaltung des vielfältig störbaren utero-plazentaren Blutflusses erfordert die Vermeidung von Blutdruckabfällen, von Alpha-Sympathomimetika und – schon im Vorfeld – von Schmerz, Streß und Angst.

Die Inzidenz dringlicher chirurgischer Operationen in der Schwangerschaft wird auf 0,16% bis 2% geschätzt [30, 31, 38]. Häufigste Eingriffe sind die Appendektomie und die Cholezystektomie. Während z. B. bei Herzoperationen das Risiko von Frühgeburt und Abort deutlich erhöht war, ebenso bei großen onkologischen Abdominaloperationen und natürlich in der Traumatologie [31], waren Operationen wie Appendektomie und Cholezystektomie nur dann durch eine erhöhte mütterliche und/oder kindliche Morbidität und Letalität belastet, wenn bereits eine diffuse eitrige Peritonitis vorlag [30, 38]. Das Hauptrisiko liegt also in der verspäteten Operation. Ein erhöhtes perioperatives Abortrisiko unter Einschluß geburtshilflicher Eingriffe (z. B. Operation nach Shirodkar [8] ist durch die Art der Erkrankung bedingt und – bei fehlender Alternative – nicht dem operativen Vorgehen anzulasten.

Risiken in der Behandlung der Hyperthyreose

„In general, it is clear that the treatment of hyperthyroidism complicating pregnancy is a hazardous undertaking with no certain outcome" (J. I. Hamburger, 1992) [22]. Bei der unbehandelten oder inadäquat behandelten Hyperthyreose manifestieren sich – abgesehen von der verminderten Fertilität – die kindlichen Risiken vor allem in einer stark erhöhten Abortrate bis über 30%, einer erhöhten Mißbildungsrate von etwa 6% und einer erhöhten Rate von Frühgeburten [22, 24]. Die thyreostatische Therapie stellt kein teratogenes Risiko dar – im Gegenteil, durch adäquate thyreostatische Therapie wird das Risiko von Mißbildungen auf das allgemeine reduziert [24, 34], wobei aber dennoch in größeren Serien [24] – bedingt wahrscheinlich durch den Einfluß der thyreostatisch schlecht steuerbaren Fälle – eine relativ hohe Abortrate auffällt. Normal geborene Kinder thyreostatisch behandelter Mütter scheinen keine Entwicklungsstörungen zu zeigen [10], ein Stillhindernis ist in einer gut steuerbaren thyreostatischen Behandlung nicht zu sehen [6]. Hinsichtlich der genannten Komplikationen sind in der Literatur vergleichbare Serien zwischen thyreostatischer und operativer Therapie kaum zu finden. Eine Gegenüberstellung von Barnes und Gann von 1974 [3] weist auf eine niedrigere Fehl- und Frühgeburtsrate bei den chirurgisch behandelten Patientinnen hin, ebenso die von Schwemmle 1991 [42] gemachte Zusammenstellung, welche jedoch nicht den Charakter einer Metaanalyse hat. Das hohe perioperative Risiko alter Serien (bis ca. 1970) [14] ist heute nicht mehr nachzuvollziehen. Dies wird auch durch das völlige Fehlen berichteter fetaler Komplikationen bei 18 Fällen in der eigenen Umfrage belegt. Hehrmann [24] geht leider nicht auf mögliche Komplikationen bei den 20 in seiner Umfrage (1989) erfaßten operierten Fällen ein.

Letztlich bleibt jedoch die thyreostatische Therapie eine Gratwanderung zwischen Übertherapie und Untertherapie, mit den Folgen der Neugeborenenhypothyreose und Struma einerseits und den persistierenden fetalen Risiken der Hyperthyreose andererseits.

Die Effizienz der thyreostatischen Therapie hinsichtlich des Therapieziels der stabilen Euthyreose erscheint durchaus nicht optimal: ein retrospektiver Vergleich zwischen Propylthiouracil und Methimazol bei 135 Schwangeren [51] ergab, daß in beiden Gruppen jeweils ein Drittel der Patientinnen trotz thyreostatischer Therapie anhaltend hyperthyreot war und daß bei den in die Euthyreose überführten dafür im Median sieben und acht Wochen benötigt wurden [51]. Die angegebene Mißbildungsrate von 3% unter PTU erhöht sich um das Dreifache, wenn sie auf die Zahl der unter Therapie anhaltend hyperthyreot gebliebenen Patientinnen bezogen wird.

Die Effizienz der Operation hinsichtlich der Beseitigung der Hyperthyreose liegt nahe bei 100%. Der Erfolg tritt auch bei schwerer Hyperthyreose innerhalb weniger Tage ein. Gerade bei schwerer Hyperthyreose mit drohender oder bereits eingetretener thyreotoxischer Entgleisung setzt sich ein schnelles operatives Vorgehen durch. Vor kurzem konnte von der Arbeitsgruppe um

Roka [25] gezeigt werden, daß intraoperativ wohl eine Ausschüttung von Thyreoglobulin, nicht aber von Schilddrüsenhormonen erfolgt. Schon eine Stunde postoperativ sind die Konzentrationen von F-T3 und F-T4 signifikant abgefallen, mit einer Halbwertzeit von 7,8 Stunden für F-T3 und von 12,9 Stunden für F-T4. Der postoperative Verlauf war bei allen 23 Fällen dieser Studie, mit akuter schwerer Hyperthyreose, jedoch nicht in der Schwangerschaft, ohne thyreostatische Therapie, komplikationslos. Diese und vorangegangene Studien zeigen auch, daß eine thyreotoxische Krise nicht durch die Schilddrüsenoperation ausgelöst wird, sondern im Gegenteil durch diese verhindert oder rasch beseitigt werden kann.

Rolle der Antikörper

Eine neonatale Hyperthyreose durch Transfer stimulierender Antikörper tritt bei Kindern basedowi'scher Mütter insgesamt in etwa 1% auf, bei hohen mütterlichen Antikörperkonzentrationen jedoch viel häufiger. Die Letalität, wenn unbehandelt, liegt bei 20% [10, 32, 35]. Werden Fälle mit Immunthyreoiditis eingeschlossen, liegt der Anteil hyper- oder hypothyreoter Kinder bei über 15% [11]. Mit einem Antikörperanstieg ist in der Frühschwangerschaft und postpartal zu rechnen [41]. Hohe Antikörpertiter sind mit einem hohen Abortrisiko im 1. und auch noch 2. Trimenon verbunden [45]. Auch nach ablativer Therapie der Mutter kann bei persistierend erhöhten Antikörpern eine Thyreotoxikose in utero auftreten [13, 50]. Bei ausreichend radikaler Operation ist jedoch in aller Regel mit einer drastischen Senkung, wenn auch nicht unbedingt Normalisierung der Antikörpertiter zu rechnen, welche bei Reduktion auf ein Volumen von ca. 2 g so ausgeprägt ist, daß sich die prä- und postoperativen Bereiche nicht mehr überschneiden, wie wir bei 43 nicht schwangeren Patientinnen zeigen konnten [48]. Ein Wiederanstieg der Antikörper nach Erzielung von Euthyreose kann evtl. durch Thyroxin verhindert werden [23].

Die Folgerung drängt sich auf, daß bei der Immunthyreopathie mit hohen Antikörpern die radikale (fast totale) Operation mit anschließender Thyroxinsubstitution wahrscheinlich die sicherste Lösung, auch in der Schwangerschaft, darstellt. Dies sollte insbesondere auch bedacht werden, wenn zusätzliche Risiken, wie ein schwer steuerbarer Diabetes, dessen Co-Inzidenz mit Hyperthyreose in der Schwangerschaft überzufällig häufig zu sein scheint [5, 9], hinzukommen. Auch hier kann bei Versagen der konservativen Therapie durch beherztes operatives Eingreifen ein glücklicher Ausgang für Mutter und Kind erreicht werden [9].

Karzinomrisiko

Ältere Untersuchungen [2, 27] zeigen, daß die Schwangerschaft anscheinend keinen Einfluß auf Entwicklung und Prognose eines Schilddrüsenkarzinoms hat. Dies ist durch Studien von Rosen und Walfish [40] und Doherty [15] sehr in Frage gestellt, bei einer Malignitätsrate von jeweils etwa 40% der während der Schwangerschaft auftretenden Solitärknoten. Die recht fortgeschrittenen Tumorstadien, welche bei papillären Karzinomen sowohl in der Schwangerschaft [14, 40] als auch bei M. Basedow [4] festgestellt wurden, und die diesbezüglichen Verlaufsbeobachtungen stützen den – nicht unumstrittenen – Verdacht hinsichtlich einer vermehrten Aggressivität differenzierter Schilddrüsenkarzinome in der Schwangerschaft und bei Immunthyreopathie.

Operation und perioperatives Management

Keineswegs soll der Eindruck entstehen, daß die Operation wegen Hyperthyreose in der Schwangerschaft unproblematisch sei. Probleme ergeben sich durch die relativ enge zeitliche Gebundenheit, durch die eingeschränkte Möglichkeit zur Vorbehandlung, durch die evtl. gravierenden Folgen der spezifischen Komplikationen Recurrensparese und Hypokalzämie, welche durch die Neigung zur Ödembildung einerseits und durch die Hyperventilation in der Geburtsperiode andererseits rasch zu ungewohnt bedrohlichen Zuständen führen können [33, 18], sowie durch die Gefahr persistierend erhöhter Antikörper [10, 35, 50].

Eine durch Thyreostatika erzielte stabile Euthyreose liegt bei den für die Operation selektionierten Fällen mehrheitlich nicht vor. Jodgabe („Plummerung") ist kontraindiziert. Beta-Blocker sind langfristig ebenfalls kontraindiziert (kleine Plazenta, intrauterine Wachstumsverzögerung, Hypoglykämie bei Geburt, postnatale Bradykardie) [10]. In der kurzfristigen Vorbehandlung zur Operation treten jedoch die Bedenken, auch hinsichtlich einer verminderten fetalen Reaktionsfähigkeit auf Anoxie und der möglichen Auslösung von Wehen [26] in den Hintergrund. Isley [28] berichtete über eine erfolgreiche Vorbehandlung mit dem ultrakurz wirkenden Beta-Blocker Esmolol bei Versagen von Propranolol. Letzteres erscheint jedoch bei der „schnellen Vorbereitung" bei schwerer Hyperthyreose unverzichtbar.

Die Operationsverfahren (Tab. 2) sind etabliert und vielfach beschrieben: bei der Immunthyreopathie [16, 20, 48] die ausgedehnte subtotale Resektion mit einem Rest von 4 g; die Variante der einseitigen totalen Lobektomie mit kontralateraler Resektion hat sich uns als nützlich erwiesen zur Vermeidung postoperativer Hypokalzämien; bei hohen Antikörpertitern und/oder progredienter Ophthalmopathie führen wir die fast totale Thyreoidektomie mit einem Rest

Tabelle 2 Hyperthyreose und Schwangerschaft: Operationsverfahren [12, 16, 19, 20, 48]

M. Basedow	– beidseits ausgedehnte subtotale Resektion:	Rest 4 g
	– Variante: Lobektomie + subtotal:	Rest 2 g
	– fast totale Thyreoidektomie:	Rest <2 g
	(– totale Thyreoidektomie)	
Autonomie	– funktions- und morphologiegerechte Resektion („selektive Resektion“)	
	(– Alkoholinjektionen bei solit. Adenom?)	

von nicht mehr als 2 g durch; eine prospektive Studie zur totalen Thyreoidektomie ist noch nicht abgeschlossen. Bei der Hyperthyreose durch Autonomie handelt es sich meistens um die (uni- oder multi-)fokalen Formen. Hier sollten die Prinzipien der funktions- und morphologiegerechten Resektion („selektive Resektion“) Anwendung finden, deren Zielsetzung ist, sämtliches knotiges Gewebe unabhängig von seiner Lage zu entfernen, dabei aber gesundes Gewebe nach Möglichkeit zu erhalten [19, 47]. Dadurch wird das bei der klassischen Standardresektion fast zwangsläufige Belassen von dorsalen Knotenanteilen vermieden. Bei den disseminierten, insbesondere der diffusen Autonomie wird man in der Regel auf eine ausgedehnte Resektion in klassischer Technik zurückgreifen müssen. Ob die Möglichkeit einer Ausschaltung solitärer autonomer Adenome durch Alkoholinjektion ein in der Schwangerschaft anwendbares Verfahren darstellt, erscheint derzeit mehr als fraglich. Ein Einzelfallbericht aus jüngster Zeit [12] endete mit einer Fehlgeburt.

Folgerungen hinsichtlich der Operationsindikation (Tab. 3)

„Klassische“ Indikationen sind Allergien gegen bzw. schwere Nebenwirkungen von Thyreostatika und das Vorhandensein „schwerer“ mechanischer

Tabelle 3 Hyperthyreose und Schwangerschaft: Indikationen zur Operation

- Allergien gegen Thyreostatika
- schwere Hyperthyreose, drohende Krise, Notwendigkeit hoher Thyreostatikadosen, zu langsames Ansprechen auf Thyreostatika
- hohe bzw. steigende Antikörper
- Knoten mit Wachstumstendenz (Karzinomverdacht)
- mechanische Symptome
- psychosoziale Faktoren
- zusätzlich erhöhtes Risiko mit drohender Entgleisung (z. B. Diabetes, Preklampsie)

Entscheidend: rechtzeitige Indikationstellung

Symptome [10, 24, 37]. Allerdings spielen heute mechanische Symptome kaum mehr eine Rolle. Liegen solche vor, sollte nicht abgewartet werden, bis sie „schwer" werden, da die Gefahr besteht, daß sie rasch progredient werden [43]. Daß in Fällen, in denen eine Euthyreose nur mit hohen Thyreostatikadosen erreicht und aufrechterhalten werden kann, besser operiert werden sollte, ist wenig umstritten [10, 24, 37]. Dabei sollte unbedingt der zeitliche Ablauf, die Dynamik des Prozesses, vorrangig berücksichtigt werden – die Schwangerschaft verlängert sich nicht zugunsten der Thyreostatikatherapie. Bei schwerer, akuter Hyperthyreose und drohender oder bereits eingetretener Krise sollte – wenn möglich nach kurzem, aber ausreichend intensivem medikamentösem Behandlungsversuch von wenigen Tagen, der gleichzeitig der Operationsvorbehandlung dienen kann – operiert werden [1, 25]. Unzureichende Compliance und psychosoziale Faktoren spielen sicher eine Rolle und können letztlich ausschlaggebend sein [44]. Der Wunsch zu stillen [42] stellt, für sich genommen, keine Indikation zur Operation dar [6]. Verdächtige Knoten, insbesondere Solitärknoten mit Wachstumstendenz, sollten – nach vorgeschalteter zytologischer Untersuchung – die klare Entscheidung zur Operation nach sich ziehen [4, 40]. Besonderes Augenmerk ist auf den Verlauf der Antikörper zu richten; anhaltend hohe bzw. ansteigende Antikörper legen die Operation nahe [35]. Bei Fällen mit zusätzlich erhöhtem Risiko (z. B. Diabetes, Präeklampsie) ist die individuelle Entscheidung je nach Verlauf zu treffen.

Entscheidend ist jeweils, daß die Indikation zur Operation, wenn sie besteht, rechtzeitig gestellt und die Durchführung nicht verzögert wird. Die Operation wird wohl auch in Zukunft nur bei einer kleinen Minderheit der hyperthyreoten Schwangeren eingesetzt werden müssen. Sie gehört in die Hand des erfahrenen Endokrinologen mit weitem interdisziplinärem Blickwinkel. Wird die Operation erforderlich, sollte das Höchstmaß an vorhandener Kompetenz sowohl von endokrinologischer als auch von anästhesiologischer und chirurgischer Seite eingebracht werden, um ein möglichst gutes Ergebnis zu sichern und die operative Therapie nicht zu diskreditieren.

Zusammenfassung

Die Hyperthyreose in der Schwangerschaft ist mit erhöhtem Risiko von Mißbildungen, Fehl- und Frühgeburten verbunden. Hohe Konzentrationen stimulierender Antikörper führen zur Hyperthyreose, zu hohe Dosierung von Thyreostatika zur Hypothyreose und Struma beim Neugeborenen. Durch adäquate thyreostatische Therapie in moderater Dosierung wird jedoch die Mißbildungsrate auf das Normalmaß (<1%) reduziert, das Risiko von Fehl- und Frühgeburten vermindert. Die therapeutische Gratwanderung wird mit großer Sicherheit beherrscht, so daß in den letzten zehn Jahren die Indikationsstellung zur Operatioon nahezu negiert wurde.

Die von uns aus aktuellem Anlaß durchgeführte Umfrage bei Mitgliedern der Chirurgischen Arbeitsgemeinschaft für Endokrinologie der Deutschen Gesellschaft für Chirurgie ergab auswertbare Daten aus 16 Kliniken mit repräsentativem, endokrinologisch-chiurgischem Schwerpunkt aus Deutschland, Österreich und der Schweiz:

von 28 431 Schilddrüsenoperationen der letzten 5–10 Jahre wurden nur 22 (0,08%) in der Schwangerschaft durchgeführt, davon

18 von 7 149 Operationen wegen Hyperthyreose (0,25%),
4 von 1 757 Operationen wegen Karzinom (0,23%),
0 von 19 525 Operationen wegen euthyreoter Struma.

13 der 22 Eingriffe wegen Hyperthyreose erfolgten bei Morbus Basedow (1,5% von 842 Operationen); nur 4 bei Autonomie (0,3% von 1198 Operationen). (1 × fA).

Indikationen zur Operation waren in erster Linie die schlecht einstellbare Hyperthyreose, auch mit krisenhafter Entgleisung, daneben der Karzinomverdacht und psychosoziale Faktoren. In einem Fall war die Schwangerschaft zum Zeitpunkt der Operation nicht bekannt.

Bis auf eine revisionsbedürftige Nachblutung verliefen alle Operationen für Mutter und Fetus komplikationslos. Neben der im Regelfall sicheren Führung der thyreostatischen Therapie ist für die mehr als zurückhaltende Indikationsstellung das allgemein als erhöht geltende Narkose- und Operationsrisiko in der Schwangerschaft einerseits und die unangenehme Auswirkung der spezifischen Operationskomplikationen, Recurrensparese und Hypokalzämie, verantwortlich, zusätzlich psychologische Gesichtspunkte. In der neueren chirurgischen Literatur wird jedoch die erhöhte Rate mütterlicher und kindlicher perioperativer Komplikationen, wie sie noch aus den 70er Jahren berichtet wurden, trotz der jetzt strengeren Selektion nicht mehr beobachtet.

Die Operation kann durchaus als verläßliche und in erfahrener Hand sichere Lösung für Problemfälle angesehen werden. Neben dem herkömmlichen Zielkriterium der stabilen Euthyreose sollten bei der Differentialindikation auch die neueren Erkenntnisse über die mit hohen Antikörpertitern verbundene Morbidität berücksichtigt werden.

Literatur

[1] Baeza, A., J. Aguayo, M. Barria et al.: Rapid preoperative preparation in hyperthyroidism. Clinical Endocrinology *35* (1991) 439–443.

[2] Balazs, G., G. Lukacs, G. Csaky et al.: Schilddrüsenkarzinom und Schwangerschaft. Chirurg *51* (1980) 29–31.

[3] Barnes, H. V., G. S. Gann: Choosing thyroidectomy in hyperthyroidism. Surg. Clin. N. Amer. *54* (1974) 289–293.

[4] Belfiore, A., M. R. Garofalo, D. Giuffrida et al.: Increased aggressiveness of thyroid cancer in patients with Graves' disease. J. Clin. Endocrinol. Metab. *70* (1990) 830–835.

[5] Bellmann, O.: Hyperthyreose und Schwangerschaft – Probleme aus gynäkologisch-geburtshilflicher Sicht. Akt. Endokr. Stoffw. *13* (1992) 27–31.

[6] Benker, G., D. Reinwein: Laktation und thyreostatische Therapie. Md. Welt *42* (1991) 52–53.

[7] Bohnet, H. G., M. Seeler: Häufigkeit von Schilddrüsenfunktionsstörungen post partum. Gynäk. Praxis *16* (1992) 265–268.

[8] Brodsky, J. B., E. N. Cohen; B. W. Brown et al.: Surgery during pregnancy and fetal outcome. Am. J. Obstet. Gynecol. *138* (1980) 1165–1167.

[9] Bruner, J. P., M. B. Landon, S. G. Gabbe: Diabetes mellitus and Graves' disease in pregnancy complicated by maternal allergies to antithyroid medication. Obstetrics and Gynecology *72* (198) 443–445.

[10] Burrow, G. N.: The management of thyrotoxicosis in pregnancy. The New England Journal of Medicine *313* (1985) 562–565.

[11] Clavel, S., A. M. Madec, H. Bornet et al.: Anti TSH-receptor antibodies in pregnant patients with autoimmune thyroid disorder. Br. J. Obstet. Gynecol. *97/11* (1990) 1003–1008.

[12] Cortelazzi, D., D. Castagnone, B. Tassis et al.: Treatment of toxic thyroid nodule by percutaneus ethanol injection. Thyroid *5* (1995) Suppl. 1, 227 (Abstract).

[13] Cove, D. H., P. Johnston: Fetal hyperthyroidism: experience in treatment in four siblings. Lancet *1/8426* (1985) 430–432.

[14] Cunningham, M. P., D. P. Slaughter: Surgical treatment of disease of the thyroid gland in pregnancy. Surgery, Gynecology and Obstetrics *131* (1970) 486–489.

[15] Doherty, C. M., M. L. Shindo, D. H. Rice et al. : Management of thyroid nodules during pregnancy. Laryngoscope *105* (1995) 251–255.

[16] Dralle, H.: Historische und aktuelle Aspekte alternativer Operationsverfahren bei der immunogenen Hyperthyreose. Akt. Endokr. Stoffw. *13* (1992) 53–57.

[17] Frey, I., K. D. Palitzsch, A. Frey et al.: Anästhesie bei Schilddrüsenfunktionsstörungen. Anästhesie und Intensivmedizin *35* (1994) 327–336.

[18] Furui, T., A. Imai, T. Tamaya: Successful outcome of pregnancy complicated with thyroidectomy – Induced hypoparathyroidism and sudden dyspnea. Gynecologic and Obstetric Investigation *35* (1993 57–59.

[19] Gemensenjähger, E.: Autonomie, chirurgische Verfahrensweise und funktionelle Resultate bei multinodöser Struma. In: H. D. Röher, R. A. Wahl: Chirurgische Endokrinologie, S. 47–57. Thieme, Stuttgart–New York 1983.

[20] Goretzki, P. E. j., A. Frilling, M. Grussendorf et al.: Operative Therapie der immunogenen und nichtimmunogenen Hyperthyreose – eigene Ergebnisse bei Standardverfahren. Akt. Endokr. Stoffw. *13* (1992) 43–46.

[21] Grüters, A., H. Helge: Pädiatrische Aspekte des Morbus Basedow in der Schwangerschaft. Akt. Endokr. Stoffw. *13* (1992) 32–36.

[22] Hamburger, J. I.: Diagnosis and management of Graves' disease in pregnancy. Thyroid *3* (1992) 219–224.

[23] Hashizume, K., K. Ichikawa, Y. Nishii et al.: Effect of administration of thyroxine on the risk of postpartum recurrence of hyperthyroid Graves's disease. Journal of Clinical. Endocrin. and Metabol. *75* (1992) 6–10.

[24] Hehrmann, R., A. Grüters, U. Bogner et al.: Hyperthyreose und Schwangerschaft (Zusammenfassung), Akt. Endokr. Stoffw. *3* (1992) 37–42.

[25] Hermann, M., B. Richter, R. Roka et al.: Thyroid surgery in untreated severe hyperthyroidism: Perioperative kinetics of free thyroid hormones in the glandular venous effluent and peripheral blood. Surgery *115* (1994) 240–245.
[26] Hettenbach, A., R. Schmidt, R. Knoll et al.: Die mögliche Rolle der Schilddrüsenhormone bei der vorzeitigen Wehentätigkeit. In: C. R. Pickardt, P. Pfannenstiel, B. Weinheimer (Hrsg.): Schilddrüse 1987. Thieme, Stuttgart–New York 1989.
[27] Hill, C. S., R. L. Clark: The effect of subsequent pregnancy on patients with thyroid carcinoma. Surgery, Gynecology and Obstetrics (1966) 1219–1222.
[28] Isley, W. L., S. Dahl, H. Gibbs et al.: use of esmolol in managing a thyrotoxic patient needing emergency surgery. The American Journal of Medicine *89* (1990) 122–123.
[29] Klose, H.: Die Chirurgie der Basedow'schen Krankheit, S. 379–383. Enke, Stuttgart 1929.
[30] Kort, B., V. L. Katz, W. J. Watson: The effect of nonobstetric operation during pregnancy. Surgery, Gynecology and Obstetrics *177* (1993) 371–376.
[31] Kratofiel, M., E. Ferbers: Dringliche chirurgische Eingriffe während der Schwangerschaft. Gynäkol. Prax. *6* (1982) 221–231.
[32] Krüger, C., H. G. Dörr, W. Becker et al.: Neonatale Hyperthyreose bei nicht diagnostiziertem Morbus Basedow der Mutter. Dtsch. med. Wschr. *119* (1994) 1346–1350.
[33] Laitinen, K.: Life-threatening laryngeal edema in a pregnant woman previously treated for thyroid carcinoma. Obstetrics and Gynecology *78* (1991) 937–938.
[34] Momotani, N., K. Ito, N. Hamada et al.: Maternal hyperthyroidism and congenital malformation in the offspring. Clin. Endocrinol. *20* (1984) 695–700.
[35] Mortimer, R. H., S. A. Tyack, J. P. Galligam et al.: Graves' disease in pregnancy: TSH receptor binding inhibiting immunoglobulins and maternal and neonetal thyroid function. Clinical Endocrinology *32* (1990) 141–152.
[36] Muth, U.: Schwangerschaft und Geburtshilfe. In: W. F. List, P. M. Osswald: Komplikationen in der Anästhesie, S. 285–326. Springer, Berlin–Heidelberg–New York 1987.
[37] Pfannenstiel, P., B. Colbow: Schilddrüsenkrankheiten in der Schwangerschaft. Gynäkologe *23* (1990) 47–52.
[38] Pichlmayr, R., G. Tidow: Abdominalchirurgie in der Schwangerschaft. Klinik der Frauenheilkunde *2* (1984) 291–322.
[39] Raue, F., R. Kohlwagen, R. Ziegler: Morbus Basedow und Schwangerschaft. Jahrestagung 1989 der Sektion Schilddrüse der Dtsch. Ges. f. Endokrinologie, Gießen, Verhandlungsbericht S. 73–84.
[40] Rosen, I. B., P. G. Walfish: Pregnancy as a predisposing factor in thyroid neoplasia. Archives of Surgery *121* (1986) 1287–1290.
[41] Schatz, H., H. Löbig: Diagnostische und prognostische Bedeutung von Antikörpern gegen Schilddrüsenmikrosomen und Thyreoglobulin. Akt. Endokr. Stoffw. *10* (1989) 146–153.
[42] Schwemmle, K.: Schilddrüsenchirurgie in der Schwangerschaft. Med. Welt *42* (1991) 36–39.
[43] Shaha, A., A. Alfonso, B. M. Jaffe: Acute airway distress due to thyroid pathology. Surgery *102* (1987) 1063–1074.
[44] Singer, P. A., Editorial: will postpartum recurrence of Graves's hyperthyroidism become a thing of the past? J. Clin. Endocrin. Metab. *75* (1992) 4–5.
[45] Stagnaro-Green, A., S. H. Roman, R. H. Cobin et al.: Detection of at risk-pregnancy by means of highly sensitive assays for thyroid autoantibodies. JAMA *264* (1990) 1422–1425.
[46] Striebel, H. W., R. Schwagmeier: Physiologie und Pathophysiologie der Schwangerschaft aus anästhesiologischer Sicht. Anästh. Intensivmed. *35* (1994) 261–268.
[47] Wahl, R. A.: Operative Therapie der nicht-immunogenen Hyperthyreose. In: C. R. Pickardt, P. Pfannenstiel, B. Weinheimer (Hrsg.): Schilddrüse 1987, S. 454–460. Thieme, Stuttgart–New York 1987.
[48] Wahl, R. A., K. Greuling, R. Dyck et al.: Operative Therapie der immunogenen Hyperthyreose. Akt. Endokr. Stoffw. *13* (1992) 47–52.

[49] Werner, S. C.: Hyperthyroidism – Selection of surgery. In: S. C. Werner, S. H. Ingbar (Eds.): The Thyroid, S. 836–841. Harper und Row, New York, San Francisco, London 1978.
[50] Wilson, R., W. D. Fraser, C. E. Gray et al.: Thyrotropin receptor antibodies associated with postoperative relapse of thyrotoxicosis in a pregnancy complicated by neonetal thyrotoxicosis. Scot. Med. J. *35* (1990) 21–22.
[51] Wing, D. A., L. K. Millar, P. P. Koonings et al.: A comparison of propylthiouracil versus methimazol in the treatment of hyperthyroidism in pregnancy. Am. J. Obstet. Gynecol. *170* (1994) 90–95.

Diskussion

Seif:
Welches sind die ursächlichen Faktoren für höheres Risiko und größere Aggressivität eines Schilddrüsenkarzinoms in der Gravidität? Humanes plazentares Laktogen, Estradiol, IGF-1?

Wahl:
Das ist eine gemeine Frage an den Chirurgen, ich kann Ihnen das schlicht nicht beantworten. Ich habe zwar in der Literatur nachgesehen, und da standen auch keine befriedigenden Erklärungen.

Mann:
Herr Seif, es wurde von Herrn Belfiore versucht so zu erklären, daß durch die Stimulation der TSH-Rezeptorantikörper auch eine Stimulation des Karzinoms stattfindet. Das ist aber nur exemplarisch belegt, und es gibt mehrere Daten, die dagegen sprechen – ich will das jetzt nicht ausführen –, aber das war der Versuch der Erklärung.

Schwangerschaftsassoziierte Schilddrüsenfunktionsstörungen

S. Pörtl, H. Loebig, M. Derwahl, H. Schatz, K. Mann, R. Hoermann

Einleitung

Bei Patienten mit Trophoblastentumoren, die hohe Mengen an hCG produzieren, treten gehäuft Hyperthyreosen auf [2, 6]. Es konnte gezeigt werden, daß nach Reduktion der Tumormassen durch Chemotherapie oder Operation ein Absinken der hCG-Spiegel eine Normalisierung der Schilddrüsenfunktion bewirkt. Dies hat zur Annahme einer thyreotropen Aktivität des Schwangerschaftshormones geführt [2, 6]. Wenig bekannt ist jedoch über die Rolle von hCG als Schilddrüsenstimulator während der Schwangerschaft. In der vorliegenden Untersuchung sind wir daher der Frage nachgegangen, ob es unter den besonderen physiologischen Bedingungen einer Schwangerschaft vermehrt zu Schilddrüsenfunktionsstörungen kommt.

Patienten und Methoden

Es wurden die Seren von 359 Schwangeren aus allen Abschnitten der Schwangerschaft untersucht. Da wir an rein schwangerschaftsassoziierten Schilddrüsenfunktionsstörungen interessiert waren, wurden Patientinnen, bei denen eine Hyperthyreose oder eine Schilddrüsenerkrankung in der Vorgeschichte (z. B. Morbus Basedow oder Autonomie der Schilddrüse) bekannt waren, ebenso aus der Studie ausgeschlossen wie Frauen, die Schilddrüsenhormone einnahmen. 201 Seren waren aus dem ersten Trimenon, 44 aus dem zweiten Trimenon und 114 aus dem dritten Trimenon der Schwangerschaft. Die Patientinnen stammten aus einer Gegend mit moderatem Jodmangel.

Folgende Parameter wurden bestimmt:

Die Serum-hCG-Spiegel wurden mittels eines immunoradiometrischen Assays bestimmt, bei dem sowohl hCG als auch seine freie β-Kette, β-core-Fragment sowie die jeweiligen nicked-Formen erfaßt werden (hCG + hCGn + hCGβ + hCGβn + hCGβcf-IRMA). Bei diesem Assay werden zwei monoklonale Antikörper verwendet (mab 3/6 als an das Röhrchen gebundener Festphasenantikörper und 12/17 als Tracer) [4].

Das basale TSH wurde mit einem suprasensitiven immunoradiometrischen Assay (IRMAclon, Henning, Berlin) bestimmt, T3 und T4 mit einem RIA-Kit der Firma Biermann sowie freies T4 mit Hilfe eines Zwei-Schritt-Assays der Firma Behring AG, Marburg.

Zusätzlich wurden bei jeder Patientin die TSH-Rezeptorantikörper (TRAK-Assay der Firma Henning, Berlin) bestimmt. Alle in die Studie eingeschlossenen Patientinnen hatten einen unauffälligen TSH-Rezeptorantikörper-Titer.

Der statistische Vergleich der Daten erfolgte mit Hilfe des Wilcoxon-Tests für unpaare Stichproben.

Ergebnisse

Im vorliegenden Kollektiv von Seren aus allen Abschnitten der Schwangerschaft sahen wir eine Prävalenz von 6% (21 von 359) an subklinischen Hyperthyreosen, gemessen an einem supprimierten TSH (<0,1 mU/l) und noch im Referenzbereich liegenden Werten für freies T4. Bei einer Patientin war auch das freie T4 leicht erhöht. Zum Zeitpunkt der höchsten hCG-Spiegel im Serum, in der 8.–12. Schwangerschaftswoche, lag sogar bei 10% der Schwangeren ein supprimierter TSH-Wert vor. Dabei fiel auf, daß die hCG-Spiegel bei den Patientinnen mit supprimiertem TSH im Mittel signifikant höher waren (146.457 ± 79.103, $\bar{x} \pm SD$; n = 15) als die der übrigen Schwangeren mit normalem TSH aus dem gleichen Schwangerschaftsstadium (102.570 ± 56.433;

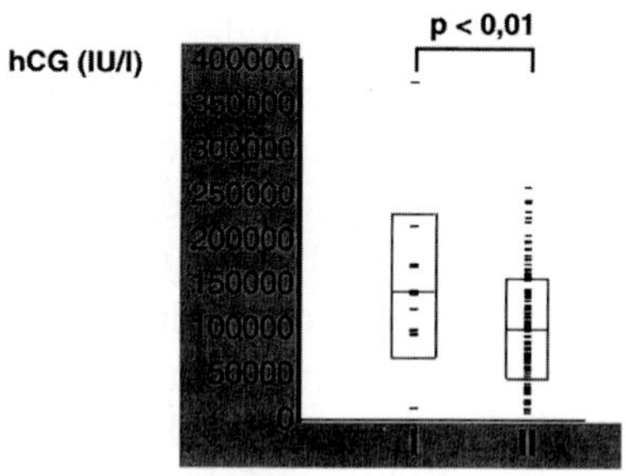

Abb. 1 HCG-Serumkonzentrationen bei Patientinnen am Ende des ersten Trimenons (8.–12. SSW) mit supprimiertem TSH (I; TSH < 0,1 ml/U/l; n = 15) und normalem TSH (II; TSH ≥ 0,1 mIU/l; n = 135). Die mittlere hCG-Konzentration lag bei den Patientinnen mit supprimiertem TSH signifikant höher als bei den Patientinnen mit normalem TSH.

n = 135; Abb. 1). In dieser Gruppe korrelierte hCG mit den Werten für T3 (r = 0,29; p < 0,001) und T4 (r = 0,35; p <0,001), jedoch nicht mit denen für fT4 (r = 0,09, p = n.s).

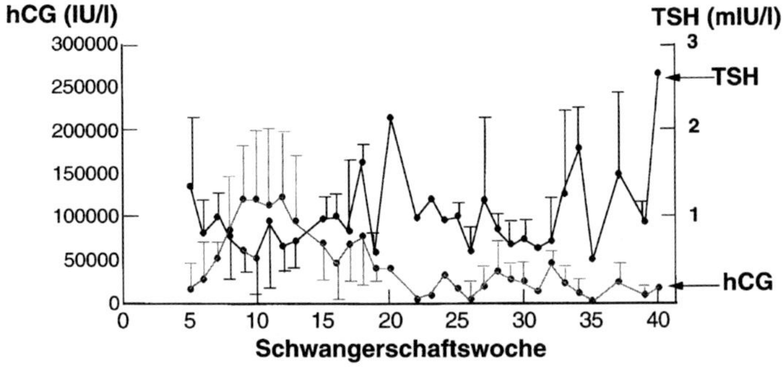

Abb. 2 Die mittleren Serum-hCG- und TSH-Konzentrationen zeigen im Verlauf der Schwangerschaft einen spiegelbildlichen Verlauf ($\bar{x} \pm SD$; n = 359).

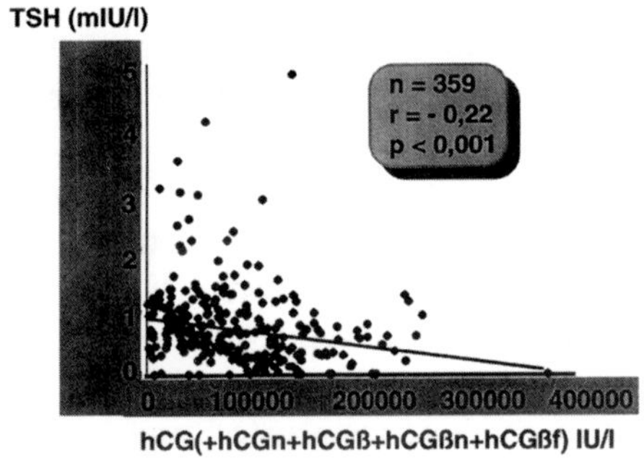

Abb. 3 Negative Korrelation zwischen hCG- und TSH-Serumspiegeln während der gesamten Schwangerschaft (n = 359).

Die hCG- und TSH-Serumspiegel zeigten im Verlauf der Schwangerschaft ein spiegelbildliches Verhalten: während die mittleren TSH-Spiegel im Verlauf des ersten Trimenons absanken, um mit Beginn des zweiten Trimenons wieder anzusteigen, erreichten die hCG-Konzentrationen im Serum ihr Maximum am Ende des ersten Trimenons und fielen danach stetig wieder ab (Abb. 2). Es fand sich eine negative Korrelation ($r = -0{,}22$, $p < 0{,}001$; n = 359) zwischen den hCG- und den TSH-Serumspiegeln während der Schwangerschaft (Abb. 3).

Diskussion

Die vorliegende Untersuchung zeigt eine hohe Prävalenz einer latenten Hyperthyreose von ca. 6% bei Schwangeren. Zwischen der 8. und 12. Schwangerschaftswoche, zum Zeitpunkt der höchsten Serum-hCG-Konzentrationen, beträgt diese sogar 10%. Dies zeigt, daß es in der Schwangerschaft vermehrt zu Schilddrüsenfunktionsstörungen kommt, was auch von Glinoer et al. beschrieben wurde [1]. Dabei fällt der spiegelbildliche Verlauf der Serum-hCG und TSH-Konzentrationen mit niedrigem TSH bei hohen hCG-Spiegeln und umgekehrt auf. Zwischen beiden Hormonen besteht eine negative Korrelation während der gesamten Schwangerschaft. Am Ende des ersten Trimenons, wenn die hCG-Spiegel am höchsten sind, fanden wir zudem eine positive Korrelation zwischen der Konzentration des Schwangerschaftshormones einerseits und der T3- bzw. T4-Konzentration andererseits.

Diese Befunde sprechen für eine Stimulation der Schilddrüse durch hCG. Denkbar erscheint jedoch auch, daß die relevante schilddrüsenstimulierende Wirkung nicht vom hCG selbst ausgeht, sondern auf eine mit dem Schwangerschaftshormon cosezernierte Variantform des hCG zurückzuführen ist. Diesbezüglich erscheint es wichtig zu erwähnen, daß durch den von uns verwendeten hCG-IRMA nicht nur hCG, sondern auch Varianten des Hormones einschließlich seiner freien β-Kette, β-core-Fragment und der jeweiligen nicked-Formen erfaßt werden. Für die Annahme einer Stimulation der menschlichen Schilddrüse durch eine hCG-Variante sprechen im wesentlichen folgende Befunde: 1) in vitro konnte bislang nur in äußerst sensitiven humanen Assaysystemen eine thyreotrope Aktivität des Schwangerschaftshormones festgestellt werden [3, 5, 6]; 2) selbst die in sehr sensitiven Systemen nachgewiesene hCG-Aktivität läßt von den während der Schwangerschaft üblicherweise vorkommenden hCG-Konzentrationen keine relevante Stimulation der Schilddrüse erwarten [9]; 3) unsere eigene Arbeitsgruppe konnte sowohl saure hCG-Varianten aus dem Urin von Patienten mit Trophoblastentumoren als auch alkalische Varianten aus Schwangerenurin isolieren, die gegenüber hCG eine verstärkte thyreotrope Wirksamkeit in vitro aufweisen [7, 8].

Unabhängig von der molekularen Struktur des relevanten Schilddrüsenstimulators sind schwangerschaftsassoziierte Funktionsstörungen der Schilddrüse differentialdiagnostisch von anderen Schilddrüsenerkrankungen während der Schwangerschaft, insbesondere einem M. Basedow, abzugrenzen. Sie sind in der Regel transient und nur mit einer milden klinischen Symptomatik vergesellschaftet. In den meisten Fällen bedürfen sie daher keiner speziellen Therapie. Aus diesem Grund ist bei Auftreten eines supprimierten TSH-Wertes gegen Ende des ersten Trimenons zunächst eine abwartende Haltung gerechtfertigt. Bei Vorliegen deutlicher klinischer Hyperthyreosezeichen oder länger bestehendem supprimiertem TSH wird eine ergänzende Diagnostik erforderlich mit Bestimmung der freien Schilddrüsenhormone sowie der Schilddrüsenantikörper (TSH-Rezeptorantikörper und TPO-Antikörper). Zusätzlich ist auch die Sonographie der Schilddrüse hilfreich zur Klärung der Frage, ob ein typisch echoarmes Binnenmuster des Organs wie bei einem Morbus Basedow oder Herdbefunde, die auf eine Autonomie hindeuten, vorliegen.

Zusammenfassend belegen unsere Untersuchungen ein relativ häufiges Vorkommen einer latenten Hyperthyreose in der Frühschwangerschaft. Die differentialdiagnostische Abgrenzung dieser Sonderform einer Hyperthyreose ist wichtig, da sie sich in ihrer Prognose und in ihrem Pathomechanismus von anderen Schilddrüsenerkrankungen während der Schwangerschaft wie dem Morbus Basedow unterscheidet.

Literatur

[1] Glinoer, D., P. de Nayer, P. Bourdoux et al.: Regulation of maternal thyroid during pregnancy. J. Clin. Endocrinol. Metab. *71* (1990) 276–287.

[2] Hershman, J. M.: Hyperthyroidism caused by trophoblastic tumors. In: S. H. Ingbar, L. E. Braverman (eds.): Werner's The Thyroid. A Fundamental and Clinical Text, 6th ed., pp. 705–709. J. B. Lippincott Comp., Philadelphia 1991.

[3] Hoermann, R., S. Pörtl, I. Liss et al.: Variation in the thyrotropic activity of human chorionic gonadotropin (hCG) in Chinese hamster ovary cells arises from differential expression of the human thyrotropin receptor and microheterogeneity of the hormone. J. Clin. Endocrinol. Metab. *80* (1995) 1605–1610.

[4] Hoermann, R., P. Berger, G. Spoettl et al.: Immunological recognition and clinical significance of nicked human chorionic gonadotropin in testicular cancer. Clin. Chem. *40* (1994) 2306–2312.

[5] Kraiem, Z., O. Sadeh, D. L. Blithe et al.: Human chorionic gonadotropin stimulates thyroid hormone secretion, iodide uptake, organification, and adenosine 3′,5′-monophosphate formation in cultured human thyrocytes. J. Clin. Endocrinol. Metab. *79* (1994) 595–599.

[6] Mann, K., R. Hoermann: Thyroid stimulation by placental factors. J. Endocrinol. Invest. *16* (1993) 378–384.

[7] Mann, K., N. Schneider, R. Hoermann: Thyrotropic activity of isoelectric variants of human chorionic gonadotropin from trophoblastic tumours. Endocrinology. *118* (1986) 1558–1566.

[8] Poertl, S., I. Liss, K. Mann et al.: Crude urinary human chorionic gonadotropin contains variant forms of hCG that are deficient in sialic acid and exhibit an increased thyrotropic activity in CHO-cells expressing the human TSH-receptor. Exp. Clin. Endocrinol. *103* (1995) 168–174.

[9] Yamazaki, K., K. Sato, K. Shizume et al.: Potent thyrotropic activity of human chorionic gonadotropin variants in terms of ^{125}I incorporation and de novo synthesized thyroid hormone release in human thyroid follicles. J. Clin. Endocrinol. Metab. *80* (1995) 473–479.

3.3 Postpartum-Thyreoiditis

Postpartum-Thyreoiditis

K. Badenhoop

Schilddrüsenerkrankungen kommen insgesamt bei Frauen häufiger vor als bei Männern [23] (Tab. 1). Eine Ursache für diese unterschiedliche Geschlechterverteilung konnte bislang nicht gefunden werden. Eine Besonderheit stellt die Schwangerschaft und die Zeit nach der Geburt dar. Von Amino et al. [2] erstmals 1976 beschrieben, entwickeln Frauen in dem Jahr nach der Geburt eines Kindes in bis zu 7% eine Thyreoiditis mit passagerer Hyper- oder Hypothyreose. Diese Entität wurde deshalb als Postpartum-Thyreoiditis bezeichnet.

Tabelle 1 Inzidenz von Schilddrüsenerkrankungen in der Bevölkerung nach Daten der Wickham-Studie [23]

	Hypothyreose	Hyperthyreose
Frauen n = 1051	4,1 (3,3–5,0)	0,8 (0,5–1,4)
Männer n = 826	0,6 (0,3–1,2)	– –

Definition

Eine Postpartum-Thyreoiditis liegt vor, wenn es bei Frauen im ersten Jahr nach der Geburt eines Kindes zu Störungen des Schilddrüsenstoffwechsels kommt. Dabei treten vorübergehende Hypo- oder Hyperthyreosen auf, und es kommt zum Nachweis von Schilddrüsenantikörpern. Ungefähr ein Viertel dieser Patientinnen entwickelt eine dauerhafte Hypothyreose. Punktionszytologische Untersuchungen haben gezeigt, daß eine lymphozytäre Thyreoiditis dieser Stoffwechselstörung zugrunde liegt. Im ICD 10 ist die Erkrankung gelistet unter 0090.5.- (Postpartale Thyreoiditis), bzw. vierstellig unter E06.3 (Autoimmunthyreoiditis), während im ICD 9 die chronisch lymphozytäre (Autoimmun-)Thyreoiditis mit der Nr. 245.2 berücksichtigt wird (Tab. 2).

Tabelle 2 Klassifikation der Thyreoiditis

ICD 9:	245 Thyreoiditis
	245.2 chronisch lymphozytäre Immunthyreoiditis
	245.8 n. n. bez. chron. Thyreoiditis
ICD 10:	E06.– Thyreoiditis
	E06.3 Autoimmunthyreoiditis
	0090.5 postpartale Thyreoiditis

Immunologie

Chronisch rezidivierende Autoimmunerkrankungen wie systemischer Lupus erythematosus, rheumatoide Arthritis, Myasthenia gravis, Multiple Sklerose, aber auch der M. Basedow zeigen im Rahmen einer Schwangerschaft eine Tendenz zur Remission. Nach der Niederkunft besteht jedoch häufig eine Rezidivneigung solcher Autoimmunerkrankungen. Da die Schwangerschaft mit einem supprimierten Immunstatus einhergeht, der den Feten vor einer Antiallograftreaktion schützt, kommt es nach der Geburt zu einer Umkehr der Immunität ähnlich dem abrupten Absetzen einer immunsuppressiven Behandlung. Während der Schwangerschaft besteht eine verminderte Stimulierbarkeit von B- und T-Lymphozyten sowie eine Reduktion der humoralen Immunität.

Schilddrüsenfunktion in der Schwangerschaft

Im Verlauf der Schwangerschaft kommt es physiologisch zu einer Reihe von Schilddrüsenveränderungen. Das erhöhte TBG führt zu erhöhten Gesamtthyroxin- und Gesamttrijodthyroninspiegeln ohne Veränderung der freien Hormone. Eine vorbestehende Struma, aber auch eine normalgroße Schilddrüse kann – bedingt durch erhöhten Jodbedarf sowie das hCG – an Volumen zunehmen.

Epidemiologie

Die Prävalenz der Postpartum-Thyreoiditis ist im Mittel 7% in allen untersuchten Gruppen und reicht von 1.9 bis 22% (Tab. 3). Große Fallzahlen liegen vor aus den USA, Kanada, Japan, Schweden, Dänemark, Italien und Wales. Bei der Erfassung der Patientinnen wurde allerdings ein unterschiedliches Zeitfenster zugrunde gelegt, so daß die Häufigkeiten nicht unbedingt ver-

Tabelle 3 Die Prävalenz der Postpartum-Thyreoiditis in verschiedenen Ländern

Autor	Land	Jahr	Screening	%PPT	%SD-Ak+
Amino [2]	Japan	1982	507	5,5	12,2
Jansson [14]	Schweden	1984	644	4,2	9,6
Freeman [11]	USA	1985	212	1,9	2,8
Nikolai [19]	USA	1987	238	6,7	10,9
Lervang [18]	Dänemark	1987	591	3,9	6,4
Fung [12]	Wales	1988	220	22	53
Rajatanavin [21]	Thailand	1990	760	1,2	3,8
Walfish [25]	Kanada	1992	1376	6	8,2
Roti [22]	Italien	1991	219	8,7	55

gleichbar sind: Nikolai et al. [19] erfaßte die Zeitpunkte sechs und zwölf Wochen nach der Geburt, während Roti [22] regelhaft bei einem, drei, sechs und in einigen Fällen bei zwölf Monaten nachuntersuchte.

Ätiologie, Pathogenese und Genetik (Tab. 4)

Die Postpartum-Thyreoiditis gehört zum Spektrum der Autoimmunerkrankungen der Schilddrüse, die bei genetisch disponierten Individuen häufiger vorkommen. Dieses Spektrum der Autoimmunthyreopathien reicht von der M.-Basedow-Hyperthyreose über die Hashimoto-Thyreoiditis bis zur atrophischen Thyreoiditis, umfaßt die „silent thyroiditis“ ebenso wie die Postpartum-Thyreoiditis. Während die Ätiologie dieser Autoimmunendokrinopathien unklar ist, wird angenommen, daß an der Pathogenese eine Störung der Toleranz gegenüber eigenem Schilddrüsengewebe beteiligt ist. Aktivierte

Tabelle 4 Ätiologie und Pathogenese der Postpartum-Thyreoiditis

autoimmun:	Nachweis von SD-Ak: TPO-Ak, Tg-AK lymphozytäre Infiltration der SD HLA Assoziation: DR4, DR5, DQA1 *0501

T-Lymphozyten lassen sich im peripheren Blut in der akuten Phase einer Postpartum-Thyreoiditis, ähnlich wie bei floridem M. Basedow oder einer Hashimoto-Thyreoiditis nachweisen [6]. Unterschiedliche Aktivierung der T-Helfer 1 bzw. T-Helfer 2 Lymphozytenuntergruppen stimuliert entweder die B-Lymphozyten (T-Helfer 2) mit konsekutiver Antikörperbildung oder primär die zytotoxischen T-Lymphozyten (T-Helfer 1) mit nachfolgender Zellinfiltration und Gewebszerstörung [16].

Autoimmunerkrankungen zeigen im allgemeinen eine genetische Assoziation mit Markern des HLA-Systems [9]. Diese Assoziation ist bei dem Typ-1-Diabetes stärker ausgeprägt: Der HLA-Locus trägt mindestens mit 30% zur genetischen Disposition bei [8], während für die Autoimmunthyreoiditis eine schwächere Prädisposition besteht. Dennoch sind konsistente Assoziationen der Hashimoto-, aber auch der Postpartum-Thyreoiditis mit HLA DR4 und DR5 insbesondere aus Kanada beschrieben worden [10, 24]. Eigene Untersuchungen in Zusammenarbeit mit Prof. Walfish, Toronto, Canada, haben zeigen können, daß der Prädispositionsmarker HLA DQA1 *0501 gehäuft bei Patientinnen mit Postpartum-Thyreoiditis vorkommt [3]. Dieses Allel ist ein Risikomarker für den Typ-1-Diabetes, M. Basedow, Hashimoto-Thyreoiditis und M. Addison. Die Aminosäure Arginin an Position 52 der DQ Alphakette, die in Nachbarschaft der Antigenbindungsstelle liegt, ist ein Merkmal dieser prädisponierenden DQ-Allele [3, 5].

Klinik (Tab. 5, 6)

Die klinischen Manifestationen der Postpartum-Thyreoiditis sind in den meisten Fällen blande und wenig ausgeprägt, so daß nur ungefähr eine Viertel aller Patientinnen Symptome äußern [19]. Die hormonelle Störung kann sich sowohl in einer vorübergehenden Hyper- wie auch in einer transienten Hypothyreose niederschlagen. Kürzlich wurde von einer walisischen Arbeitsgruppe über einen möglichen Zusammenhang zwischen Schilddrüsenfunktionsstörung und einer Depression in der postpartalen Phase berichtet [13] (Tab. 6). Unter den Frauen mit positiven Schilddrüsenantikörpern waren signifikant

Tabelle 5 Klinischer Verlauf der Postpartum-Thyreoiditis

bipolar:	transient hyper-, transient hypothyreot mit anschließender Restitution
unipolar:	transient hyper- oder hypothyreot mit anschließender Restitution
dauerhafte Hypothyreose	
Rezidiv eines M. Basedow	

Tabelle 6 Psychische Veränderungen bei walisischen Frauen in den ersten sechs postpartalen Monaten [13]: Selbsteinschätzung nach den Befindlichkeitsscores der Edinburgh-, Hamilton-Fragebogen

	SD-Ak+ n = 145	SD-Ak− n = 229
„psychisch krank"	62 (43%)	65 (28%)
„depressiv"	68 (47%)	64 (32%)

höhere Depressionsraten und -scores zu finden. Präliminäre Daten weisen auf mögliche Verbesserungen der Depressionsscores unter einer Therapie mit 100 µg L-Thyroxin bei antikörperpositiven Frauen hin [7].

Diagnostik

Die diagnostischen Marker der Postpartum-Thyreoiditis sind neben den Parametern der Schilddrüsenfunktion (TSH, fT4 oder Gesamt-T4 mit Bindungsparameter; siehe Tab. 7) die Schilddrüsenantikörper (TPO-Ak, fakultativ Tg-Ak und TSH-Rezeptor-Ak). Sonographisch erscheint die Schilddrüse echoarm, wenn es zu einer Hypothyreose kommt, bei eu- oder hyperthyreoten Formen der Postpartum-Thyreoiditis ist die Echotextur meist normal [7]. Eine erweiterte Diagnostik mittels Feinnadelpunktion ist nur bei isolierten Knoten erforderlich. Ein erhöhtes Thyreoglobulin geht mit dem entsprechenden Ausmaß der Thyreoiditis einher [20], ist aber für die Routine entbehrlich.

Tabelle 7 Diagnostische Marker der Postpartum-Thyreoiditis

SD-Funktion:	TSH, fT4 oder Gesamt-T4 mit Bindungsparameter
Antikörper:	TPO-Ak (fakultativ: Tg-Ak, TSH-R-Ak)
(Antigen:	Thyreoglobulin)
Struktur:	Sonographie
(Morphologie:	Feinnadelpunktion mit Zytologie)

Therapie

Mindestens zwei Drittel der Frauen mit Postpartum-Thyreoiditis weisen keine klinischen Symptome auf [14]. Auch bei blanden passageren Hyperthyreosen ist zunächst eine abwartende Haltung anzuraten. Eine thyreostatische Therapie sollte erst bei klinischer Manifestation der Hyperthyreose erfolgen, dann mit möglichst geringen Dosierungen des Thionamids Propylthiouracil, um die

Belastung des Neugeborenen bei der bruststillenden Mutter zu minimieren. Die gering ausgeprägte klinische Symptomatik einer passageren Hypothyreose macht in den meisten Fällen eine Substitutionstherapie mit L-Thyroxin nicht erforderlich. Wird eine Schilddrüsenunterfunktion dennoch behandlungsbedürftig, sollte die L-Thyroxinsubstitution zeitlich begrenzt werden (Tab. 8).

Tabelle 8 Klinische Konsequenzen in der Betreuung von Patientinnen mit Postpartum-Thyreoiditis

- Patientinnen mit erhöhtem Risiko erkennen
- individualisierte Substitutionstherapie
- Therapie zunächst zeitlich begrenzen
- bei erneuten Schwangerschaften früh untersuchen

Verlauf und Prognose

Die Prognose einer Postpartum-Thyreoiditis ist bei einem Spontanverlauf in der Regel gut. In einigen Fällen kann es bei Folgeschwangerschaften zu Rezidiven einer Postpartum-Thyreoiditis kommen. Patientinnen mit stattgehabter Postpartum-Thyreoiditis haben später im Verlauf ein höheres Risiko für eine Hashimoto-Thyreoiditis oder eine Morbus-Basedow-Hyperthyreose. Bei vielen Patientinnen (nach einer schwedischen Studie ca. zwei Drittel der Frauen im Alter von 20–35 Jahren) manifestiert sich der Morbus Basedow im ersten Jahr nach der Geburt eines Kindes [15].

Patientinnen mit Typ-1-Diabetes mellitus haben ein dreifach erhöhtes Risiko für eine Postpartum-Thyreoditis (Tab. 9, 10) [1, 4]. Bei ihnen zeigt die Schild-

Tabelle 9 Patientinnen mit erhöhtem Risiko für eine Postpartum-Thyreoiditis

- Typ-1-Diabetes mellitus
- anamnestisch Schilddrüsenautoimmunität (ink. PPT)
- familienanamnestisch Autoimmunerkrankungen der Schilddrüse

Tabelle 10 Postpartum-Thyreoiditis (PPT) bei Patientinnen mit Typ-1-Diabetes mellitus (IDDM) [1, 4]

	IDDM ges.	% PPT	% PPT allgemein
Dänemark	57	11%	3,3%
Kanada	40	23%	8,7%

drüsenstörung keinen anderen Verlauf als bei nichtdiabetischen Patientinnen [1, 4]. Dennoch sollte bei Patientinnen mit Typ-1-Diabetes regelhaft postpartal die Schilddrüsenfunktion abgeklärt werden, da auch leichte Hypo- oder Hyperthyreosen den Insulinbedarf verändern können.

Zusammenfassung

Eine lymphozytäre Thyreoiditis mit vorübergehender Schilddrüsenfunktionsstörung kann bei bis zu 7% aller Frauen im Jahr nach der Geburt eines Kindes auftreten. Nach Untersuchungen aus den USA, Kanada, Japan und anderen europäischen Ländern entwickeln ca. 25% dieser Patientinnen eine dauerhafte Schilddrüsenunterfunktion innerhalb der späteren vier Jahre. Eine Morbus-Basedow-Hyperthyreose tritt in der Altersgruppe der 20–35jährigen Frauen häufig im Jahr nach der Geburt eines Kindes auf. Patientinnen mit vorbestehenden Autoimmunerkrankungen haben ein erhöhtes Risiko für die Ausprägung einer Postpartum-Thyreoiditis. So ist die Häufigkeit einer postpartalen Schilddrüsenstörung bei Patientinnen mit einem Typ-1-Diabetes auf das dreifache erhöht. Der Hintergrund für die Exazerbation einer Autoimmunreaktion im Jahr nach einer Geburt wird in der Umstellung der immunologischen Toleranz gegenüber dem Embryo gesehen, aber auch in einer erblichen Bereitschaft. Die genetische Prädisposition für Autoimmunerkrankungen wird von bestimmten HLA-Allelen vermittelt. Insbesondere das Allel HLA DQA1*0501 ist besonders häufig bei Patientinnen mit Postpartum-Thyreoiditis, anderen Schilddrüsenautoimmunerkrankungen und bei Typ-1-Diabetes mellitus. Die klinischen Auswirkungen der überwiegend leichten und transienten Schilddrüsenstörungen sind blande, können aber mitunter zu einer gehäuften Assoziation mit postpartaler Depression führen.

Fazit

Bei Patientinnen mit Typ-1-Diabetes mellitus oder M. Basedow in der Eigen- bzw. Familienanamnese sollte die Schilddrüsenfunktion im postpartalen Jahr regelhaft kontrolliert werden. Für ein Screening der Schilddrüsenfunktion aller Frauen in der Schwangerschaft oder postpartal besteht gegenwärtig keine Notwendigkeit.

Literatur

[1] Alvarez-Marfany, M., S. H. Roman, A. J. Drexler et al.: Long-term prospective study of postpartum thyroid dysfunction in women with insulin dependent diabetes mellitus. J. Clin. Endocrinol. Metab. *79* (1994) 10–16.

[2] Amino, M., Y. Iwatani, H. Tamaki et al.: Postpartum autoimmune thyroid syndromes. In: P. G. Walfish, J. Wall, R. Volpe: Autoimmunity and the thyroid, Academic Press, Inc., S. 289–314. Orlando, Florida 1985.

[3] Badenhoop, K., P. G. Walfish, H. Rau et al.: Susceptibility and resistance alleles of human leukocyte (HLA) DQA1 and HLA DQB1 are shared in endocrine autoimmune disease. J. Clin. Endocrinol. Metab. *80* (1995) 2112–2117.

[4] Bech, K., M. Hoier-Madsen, U. Feldt-Rasmussen et al.: Thyroid function and autoimmune manifestations in insulin-dependent diabetes mellitus during and after pregnancy. Acta Endocrinol. (Copenh) *124* (1991) 534–539.

[5] Brown, J. H., T. S. Jardetzky, J. C. Gorga et al.: Three-dimensional structure of the human class II histocompatibility antigen HLA-DR1. Nature *364* (1993) 33–39.

[6] Chan, J. Y. C., P. G. Walfish: Activated (Ia+) T-lymphocytes and their subsets in autoimmune thyroid diseases: analysis by dual laser flow microfluorocytometry. J. Clin. Endocrinol. Metab. *62* (1986) 403–409.

[7] Creagh, F. M., A. B. Parkes, A. Lee et al.: The iodide perchlorate discharge test in women with previous post-partum thyroiditis: relationship to sonographic appearance and thyroid function. Clin. Endocrinol. *40* (1994) 765–768.

[8] Davies, J. L., Y. Kawaguchi, S. T. Bennett et al.: A genome-wide search for human type 1 diabetes susceptibility genes. Nature *371* (1994) 130–136.

[9] Farid, N. R.: Immunogenetics of Endocrine Disorders. Alan R. Liss, Inc., New York 1988.

[10] Farid, N. R., C. Balacs: Immunogenetics of thyroiditis and thyroid carcinoma. In: N. R. Farid: Immunogenetics of endocrine disorders, S. 267–307. Alan R. Liss, Inc., New York 1988.

[11] Freeman, R., H. Rosen, B. Thysen: Incidence of thyroid dysfunction in an unselected postpartum population. Arch. Intern. Med. *146* (1986) 1361.

[12] Fung, H.Y., M. Kologlu, K. Collison et al.: Post-partum thyroid dysfunction in Mid Glamorgan. Br. Med. J. *296* (1988) 241–244.

[13] Harris, B., S. Othman, J. A. Davies et al.: Association between postpartum thyroid dysfunction and thyroid antibodies and depression. Br. Med. J. *305* (1992) 152–156.

[14] Jansson, R., S. Bernarder, A. Karlsson et al.: Autoimmune thyroid dysfunction in the postpartum period. J. Clin. Endocrinol. Metab. *58* (1984) 681–687.

[15] Jansson, R., P. A. Dahlberg, P. Winsa et al.: The post-partum period constitutes an important risk for the development of clinical Graves' disease in young women. Acta Endocrinol. (Copenh.) *116* (1987) 321–325.

[16] Kay, A. B.: Origin of type 2 helper T cells. N. Engl. J. Med. *330* (1994) 567–569.

[17] Lazarus, J. H., B. Harris, A. B. Parkes et al.: Does thyroxine administration postpartum (PP) reduce anti TPO antibody associated depression? Thyroid *5* (Suppl. 1) (1995) 150 (Abstract).

[18] Lervang, H. H., O. Pryds, H. P. O. Kristensen: Thyroid dysfunction after delivery: Incidence and clinical course. Acta Med. Scand. *222* (1987) 369–374.

[19] Nikolai, T. F., S. L. Turney, R. C. Roberts: Postpartum lymphocytic thyroiditis: prevalence, clinical course, and long-term follow-up. Arch. Intern. Med. *147* (1987) 221–224.

[20] Parkes, A. B., E. G. Black, H. Adams et al.: Serum thyroglobulin: an early indicator of autoimmune post-partum thyroiditis. Clin. Endocrinol. *41* (1994) 9–14.

[21] Rajatanavin, R., L. Chailurkit, K. Tirarungsikul et al.: Postpartum thyroid dysfunction in Bangkok: A geographical variation in prevalence. Acta Endocrinol. (Copenh.) *122* (1990) 395–401.

[22] Roti, E., L. Bianconi, E. Gardini et al.: Postpartum thyroid dysfunction in an Italian population residing in an area of mild iodine deficiency. J. Endocrinol. Invest. *14* (1991) 669–674.

[23] Vanderpump, M. P. J., W. M. G. Tunbridge, J. M. French et al.: The incidence of thyroid disorders in the community: a twenty-year follow-up of the Whickham Survey. Clin. Endocrinol. *43* (1995) 55–68.
[24] Walfish, P. G., K. Badenhoop: Postpartum thyroiditis: a variant of Hashimoto thyroiditis? In: S. Nagataki, T. Mori, K. Torizuka: 80 years of Hashimoto disease, S. 171–176. Elsevier Science Publishers, B. V. 1993.
[25] Walfish, P. G., J. Meyerson, J. P. Provias et al.: Prevalence and characteristics of post-partum thyroid dysfunction: results of a survey from Toronto, Canada. J. Endocrinol. Invest. *15* (1992) 265–272.

Diskussion

Schulte:
Ist ein Screening von Antikörpern im dritten Trimenon der Schwangerschaft prospektiv als Risikofaktor der peripartalen Dysfunktion der Schilddrüse sinnvoll?

Badenhoop:
Das ist in Erwägung gezogen worden. Sie meinen die Schilddrüsenantikörpermessung in der Schwangerschaft, um festzustellen, ob postpartal das Risiko in der Schwangerschaft erhöht ist? Und das ist diskrepant. Es gibt Untersuchungen aus England, die einen Hinweis dafür bringen, daß in der Schwangerschaft gemessene Schilddrüsenantikörpererhöhungen das Risiko für eine Postpartum-Thyreoiditis erhöhen. Es gibt aber andere Untersuchungen, die zeigen, daß das Verhältnis von Schilddrüsenfunktionsstörungen mit manifesten Hypothyreosen oder Hyperthyreosen sich nicht unterscheidet zwischen Patientinnen, die während der Schwangerschaft keine Antikörper hatten, und denen, die während der Schwangerschaft Antikörper hatten.

Gärtner:
Herr Badenhoop, wir haben nicht zuletzt beim Workshop am Mittwoch gelernt, daß man von einer Autoimmunthyreoiditis nur dann reden kann, wenn sie persistiert. Bei einem Teil dieser Patienten mit postpartaler Hyperthyreose ist es ja so, daß die wirklich nur Antikörper postpartal entwickeln und dann keine mehr und dann weiterhin klinisch gesund sind. Ist das eine andere oder eigene Entität, kann man da von Autoimmunkrankheit sprechen im Gegensatz zu denen, die schon bekannte Antikörper haben und nur exazerbieren?

Badenhoop:
Ich denke, es ist eine Variante – wenn Sie so wollen – eine Abortivform dieser Thyreoiditis, und ich bin mir jetzt nicht bewußt, ob es solche Untersuchungen gibt, aber ich nehme an, daß solche Patientinnen im späteren Verlauf

ihres Lebens ein erhöhtes Risiko haben im höheren Alter, eine Hypothyreose zu entwickeln. Das ist noch nicht untersucht worden. Aber wir wissen, daß es natürlich unter den Patientinnen mit Hashimoto-Thyreoiditis auch einige gibt, die euthyreot bleiben trotz erhöhter Antikörpertiter, trotz passagerer Schilddrüsenunterfunktion, aber die über lange Zeit euthyreot bleiben. Ich glaube, daß das einfach ein Moment dieses Spektrums der Schilddrüseautoimmunität ist, wo es manifeste Funktionsstörungen gibt, aber eben auch normale Funktionsanlagen trotz erhöhter Antikörper und trotz lymphozytärer Infiltration, wie man sie feinnadelbioptisch nachweisen kann. Die Thyreoiditis ist sicher vorhanden.

Herrmann:
Hat man im Verlauf der Postpartum-Thyreoiditis Zahl und Funktion der T-Lymphozyten verfolgt?

Badenhoop:
Ja, das ist untersucht worden auch in Feinnadelpunktaten von Walfish und anderen. Man weiß, daß es in Punktaten eine Erhöhung von CD 8 positiven T-Zellen gibt, eine Verminderung von CD 4 positiven T-Zellen. Ähnlich wie man es auch bei der Hashimoto-Thyreoiditis findet.

Usadel:
Ich würde gerne Sie, Herrn Runnebaum, als gynäkologischen Endokrinologen und Sie, Herrn Badenhoop, fragen, ob und wann bei einer leeren Schilddrüsenanamnese die Notwendigkeit eines Screenings routinemäßig in der Schwangerschaft notwendig ist.

Runnebaum:
Ich habe im Moment keine Studien verfügbar, um eine gute Aussage machen zu können. Aber in der Regel, würde ich sagen, ist es nicht notwendig. Denn unsere ganzen Bemühungen heute in der Fortpflanzungsmedizin setzen ja viel früher an, wenn die Patientin nicht schwanger werden kann. Wir machen einen TRH-Test, um eine subklinische Form der Schilddrüsenunterfunktion zu erfassen, weil wir wissen, daß für die Follikelreifung das Thyroxin ein wichtiges Agenz ist. Sehr wichtig ist es, präkonzeptionell zu untersuchen, welche Schilddrüsenfunktion vorliegt, und da sollte – aber das ist bekannt – eine Hypo- oder Hyperthyreose ausgeschlossen sein.

Badenhoop:
Ich würde dem auch zustimmen. Ich denke, für ein Routinescreening bei schilddrüsengesunden Frauen gibt es gegenwärtig keine Indikation.

Mann:
Wann sehen Sie die Indikation zur Diagnostik einer postpartalen Thyreoiditis, insbesondere wenn keine Vorerkrankung der Schilddrüse bestand? Welche diagnostischen Methoden schlagen Sie vor?

Badenhoop:
Ich würde bei jungen Müttern, die in dieser Phase über vermehrte Ängstlichkeit, innere Unruhe und Nervosität berichten, die durch die erhöhte Belastung in dieser Phase nicht erklärt ist, auf jeden Fall die Schilddrüsenfunktion untersuchen und bei veränderter Schilddrüsenfunktion: TPO-Antikörper.

Scriba:
Die junge Mutter, die klinisch eine Therapiebedürftigkeit erkennen läßt, ist diejenige, die man der feinen Diagnostik, die Sie hier für epidemiologische Studien vorgeführt haben, zuführen wird.

Badenhoop:
Ich bin Ihrer Meinung, Patientinnen, die klinisch so auffällig sind, daß sie nach einer Behandlung rufen. Man sollte screenen und behandeln. Patientinnen, die keine Symptomatik aufweisen, sollte man nicht untersuchen. Und, wie gesagt, Patientinnen mit Typ-1-Diabetes oder Schilddrüsenvorerkrankung, sollten auch zum Screening geführt werden.

Ventz:
Sie haben noch nichts zur Therapie der hyperthyreoten Phase der Postpartum-Thyreoiditis gesagt. Würden Sie zustimmen, daß man dort Betablocker nimmt?

Badenhoop:
Wenn die hyperthyreote Phase ohne TSH-Rezeptorantikörpernachweis abläuft und damit kein Hinweis auf einen Morbus Basedow besteht, würde sicher eine milde Betablockergabe ausreichen. Es kann aber auch lediglich abgewartet werden. Die Hyperthyroxinämien sind oft nur passager.

Schulte:
Herr Usadel, ich würde gerne auf Ihre Frage noch einmal zurückkommen, was das Routinescreening anbelangt, auch unter Anbetracht der Bemerkung, die Herr Scriba gemacht hat. Ich glaube, die Frage ist falsch an den Internisten, falsch an den gynäkologischen Endokrinologen gestellt, die Frage müßten die Thyreologen beantworten. Ich glaube nicht, daß es Hinweise oder ausreichende Untersuchungen dafür gibt, die uns zeigen, ob bei einer Inzidenz der HCG-induzierten Hyperthyreose von 20% (in größeren Untersuchungs-

kollektiven von bis zu 25%) ein möglicher Anstieg der manifesten Hyperthyreose von 2% vielleicht auf höhere Prozentsätze durch eine früheinsetzende Jodgabe hervorgerufen werden kann. Und ich glaube, hier müssen Untersuchungen zeigen, ob nicht durch eine frühe Jodgabe, wie wir sie jetzt in der 8. und 10. Schwangerschaftswoche durchführen, dieser Prozentsatz von 2% deutlich höher wird, wenn wir manifeste Hyperthyreosen durch diese Behandlung induzieren. Hier muß man ganz einfach prospektiv solche Untersuchungen durchführen, um zu zeigen, ob nicht dort ein erhöhtes Risiko auftritt.

Badenhoop:
Ich glaube, alleine die Überwachung der Jodgabe ist keine Indikation für die Überwachung der Schilddrüsenfunktion, sondern nur der Hinweis auf eine klinische Störung, sonst nichts. Wir screenen ja auch nicht die Schilddrüsenfunktion bei anderen, wo wir nur die Jodgabe supplementieren.

Eber:
In der anfänglichen Euphorie der Postpartum-Thyreoiditis hat man behauptet und berichtet, daß eine Patientin, die das einmal erlebt hat, nach jeder Schwangerschaft neuerlich eine Postpartum-Thyreoiditis bekommt, auch dann, wenn sie nur einen Abortus hatte. Die Frage ist, falls Sie diese Beobachtungen auch gemacht haben, ob man diesen Leuten nicht Thyroxin geben sollte; zumal ja im ersten Schwangerschaftsdrittel bei vollkommen blockiertem TSH in der Routine keine Antikörper nachgewiesen werden können. Und eine Frage am Rande: führt erhöhtes HCG zu keiner vermehrten Stimulation der Antigenexpression der Thyreozyten im Gegensatz zum TSH?

Badenhoop:
Das ist natürlich denkbar. Es gibt Untersuchungen von Hashizume-Mitarbeitern an Patienten mit Morbus Basedow, die die L-Thyroxinsubstitution nach Ausbehandlung der Hyperthyreosephase fortgesetzt haben, auch über die Schwangerschaft hinweg, und meinen, bei denen, die L-Thyroxin bekommen haben, eine verminderte Rezidivrate des Morbus Basedow festzustellen. Aber die Postpartum-Thyreoiditis an sich ist jetzt noch nicht prognostisch dahingehend untersucht worden, ob eine langfristige L-Thyroxingabe trotz Euthyreose die Rezidivrate dieser Postpartum-Thyreoiditis senkt. Denkbar wäre es, aber dazu gibt es keine Untersuchungen.

Milscher:
Sie haben eine schwangere Patientin mit Autoimmunthyreoiditis, die hochprozentig antikörperpositiv ist. Besteht eine Gefahr für den Feten durch die mütterlichen Autoantikörper? Die Mutter ist sekundär hypothyreot und ausreichend T_4-substituiert. Kann man außer einer vernünftigen T_4-Substitution noch etwas anderes tun?

Badenhoop:
Das ist interessant. Ich habe in all diesen Arbeiten nicht gefunden, ob die Kinder dieser Mütter Schilddrüsenfunktionsstörungen aufweisen. Das ist natürlich völlig richtig, man müßte denken, daß möglicherweise auch eine Antikörperreaktion vielleicht schon in Utero zu einer Reaktion der kindlichen Schilddrüse geführt hat. Aber es gab in diesen Artikeln keinen Hinweis darauf.

Lemm:
Nur eine ganz einfache Frage: gelten beim Stillen und bei der Schwangerschaft für die thyreostatische Therapie die gleichen Grundsätze?

Badenhoop:
Ja, ich denke, daß wir die gleichen Grundsätze gelten lassen können insofern, daß wir entweder mit Propylthiouracil oder Methimazol möglichst niedrig dosiert behandeln und eine milde Hyperthyreose in Kauf nehmen, um zu vermeiden, daß zuviel Thyreostatika auf das Kind übergehen.

4 Besonderheiten im höheren Lebensalter
4.1 Hyperthyreose

Klinische und laborchemische Aspekte der latenten und manifesten Hyperthyreose im höheren Lebensalter

G. Brabant, B. Mayr, C. Lucke

Häufigkeit von Schilddrüsenerkrankungen im Alter

Die Prävalenz von Schilddrüsenerkrankungen wird auf 0,5 bis 2,3% in der Gesamtbevölkerung geschätzt [16], wobei ca. 15% dieser Schilddrüsenfunktionsstörungen bei Personen jenseits des sechzigsten Lebensjahres diagnostiziert werden. Diese wird bei hospitalisierten Patienten aller Altersgruppen noch höher (bis 18%) geschätzt, wobei in Abhängigkeit von der Jodversorgung Autonomien der Schilddrüse oder Immunthyreopathien die wichtigsten Ursachen darstellen [4, 7, 9, 10, 12, 14, 18, 22, 25]. In guter Übereinstimmung mit diesen Zahlen fanden wir in einer retrospektiven Analyse von 823 Patienten mit den klinischen und laborchemischen Zeichen einer Hyperthyreose einen Anteil von 17,9% von Patienten jenseits des 60. Lebensjahres (Abb. 1). In unserem Krankengut überwiegen aufgrund der spezifischen Konstellationen unserer Klinik Immunthyreopathien, welche ihren Altersgipfel ebenfalls jenseits des 60. Lebensjahres haben (Abb. 1). Wie eine Reihe von Untersuchungen aus verschiedenen Teilen Deutschlands belegt, nimmt der relative Anteil von Autonomien mit dem Lebensalter deutlich zu [4, 7, 8, 9, 12]. Auslösend für das Auftreten einer Hyperthyreose bei beiden Formen ist dabei häufig die Applikation von Jod. In einer Untersuchung am Krankengut einer geriatrischen Klinik in Hannover fanden sich in der sequentiellen Untersuchung von 3194 unselektierten Patienten 54 mit einer gesicherten Hyperthyreose. Der Anteil der gesichert durch Jod induzierten Hyperthyreosen betrug dabei 56% während eine Jodkontamination nur in 24% mit großer Sicherheit ausgeschlossen werden konnte.

Unter allen anderen Ursachen einer Hyperthyreose (Abb. 1) sind schließlich iatrogene Formen noch von großer Bedeutung für die Klinik. Patienten, welche unter einer Thyroxintherapie laborchemische wie klinische Zeichen einer Hyperthyreose aufweisen, werden in einer Reihe von Studien beschrieben [20, 21].

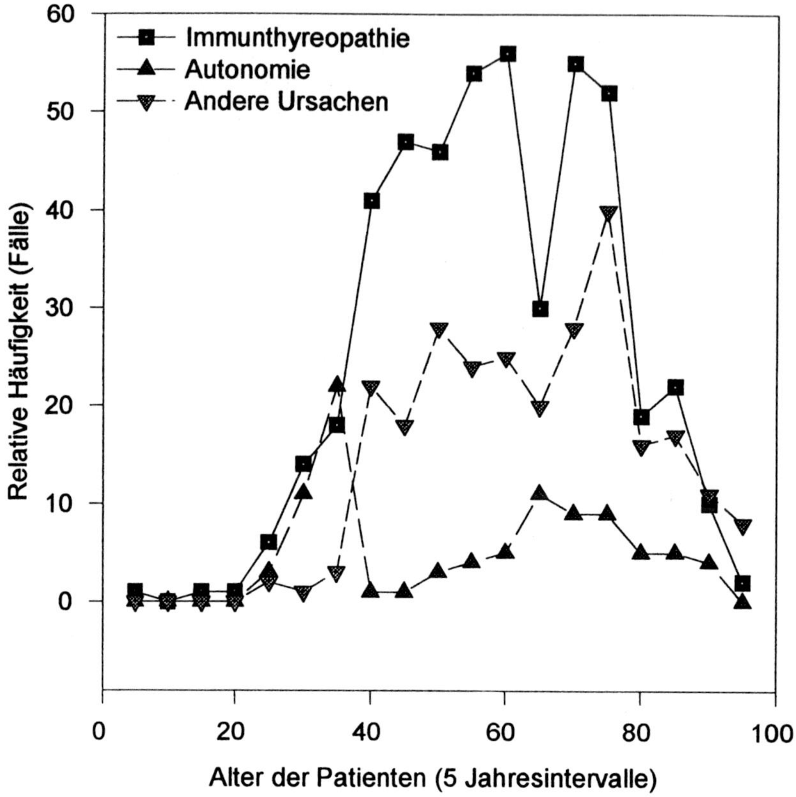

Abb. 1 Häufigkeitsverteilung von Hyperthyreosen nach Alter und Diagnose (n = 831).

In der Framingham-Studie konnten unter 2575 Personen über 60 Jahre 101 Personen mit supprimierten TSH-Serumspiegeln identifiziert werden. Insgesamt 24 Personen (1%) wiesen in der weiteren Aufarbeitung die Merkmale einer Hyperthyreose auf, wobei 18 dieser Personen unter einer Thyroxintherapie standen und nur 4 eine bislang unerkannte organische Form der Hyperthyreose entwickelt hatten. Dies paßt zu Untersuchungen von Ross et al., der in einem auf Schilddrüsenerkrankungen ausgerichteten Zentrum bei 14–24% der Patienten unter substitutiver oder suppressiver T_4-Gabe eine overt hyperthyreote Stoffwechsellage nachweisen konnte [20]. Der supprimierte TSH-Wert bei 101 Personen der Framingham-Studie zeigt außerdem, daß 4% aller über 60jährigen nach Jodexposition potentiell durch eine Hyperthyreose bedroht sind.

Klinik der Altershyperthyreose

Symptome und klinische Zeichen einer Schilddrüsenüberfunktion sind im Alter seltener und diagnostisch schwerer einzuschätzen [8, 11, 13, 17, 18, 25].

Ursächlich liegt diesem Wandel der Symptome eine noch in vielen Aspekten schlecht untersuchte altersabhängige Änderung in der peripheren Wirkung von Schilddrüsenhormonen zugrunde [17]. So finden sich im Rattenmodell gute experimentelle Hinweise, daß altersabhängig die Aktivität der hepatischen 5'Deiodase, welche die Aktivierung des Prohormons T_4 zu T_3 katalysiert, abnimmt, während die Aktivität der hypophysären Typ-II-Deiodase gesteigert ist [3]. Neben diesen Veränderungen in der lokalen Produktion von T_3 tragen altersabhängige Veränderungen der Sensitivität katecholaminerger Strukturen wesentlich zu einer Änderung des Symptomspektrums im Alter bei [17].

Die Wirkung von Schilddrüsenhormonen auf *zentralnervöse Strukturen* wird mit wachsendem Lebensalter verändert. So beschrieb Lahey bereits 1931 eine „apathische" Verlaufsform der Hyperthyreose als eine Sonderform, welche bei alten Menschen gehäuft nachgewiesen wird [13]. Dies wird in einer Reihe von Untersuchungen auch aus Deutschland bestätigt, ist aber in seiner klinischen Bedeutung kontrovers [18, 24, 28]. In der oben diskutierten Untersuchung zur Häufigkeit anamnestischer Befunde und klinischer Zeichen einer Hyperthyreose im Krankengut einer geriatrischen Klinik in Hannover fand sich bei keinem dieser hyperthyreoten Patienten ein apathischer Zustand, und bei keinem stellte eine psychiatrische Störung das Leitsymptom dar, welches zur Diagnose führte (Tab. 1). Allerdings konnte in Übereinstimmung mit vielen Literaturangaben in 30% der Patienten eine depressive Verstimmung diagnostiziert werden (Tab. 1). In einer anderen Studie [18] war das Auftreten verstärkter Müdigkeit einer der sensitivsten Befunde für das Vorliegen einer Hyperthyreose. Dies kann in dem multimorbiden Krankengut eine Vielzahl von Ursachen haben und macht exemplarisch deutlich, welch große Bedeutung Schilddrüsenerkrankungen für die differentialdiagnostische Abklärung im Alter haben. *Kardiale Symptome* führten in dieser Untersuchung mit 70% am häufigsten zur klinischen Diagnose einer Hyperthyreose (Tab. 1). Dies stimmt gut mit einer Reihe neuer und älterer Befunde überein, welche Tachykardien und Arrhythmien als häufiges Leitsymptom in der Hyperthyreose von älteren Patienten beschreiben [11, 18, 24, 28]. Die hohe kardiale Empfindlichkeit von alten Menschen gegenüber dem Einfluß von Schilddrüsenhormonen konnten Sawin und Mitarbeiter kürzlich in einer Untersuchung von Herzrhythmusstörungen an gesunden, über 60jährigen Personen belegen. Über einen Beobachtungszeitraum von 10 Jahren fand sich bei insgesamt 2007 ambulanten Personen ohne initiale kardiale Symptomatik ein ca. dreifach höheres Risiko, Vorhofflimmern zu entwickeln, wenn die basalen TSH-Serumspiegel initial unter 0,1 mU/l lagen [23]. Dies belegt die hohe Sensitivität des alternden Herzens gegenüber Schilddrüsenhormonen und stützt die Befunde über eine hohe Frequenz von Vorhofflimmern bei älteren hyperthyreoten Patienten [7, 11, 12, 18, 24]. Dieser Befund hat bei einer jährlichen Inzidenz von thrombembolischen

Tabelle 1 Symptome der Hyperthyreose im Alter

	Studie Hannover (n = 54)	Studie Köbberling et al. [11] (n = 77)	
– Puls >90/Min	(70%)*	(74%)*	
– Gewichtsverlust	(63%)*	(86%)*	
– innere Unruhe	(61%)*	(54%)*	
– Tremor	(61%)	(56%)	
– Schwäche, Müdigkeit	(35%)	(78%)*	
– Schwitzen	(33%)	(59%)	
– Hitzeintoleranz	(21%)	(46%)	
– Struma	(41%)*	(61%)*	
– Depression	(30%)	(48%)*	
– Anorexie	(6%)	(66%)	
– häufiger Stuhlgang	(5%)	(27%)	* = Leitsymptome

Symptome [11]	Spezifität [18]	falsch Positive	Sensitivität [18]	
erhöhte Stuhlfrequenz	0,15	–	Puls >90/min	0,75
Appetitsteigerung	0,07	–	Gewichtsverlust	0,79
und Gewichtsverlust			Nervosität	0,66
Fingertremor	0,68	0,02	Palpitationen	0,51
Hitzeintoleranz	0,32	0,02		
Schweißneigung	0,28	0,02	Struma	0,81
Appetitsteigerung	0,15	0,02		
			Fingertremor	0,68
			Müdigkeit	0,72

Komplikationen von 3–6% unter Vorhofflimmern große klinische Bedeutung (Übersicht bei [19]) und unterstützt die Forderung nach einer TSH-Bestimmung bei allen Patienten mit Vorhofflimmern. Dies gilt insbesondere unter dem Aspekt, daß eine Kardioversion auch bei lang bestehendem Vorhofflimmern erfolgreich ist, wenn wie in 6–12% der Fälle [27] diesem eine hyperthyreote Stoffwechsellage ursächlich zugrunde liegt [19].

Seltener als in der Jugend wird beim älteren Menschen mit Hyperthyreose klinisch eine Appetitsteigerung beobachtet. Bei normalem oder häufig vermindertem *Appetit* steht der *Gewichtsverlust* der Patienten aufgrund der Steigerung des Grundumsatzes ganz im Vordergrund und führt nicht selten zur Abklärung eines vermuteten Tumorleidens (Tab. 1). Auch die Häufigkeit eines feinschlägigen *Tremors* der Finger und der Schweißneigung ist im Alter deutlich gegenüber jüngeren Patienten reduziert, stellt aber immer noch ein klinisch häufiges Zeichen der Hyperthyreose im Alter dar [18, 24]. Direkte Veränderungen der Schilddrüse sind häufig nachweisbar und weisen auf eine mögliche thyreoidale Genese hin. Die für die Bundesrepublik kürzlich in mehreren großen epidemiologischen Studien belegte altersabhängige Zunahme des Schilddrüsenvolumens [8–9] ist klinisch nicht immer gut durch Palpation zu erfassen, da die zunehmende Kyphosierung im Alter hier diagnostische Probleme bereiten kann. In den mit Sonographie durchgeführten Untersuchungen findet sich dagegen in ca. 50% der Gesunden eine *Struma*. Dies ist in nahezu 20% der Fälle knotig umgebaut und zeigt eine deutliche altersabhängige Zunahme sowohl im Volumen als in der Nodularität [8–9]. 4% der Fälle weisen eine retrosternal nachweisbare Struma auf. Andererseits war bei 77 hyperthyreoten Patienten über 60 in 39% der Fälle keine Struma nachweisbar [11].

In einer Untersuchung von Sensitivität und Spezifität der anamnestischen Befunde und klinischen Zeichen konnte Nordyke et al. [18] für Patienten mit einer Immunthyreopathie zeigen, daß eine Vergrößerung der Schilddrüse, ein Gewichtsverlust, eine Pulsfrequenz größer 90/min und das Auftreten einer verstärkten Müdigkeit im hohen Lebensalter die größte Sensitivität aufwiesen, d. h., am häufigsten bei Schilddrüsenüberfunktionen im Alter nachweisbar waren. Diesen uncharakteristischen Zeichen stehen Befunde gegenüber, welche sehr spezifisch für die Hyperthyreose sind, aber mit nur geringer Häufigkeit auftreten. Hier ist vor allem eine Erhöhung der Stuhlfrequenz zu nennen, welche in Verbindung mit einem gesteigerten Appetit und Gewichtsverlust, Hitzeintoleranz, erhöhte Schweißneigung wegweisend sind [18] (Tab. 1). Aus diesen Befunden ergibt sich, daß eine mögliche hyperthyreote Stoffwechsellage im Alter nicht durch Anamnese und Befund mit ausreichender Sicherheit abgeklärt werden kann, sondern laborchemische Methoden bei Hinweisen auf eine Schilddrüsenerkrankung früh eingesetzt werden sollten.

Labordiagnostik

Leider ist auch die Labordiagnostik von Altershyperthyreosen nicht ohne Fallstricke. Bei Gesunden kommt es in zunehmendem Lebensalter zu Veränderungen von TSH und zirkulierenden Schilddrüsenhormonen. Wie Abb. 2 deutlich macht, bleibt TSH über einen langen Zeitraum konstant. Detaillierte Untersuchungen zur zirkadianen Rhythmik von TSH und basalen Einzelwerten des Hormons zeigen allerdings einen Abfall der TSH-Serumspiegel im sehr hohem Lebensalter, wobei die Arbeitsgruppe um Pinchera erst bei gesunden Personen jenseits des hundertsten Lebensjahres (!) eine Verminderung nachweisen konnte [1, 15]. Die Tagesrhythmik des Hormons bleibt erhalten, allerdings auf niedrigerem Niveau, und die hypophysäre TSH-Reserve nach einer TRH-Bolusinjektion ist bei den älteren Personen signifikant verringert [1].

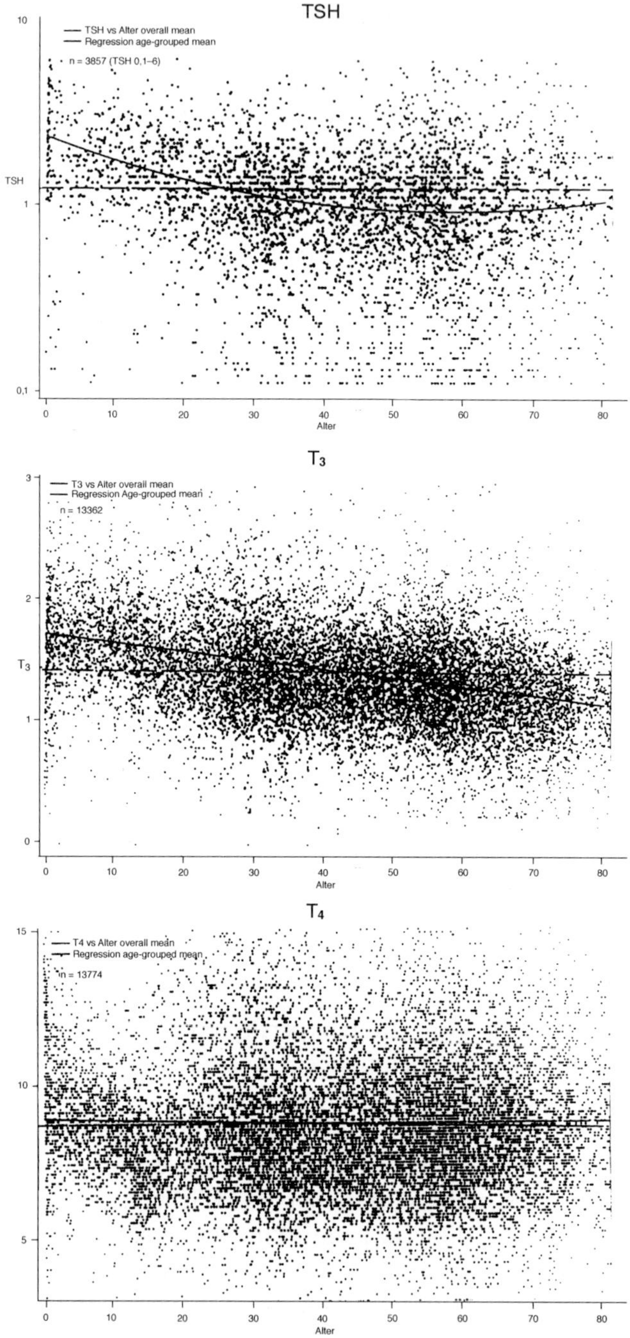

Abb. 2 Altersverteilung von Gesamt-T_4, -T_3 und TSH in der Abteilung Klinische Endokrinologie mit Mittelwert aller Werte und Regression der altersgruppierten Mittelwerte.

Dagegen bleiben die Serumspiegel von Gesamtthyroxin (TT_4) wie von freiem Thyroxin konstant (Abb. 2). Dies ist als Folge zweier gegenläufiger Steuerungsvorgänge zu erklären, da parallel zur verminderten Ansprechbarkeit der Hypophyse und einer verringerten hypophysären Stimulation der Schilddrüse der Metabolismus von T_4 in der Peripherie abfällt [1, 3]. Letzterer Befund wird durch den klaren Abfall von Gesamt-T_3 wie von freiem T_3 mit höherem Lebensalter gestützt (Abb. 2). Die in allen Studien belegte Parallelität der Gesamtschilddrüsenhormone und der freien Hormone wird durch Befunde zur altersunabhängigen Konstanz von Bindungsproteinen untermauert. Die Serumkonzentrationen von reversem T_3 steigen dagegen mit zunehmendem Alter auch beim Gesunden deutlich an [6, 15], ein Effekt, der ganz wesentlich auf die verminderte Ernährung im Alter zurückzuführen ist.

Während sich die Bestimmung des basalen TSH gut zum Ausschluß einer Hyperthyreose insbesondere beim ansonsten Gesunden eignet, muß zur Diagnosesicherung oder bei unklarem Krankheitsbild zusätzlich die Bestimmung der freien und/oder der Gesamthormone erfolgen. Dies trifft insbesondere zu, wenn das Bild einer schweren Allgemeinerkrankung vorliegt. Da sich hier ebenfalls häufig eine TSH-Verminderung findet, kann über eine einzelne Bestimmung von TSH im Rahmen eines Screenings nicht sicher entschieden werden, ob eine Hyperthyreose, eine schwere nichtthyreoidale Erkrankung oder beide in Kombination vorliegen. Auch die neueren sensitiveren TSH-Testverfahren versagen, da TSH mit der Entwicklung einer Hyperthyreose kontinuierlich abfällt, während T_3 und T_4 noch normal sind, somit die Laborkonstellation einer sich entwickelnden Hyperthyreose der einer nichttyreoidalen Erkrankung gleichen kann. [26, 27]. Aufgrund der oben beschriebenen Veränderungen des rT_3 im Alter ist ein erhöhter Wert [2] allein ebenfalls nicht wegweisend. Erst die Konstellation mehrerer Parameter läßt eine größere Sicherheit für die Diagnosesicherung zu. Die Ergebnisse der Untersuchungen von Sawin et al. [23] zeigen allerdings exemplarisch an der Entwicklung von Vorhofflimmern in Abhängigkeit von Schilddrüsenhormonen, daß selbst die Beurteilung von Klinik und Labor keine absolute Sicherheit bietet. In den von ihm untersuchten initial gesunden Personen mit einem TSH-Serumspiegel von <0,1 mU/L war der mittlere Spiegel für Gesamt-T_4 zwar signifikant höher als in den Personen mit normalem TSH (8,9 mg/dl vs. 7,3 mg/dl), lag aber in einem völlig unauffälligen Bereich für die Gesamtpopulation. Diese geringen Veränderungen der Schilddrüsenfunktion, welche möglicherweise durch eine Reihe von Kofaktoren moduliert werden können, zeigen einen individuellen Grenzbereich, der in Zusammenhang mit zusätzlichen Erkrankungen zu einer Manifestation eines Krankheitssymptoms, beispielsweise Vorhofflimmern, führt. Im Rahmen einer rationellen Diagnostik kann für den Ausschluß einer Hyperthyreose ohne klaren klinischen Hinweis auf eine Erkrankung der Schilddrüse der frühe und großzügige Einsatz einer Bestimmung von basalem TSH empfohlen werden. Dies gilt besonders unter dem Aspekt der Kosten, da die geringen Aufwendungen für eine TSH-Messung mit den oft nicht unerheblichen Kosten für die Abklärung der uncharakteristischen klinischen Symptome der Erkrankung verglichen werden müssen. Bei TSH-Werten unter 0,1 mU/l oder auch bei klaren klinischen Hinweisen auf eine Schilddrüsenstörung muß nach der Bestimmung von Gesamt- oder freiem T_3 und T_4 bei den diskutierten diagnostischen Schwierigkeiten das gesamte Spektrum der Schilddrüsendiagnostik eingesetzt werden, um die Diagnose zu sichern.

Literatur

[1] van Coevorden, A., E. Laurent, C. Decoster et al.: Decreased basal and stimulated thyrotropin secretion in healthy elderly men. J. Clin. Endocrinol. Metab. *69* (1989) 177–185.

[2] Custro, N., V. Scafidi, S. Gallo, et al.: Deficient pulsatile thyrotropin secretion in the low-thyroid-hormone state of severe nonthyroidal illnes. Eur. J. Endocrinol. *130* (1994) 132–136.

[3] Donda, A., T. LeMarchand-Beraud: Aging alters the activity of 5′-deiodinase in the adenohypophysis, thyroid gland, and liver of the male rat. Endocrinology. *124* (1989) 1305–1309.

[4] Emrich, D., M. Bähre: Autonomy in euthyroid goiter: maladaption to iodine deficiency. Clin. Endocrinol. *8* (1978) 257–265.

[5] Frevert, E. U., A. Biester, M. J. Müller, et al.: Markers of bone metabolism during short-term administration of thyroxine in healthy volunteers. Eur. J. Endocrinol. *131* (1994) 145–149.

[6] Goichot, B., J. L. Schlienger, F. Grunenberger et al.: Thyroid hormone status and nutrient intake in the free-living elderly. Interest of reverse triiodothyronine assessment. Europ. J. endocrinol. *130* (1994) 244–252.

[7] Heberling, H. J., C. Blankenburg et al.: Besonderheiten der Hyperthyreose – Diagnostik bei älteren Patienten. In: H.-D. Röhrer, B. Weinheimer (Hrsg.): Schilddrüse 1989, S. 281–285. Walter de Gruyter, Berlin–New York 1991.

[8] Herrmann, J., E. Heinen, H. J. Krööl et al.: Thyroid function and thyroid hormone metabolism in elderly people low T_3-syndrome in old age? Klin. Wochenschr. *59* (1982) 315–323.

[9] Hintze, G., J. Windeler, J. Baumert et al.: Thyroid volume and goitre prevalence as determined by ultrasound and their relationship to laboratory indices. Acta endocrinologica *124* (1991) 12–18.

[10] Kabadi, U. M., P. M. Rosman: Thyroid hormone indices in adult healthy subjects: no influence of aging. J. Am. Geriatr. Soc. *36* (1988) 312–316.

[11] Köbberling, J., G. Hintze, H. C. Blossey: Diagnostische Probleme der Hyperthyreose im höheren Lebensalter. Dtsch. med. Wschr. *106* (1981) 973–978.

[12] Köbberling, J., G. Hintze: Schilddrüsenerkrankungen im Alter. In: P. Pfannenstiel, D. Emrich, B. Weinheimer (Hrsg.): Schilddrüse 1985, S. 298–305. Georg Thieme Verlag, Stuttgart 1986.

[13] Lahey, F. H.: Non-activated (apathetic) type of hyperthyroidism. N. Engl. J. Med. *204* (1931) 747–748.

[14] Livingston, E. H., J. M. Hershman, C. T. Sawin et al.: Prevalence of thyroid disease and abnormal thyroid tests in older hospitalized and ambulatory persons. J. Am. Geriatr. Soc. *35* (1987) 109–114.

[15] Mariotti, S., G. Barbesino, P. Caturegli et al.: Complex alterations of thyroid function in healthy centenarians. J. Clin. Endocrinol. Metab. *77* (1993) 1130–1134.
[16] Mokshagundam, S., U. S. Barzel: Thyroid disease in the elderly. J. Am. Ger. Soc. *41* (1993) 1361–1369.
[17] Moordian, A. D., N. C. W. Wong: Age-related changes in thyroid hormone action. Europ. J. Endocrinol. *131* (1994) 451–461.
[18] Nordyke, R. A., F. I. Gilbert, A. S. Harada: Graves' disease. Influence of age on clinical findings. Arch. Intern. Med. *148* (1988) 626–631.
[19] Petersen, P.: Thrombembolic complications in atrial fibrillaton. Stroke *21* (1990) 4–13.
[20] Ross, D. S., G. H. Daniels, D. Gouveia: The use and limitations of a chemoluminiscent thyrotropin assay as a single thyroid function test in an out-patent endocrine clinic. J. Clin. Endocrinol. Metab. *71* (1990) 764–769.
[21] Sawin, C. T., A. Geller, M. M. Kaplan: Low serum thyrotropin (thyroid-stimulating hormone) in older persons without hyperthyroidism. Arch. Int. Med. *151* (1991) 165–168.
[22] Sawin, C. T., W. O. Castelli, J. M. Hershman et al.: The aging thyroid: thyroid deficiency in the Framingham Study. Arch. Intern. Med. *145* (1985) 1386–1388.
[23] Sawin, C. T., A. Geller, P. A. Wolf et al.: Low serum thyrotropin concentrations as a risk factor for atrial fibrillation in older persons. N. Engl. J. Med. *331* (1994) 1249–1252.
[24] Schlote, B., B. Nowotny, R. Schmidt et al.: Altersabhängigkeit körperlicher und psychischer Befunde bei manifesten Hyperthyreosen. In: H.-D. Röhrer, B. Weinheimer (Hrsg.): Schilddrüse 1989, S. 272–280. Walter de Gruyter, Berlin–New York 1991.
[25] Simons, R. J., J. M. Simon, L. M. Demers et al.: Thyroid dysfunction in elderly hospitalized patients. Arch. Intern. Med. *150* (1990) 1249–1253.
[26] Spencer, C. A., J. S. LoPresti, J. T. Nicoloff et al.: Multiphasic thyrotropin responses to thyroid hormone administration in man. J. Clin. Endocrinol. Metab. *80* (1959) 854–859.
[27] Thiemann, A., G. Laubinger, K. Donat: Häufigkeit von Vorhofflimmern und Vorhofflattern und Ergebnisse ihrer Behandlung in einer Klinik der Regelversorgung. Herz Kreislauf. *27* (1995) 284–289.
[28] Trzepacz, P. T., I. Klien, M. Roberts et al.: Graves' disease: An analysis of thyroid hormone levels and hyperthyroid signs and symptoms. Am. J. Med. *87* (1989) 558–561.

Diskussion

Schleusener:
Herr Brabant, Sie haben recht, daß bei dem Verdacht auf eine Hyperthyreose in jedem Fall TSH bestimmt werden muß (als Screeningtest). Gibt es auch eine Möglichkeit, bei Patienten mit gleichzeitig anderen schweren Erkrankungen eine Hyperthyreose (im Alter) auszuschließen?

Brabant:
Herr Stockigt wird heute nachmittag ausführlich auf diese Problematik eingehen, ich möchte natürlich der Diskussion nicht vorgreifen. Ich denke, daß es bei einzelnen Patienten mit schwerster Allgemeinerkrankung ein großes Problem sein kann zu differenzieren, ob zusätzlich eine hyperthyreote Stoffwechsellage vorliegt.

Mästle:
Gibt es allgemeingültige Therapieempfehlungen für Patienten mit subklinischer Hyperthyreose, die an psychovegetativen Beschwerden und/oder Herzrhythmusstörungen leiden?

Brabant:
Es gibt sehr gute Untersuchungen aus Japan, die zeigen, daß Patienten im Vorhofflimmern mit Schilddrüsenfunktionsstörung, wenn sie euthyreot gemacht werden, relativ gute Chancen haben, spontan wieder in einen Sinusrhythmus zu springen oder nach Jahren des Vorhofflimmerns (das hat die Arbeitsgruppe um Ito gezeigt) bei einer Kardioversion stabil im Sinusrhythmus zu bleiben, eine Situation, die bei primär kardialer Erkrankung als Ursache des Vorhofflimmerns sicher nicht gefunden wird. Es gibt insgesamt die Daten von vielleicht 150 solcher Patienten, und es ist möglicherweise etwas früh, definitive Therapieempfehlungen auf dem Boden solcher Daten abzugeben.

Usadel:
Nach unseren ausgiebigen Erfahrungen kann man keine generelle Empfehlung für eine thyreostatische Therapie bei latenter Hyperthyreose ohne Symptomatik geben. Allerdings sollte ein Versuch bei bestehender Symptomatik, wie depressive Verstimmung oder Herzrhythmusstörungen, unternommen werden. Die TSH-Tagesrhythmusuntersuchungen zeigen andererseits eindeutig, daß die latente Hyperthyreose zwischen manifester Hyperthyreose und Euthyreose liegt.

Wenzel:
Die Aussage „T_4-induzierte Hyperthyreose“ muß relativiert werden: aufgrund früherer, unsachgemäßer Osteoporoseveröffentlichungen wird in den USA jeder supprimierte TSH-Wert unter Thyroxintherapie als indikativ für eine Hyperthyreose angesehen, was sicher nicht richtig ist. Nachgewiesen ist, daß endogene grenzwertige Hyperthyreosen (die auch hohe z. T. in den hyperthyreoten Bereich undulierende T_3-Spiegel haben) Parameterveränderungen und Schädigungen setzen können. Solche endogenen latenten Hyperthyreosen stellen auch den überwiegenden Anteil bei thyreogen induzierten Herzrhythmusstörungen. (Die Arbeiten von Biondi und Kollegen über thyroxininduzierte kardiale Störungen sind mehrfach kritisch diskutiert worden).
Ich selbst hatte 1988 durch einen Vortrag bei der Tagung der Europäischen Schilddrüsengesellschaft die Fachwelt aufgeschreckt, als ich zeigte, daß verschiedene Parameter bei erhöhtem FT_4 während Thyroxinbehandlung wie bei Hyperthyreose verändert waren. Nystrom aus Schweden wies dann darauf hin, daß sich faktisch alle Veränderungen bei prolongierter Thyroxinmedika-

tion normalisierten. Diese Erfahrung machte ich auch bei den von mir untersuchten Patienten, so daß ich schließlich keine ausführliche Publikation daraus gemacht habe. Sicher ist letztlich, daß ein endogen und ein T_4-supprimiertes TSH nicht vergleichbar sind, weil im letzteren Fall der Körper via peripherer T_4/T_3-Konversion die T_3-Spiegel aus dem T_4 adaptiert.

Brabant:
Ich gebe Ihnen recht. Ich wollte nicht die Aussage machen, daß die T_4-Therapie im Alter obsolet wäre. Man muß nur zu bedenken geben: Auch Ross hat im ICEM 1990 Daten aus der Schilddrüsenambulanz der Harvard Medical School vorgelegt, die zeigen, daß eine Übertherapie in einem endokrinologisch-thyreologisch ausgewiesenen Zentrum nicht selten ist. Jedenfalls sollte man bei symptomatischen Patienten eine L-Thyroxinbehandlung wie eine endogene Hyperthyreose als eine Möglichkeit zur Erklärung der Symptome heranziehen.

Clemens:
Ich möchte gerne Ihre Strategie wissen im Hinblick auf alte Patienten mit TSH-basal supprimiert oder einer Schilddrüsenanamnese oder einer Struma, wenn Sie eine Angiographie machen oder irgendwelche Jodkontrastmittel geben wollen, und ob eine Szintigrafie mit Suppression der Schilddrüse ausreicht, um zu sagen, es ist überhaupt kein Risiko?

Brabant:
In Deutschland ist eine Studie geplant, die das Risiko von solchen Interventionen noch einmal prospektiv abklären möchte. Die Empfehlung ist: die Schilddrüse vor diesem Eingriff oder spätestens zum Zeitpunkt des Eingriffs, wenn in Notfällen keine Zeit bleibt, zu blocken. Dazu benutzt man Natriumperchlorat (Irenat) und Thyreostatika. Der Beginn der Blockade sollte mit Natriumperchlorat gemacht werden.

Reinwein:
Herr Brabant, haben Sie neuere Daten über die subklinische Hyperthyreose im Alter – abgesehen von der Wikhamstudie? Die wird immer wieder zitiert, aber gibt es z. B. exakte, saubere Daten von hier?

Brabant:
Also die Daten, die mir aus Deutschland bekannt sind, die am intensivsten die subklinische Hyperthyreose auch im Alter beforscht haben, sind vor allem die Daten von Herrn Usadel aus der Mannheimer Zeit, sonst kenne ich keine neuen Studien, die gezielt auf die subklinische Hyperthyreose eingegangen sind.

Nuklearmedizinische In-vivo-Diagnostik bei der Hyperthyreose im Alter

W. Becker

Besonderheiten der Schilddrüsensituation im Alter

Die nuklearmedizinische Diagnostik bei Schilddrüsenerkrankungen hat auch bei dem heutigen Stand der Ultraschalldiagnostik und einer großen Palette von In-vitro-Untersuchungen ihren unverzichtbaren Stellenwert in der Routinediagnostik. Die Szintigraphie wird dabei heute immer als quantitativ ausgewertete Untersuchung durchgeführt. Ihre wichtigsten Indikationen sind dabei die funktionstopographische Diagnostik der Schilddrüse, also die Lokalisation und Aktivitätsdiagnostik umschriebener oder diffuser Zellverbände mit von der Norm abweichender Funktion, die sich durch morphologisch orientierte Verfahren, wie dem Ultraschall, nicht erfassen läßt. Zunächst einmal unterscheidet sich die nuklearmedizinische Schilddrüsendiagnostik beim alten Menschen nicht von der des jüngeren, jedoch gibt es einige Besonderheiten der Schilddrüsenfunktion im Alter, die deren gesonderte Betrachtung verdient.

Der Altersgipfel verschiedener Schilddrüsenerkrankungen ist unterschiedlich. So treten Schilddrüsenautonomien mit zunehmendem Alter häufiger auf und zeigen im eigenem Untersuchungskollektiv einen Gipfel im 5. und 6. Dezennium [4]. Die Schilddrüsendiagnostik im Alter wird somit in unserem Jodmangelgebiet immer die Schilddrüsenautonomie differentialdiagnostisch mit einbeziehen müssen. Beim Screening auf eine Schilddrüsenautonomie steht die In-vitro-Diagnostik, insbesondere mit dem TSH-Basisspiegel, ganz im Vordergrund. Ebenso ist die Autonomie der Schilddrüse immer dann besonders wahrscheinlich, wenn eine Struma vorliegt und diese knotige Veränderungen aufweist. Eine weitere Besonderheit liegt in der Indikation zur definitiven Therapie der Schilddrüsenautonomie, die im Alter auf Grund der Multimorbidität besonders strenger Indikation bedarf. Es werden somit insbesondere Autonomien mit funktioneller Relevanz definitiv therapiert werden.

Einige Besonderheiten der physiologischen und pathophysiologischen Situation der Schilddrüsenfunktion im Alter machen den Einsatz der nuklearmedizinischen Diagnostik unverzichtbar. Insbesondere in der amerikanischen Literatur wird mit zunehmendem Alter ein Anstieg des TSH-Basisspiegels berichtet [16]. Diese in ausreichend jodversorgten Gebieten ermittelten Daten sind

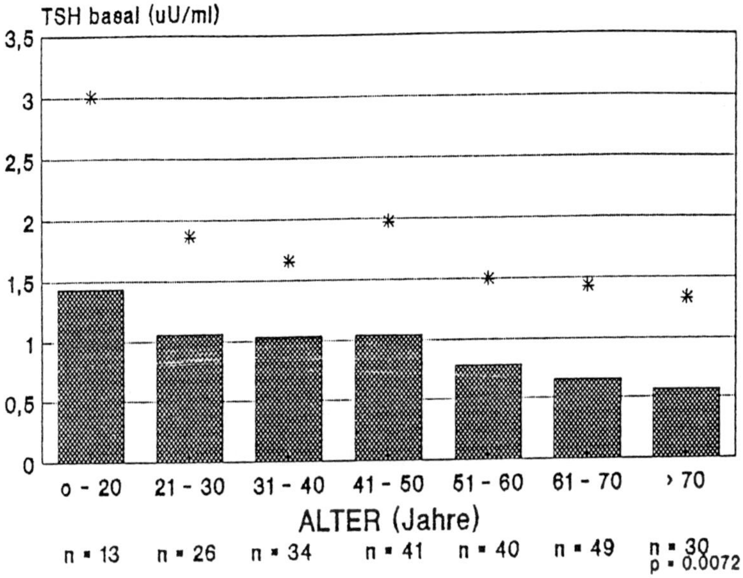

Abb. 1 Abnahme des TSH-Basisspiegels bei Strumapatienten ohne funktionell relevante Schilddrüsenautonomie mit zunehmendem Alter bei 233 Patienten.

mit eigenen erhobenen Daten im Jodmangelgebiet nicht vereinbar. Wir fanden eine Abnahme des TSH-Basisspiegels mit zunehmendem Alter [6] (Abb. 1). Ursächlich hierfür diskutierten wir neben der Abnahme der TSH-Sekretionsreserve, die die TSH-Antwort nach TRH deutlich geringer ausfallen läßt [16], auch die Zunahme der Schilddrüsenautonomie mit dem Alter im Jodmangelgebiet. Legt man beim TSH-Screening somit einen Grenzwert von 0,3 mU/l fest, bei dem eine weitere szintigraphische Diagnostik zum Beleg oder Ausschluß einer Schilddrüsenautonomie indiziert erscheint [5], werden hierbei besonders viele ältere Patienten erfaßt.

Im Alter besteht ein verminderter Thyroxinbedarf [8] mit niedrigerem T4-Umsatz des alten im Vergleich zum jungen Menschen [8, 10, 11, 15], und es werden niedrigere T4:T3-Quotienten errechnet [11]. Grenzwertige T3- und T4-Werte in der Diagnostik bei bekannter Schilddrüsenautonomie sind in Kenntnis der typischen Monosymptomatik der Hyperthyreose im Alter oft nur schwer einzuordnen, um die Indikation zur ablativen Therapie zu stellen. Es bedarf also eines Parameters zur Bestätigung der funktionellen Relevanz einer bekannten Schilddrüsenautonomie.

Ebenso findet man bei älteren Patienten eine Zunahme des Schilddrüsenvolumens im Vergleich zu den jüngeren [6], mit gleichzeitiger Zunahme regressiver Veränderungen und damit auch knotiger Veränderungen, die zum Ausschluß

einer Autonomie die szintigraphische Untersuchung erforderlich machen (Abb. 2a; Abb. 2b). Die nuklearmedizinische Diagnostik der Schilddrüse im Alter ist somit indiziert:
- zur Diagnostik oder zum Ausschluß einer Schilddrüsenautonomie und
- zur Erfassung der funktionellen Relevanz einer vorliegenden Schilddrüsenautonomie.

Untersuchungstechnik und Einflußfaktoren der Schilddrüsenszintigraphie

Auf eine detaillierte Beschreibung der Schilddrüsenszintigraphie sei hier verzichtet, da dies anderenorts, auch kürzlich von der eigenen Arbeitsgruppe [3], geschehen ist. Eine nach heutigen Qualitätskriterien erforderliche Schilddrüsenszintigraphie muß immer als eine Kombination von qualitativem und quantitativem Schilddrüsenszintigramm erfolgen. Das quantitativ ausgewertete Szintigramm ermittelt einen Technetium-Schilddrüsenuptake (TCTU), der als Funktionsparameter Stör- und Einflußfaktoren unterliegt. Die meisten dieser Einflußfaktoren können durch eine sorgfältige anamnestische Erhebung vor einer Untersuchung aufgedeckt werden [3]. Die häufigste Ursache eines verminderten Schilddrüsenuptakes ist zweifelsohne die Jodkontamination eines Patienten. Hiermit sind nicht physiologische alimentär aufgenommene Jodidmengen zwischen 100 und 300 µg/die, wie dies bei einer ausreichenden Jodversorgung zu erwarten wäre, gemeint, sondern die wiederholte Gabe von höheren Dosen in Medikamenten (z. B. Amiodarone) oder die einmalige Applikation von jodhaltigen Röntgenkontrastmitteln. Auch monovalente Anionen, wie z. B. Perchlorat, hemmen kompetetiv den Schilddrüsenuptake, was zur Schilddrüsenblockade bei vorliegender Schilddrüsenautonomie vor geplanter Kontrastmittelapplikation prophylaktisch genutzt wird. Auch Schilddrüsenhormone supprimieren den Schilddrüsenuptake unterschiedlich lange [3]. Die häufigste Ursache eines, im Vergleich zu Angaben aus ausreichend jodversorgten Gebieten, erhöhten Schilddrüsenuptakes ist die Jodavidität im Jodmangelgebiet, die die alleinige Bestimmung des Schilddrüsenuptakes klinisch wertlos macht, da eine differentialdiagnostische Abgrenzung von anderen Schilddrüsenerkrankungen problematisch ist.

Unter Thyreostatikamedikation bei Schilddrüsenautonomien kann die Diagnose der Schilddrüsenautonomie erschwert bis unmöglich sein, da primär supprimiertes paranoduläres Schilddrüsengewebe bei endogener TSH-Suppression nach Wegfall des suppressiven Effektes unter Thyreostase eine Nuklidspeicherung nachweisen läßt.

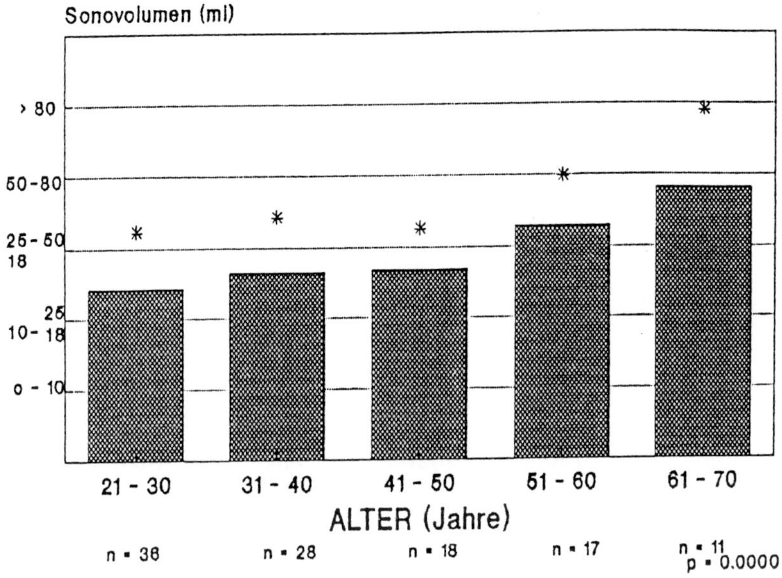

Abb. 2a Zunahme des sonographisch ermittelten Schilddrüsenvolumens bei 112 Patienten unter Schilddrüsenhormontherapie mit zunehmendem Alter.

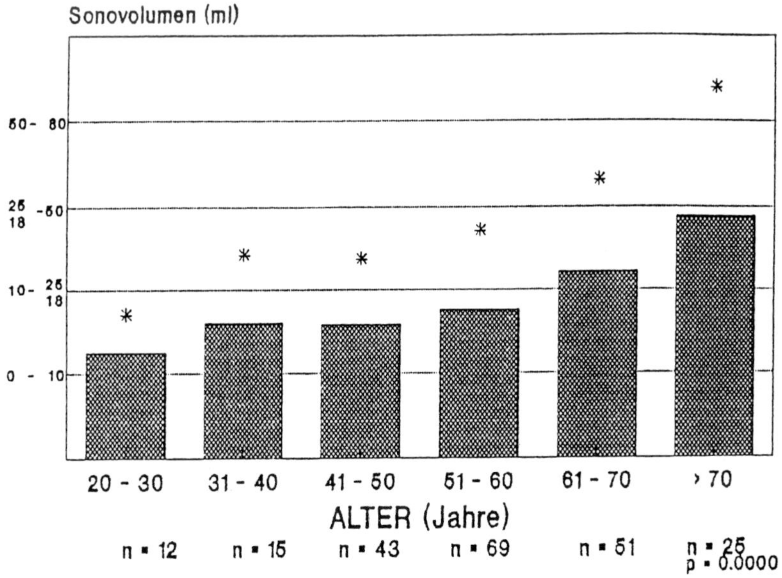

Abb. 2b Zunahme des sonographisch gemessenen Schilddrüsenvolumens bei 215 Patienten nach vorangegangener ablativer Schilddrüsentherapie mit dem Alter.

Klinische Ergebnisse des basalen Technetium-Schilddrüsenuptakes (TCTUb)

Der klinische Wert des TCTUb, also die Uptakemessung ohne exogene oder endogene hypophysäre Suppression, ist eher gering, da dieser Wert von mehreren anderen Parametern abhängig ist, wie dem Schilddrüsenvolumen, der aktuellen Jodversorgung und in geringem Ausmaß auch dem Lebensalter des Patienten. Eine differentialdiagnostische Bedeutung kommt dieser Größe allenfalls bei der Diagnostik der jodinduzierten Hyperthyreose zu, bei der im Vergleich zur immunogenen und nicht immunogenen Hyperthyreose sehr niedrige Werte des TCTU's gefunden werden. Für ausreichend jodversorgte Gebiete werden in der Literatur TCTUb-Werte unter 2% für normale Schilddrüsen angegeben, wodurch in diesen Gebieten eine gewisse Trennung euthyreoter und hyperthyreoter Funktionslagen möglich ist. Für unser Jodmangelgebiet liegen bei normal großen Schilddrüsen die TCTU-Werte bis zu 7% und unterscheiden sich damit nicht von den Werten der Struma, der euthyreoten und hyperthyreoten Autonomien und überlappen sich mit den Werten für die Immunhyperthyreosen (Abb. 3).

Klinische Ergebnisse des Schilddrüsensuppressionsuptakes (TCTUs)

Die besondere Bedeutung des TCTUs liegt in der Möglichkeit, quantitativ die Menge des funktionell relevanten, autonomen Schilddrüsengewebes abzuschätzen. Kann man in Ländern mit ausreichender Jodversorgung davon ausgehen, daß eine Schilddrüsendysregulation alleine an einem negativen TRH-Testverlauf oder nicht meßbare TSH-Basisspiegel erkannt werden kann, so gilt dies nicht für jodunterversorgte Regionen. Hier müssen zusätzliche Testverfahren zum Einsatz kommen. Der TCTUs, ein Analog für die verbleibende Jodidclearance der autonomen und damit nicht supprimierten Schilddrüsenareale, erlaubt dabei, nachdem das normal regulierbare Schilddrüsengewebe funktionell ausgeschaltet worden ist, autonomes Gewebe zu quantifizieren und zu diagnostizieren. Nach einer langdauernden Suppression zeigen normal große Schilddrüsen in der Regel Uptakewerte, die deutlich unter 1% liegen. Jede Struma weist bereits kleine Bezirke funktioneller Autonomie auf, so daß euthyreote Strumen ohne funktionell relevante Autonomien nach langdauernder Suppression Uptakewerte zwischen 1−2% aufweisen. Eine Umfrage an großen nuklearmedizinischen Zentren in Deutschland erbrachte Normbereiche zwischen 1−2%, die im Detail andernorts publiziert sind [3] (Abb. 4). In der eigenen Klinik verwenden wir für den Suppressionsuptake einen Normbereich von <1,6% (Abb. 5).

Strumen mit solchen Werten können aber bereits durchaus kleine, szintigraphisch gut erkennbare Autonomien zeigen. In der Regel jedoch zeigen Stru-

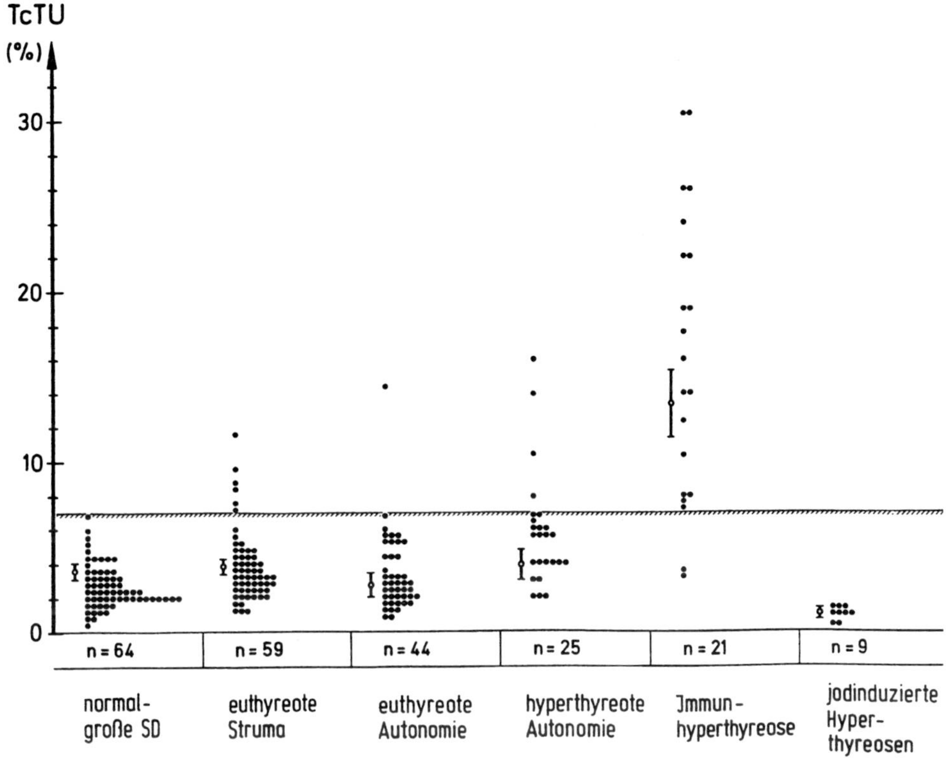

Abb. 3 Tc-99m-Schilddrüsenuptakewerte (TCTUb) ohne endogene oder exogene TSH-Suppression bei 222 Schilddrüsenpatienten.

men mit diesen niedrigen TCTUs-Werten keine funktionell relevanten Autonomien. Erst bei Strumen mit höheren TCTUs liegen, in Abhängigkeit von der Höhe des Uptakewertes, zunehmend mehr funktionell relevante Autonomien vor, die vor Kontrastmittelgabe blockiert werden müssen. Nun ist der TCTUs aber auch eine Größe, die von anderen Faktoren, wie der Jodversorgung, abhängig ist. Es konnte aber gezeigt werden, daß eine Hyperthyreose dann wahrscheinlich ist, wenn der TCTUs >3% ist oder das Knotenvolumen bei sehr homogenem, solidem, nicht regressiv verändertem Sonographiebefund, größer als 16 ml ist [7].

Zusätzliche Aspekte zur Szintigraphie bei der Schilddrüsenautonomie

Der stoffwechselautonome Charakter der Schilddrüsenautonomie läßt sich nur szintigraphisch belegen. Da etwa drei Viertel der Patienten [4] mit einer

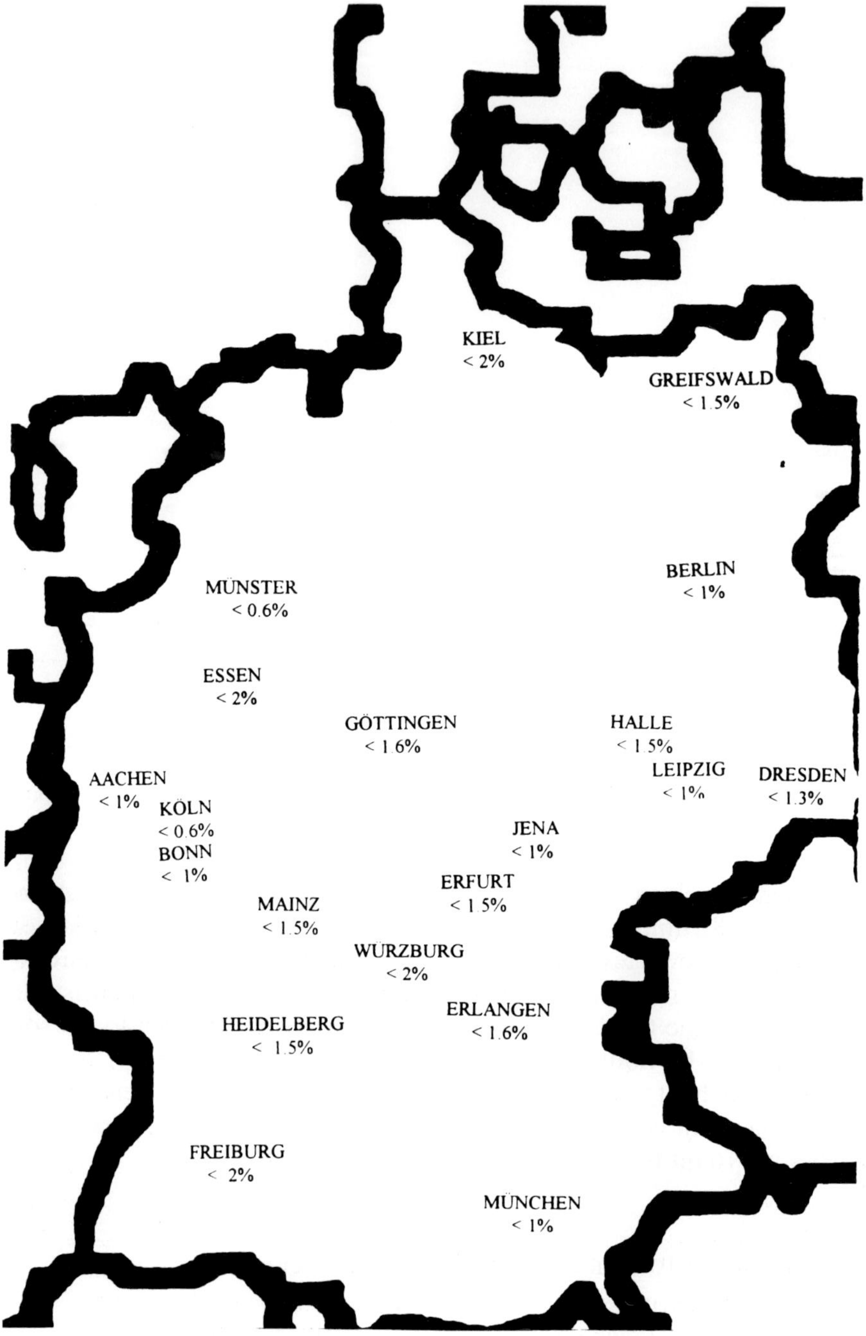

Abb. 4 Regional unterschiedliche TCTUs-Normwerte in großen nuklearmedizinischen Einrichtungen.

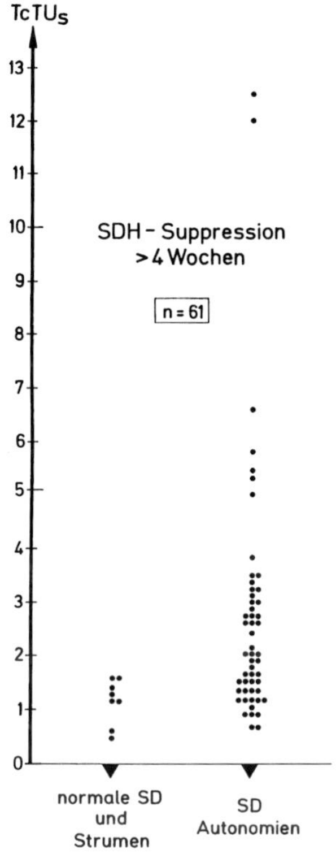

Abb. 5 TCTUs unter mindestens 4wöchiger thyreosuppressiver Schilddrüsenhormontherapie. Patienten ohne Schilddrüsenautonomie haben ausschließlich Werte unter TCTUs <1,6%.

Schilddrüsenautonomie eine hyperthyreote Stoffwechsellage oder eine endogene Suppression des TSH-Spiegels aufweisen, läßt sich bei diesen Patienten durch ein Schilddrüsenszintigramm mit quantitativer Auswertung die Diagnose der Schilddrüsenautonomie stellen, ohne vorher zu intervenieren. Die qualitative Auswertung des Szintigrammes läßt meist bereits durch klar abgrenzbare autonome Areale die Diagnose Schilddrüsenautonomie zu, die quantitative Auswertung erlaubt die Bestimmung der ‚funktionellen Masse' der Autonomie. Die Autonomie kann hierbei als unifokale, multifokale oder disseminierte Autonomie als Erscheinungsform ein- und derselben Erkrankung vorkommen. Eine unifokale Autonomie kommt häufiger in kleineren Strumen und bei jüngeren Patienten, eine multiregionale eher bei größeren Strumen und älteren Patienten vor [4]. Anhand der Pathophysiologie wird man jedoch davon ausgehen müssen, daß auch die rein unifokal imponierenden Formen kleine zusätzliche autonome Follikelverbände, die sich noch der szintigraphischen Diagnostik entziehen, enthalten. Die disseminierte Autonomie ist durch eine Vielzahl dicht beieinander liegender Follikelverbände gekennzeichnet, die szintigraphisch nicht mehr voneinander zu trennen sind, so daß ein homogenes Speichermuster wie bei der Immunhyperthyreose imponiert. Die Diagnose dieser Sonderform gestaltet sich als schwierig, zumal sie durch eine Ausschlußdiagnostik betrieben werden muß. Alleine das Fehlen von Schilddrüsenantikörpern und das Fehlen von Begleitimmunopathien, wie einer Orbitopathie, weisen auf eine autonome Genese der Hyperthyreose hin. Naturgemäß jedoch können diese Parameter auch bei Immunhyperthyreosen geringer Aktivität fehlen.

Aspekte zur Stoffwechsellage bei der Schilddrüsenautonomie

Die Ursache für die Entwicklung einer Hyperthyreose ist multifaktoriell und wird im wesentlichen von der Menge des autonomen Gewebes einerseits und von der Jodzufuhr andererseits bestimmt. Betrachtet man Angaben zur Hyperthyreosehäufigkeit bei der Schilddrüsenautonomie, so liegt diese in etwa bei 40%. Genauere Analysen der Autonomie zeigen, daß insbesondere multifokale und disseminierte Autonomien mit einer Hyperthyreose einhergehen. So fanden Joseph et al. [12] bei den umschriebenen solitären Autonomien nur 22%, bei den multifokalen und disseminierten Autonomien in 50% hyperthyreote Stoffwechsellagen. Vergleichbare Resultate fanden andere Arbeitsgruppen [14]. Dies ist alleine durch die größere Menge autonomen Gewebes bei diesen Patienten zu erklären.

Die Grenzgröße einer Schilddrüsenautonomie festzulegen, bei der mit einer hohen Rate an Hyperthyreosen zu rechnen ist, macht Probleme, da dies unter anderem von der Jodversorgung abhängt, zum anderen autonome Bezirke, die szintigraphisch lokalisierbar sind, unterschiedlich stark regressive Veränderungen mit Narben und Zysten aufweisen und somit nichts zum autonomen Potential beitragen. Darüber hinaus ist die Menge autonomen Gewebes bei multifokalen Formen überhaupt nur schwer abschätzbar. Geht man alleine von den unifokalen Autonomien aus, so sind die Angaben über die ‚kritische Masse' autonomen Gewebes, szintigraphisch [1, 9, 13] oder sonographisch [4] ermittelt, etwa konform. Ab einem Durchmesser der Schilddrüsenautonomie von mehr als 2 cm ist mit einer Hyperthyreose zu rechnen. Diese Daten zeigen deutlich, daß etwa 60% der Patienten mit einer Schilddrüsenautonomie eine euthyreote Funktionslage haben, da die Gesamthormonfreisetzung aus den autonomen Bezirken den Hormonbedarf des Körpers unter Umständen nicht deckt, so daß das nicht autonome Schilddrüsengewebe noch zur Schilddrüsenhormonversorgung unter Einfluß der thyreotropen Regulation beiträgt, oder die Schilddrüsenhormonfreisetzung aus den autonomen Bezirken den Bedarf des Organismus deckt, die thyreotrope Sekretion supprimiert ist bei allerdings noch normalen peripheren Schilddrüsenhormonparametern. Dies bedeutet, daß In-vitro-Test-Parameter alleine nicht zum Screening für eine Autonomie geeignet sind. Der TRH-Test, und damit auch der sensitiv gemessene TSH-Basalwert, verläuft in etwa 25% der Autonomiepatienten positiv oder ist zu messen [4]. Gerade in diesem Grenzwertbereich finden sich häufig Patienten in höherem Alter.

Zusätzliche Aspekte zur Suppressionsszintigraphie bei der Schilddrüsenautonomie

In all diesen Fällen wird zum Nachweis einer Schilddrüsenautonomie ein Suppressionsszintigramm erforderlich sein, das eine vorher szintigraphisch nicht nachweisbare Autonomie oder einen szintigraphisch warmen Knoten demaskiert und seine autonome Funktionslage beweist. Gleichzeitig wird durch die quantitative Auswertung des Szintigrammes nur der Uptake in nicht supprimierbaren Follikeln errechnet und damit die Menge des autonomen Gewebes ermittelt. Eine Aussage zur erforderlichen definitiven Therapie kann hieraus abgeleitet werden.

Ein so durchgeführtes Autonomiescreening zeigt uns, daß wir im Strumaendemiegebiet mit einer Prävalenz der Autonomie von 49% zu rechnen haben, wobei Patienten mit größeren Strumen eindeutig häufiger an einer Autonomie erkrankt sind [2, 4]. In der genannten Studie fanden sich unifokale Autonomien in etwa 25% der Patienten, multifokale Autonomien in 49% und disseminierte Autonomien in 26%.

Die Diagnose der unifokalen Autonomie und der multifokalen Autonomie ist dabei durch eine rein qualitative Interpretation möglich, nicht jedoch die Erfassung der Menge des autonomen Gewebes, die die therapeutischen Konsequenzen besser abschätzen läßt und als Ausgangsbefund vor geplanter Radiojodtherapie dienen kann, um später den Erfolg der Therapie besser abschätzen zu können.

Die Diagnose der disseminierten Autonomie gelingt dabei nur mittels des TCTUs, da sowohl im basalen und supprimierten Szintigramm eine diffuse Speicherung erkenntlich ist und nur die fehlende Supprimierbarkeit des Uptakes die Diagnose erlaubt.

Funktionelle Relevanz einer Schilddrüsenautonomie

Beim alten Patienten wird man die Indikation zur definitiven Schilddrüsenautonomietherapie wegen der Multimorbidität besonders kritisch stellen und nur dann eine Operation oder Radiojodtherapie durchführen, wenn die nach-

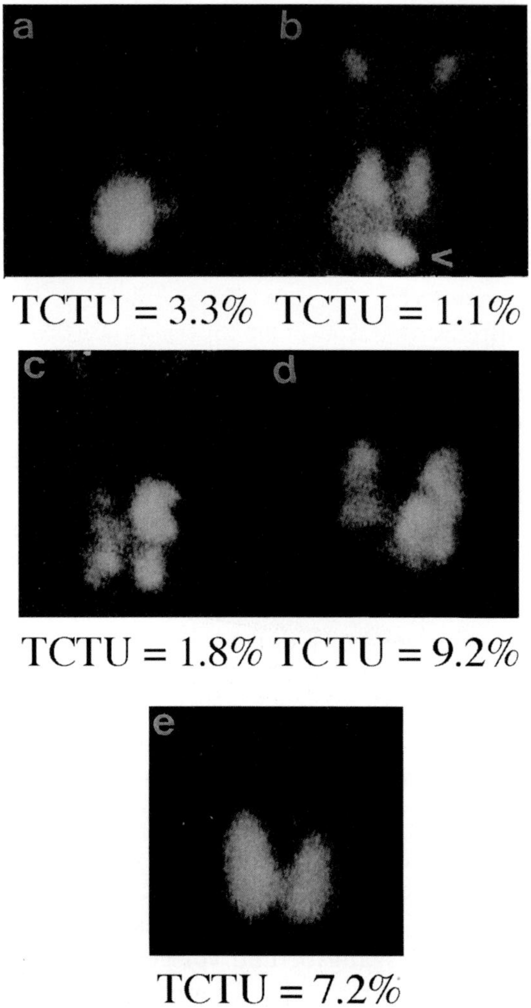

Abb. 6 TCTUs-Wert bei funktionell relevanter Schilddrüsenautonomie (TCTU >3% vor (a) und nach erfolgreicher Radiojodtherapie (b). Multiregionale Schilddrüsenautonomie ohne funktionell relevante Autonomie (TCTUs = 1,8%) und mit therapiebedürftiger relevanter Autonomie (9,2%) und TCTUs bei florider Immunhyperthyreose ohne Therapie.

gewiesene Autonomie ihre funktionelle Relevanz bewiesen hat. Von der funktionellen Relevanz von Schilddrüsenautonomie kann immer dann ausgegangen werden, wenn der Patient

1. bereits eine Hyperthyreose hat oder anamnestisch berichtet,
2. keine endogene TSH-Suppression besteht, die z. B. bereits kardiale Symptome hervorrufen kann,

3. einen TCTUs >3% aufweist, auch wenn zum Zeitpunkt der Untersuchung, z. B. wegen strenger Jodkarenz, eine Euthyreose mit meßbarem TSH-Spiegel vorliegt.

Bei latenten Hyperthyreosen ist zu berücksichtigen, daß gerade im Alter nicht meßbare TSH-Spiegel sehr vielschichtig sind und nicht unbedingt durch eine dann therapiewürdige Schilddrüsenautonomie bedingt sein müssen. Eine schwere extrathyreoidale Grunderkrankung, pharmakologische Einflüsse etc. können zu einer nicht meßbaren TSH-Sekretion führen, die dann aber eine vorbestehende Autonomie nicht zur definitiven Therapie führen sollte. In dieser Differentialdiagnostik ist die Bestimmung des TCTUs hilfreich (Abb. 6).

Literatur

[1] Ashkar F. S.: Thyroid imaging and function studies. Clin. Nucl. Med. *6* (1981) 77–86.
[2] Bähre, M., R. Hilgers, C. Lindemann et al.: Physiological aspects of the thyroid trapping function and its suppression in iodine deficiency using Tc-99m-pertechnetate. Acta endocrinol. (Kopenh.) *115* (1987) 175–182.
[3] Becker, W.: Nuklearmedizinische Verfahren in der Diagnostik von Schilddrüsenerkrankungen. Der Nuklearmediziner *18* (1995) 105–118.
[4] Becker, W., W. Börner, G. Gruber: Szintigraphie und Sonographie bei der Diagnostik der Schilddrüsenautonomie. Eine retrospektive Studie an 526 Patienten. Dtsch. Med. Wschr. *111* (1986) 1630–1635.
[5] Becker, W., Th. Börner, J. Rendl: Ist ein TSH-Screening zur Diagnostik oder zum Ausschluß der funktionellen Autonomie der Schilddrüse sinnvoll? NuklearMedizin *31* (1992) 132–136.
[6] Becker, W., E. Spengler, F. Wolf: Besonderheiten bei der Schilddrüsen-in-vitro und in-vivo-Diagnostik im Alter. In: P. Pfannenstiel (Hrsg.): Schilddrüse und Alter, Verhandlungsbericht des 10. Wiesbadener Schilddrüsengesprächs, S. 21–32. PMI-Verlag, 1991.
[7] Emrich, D., U. Erlenmaier, M. Pohl et al.: Determination of the autonomously functioning volume of the thyroid. Eur. J. Nucl. Med. *20* (1993) 410–414.
[8] Gregermann, R. I., G. W. Gaffney, N. W. Shock: Thyroxin turnover in euthyroid man with special reference to changes with age. J. Clin. Invest. *41* (1962) 2065–2074.
[9] Hamburger, J.: Evolution of toxicity in solitary nontoxic autonomously functioning thyroid nodules. J. Endocrinol. Metab. *50* (1980) 1089–1093.
[10] Herrmann, J., E. Heinen, H. J. Kroll et al.: Thyroid function and thyroid hormone metabolism in elderly people. Low T3 syndrome in old age? Klin. Wschr. *59* (1981) 315–323.
[11] Hesch, R. D., J. Gatz, H. Juppner et al.: TBG dependency of age related variations of thyroxine and triiodothyronine. Horm. Metab. Res. *9* (1977) 141–146.
[12] Joseph, K., J. Mahlstedt, R. Gonnermann et al.: Verlaufsbeobachtungen bei Patienten mit autonomen Schilddrüsengewebe (AFTT). NucCompact *8* (1979) 83–101.
[13] Joseph, K., J. Mahlstedt, H. Pries et al.: Früherkennung und Abschätzung des Hyperthyreoserisikos autonomen Schilddrüsengewebes. NucCompact *8* (1977) 134–141.
[14] Miller, M.: Hyperthyroidism from the thyroid follicle with autonomous function. Clin. Endocr. Metab. *7* (1978) 177–179.
[15] Oddie, T. H., J. H. Meade Jr., D. A. Fisher: An analysis of published data on thyroxine turnover in human subjects. J. Clin. Endocrinol. Metab. *26* (1966) 426–436.
[16] Solomon, D. H.: Effect of aging on thyroid hormon metabolism. In: Sing-Yung Wu (ed.): Thyroid hormone metabolism, Blackwell Scientific Publications, p. 267–292. Boston 1991.

Diskussion

Szabolcs:
Ich denke, daß man bei älteren Patienten keine Suppressionsszintigrafie durchführen sollte, weil die Gabe von 150 µg L-Thyroxin für sie riskant sein kann. Wenn das TSH am Anfang schon supprimiert ist, ist das schon eine Suppressionsszintigrafie. Und wenn TSH am Anfang meßbar ist, hat die Suppressionsszintigrafie keine therapeutische Konsequenz.

Becker:
Wenn wir mit Radiojod therapieren wollen, ist es wünschenswert, den Patienten thyreosuppressiv zu untersuchen, um eine Volumenangabe autonomer Masse von Schilddrüsengewebe zu kennen.

Goretzki:
Herr Becker, gibt es einen Grund, warum Sie die Masse von 10 bis 20 ml als ‚kritische Masse' angegeben haben? Bisher haben wir immer die von 5 ml in Äquivalenz zu 3% Uptake gesehen. Stimmt das nicht mehr, oder war das so mehr aus der „la main"?

Becker:
Ich glaube nicht, daß wir 5 ml jemals angegeben hatten. Es gibt eine Reihe von sonographischen Studien, die ihre Werte zwischen 12 ml und 18 ml hatten, so daß möglicherweise eine Verwechselung da sein könnte, daß bisher schon immer von diesem Volumen (18 bis 20 ml) auszugehen ist oder dem Suppressionsuptake von 2 bis 3%.

Georgi:
Herr Becker, ich hatte Sie nicht richtig verstanden. Sie machen doch nicht, wenn eine endogene Suppression vorliegt, noch eine exogene Suppression zusätzlich?

Becker:
Ich glaube, daß ist eine sehr schwierige Frage. Ich habe jetzt erst – auch bedingt durch meinen Wechsel an eine andere Klinik – etwas dazugelernt, daß wir, wenn wir bei Patienten kein TSH endogen messen können (TSH endogen supprimiert ist) und den Patienten exogen supprimieren, daß wir dadurch eine eindeutige Änderung im Technetiumuptake hervorrufen können. Das liegt wahrscheinlich auch an der Genauigkeit der Assays, die wir in der Routinediagnostik einsetzen.

Mann:
Ich schlage vor, bei endogener TSH-Suppression keinen Suppressionstest durchzuführen. Der Unterschied zwischen bereits endogener Suppression und exogener ist diagnostisch kaum verwertbar und kann den Patienten durch eine Thyreotoxicosis factitia gefährden. In welcher Situation sehen Sie für das von Ihnen vorgeschlagene Vorgehen einer Suppression eine Indikation?

Becker:
Im Prinzip gebe ich Ihnen recht. Man sollte aber natürlich gerade unter dieser Themenvorgabe, die ich hatte, diskutieren: Wenn wir einen älteren Patienten haben und entscheiden wollen, ob er ein niedriges TSH hat, weil er eine relevante Autonomie hat, oder ob bei Patienten möglicherweise andere Faktoren vorhanden sind, die das TSH erniedrigen, und wir nun vor der Frage stehen, „sollen wir ihn therapieren oder sollen wir anders mit ihm verfahren?", dann wäre das eine differentialdiagnostische Möglichkeit, eine Aussage zu machen.

Nägelein:
Ab welcher Zeitdauer ist bei Gabe der aufgeführten Medikamente mit einer Erniedrigung des TSH_b-Spiegels zu rechnen? Einmalige Gabe? Nach mehreren Tagen? Nach Wochen? Unterschiede bei den Medikamenten?

Becker:
Sie sollten da schon über zwei bis drei Wochen geben. Eine einmalige Gabe ist sicher eindeutig zu wenig.

Thyreotoxische Krise

K. Mann

Einleitung

Die thyreotoxische Krise stellt eine lebensbedrohliche Verschlimmerung einer hyperthyreoten Funktionslage dar. Die Differenzierung dieses Zustandsbildes von einer schweren Hyperthyreose unterliegt immer einem gewissen klinischen Ermessungsspielraum [3, 6, 7]. Das Krankheitsbild korreliert nicht streng mit der Höhe der gemessenen Schilddrüsenhormonkonzentrationen.

Epidemiologie und Klinik

Für Therapieentscheidungen und eine Abschätzung der Prognose hat sich die Stadieneinteilung nach Herrmann bewährt (Tab. 1) [4]. Im Stadium I ist die Letalität deutlich niedriger (7/91; 7,7%) als im Stadium II (13/79; 16,5%) und Stadium III (6/17; 35,3%) [6]. Der Schweregrad nimmt im höheren Lebensalter zu, nur bei etwa einem Drittel ist zum Zeitpunkt der krisenhaften Entgleisung eine Hyperthyreose anamnestisch bekannt. In einer retrospektiven Umfrage von Lederbogen und Reinwein zur Häufigkeit der thyreotoxischen Krise in den alten Bundesländern an 958 internistisch ausgerichteten Kliniken wurden während eines Beobachtungszeitraums 1/83–7/90 195 Krisen registriert. Nichtimmunogene Hyperthyreosen (52%) waren deutlich häufiger als immunogene (34%) Ursache der Erkrankung. Ferner waren die Patienten deutlich älter (67,5 ± 12,4 vs 55,2 ± 17,2 Jahre). Insgesamt betrug die Letalität 13,3%.

Tabelle 1 Thyreotoxische Krise: Stadienteilung nach Herrmann

Stadium I:
Tachykardie (über 150/min), Herzrhythmusstörungen, Hyperthermie, Adynamie, Dehydratation, verstärkter Tremor, allgemeine Unruhe, Bewegungsdrang

Stadium II:
Symptome des Stadiums I, zusätzlich Bewußtseinsstörungen: Stupor, Somnolenz, psychotische Zeichen, örtliche und zeitliche Desorientiertheit

Stadium III:
Symptome des Stadiums I, zusätzlich Bewußtseinsverlust (Koma). Bei höherem Lebensalter verschlechtert sich die Prognose in jedem Stadium. Deswegen erfolgt eine zusätzliche Untergliederung:

a: $<$50 Jahre
b: $>$50 Jahre

Auslösende Ursachen sind neben einer unzureichenden (thyreostatischen) Behandlung und Überwachung vor allem akute zusätzliche Belastungsfaktoren. Hierzu zählen plötzlich auftretende Zweiterkrankungen, fieberhafte Infekte, Unfälle, aber auch akut erforderliche Operationen.

Häufigste Ursache ist eine vorausgegangene Jodkontamination bei vorbestehender, nicht erkannter Schilddrüsenautonomie [1, 2, 5, 6, 7]. Jodinduzierte thyreotoxische Krisen waren bei der Umfrage doppelt so häufig bei Autonomie (61%) wie bei M. Basedow (27%); 13 Patienten verstarben innerhalb von zwei Wochen. Dies stellt 50% aller Todesfälle dar [6]. Diese Zahlen belegen das hohe Letalitätsrisiko jodinduzierter thyreotoxischer Krisen. Bei einer kürzlich durchgeführten, erneuten Umfrage bei Mitgliedern der „Sektion Schilddrüse" der Deutschen Gesellschaft für Endokrinologie wurden im Zeitraum 1/94–6/95 nur in 6 von 24 Zentren Krisen beobachtet. Nicht immunogene Hyperthyreosen wurden bei 9/16 Patienten (56%), immunogene bei 7/16 Patienten (43%) diagnostiziert. Eine Jodkontamination als Auslöser wurde bei 8/9 (89%) Patienten mit Autonomie, dagegen nicht bei immunogener Hyperthyreose beobachtet. Die Letalität betraf nur Patienten mit Autonomie und war mit der der früheren Umfrage vergleichbar (26/195; 13,3% vs 2/16; 12,5%). Eine Thyreoidektomie als Frühoperation wurde 1988–90 bei 35/195 Patienten (18%), 1994–95 bei 7/16 (44%) und somit häufiger durchgeführt. Die Ergebnisse der aktuellen Umfrage sind im einzelnen in Abb. 1 dargestellt.

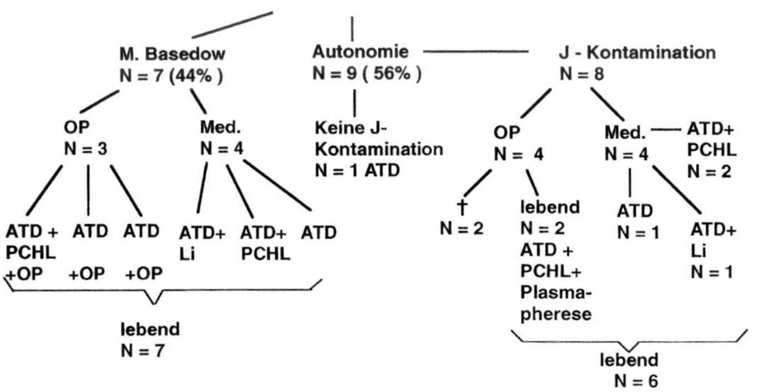

Abb. 1 Thyreotoxische Krise – Umfrage 1994–1995.

Prophylaxe

Aufgrund der Schwierigkeiten in der Behandlung jodinduzierter Hyperthyreosen (hoher Thyreostatikaverbrauch, lange Resistenz der Erkrankung trotz adäquater Therapie) und der hohen Letalität jodinduzierter thyreotoxischer Krisen ist die wichtigste Aufgabe, jodinduzierte Hyperthyreosen, insbesondere bei vorbestehender Autonomie zu vermeiden. Anamnese, klinischer Untersuchungsbefund und basales TSH müssen bei älteren Patienten vor Jodapplikation (Röntgenkontrastmittel, Amiodaron u. a.) vorliegen. Bei Schilddrüsenknoten sollte die Diagnostik durch Sonographie und Szintigraphie ergänzt werden. Besteht der Verdacht auf das Vorliegen einer Schilddrüsenerkrankung, ist die Gabe von Jod in höheren Dosen ohne effektive Schutzmedikation kontraindiziert.

Therapie

Für die Therapie der thyreotoxischen Krise sind weniger die Höhe der Hormonspiegel als klinische Gesichtspunkte entscheidend [7, 8]. Hierzu gehören das Alter, Begleiterkrankungen, Art und Dauer der Vorbehandlung, der Ausschluß einer Leuko- und/oder Thrombopenie oder plasmatischer Gerinnungsstörungen sowie die Erfahrung des Chirurgen in der Schilddrüsenchirurgie.

Eine intensivmedizinische Behandlung muß ohne Verzögerung bereits aufgrund des typischen klinischen Bildes eingeleitet werden. Serum wird für Hormonanalysen asserviert, eine rasche Bestimmung von Jod im Urin wäre nützlich (Jodkontamination bei Jodausscheidung >150 mg/g Kreatinin), steht aber nur in wenigen Zentren zur Verfügung. Eine Schnellbestimmungsmethode ist derzeit in Entwicklung. Ein Schilddrüsenszintigramm mit dem Nachweis einer Suppression der intrathyreoidalen Aufnahme von Technetiumpertechnetat (TcTU) als indirekter Hinweis einer Jodkontamination ist bei den schwerkranken Patienten meist nicht durchführbar. Besteht eine (medikamentös bedingte) ausgeprägte Leuko- und/oder Thrombopenie, so ist eine Frühoperation wegen des hohen Infekt- und Blutungsrisikos kontraindiziert. Ansonsten sollte die Indikation zur annähernd totalen Thyreoidektomie frühzeitig gestellt werden. Diese erfolgt unter kardialem Schutz hochdosierter Betarezeptorenblocker und intensivmedizinischer supportiver Maßnahmen. Eine nebenwirkungsreiche medikamentöse Therapie mit Jodid (Röntgenkontrastmittel, Endojodin i. v. nicht mehr erhältlich) oder Lithium ist entbehrlich geworden.

Die Plasmapheresetherapie sollte heute Situationen vorbehalten bleiben, bei denen eindeutige Kontraindikationen gegen die Operation bestehen. Sie ist nur kurzfristig (1–2 Tage) wirksam und durch Gerinnungsstörungen und mögliche Katheterkomplikationen belastet. Zur effektiven Eliminierung von T_3 und T_4 ist ein hohes Austauschvolumen (3–4 l) erforderlich [7]. Dies kann bei schlechten Kreislaufverhältnissen nicht immer erreicht werden. Durch die

Gabe von Frischplasma anstelle von Albumin wird die Konzentration von thyroxinbindendem Globulin erhöht und durch die zusätzlichen freien Bindungsstellen die entscheidende freie Hormonkonzentration gesenkt. Antithrombin III muß evtl. ersetzt werden. Alternativ kann die Hämoperfusion mit Aktivkohle oder Absorberharz mit zeitlicher Beschränkung auf 2 h eingesetzt werden. Sie ist apparativ einfach, benötigt weniger Heparin und macht keine Volumenprobleme [7].

Die konservative Therapie mit Thiamazol sollte sofort hochdosiert beginnen (Tab. 2). Da schwere Nebenwirkungen kaum innerhalb von Tagen auftreten, ist eine akute toxisch-allergische Reaktion kaum zu erwarten. Im weiteren Verlauf ist aber die Nebenwirkungsrate eindeutig dosisabhängig. Da alle Maßnahmen, insbesondere bei jodinduzierter Hyperthyreose nicht rasch genug oder nur vorübergehend wirksam sind, empfiehlt sich eine frühzeitige annähernd totale Schilddrüsenresektion (Rest 1–2 ml) [1, 2, 3, 4, 8]. Sie kann bei Patienten mit schwerer Hyperthyreose und thyreotoxischer Krise zu einer Normalisierung der fT_3-Spiegel innerhalb eines Tages führen. Die Ergebnisse einer prospektiven Untersuchung an 23 Patienten ergaben einen eindrucksvollen Therapieerfolg ohne Letalität [3]. Die Elimination der Schilddrüsenhormone war biphasisch. Die schnelle Komponente der effektiven Halbwertzeit betrug für fT_3 7,8 h, die langsame 134 h. Die Abklingrate betrug für fT_4 12,9 h und 189 h.

Tabelle 2 Therapie der thyreotoxischen Krise

Thyreostatika hochdosiert i. v. (z. B. Thiamazol 40–80 mg i. v. alle 8 h)
Betarezeptorenblocker (z. B. Propranolol 1–5 mg i. v. oder 120–240 mg über Magensonde oder Pindolol 0,1 mg/h i. v.)
Glukokortikoide (z. B. Prednisolon 50 mg i. v. alle 6–8 h) oder Dexamethason 2–4 mg i. v. alle 6–8 h)
Frühoperation nach Ersttherapie innerhalb von 48 h
Supportive Maßnahmen Intensivüberwachung Hohe Flüssigkeitszufuhr (3–5 l), Elektrolytsubstitution Hohe Kalorienzufuhr (3000 kcal/Tag) Normalisierung der Körpertemperatur (Eisbeutelkühlung) Digoxin in hoher Dosierung (Digoxinspiegel messen) bzw. Therapie von Rhythmusstörungen Sauerstoffgabe Thrombembolieprophylaxe (Heparin i. v.) Antibiotikaprophylaxe

Ein signifikanter Abfall von fT_3 wurde bereits 1 h nach der Operation, eine Normalisierung nach einem Tag erreicht. Ein kurzfristiger operationsbedingter vorübergehender Anstieg der Hormonwerte, Fieber oder Tachykardien wurden nicht beobachtet.

Die supportiven Maßnahmen richten sich nach dem Allgemeinzustand und den Begleiterkrankungen des Patienten. Wird eine Digitalisierung nötig, müssen hohe Dosen (erhöhte Clearance) gewählt werden. Die Gabe von Glukokortikoiden entspricht einer Konvention, ist aber nicht von gesichertem Wert, eine durch die Krise induzierte Nebenniereninsuffizienz ist nicht belegt.

Eine Woche nach der Operation ist eine Schilddrüsenhormonsubstitution mit Levothyroxin (100–175 μg) in ansteigender Dosierung unter Kontrolle des basalen TSH (0,5–2 IU/l) erforderlich.

Zusammenfassung

Die wichtigste Maßnahme ist, eine jodinduzierte Hyperthyreose bei vorbestehender Autonomie zu vermeiden, da bei diesen Patienten ein hohes Letalitätsrisiko besteht. Eine frühzeitige intensivmedizinische Behandlung und rechtzeitige radikale Schilddrüsenoperation beherrscht thyreotoxische Krisen am wirkungsvollsten. Unter Berücksichtigung operativer Kontraindikationen wird die Frühoperation als bevorzugte Behandlung empfohlen.

Literatur

[1] Dralle, H. W., D. P. Lang, R. Pretschner et al.: Operationsindikation und chirurgisches Vorgehen bei jodinduzierten Hyperthyreosen. Langenbecks Arch. klin. Chir. *365* (1985) 79.

[2] Frilling, A., P. E. Goretzki, F. A. Horster et al.: Subtotale Strumaresektion als Therapiekonzept bei thyreotoxischer Krise. Dtsch. med. Wschr. *115* (1990) 735.

[3] Hermann, M., B. Richter, R. Roka et al.: Thyroid surgery in untreated severe hyperthyroidism: Perioperative kinetics of free thyroid hormones in the glandular venous effluent and peripheral blood. Surgery *15* (1994) 240.

[4] Herrmann, J.: Thyreotoxische Krise und medikamentöse Therapie. Akt. Endokr. Stoffw. *13* (1992) 85.

[5] Hintze, G., G. Lepsien, H. D. Becker et al.: Die subtotale Schilddrüsenresektion bei schwerer jodinduzierter Hyperthyreose. Chirurg *56* (1985) 694.

[6] Lederbogen, S., D. Reinwein: Epidemiologische Daten zur thyreotoxischen Krise, eine retrospektive Untersuchung. Akt. Endokr. Stoffw. *13* (1992) 82.

[7] Mann, K.: Schwere Verlaufsformen einer Hyperthyreose bis hin zur thyreotoxischen Krise. Klin. Wochenschr. 68 (1990) 650.

[8] Schaaf, J., M. Greschner, R. Paschke et al.: Thyrotoxic crisis in Grave's disease: Indication of immediate surgery. Klin. Wochenschr. *68* (1990) 1037.

Diskussion

Kallee:
Weil die Schilddrüse zu den thromboplastinreichsten Organen zählt (besonders reich an Thromboplastin sind autonome Adenome), haben wir die Low-dose-Heparinbehandlung eingeführt. Deshalb sollte man bei Hyperthyreose die Schilddrüse nicht brüsk palpieren.

Mann:
Ja, ich denke, das gehört dazu, wir geben bei der Therapie der Krise ebenfalls Low-dose-Heparin.

Brabant:
Hat die Plasmapherese als Vorbereitung für die Frühoperation einen Stellenwert mit Verbesserung der klinischen Situation, bevor man den Patienten operiert?

Mann:
Das dauert zu lange. Wir müssen überlegen, daß die Schilddrüsenhormone am Kernrezeptor binden und die Wirkung auf die Organe natürlich viel länger dauert. Wenn Sie ganz kurzfristig die Schilddrüsenhormonspiegel absenken, hat das keinen wesentlichen Nutzen, und deshalb lieber gleich die definitive Therapie.

Siegel:
Bei dem Stadium II und III ist das Vorgehen sicher klar, bei Stadium I würden Sie – nehme ich an – auch nicht unbedingt die Frühoperation empfehlen. Wie stehen Sie zur Möglichkeit der Plummerung? Man wird ja im Idealfall den Patienten in euthyreotem Zustand operieren, und im Stadium I ist man ja nicht so im Zugzwang.

Mann:
Es sind in der Mehrzahl der Fälle jodinduzierte Hyperthyreosen, und es ist dann natürlich völlig unmöglich, zu plummern. Sie könnten theoretisch eine Morbus-Basedow-Hyperthyreose plummern und dann operieren. Aber wir reden hier von den krisenhaften Zuständen. Wenn eine Patientin krisenhaft entgleist, würde ich das heute nicht mehr propagieren. Auch steht Endojodin i.v. nicht mehr zur Verfügung, Sie müßten daher Röntgenkontrastmittel verwenden. Ich würde das nicht empfehlen.

Hollatz:
Bei einer älteren Patientin, die zu einer Angiographie muß, ein autonomes Adenom hat, zur Zeit in der Euthyreose ist und regelhafte periphere Schilddrüsenparameter (TSH_b = <0,2) hat, wie lange vorher sollte man die Schilddrüse abblocken?

Mann:
Sie müssen mindestens 2 Stunden vor dem angiographischen Eingriff ein Gramm Perchlorat und anschließend mindestens 600 mg Natriumperchlorat (Irenat) täglich, plus 40 mg Thiamazol mindestens über ein bis zwei Wochen, geben. Das ist aber rein empirisch und nicht durch prospektive Studien gesichert. Es wurde gestern schon darauf hingewiesen, daß Frau Schumm-Draeger mit dem Nacktmaus-Modell sehr gut zeigen konnte, daß nur die Kombination von beiden Medikamenten ausreichende Sicherheit bietet.

Nordmeyer:
Wie behandeln Sie die Patienten mit thyreotoxischer Krise, bevor Sie sie operieren? Werden Sie, wenn sie schon intubiert sind, einmal in irgendeiner Form besonders vorbereitet, oder werden sie einfach ganz normal operiert?

Mann:
Sie werden mit allen Methoden, die wir zur Überwachung haben, begleitet. Sie erhalten eine ausreichende Betablockierung, um nach Möglichkeit eine Pulsfrequenz unter 100 zu erreichen. Und dann wird akut operiert.

Scriba:
Herr Mann, die Operation in eine thyreotoxische Krise hinein ist nach wie vor etwas, was Expertise verlangt.

Mann:
Das ist natürlich etwas für einen Chirurgen mit sehr großer Erfahrung; denn in dieser schwierigen Situation mit Kreislaufproblemen muß man praktisch eine totale oder „near total“ Thyroidektomie machen, sonst hat man hinterher, postoperativ, das Problem der persistierenden Hyperthyreose. Vielleicht noch ein Punkt, den Sie auch schon angedeutet haben: es besteht ja immer die Überlegung, ob perioperativ das T_3 noch einmal massiv ansteigt und die ganze Situation verschlimmert. Das ist nicht der Fall. Herr Hermann in der Wiener Arbeitsgruppe konnte ganz eindeutig zeigen, daß die fT_3-Spiegel sofort dramatisch abfallen. Es gibt keinen Anstieg.

Thyreostatische Dauertherapie

J. Herrmann

Zur Behandlung der Hyperthyreose, sei sie nun Folge eines Morbus Basedow oder einer funktionellen Autonomie, stehen bewährte und sichere Therapieverfahren zur Verfügung, wobei grundsätzlich alle floriden Hyperthyreosen initial thyreostatisch medikamentös anbehandelt werden und dann – in Euthyreose – differentialtherapeutische Überlegungen zum Tragen kommen sollten, die die unterschiedliche Pathogenese von Morbus Basedow und funktioneller Autonomie berücksichtigen:

Für den Morbus Basedow wird – mit dem Ziel, die Immunüberwachung wieder zu normalisieren – eine thyreostatische Behandlung über 1 bis 2 Jahre empfohlen als Alternative zu Radiojod oder Operation. Für die funktionelle Autonomie stehen dagegen nur die beiden definitiven Maßnahmen zur Verfügung. Mit deutlichen regionalen und internationalen quantitativen Unterschieden lassen sich für die drei gängigen therapeutischen Alternativen zusammenfassend die folgenden Indikationen aufstellen: Einem Basedow-Patienten kann man m. E. grundsätzlich den Versuch einer thyreostatischen Behandlung über 1 bis 2 Jahre anbieten, vor allem bei kleinen und mittleren Strumen und guter Rückbildung der Rezeptorantikörpertiter unter der Therapie. Eine Radiojodbehandlung käme bei Rezidivhyperthyreosen, bei Patienten jenseits des 30. Lebensjahres mit mittelgroßen Strumen in Frage und eine Operation als definitives Verfahren vor allem bei großen Kröpfen mit mechanischen Problemen.

Wenn man sich einmal die therapeutische Philosophie, den Sinn, der drei therapeutischen Ansätze vor Augen führt, so ist die Indikation zur thyreostatischen Initialbehandlung klar und obligatorisch im Sinne einer Beseitigung von Gefahr für den Patienten und Wiederherstellung von Symptomfreiheit und Wohlbefinden. Die Indikationen zu den definitiven Maßnahmen werden dagegen häufig ohne unmittelbaren Zwang eher relativ gestellt im Sinne einer Reduktion von Nachsorge- und Untersuchungsfrequenz und schließlich, um eine oft langjährige Störung endlich definitiv zu beseitigen.

Der Operationsindikation sollten dabei Prämissen zugrunde gelegt werden, die selbstverständlich primär die Zustimmung des Patienten, aber auch die ärztliche Entscheidung seitens des Operateurs und seines Anästhesisten beinhalten. Bei der Indikation zur Radiojodtherapie müssen darüber hinaus noch pflegerische und strahlenschutztechnische Kriterien mitberücksichtigt werden.

In der Regel lassen sich für das Gros unserer Hyperthyreosepatienten diese Voraussetzungen erfüllen. Was aber ist zu tun, wenn der Patient beide definitiven Verfahren ablehnt oder das Risiko und die Unannehmlichkeiten für den Patienten in keinem vernünftigen Verhältnis zu dem erwarteten Gewinn in bezug auf Lebensqualität und Lebenserwartung stehen? Für diese Fälle sollten Alternativen des ärztlichen Managements bekannt sein und angeboten werden:

1. Zunächst ist zu prüfen, ob eine Therapiebedürftigkeit überhaupt besteht.

Nicht jede unifokale Autonomie mit Euthyreose oder latenter Hyperthyreose muß eliminiert werden. Wenn man bedenkt, daß generell nur 4% der kompensierten autonomen Adenome pro Jahr in eine Hyperthyreose übergehen, sollte dieses relativ geringe Risiko zur Lebenserwartung alter Patienten in Beziehung gesetzt werden. Nicht jede Rest- oder Rezidivhyperthyreose nach Operation oder Radiojod muß nochmals behandelt werden, wenn die Symptomatik milde und der verbliebene Parenchymrest klein sind.

2. Die definitive Therapie von autonomen Adenomen hat seit der Erstmitteilung 1990 von Livraghi [7] eine interessante Erweiterung in Form der Verödung mittels Alkoholinjektion erfahren.

1993 wurden erste Ergebnisse auf dieser Veranstaltung von Baschieri [2], Blank [5] und Wenzel [13] vorgestellt. Baschieri konnte eine erhebliche Verkleinerung des Adenomvolumens durch die Sklerotherapie nachweisen. Nach 6 Monaten war das TSH in 80 bis 100% normalisiert, im Scintigramm konnte das extranoduläre Gewebe als Zeichen der Rekompensation bei 86% wieder dargestellt werden. Zu ähnlich günstigen Ergebnissen kamen die beiden anderen Autoren, und auch eine italienische Multizenterstudie mit mehr als 300 Patienten zeigte, daß dieses Vorgehen eine nützliche Alternative zur Operation oder Radiojodtherapie darstellt [6].

Vor einer kritiklosen Verödungseuphorie durch die Sonographeure sei aber ausdrücklich gewarnt: Das Verfahren ist in ungeübter Hand nicht ohne Risiko [13]. Aus den Mitteilungen lassen sich Kautelen extrahieren, unter deren Beachtung sich gute Ergebnisse ohne größeres Risiko erzielen lassen: Die Verödungen sollten nur in Euthyreose nach thyreostatischer Anbehandlung von Hyperthyreosen erfolgen. Es ist ratsam, anfangs nur frontal gelegene Knoten anzugehen. Die obere Grenze des Knotenvolumens wird bei etwa 40 ml gesehen. Der Knoten sollte eine gut sichtbare Kapsel im Sonogramm aufweisen. Nach Lokalanästhesie mit 0,2 bis 0,5 ml eines Lokalanästhetikums sollten ohne größeren Druck nicht mehr als 3 ml Alkohol unter strenger Kontrolle der Nadellage im Sonogramm injiziert werden. Damit überschüssiger Alkohol ohne schmerzhafte Irritation des paranodulären Gewebes abfließen kann, sollte die Nadel noch für etwa eine Minute nach der Injektion in situ belassen werden. Insgesamt erscheint die Sklerotherapie als attraktive Alternative zu Operation und Radiojod, die bei ausreichender Erfahrung nebenwirkungsarm ist und den großen Vorteil hat, daß sie ambulant durchführbar und somit kostengünstig ist. M. E. sollte einem geeigneten Patienten das Angebot dieser für ihn sehr interessanten Alternative nicht vorenthalten werden. Für viele Hyperthyreosepatienten ist die Sklerotherapie jedoch nicht geeignet, da sie einen Basedow-Typ aufweisen, multifokale oder disseminierte Autonomien oder zu große, schlecht gekapselte oder zu weit dorsal gelegene Adenome haben.

3. Für diese Fälle sollte geprüft werden, ob nicht eine thyreostatische Dauertherapie das Problem der Hyperthyreose auch langfristig beseitigen kann.

Voraussetzung für diese Alternative ist, daß sie sicher in bezug auf Wirkung und Durchführung ist, daß sie vom Patienten akzeptiert wird hinsichtlich Compliance und Kontrollhäufigkeit, und daß die akute und chronische Nebenwirkungsrate gering bleibt. Für unsere gängigen Thyreostatika liegen mittlerweile 50jährige Erfahrungen vor, so daß ihre pharmakodynamischen und vor allem pharmakokinetischen Eigenschaften für eine Dauertherapie gut beurteilt werden können. Sowohl die Thiourazile, als auch die Thioimidazole werden nach oraler Gabe schnell und fast quantitativ aus dem Darm resorbiert und in der Schilddrüse gegenüber dem Plasma 90fach konzentriert, dann allerdings mit unterschiedlicher Geschwindigkeit intrathyreoidal metabolisiert.

Propylthiouracil wird wesentlich schneller abgebaut, seine Plasmahalbwertzeit liegt lediglich bei 1 bis 2 Stunden, die Wirkung von 100 mg beginnt bereits nach 2 bis 3 Stunden zu schwinden. Carbimazol und Methimazol werden dagegen langsamer umgesetzt mit Halbwertszeiten von etwa 20 Stunden, wobei die blockierende Wirkung von 30 mg Methimazol über 1 bis 1½ Tage anhält. Es folgt daraus, daß Propylthiouracil sorgfältig in 3 bis 4 Einzelportionen über den Tag verteilt werden muß und damit für die Dauertherapie eher nicht in Frage kommt, während man bei Verwendung von Carbimazol oder Methimazol mit 2 oder gar nur 1 Einzeldosis auskommt. Eine Dauertherapie sollte sich somit in erster Linie auf die Thioimidazole stützen.

Es liegen mittlerweile gute Daten dafür vor, daß zumindest die Basedow-Hyperthyreose selbst in der floriden Phase in 70 bis 80% durch eine einmalige Gabe von Methimazol sicher kontrolliert werden kann. Untersuchungen von Shiroozu [10] und vor allem der europäische Multicenter-Studie von Benker und Mitarbeitern [3] haben gezeigt, daß niedrige Methimazoldosen um 10 bis 15 mg in der Regel völlig ausreichen, um die Basedow-Hyperthyreose zu beseitigen. Die erforderliche Dosis war abhängig von der Jodexposition, so daß unter erhöhter Jodzufuhr höhere Dosen einzusetzen sind. Die Nebenwirkungsrate ist klar dosisabhängig. Nebenwirkungen treten gewöhnlich im ersten Behandlungsvierteljahr auf, danach höchst selten, so daß unter niedriger Dosis und Fehlen von Nebenwirkungen in der Initialphase eine Dauertherapie sehr komplikationsarm weitergeführt werden kann [4, 11].

Aus dieser Kenntnis von Pharmakodynamik, -kinetik und Nebenwirkungswahrscheinlichkeit lassen sich die Kriterien für einen evtl. lebenslangen Dauereinsatz der Thyreostatika ableiten:

- Es sollten Carbimazol oder Methimazol verwendet werden.
- Nach der leicht höher dosierten Initialphase sollte die Erhaltungsdosis titriert werden, die im Bereich von 5 bis 10 mg liegen dürfte.

- Einmalige Tagesgabe sollte versucht werden.
- Jodexpositionen, auch jodiertes Kochsalz, sollten vermieden werden.
- Wegen der stabileren Einstellung und damit geringeren Kontrollbedürftigkeit sollte eine Kombination mit niedrig dosiertem Thyroxin im Bereich von 50 bis 75 bevorzugt werden.
- Kontrollen, gute Compliance vorausgesetzt, in nur ¼- bis ½jährlichen Abständen sind vorstellbar.

Es liegen bereits Erfahrungen mit solch einer langjährigen thyreostatischen Monotherapie des Morbus Basedow vor. 1978 berichtete Shizume [11] über 14 Patienten, die ununterbrochen 8 bis 21 Jahre mit Propylthiourazil oder Methimazol behandelt wurden und zwar ohne jegliche Nebenwirkungen. – 1989 berichteten Tadzer und Mitarbeiter [12] über 51 Patienten, die sie 3 bis 17 Jahre lang mit 10 mg Methimazol therapiert hatten.

Indikationen für eine thyreostatische Dauertherapie als Alternative zur Operation oder Radiojod können vor allem an den beiden Enden der Altersskala unserer Patienten gesehen werden: Ich würde Kindern und Jugendlichen mit günstigen Voraussetzungen, also Gewährleistung von Compliance und Kontrollen, kleiner Struma und geringen Immunphänomenen diese Form der Therapie anbieten, ohne eine Zerstörung ihrer Schilddrüse durch Operation oder Radiojod primär in den Therapieplan mit einzukalkulieren. Am anderen Ende der Altersskala sollten m. E. sehr alte oder sehr kranke Patienten thyreostatisch weiterbehandelt werden, wenn sie Operation oder Radiojodtherapie ablehnen oder ärztliche, pflegerische und gesetzliche Kontraindikationen vorliegen. Ich würde keinen Patienten operieren lassen oder mit Radiojod therapieren, wenn er biologisch oder chronologisch älter als 90 ist oder wenn seine Lebenserwartung auf weniger als 1 bis 2 Jahre geschätzt wird. M. E. sollten Patienten mit Tumoren, mit ausgeprägter, nicht kompensierbarer Herz-, Lungen-, Leber-, Niereninsuffizienz, mit schweren Herzrhythmusstörungen, Verwirrtheit, Demenz, Psychose, Depressionen oder schwerer Pflegebedürftigkeit z. B. nach apoplektischem Insult nicht hospitalisiert werden, um operiert oder mit Radiojod behandelt zu werden; sie sollten vielmehr permanent ambulant weiter auf Thyreostatika eingestellt bleiben.

Noch ein spezielles Wort zur Operationsindikation im hohen Alter: Trotz der immensen Fortschritte in der Alterschirurgie und -Anästhesie, sollten auch die operierenden Kollegen stets bedenken, daß Eingriffe bei alten multimorbiden Patienten nach wie vor einen erheblichen Streß und eine beträchtliche Gefährdung der ohnehin eingeschränkten physischen und psychischen Kompensationsmöglichkeiten alter Patienten bedeuten, mit der Folge, daß immer wieder postoperativ Durchgangssyndrome, Verwirrtheit, Kreislaufprobleme, Synkopen, Stürze und Inkontinenz trotz guter präoperativer Vorbereitung auftreten. In diesem Zusammenhang kann es hilfreich sein, Skalen zur Risikobeurteilung [8] heranzuziehen, nach denen ein Patient eben als inoperabel zu gelten hat, wenn er alt ist, im schlechten Allgemeinzustand und somnolent und wenn Herz-, Lungen-, Niereninsuffizienz, Anämie und Elektrolytstörungen vorliegen.

M. E. sind wir aufgefordert, die Risiken von Operationen und die Probleme der Radiojodtherapie bei alten Hyperthyreosepatienten angesichts der Möglichkeit einer thyreostatischen, niedrig dosierten medikamentösen Dauertherapie neu zu werten. Die Voraussetzung einer regelmäßigen Tabletteneinnahme kann dabei nicht als spezifisches Argument gegen die thyreostatische Dauertherapie gelten, da nach Radiojodtherapie oder Operation der Patient in der Regel ebenfalls auf eine regelmäßige Medikamenteneinnahme in Form von Thyroxin angewiesen ist. Sicher kommen derzeit entsprechend unseren klassischen Lehrbuchvorstellungen nur relativ wenige Patienten für diese Therapiealternative in Frage. Fairerweise sollten wir aber zugeben, daß die lebenslange medikamentöse Therapie nicht ausreichend geprüft ist. Evtl. ergeben sich doch häufiger sinnvolle Indikationen für die medikamentöse Dauertherapie als Alternative zur Operation oder Radiojod.

Zusammenfassung

Über die Therapie der beiden Hauptformen der Hyperthyreose besteht weitgehend Konsens. Da zwischen den Ergebnissen von Radiojodtherapie und Operation qualitativ kein wesentlicher Unterschied existiert, beruht die differenzierte Indikation vor allem auf den örtlichen Therapieangeboten und den individuellen Besonderheiten des Patienten. Es sollte darüber Klarheit bestehen, daß die Indikationen zu diesen definitiven Therapiemaßnahmen sehr häufig relativ sind im Sinne einer Verbesserung der Patientenführung und der Reduktion der Kontrollhäufigkeit. Ein unmittelbarer Vorteil für den Patienten im Sinne einer Gefahrabwendung resultiert aus diesen beiden Verfahren in der Regel nicht. Neben der ärztlichen Kenntnis und Erfahrung von seiten des Chirurgen bzw. Anästhesisten bei der Indikationsstellung zur Operation und ärztlichen, pflegerischen und gesetzlichen Überlegungen bei der Indikationsstellung zur Radiojodtherapie sollte selbstverständlich die Akzeptanz dieser Verfahren durch den aufgeklärten Patienten die Differentialindikation entscheidend mitbestimmen. Dieses umso mehr, als im frühen Kindesalter und besonders im hohen Erwachsenenalter das Risiko und die Unannehmlichkeiten der beiden definitiven Therapieverfahren dem zu erwartenden Gewinn für den Patienten gegenübergestellt werden müssen. Hier ergeben sich alternative Therapieangebote, die dem Patienten nicht vorenthalten werden dürfen:

1. Zunächst ist zu prüfen, ob in Abwägung des zu erwartenden Therapieeffektes eine Therapiebedürftigkeit überhaupt besteht, nicht jedes kleine autonome Adenom muß beseitigt werden, ebensowenig eine latente Resthyperthyreose nach Operation oder Radiojodtherapie von Basedow oder Autonomie.
2. Für spezielle Fälle bietet sich gerade im höheren Alter die weitgehend risikolose Verödung von autonomen Adenomen an.
3. Im frühen Kindes- und hohen bzw. höchsten Erwachsenenalter stellt die thyreostatische Dauertherapie eine vernünftige Alternative dar, wenn Radiojodtherapie oder Operation vom Patienten abgelehnt werden, daß Risiko oder die Unannehmlichkeiten in keinem Verhältnis zu dem zu erwartenden therapeutischen Effekt oder zur Lebenserwartung stehen und wenn die regelmäßige Einnahme eines Thyreostatikums in niedriger Dosierung gewährleistet ist.

Im Hinblick auf die thyreostatische Alternative können als ärztliche Kontraindikation gegen eine Radiojodtherapie oder Operation angesehen werden: generell ein schlechter Allgemeinzustand und schwere extrathyreoidale Begleiterkrankungen (chronologisches und biologisches Alter >90 Jahre, Lebenserwartung <1 bis 2 Jahre, Tumorerkrankungen, Herz-, Leber-, Lungen-, Nieren- Hirninsuffizienz, Apoplexie mit Parese, Verwirrtheit, Psychose, Dialysepflichtigkeit, schwere Pflegebedürftigkeit.)

Literatur

[1] Barnes, H. C., T. Bledsoe: A simple test for selecting the thionamide schedule in thyrotoxicosis. Journal Clin. Endocrinol. Metab. *35* (1972) 250.

[2] Baschieri, L., F. Monzani, N. Caraccio et al.: Autonomous thyroid nodule and percutaneous ethanol injection: was it love at first sight? In: D. Reinwein, B. Weinheimer: Schilddrüse 1993, Walter de Gruyter Verlag, Berlin–New York 1994.

[3] Benker, G.: Medikamentöse Therapie des Morbus Basedow. Therapie mit 10 oder 40 mg Methimazol? Ergebnisse des Trial. Akt. Endokr. Stoffw. *13* (1992) 2–8 (Sonderheft).

[4] Benker, G., M. Meyer-Geßner: Basedow-Hyperthyreose. Thyreostatische Behandlung Akt. Endokr. Stoffw. *10* (1989) 113 (Sonderheft).

[5] Blank, W., B. Braun: Sonographisch gezielte perkutane Alkoholinstillation in der Therapie dekompensierter autonomer Schilddrüsenadenome. In: D. Reinwein, B. Weinheimer: Schilddrüse 1993, Walter de Gruyter Verlag, Berlin–New York 1994.

[6] Ferrari, C., L. Manetti, A. Paracchi et al.: Results of an Italian multicenter study of autonomous thyroid nodules treated by percutaneous ethanol injection (abstract). Journal endocrinol. Invest. *17* (1994) 1:71 (Suppl.).

[7] Livraghi, T., A. Paracchi, C. Ferrari: Treatment of autonomous thyroid nodules with percutaneous ethanol injection: Preliminary Results. Radiology *175* (1990) 827–829.

[8] Lutz, H.: Präoperative Risikoeinstufung. Diagnostik und Intensivmedizin *10* (1985) 8.

[9] Macfarlane, I. A., D. Davies, D. Longson et al. Single daily dose short term carbimazole therapy for hyperthyroid Graves disease. Clin. Endocrinol *18* (1983) 557.

[10] Shiroozu, A., K. Okamura, H. Ikenoue: Treatment of hyperthyroidism with a small single daily dose of methimazole. Journal Clin. Endocrinol Metab *63* (1986) 125.

[11] Shizume, K.: Long term antithyroid drug therapy for intractable cases of Graves disease Endocrinol. Japon. *25* (1978) 377.

[12] Tadzer, I., N. Simova, B. Karanfilski et al.: Extended long-term drug monotherapy of Graves disease. Acta med. jug. *43* (1989) 181.

[13] Wenzel, K. W.: Behandlung autonomer Schilddrüsenadenome durch intranoduläre Äthanol-Injektion unter Ultraschallkontrolle. In D. Reinwein, B. Weinheimer: Schilddrüse 1993, Walter de Gruyter Berlin–New York 1994.

Diskussion

Schleusener:

Herr Herrmann, Sie haben der Dauermedikation mit Thiamazol oder Propylthiouracil so den Vorrang gegeben, daß ich doch darauf noch einmal eingehen möchte. Ich stimme zu, daß es eine geeignetere Behandlung bei schwerkranken Patienten mit geringer Lebenserwartung, also für die Patienten ist, die Sie mit über 90 Jahren ansiedeln mit schweren Allgemeinerkrankungen, die nicht mehr länger als zwei Jahre leben. Aber vielleicht bleibt auch hier so hängen, daß die Dauertherapie mit niedrigen Thiamazoldosen die Therapie auch für andere Hyperthyreosepatienten sei. Und da alte Patienten meistens eine Hyperthyreose aufgrund einer autonomen Struma haben, hätte ich da Bedenken. Denn die autonome Struma heilen Sie ja nicht, da gibt es keine echten Remissionen. Und wenn diese alten Patienten aus diagnostischen (oder therapeutischen) Gründen große Jodmengen bekommen, das kann sehr schnell geschehen, dann wird die Thiamazolwirkung durch die Jodmengen schnell überspielt, und diese Patienten sind dann eventuell durch eine thyreotoxische Krise gefährdet.

Herrmann:

Ich glaube, ich muß wirklich noch einmal die Kategorie klarer ausdrücken. Die Alterskategorien würde ich doch gerne noch einmal klarstellen: Natürlich steht für den nicht alten Alten die Radiojodtherapie oder die Operation an erster Stelle. Aber es gibt eben eine Kategorie, die dieses nicht wollen und bei denen man es auch nachvollziehen kann, daß sie keine Lust haben, stationär aufgenommen zu werden. Aus geriatrischer Sicht ist das auch durchaus verständlich, denn nirgendwo ist ein alter Mensch so gefährdet wie in einer Klinik. Wenn man die Alternativen kennt: Überprüfung der Behandlungsbedürftigkeit, eventuell Verödung des autonomen Adenoms und evtl. medikamentöse Dauertherapie, dann ist es sehr wichtig, daß man dieses den Alten anbietet und darüber Bescheid weiß.

Mann:
Die Alkoholinjektionsbehandlung autonomer Adenome ist nach Ergebnissen der multizentrischen italienischen Studie von Martino ohne Lokalanästhesie möglich. Die Behandlung ist immer schmerzhaft, muß mehrfach durchgeführt werden und ist mit einem Recurrenspareserisiko von immerhin 1,5% belastet (vergleichbar mit 0,8% Risiko). Die Wirksamkeit ist eindeutig belegt. Die Indikation für diese Therapie muß aber kritisch abgewogen werden, da insbesondere bisher nur verläßlich Daten über unifokale Läsionen vorliegen. Die meisten Patienten können einer Operation oder Radiojodtherapie zugeführt werden, so daß nur wenige für diese noch experimentelle Therapie in Frage kommen.

Herrmann:
Ich muß etwas widersprechen. Wenn man dem Patienten die Alternative klarmacht, er müsse zur Operation mindestens eine Woche und zur Radiojodtherapie mindestens zwei Wochen aufgenommen werden, dann ist er froh, wenn man ihm bei einem kleinen autonomen Adenom sagen kann ‚Sie können jede Woche einmal zu mir ambulant kommen, und dann mache ich Ihnen das weg'. Dann nimmt er auch eventuelle Schmerzen in Kauf. Ich gebe zu, ich habe erst Erfahrung mit 12 von diesen Patienten, aber die waren glücklich darüber, diese Alternative geboten zu bekommen.

Scriba:
Also der Beitrag zu der Verödung der autonomen Adenome ist ja außerhalb des Programms gelaufen, wenn Sie das gelesen haben. Deswegen nehme ich jetzt mein Vorrecht als Vorsitzender und bitte einen Chirurgen, sich dazu noch zu äußern.

Wahl:
Herr Herrmann, ich finde es sehr schön, diese Differentialindikation zur Dauertherapie mit Thyreostatika, und ich finde auch – wie Herr Mann schon gesagt hat –, daß das die Patienten sind, bei denen man die Alkoholinjektion bevorzugt anwenden könnte. Zu den anderen, die mit dem kleinen Knoten, der vornedran liegt, und die kein erhöhtes Risiko haben, das sind natürlich genau die, die wir auch in Zukunft eventuell ambulant oder kurzstationär in einem 24-Stunden-Aufenthalt behandeln werden. Und dann ist das Problem erledigt, und die müssen nicht sechsmal oder ein halbes Jahr kommen und sich immer wieder schmerzhaft injizieren lassen. Ich glaube, das letzte Wort ist darüber nicht gesprochen. Wir müssen einfach einmal nach fünf oder zehn Jahren sehen, was dann mit diesen autonomen Adenomen passiert. Nur zu dem Thema von heute morgen: ich habe einen Fall aus den Toronto-Abstracts

gesehen, wo das bei einer Patientin in der Schwangerschaft gemacht worden ist, da war zwei Wochen später ein Abort. Ob praeter oder propter, darauf möchte ich nun nicht näher eingehen.

Hehrmann:
Herr Herrmann, mit Ihrer Indikationsliste für die thyreostatische Dauertherapie bei alten Menschen kann ich sehr gut leben, ich hätte auch keine so großen Bedenken bei den Autonomien, weil die Gefahr einer jodinduzierten Hyperthyreose unter laufender thyreostatischer Dauertherapie wirklich nicht sehr groß ist. Was mich wundert, und da frage ich, wie Sie das begründen wollen, ist Ihre Differenzierung zwischen dem Propylthiouracil einerseits und dem Carbimazol bzw. Thiamazol andererseits bezüglich der Plasmahalbwertzeit. Die ist natürlich unterschiedlich, aber die ist für den thyreostatischen Effekt ja völlig unrelevant, weil der von den intrathyreoidalen Konzentrationen abhängt. Dort werden beide Substanzgruppen außerordentlich konzentriert und angereichert, und die Halbwertzeit in der Schilddrüse ist sehr viel länger. Also hier würde ich einen Unterschied nicht machen wollen.

Herrmann:
Doch, da muß ich widersprechen. Die Wirksamkeit einer 100 mg-Dosis von Propylthiouracil hört nach ein bis zwei Stunden schon auf. Und wir wissen doch auch, daß wir – wenn wir mit Propylthiouracil arbeiten müssen – die Dosis etwa viermal am Tage geben müssen. Bei Carbimazol bzw. Thiamazol kommen wir dagegen mit einer Applikation am Tag aus.

Prävalenz einer Immunhyperthyreose nach Radiojodtherapie von Schilddrüsenautonomien

Ch. Hirsch, J. L. Spyra, H. R. Langhammer, Ch. Laubenbacher, R. Senekowitsch-Schmidtke, M. Schwaiger

Einleitung

In den letzten Jahren wurde an unserer Klinik bei mehreren Patienten mit Schilddrüsenautonomien nach der Radiojodbehandlung das Auftreten einer Immunhyperthyreose beobachtet. Ähnliche Fälle posttherapeutischer immunogener Hyperthyreoserezidive wurden auch aus verschiedenen anderen Behandlungszentren berichtet [1, 2, 4, 6, 8, 9], wobei die Ätiologie ebenso wie mögliche Einflußfaktoren bislang noch unklar sind. In der vorliegenden Studie untersuchten wir daher die Prävalenz von Immunhyperthyreosen nach Radiojodtherapie von Schilddrüsenautonomien unter spezieller Berücksichtigung des prätherapeutischen szintigraphischen Bildes der Autonomien. Wir beschäftigten uns mit der Frage, ob sich bei funktionellen Autonomien ein typisches szintigraphisches Verteilungsmuster identifizieren läßt, das bevorzugt mit dem Auftreten einer posttherapeutischen Immunhyperthyreose einhergeht.

Patienten und Methoden

Patienten

Die Untersuchung erfolgte retrospektiv an 374 Patienten mit Schilddrüsenautonomien, die sich in unserer Klinik einer Radiojodtherapie und anschließend mindestens zwei posttherapeutischen Kontrolluntersuchungen unterzogen hatten. Die Patientendaten sind in Tab. 1 aufgeführt. Die Nachbeobachtungszeit betrug im Mittel 13 +/− 10 (2,5−51) Monate.

Bei der Diagnose wurde nach dem prätherapeutischen szintigraphischen Verteilungsmuster zwischen unifokalen, multifokalen, gemischt fokal-disseminierten und disseminierten Autonomien unterschieden (vgl. Abb. 1). Anamnestisch, klinisch, laborchemisch und sonographisch bestanden keine Hinweise auf eine Immunthyreopathie. Patienten mit einer im prätherapeutischen Tc-99m-Szintigramm rein disseminierten Aktivitätsverteilung und gleichzeitig

Tabelle 1 Patientencharakteristika: Geschlecht, Alter und Vorbehandlung

Geschlecht:	weiblich 77%,	männlich 23%
Alter	66 ± 10 (32–86) Jahre	
Vorbehandlung:		
Schilddrüsenoperation	13,0%	(48/374)
Radiojodtherapie	0,5%	(2/374)
Thyreostase	48,0%	(275/374)
– >4 Wo vor I-131-Gabe abgesetzt	96,5%	(211/374)
– weniger als 4 Wo vorher abgesetzt	3,0%	(161/374)
– vor I-131-Gabe nicht abgesetzt	0,5%	(2/374)

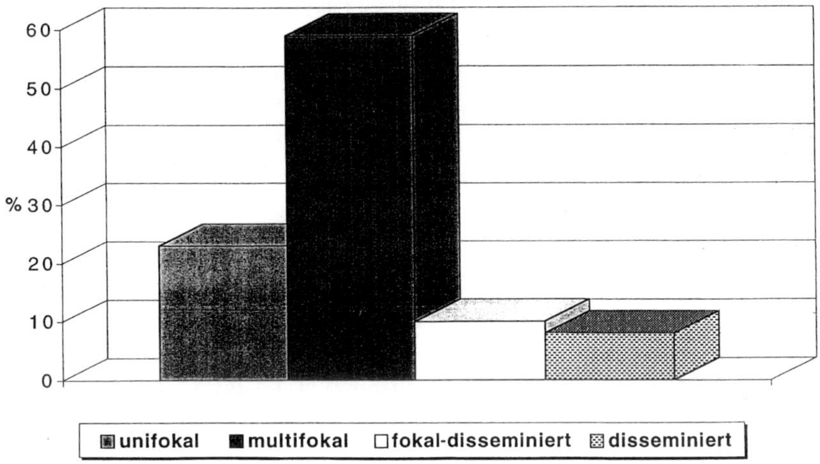

Abb. 1 Autonomieform aufgeschlüsselt nach dem prätherapeutischen szintigraphischen Verteilungsbild.

erhöhtem TSH-Rezeptorantikörper (TRAK) -Wert und/oder sonographisch diffuser Echoarmut als Hinweis auf einen möglichen Immunprozeß wurden von der Untersuchung ausgeschlossen.

Energiedosis

Bei allen unifokalen Autonomien und bei 28% der multifokalen Autonomien mit einer abschätzbaren Gesamtadenommasse wurde eine Energiedosis von 300–400 Gy, bezogen auf das bestimmte Adenomgewicht, angestrebt. Die durch die Radiojodtherapie erreichte Energiedosis betrug bei unifokalen Autonomien 406 +/– 85 Gy (n = 86) und bei multifokalen Autonomien 418 +/– 93 Gy (n = 62). Bei allen fokal-disseminierten und disseminierten Autonomien sowie in 72% der multifokalen Autonomien, bei denen keine sichere Bestimmung der Adenommasse gelang, betrug die angestrebte Energiedosis 150–200 Gy, bezogen auf das Schilddrüsengesamtgewicht. Die erreichte Energiedosis betrug bei fokal-disseminierten Autonomien 168 +/− 26 Gy (n = 38), disseminierten Autonomien 160 +/− 31 Gy (n = 30) und bei multifokalen Autonomien 173 +/− 35 Gy (n = 158).

In 76% (n = 283) der Patienten erfolgte eine einmalige I-131-Applikation; in 24% (n = 91) wurde die Therapie fraktioniert über mehrere Tage durchgeführt.

Datenaufnahme und Auswertung

Die Patienten wurden vor Beginn der Radiojodbehandlung, am Aufnahmetag, bei der 1. posttherapeutischen (ca. 6 Wo post I-131) und 2. posttherapeutischen (ca. 4 Mo post I-131) Kontrolle, bei einem Teil der Patienten auch später klinisch und laborchemisch untersucht. Von allen Patienten wurde prätherapeutisch ein Tc-99m-Pertechnetatszintigramm unter Suppressionsbedingungen und ein Schilddrüsensonogramm angefertigt. Posttherapeutisch wurde regelhaft bei der 2. posttherapeutischen Untersuchung ein Kontrollszintigramm angefertigt.

Statistisch ausgewertet wurden die freien Schilddrüsenhormone FT3 und FT4, der TSH-Spiegel vor und nach TRH-Stimulation sowie die Autoantikörperkonzentrationen gegen Schilddrüsenmikrosomen (MAK) und gegen den TSH-Rezeptor (TRAK). Die Hormonbestimmungen erfolgten mittels Immuno Phase®, Corning Medical GmbH Gießen (FT3-RIA), Magic Lite®, Ciba Corning Diagnostics GmbH Fernwald (FT4-RIA) und RIA-gnost® hTSH, Behringwerke AG, Marburg (TSH-RIA). Für die Antikörperbestimmungen wurden TRAK-Assay® und HENNINGtest® anti-TPO (ältere Bestimmungsmethode: Bromak®) von B.R.A.H.M.S. Diagnostica GmbH Berlin (früher: Henning Berlin GmbH) verwendet. Unter Berücksichtigung der spezifischen Kriterien des Labors wurden TRAK-Werte ab 14 U/l, MAK-Werte ab 500 U/ml als erhöht sowie TRAK-Werte zwischen 8 und 13 U/l als Graubereich gewertet. Im Untersuchungszeitraum wurde die Methode zur Bestimmung von Antikörpern gegen Schilddrüsenmikrosomen auf die gegen die thyreoidale Peroxidase umgestellt.

Definition der posttherapeutischen Immunhyperthyreose

Eine posttherapeutische Immunhyperthyreose wurde definiert als das Auftreten eines Hyperthyreoserezidivs bei vorausgegangenem Abfall der Schilddrüsenhormonwerte in den euthyreoten Bereich und gleichzeitigem oder nachfolgendem TRAK-Anstieg in den pathologischen oder oberen Graubereich.

Bei den Patienten ohne posttherapeutische Immunhyperthyreose wurde unter Berücksichtigung des prä- und posttherapeutischen szintigraphischen Vergleichs zwischen einer „vollständigen Elimination der Autonomie" mit euthyreoten Hormonwerten und positivem TRH-Test, einer „partiellen Elimination der Autonomie" mit euthyreoten Hormonwerten und subnormalem TRH-Test sowie einer „ungenügenden Elimination der Autonomie" mit euthyreoten oder hyperthyreoten Hormonwerten und fehlendem TSH-Anstieg nach TRH-Gabe unterschieden.

Ergebnisse

Bei 9 von 374 Patienten (2,4%) trat 2–10 Monate nach I-131-Applikation eine Immunhyperthyreose ohne klinische Zeichen einer endokrinen Orbitopathie auf. Von den Patienten ohne posttherapeutische Immunhyperthyreose wurde das autonome Gewebe in 95,5% vollständig (n = 357), in 1,6% partiell (n = 6) und in 0,5% (n = 2) ungenügend eliminiert.

Bei 5 der 9 Patienten entwickelte sich die Immunhyperthyreose nach vorausgegangener Normalisierung der Funktionslage und des TRH-Testes (6–10 Mo post I-131), bei 4 Patienten nach vorausgegangenem Abfall der Hormonwerte in den euthyreoten Bereich, jedoch noch negativem TRH-Test (2–5 Mo post I-131).

Sieben Patienten wurden nach Auftreten der Immunhyperthyreose thyreostatisch behandelt. Bei vier Patienten bestand nach einem 6–18 Monate anhaltenden Hyperthyreoserezidiv am Ende der Beobachtungsdauer eine Remission. Drei Patienten wurden am Ende der Beobachtungsdauer (9–45 Mo post I-131) noch thyreostatisch behandelt. Bei zwei Patienten wurde 8 und 13 Mo post I-131 eine erneute Radiojodtherapie durchgeführt und dadurch die hyperthyreote Funktionslage beseitigt.

Die Prävalenz einer nach Radiojodtherapie von Schilddrüsenautonomien aufgetretenen Immunhyperthyreose erwies sich als abhängig vom prätherapeutischen szintigraphischen Erscheinungsbild: Von den 9 posttherapeutischen Immunhyperthyreosen lag nach dem prätherapeutischen Befund zweimal eine disseminierte und siebenmal eine fokal-disseminierte Autonomie vor, während bei keiner der unifokalen und multifokalen Autonomien nach Radiojodtherapie eine Immunhyperthyreose auftrat (vgl. Abb. 2).

Von den 9 Patienten mit nach Radiojodtherapie aufgetretener Immunhyperthyreose war der TRAK prätherapeutisch in keinem Fall erhöht; posttherapeutisch wurde achtmal ein erhöhter TRAK und einmal ein TRAK-Anstieg in den oberen Grenzbereich (13 U/l) festgestellt. Von den 365 Patienten ohne posttherapeutische Immunhyperthyreose lag nur in 2 Fällen mit disseminierter Autonomie ein posttherapeutisch erstmals erhöhter TRAK und in 2 Fällen mit multifokaler Autonomie ein prä- und posttherapeutisch erhöhter TRAK

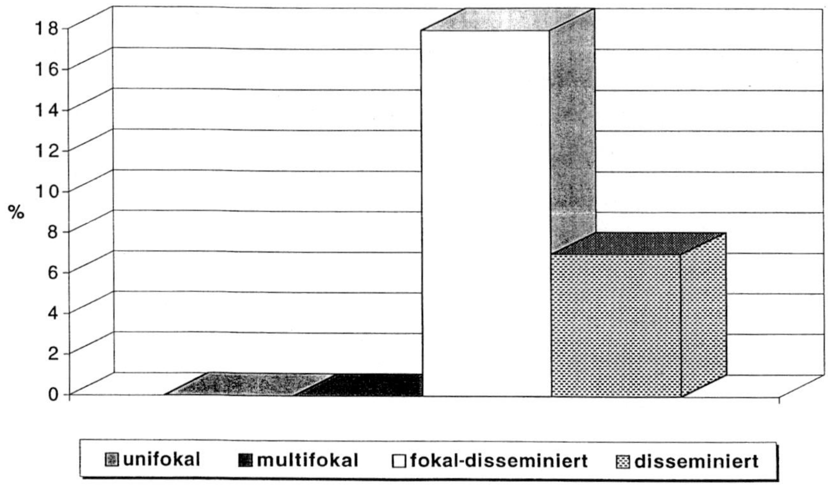

Abb. 2 Prävalenz der nach Radiojodtherapie von Schilddrüsenautonomien aufgetretenen Immunhyperthyreosen in Abhängigkeit von der prätherapeutischen szintigraphischen Verteilungsform.

vor; bei allen übrigen Patienten bestanden unauffällige TRAK-Konzentrationen.

Bei 3 der 9 Patienten mit posttherapeutisch aufgetretener Immunhyperthyreose waren die MAK-Werte prätherapeutisch, bei 6 Patienten posttherapeutisch ($p < 0{,}05$) erhöht. Von den 365 Patienten ohne Hyperthyreoserezidiv lagen in 10% prätherapeutisch, in 13% posttherapeutisch ($p < 0{,}05$) erhöhte MAK-Konzentrationen vor. Die Patienten mit und ohne Hyperthyreoserezidiv unterschieden sich hinsichtlich der MAK-Werte nur posttherapeutisch ($p < 0{,}05$), nicht jedoch prätherapeutisch signifikant voneinander. Zwischen den Diagnosegruppen bestanden prä- und posttherapeutisch jeweils keine signifikant unterschiedlichen MAK-Werte.

Ein Vergleich der Patienten mit und ohne posttherapeutisch aufgetretener Immunhyperthyreose ergab keine statistisch signifikanten Unterschiede für Alter, Geschlecht, Vorbehandlung, erreichte Energiedosis, Bezugsmasse sowie maximale prozentuale I-131-Aufnahme und I-131-Halbwertzeit in der Schilddrüse.

Diskussion

Nach Radiojodtherapie von Schilddrüsenautonomien wurden in dieser Studie insgesamt in 2,4% posttherapeutische Immunhyperthyreosen beobachtet. Hierbei trat die Immunhyperthyreose nach vorausgegangener Normalisierung der Schilddrüsenhormonwerte als Hinweis auf eine vollständige oder zumindest teilweise Elimination der Schilddrüsenautonomie auf. Ähnliche Fälle posttherapeutischer Immunhyperthyreosen, die in geringer Anzahl nach Radiojodtherapie von Schilddrüsenautonomien aufgetreten sind, wurden auch von anderen Autoren berichtet [1–8].

Wir gingen in der vorliegenden Studie der Frage nach, ob sich bei Schilddrüsenautonomien ein typisches prätherapeutisches szintigraphisches Verteilungsmuster identifizieren läßt, das bevorzugt mit dem Auftreten einer posttherapeutischen Immunhyperthyreose einhergeht. Für die Frage nach dem Einfluß einer szintigraphisch disseminierten Aktivitätsverteilung mit oder ohne zusätzliche fokale autonome Anteile auf die Prävalenz posttherapeutischer Immunhyperthyreosen wurden disseminierte Autonomien in die Untersuchung mit eingeschlossen und im übrigen zwischen rein uni- oder multifokalen Autonomien und gemischt fokal-disseminierten Autonomien unterschieden. Dabei fand sich bei fokal-disseminierten (18%) und disseminierten (7%) Autonomien eine signifikant höhere Prävalenz posttherapeutischer Immunhyperthyreosen als bei unifokalen (0%) und multifokalen (0%) Autonomien.

In unserem Untersuchungskollektiv trat das Hyperthyreoserezidiv innerhalb von 10 Monaten nach Radiojodtherapie und dabei, übereinstimmend mit den in der Literatur berichteten Fällen [1–5, 7–9], überwiegend (7/9) innerhalb der ersten 6 Monate auf.

Über die Ätiologie solcher posttherapeutisch aufgetretener Immunhyperthyreosen liegen bislang keine sicheren Kenntnisse vor. Aufgrund der errechneten niedrigen Auftretenswahrscheinlichkeit einer Koinzidenz von Immunhyperthyreose und funktioneller Autonomie und der demgegenüber deutlich höheren beobachteten Häufigkeit nach Radiojodtherapie von Schilddrüsenautonomien aufgetretener Immunhyperthyreosen wurde von einigen Autoren ein möglicher ursächlicher Zusammenhang zwischen posttherapeutischer Immunhyperthyreose und vorausgegangener Radiojodbehandlung diskutiert [1, 7, 8, 9]. Übereinstimmend mit den vorliegenden Ergebnissen, wonach die szintigraphisch disseminierte Aktivitätsverteilung mit oder ohne gleichzeitiges Vorliegen fokaler autonomer Schilddrüsenanteile ein prädisponierender Faktor für das Auftreten eines immunogenen Hyperthyreoserezidivs nach Radiojodbehandlung ist, fiel bei manchen der von Vreden und Mitarbeitern (8) beobachteten posttherapeutisch aufgetretenen Immunhyperthyreosen im prätherapeutischen Szintigramm neben fokalen Anreicherungen eine diffuse Parenchymspeicherung auf; als Ursache hierfür wurde von ihnen ein möglicher vorbestehender Immundefekt in Betracht gezogen. Chiovato und Mitarbeiter [2] nahmen aufgrund einer prätherapeutisch erhöhten TPO-AK-Konzentration eine autoimmunogene Prädisposition für die von ihnen beobachtete, nach Radiojodtherapie aufgetretene Immunhyperthyreose an. In ihrem Fall verstärkte sich klinisch (endokrine

Orbitopathie) und laborchemisch der Immunprozeß im Verlauf von mehreren Radiojodfraktionen; als ursächlich wurde hierfür eine mögliche wiederholte radiojodbedingte Freisetzung von Antigenen diskutiert. Auch in unserem Untersuchungskollektiv fand sich bei 33% der posttherapeutisch aufgetretenen Hyperthyreoserezidive prätherapeutisch ein erhöhter MAK-Spiegel; dabei ergab sich jedoch gegenüber den Patienten ohne Hyperthyreoserezidiv (10%) kein statistisch signifikanter Unterschied.

Limitationen der Studie

Da in der vorliegenden Studie Daten aus der Routinediagnostik retrospektiv ausgewertet wurden, waren Art und Umfang der diagnostischen Maßnahmen durch klinische Erfordernisse bestimmt. Die Diagnose der Immunhyperthyreose wurde daher nur aufgrund des Verlaufs der in-vitro-Parameter und des prä- und posttherapeutischen szintigraphischen Bildvergleichs ohne immunhistologischen Nachweis gewonnen. Unterschiedlich waren neben Zeitpunkt und Häufigkeit der Kontrolluntersuchungen insbesondere die Dauer der Nachbeobachtung. In der Untersuchungszeit wurde die Bestimmung von MAK auf Anti-TPO umgestellt. Bei der Auswertung wurden daher nicht die absoluten Antikörperwerte, sondern das Vorliegen/Nichtvorliegen erhöhter MAK-Konzentrationen zugrunde gelegt und hierfür ein gemeinsamer Grenzwert festgelegt (>500 U/l). Unter Einbeziehung von rein disseminierten Autonomien in die Studie konnte naturgemäß nicht ausgeschlossen werden, daß bei einem Teil der Fälle statt einer Schilddrüsenautonomie eine TRAK-negative Immunthyreopathie bestand. Die vorliegende Untersuchung ergäbe jedoch eine vergleichbar niedrige Gesamtprävalenz, wenn disseminierte Autonomien mit prätherapeutisch erhöhtem MAK-Wert (2,6%) oder disseminierte Autonomien unabhängig vom Antikörperstatus (2,0%) ausgeschlossen würden.

Ausblick

Immunhyperthyreosen nach Radiojodtherapie von Schilddrüsenautonomien kamen in unserem Patientengut nur in 2–3% aller Fälle vor. Nach unseren Ergebnissen ist die Prävalenz bei Vorliegen einer prätherapeutisch disseminierten Aktivitätsverteilung mit fokalen (18%) oder ohne zusätzliche fokale Schilddrüsenanteile (7%) gegenüber Patienten mit rein unifokalem oder multifokalem szintigraphischem Verteilungsmuster signifikant erhöht. Wir halten daher bei gemischt fokal-disseminierten und disseminierten Autonomien, die bei uns insgesamt weniger als ein Fünftel der mit Radiojod behandelten Schilddrüsenautonomien ausmachen, Nachuntersuchungen im Abstand von wenigen Monaten zumindest während der ersten 6–8 Monate nach Radiojodtherapie für erforderlich. Nach den vorliegenden Ergebnissen halten wir in diesen Fällen auch eine Aufklärung von behandelndem Arzt und Patient über die etwas erhöhte Wahrscheinlichkeit einer posttherapeutischen Immunhyperthyreose und die möglichen therapeutischen Maßnahmen für gerechtfertigt. Konsequenzen für die Indikation zur Radiojodtherapie lassen sich jedoch aufgrund der vorliegenden geringen und retrospektiven Daten nicht ziehen.

Literatur

[1] Boddenberg, B., E. Voth, H. Schicha: Immunogene Hyperthyreose nach Radiojod-Ablation einer fokalen Autonomie, Nuklearmedizin *32* (1993) 18–22.

[2] Chiovato, L., F. Santini, P. Vitti et al.: Appearance of thyroid stimulating antibody and Graves' disease after radioiodine therapy for toxic nodular goitre. Clin. Endocrinol. *40* (1994) 803–806.

[3] Kay, T. W. H., M. C. d'Emden, J. T. Andrews et al.: Treatment of Non-Toxic Multinodular Goiter with Radioactive Iodine. The American Journal of Medicine *84* (1988) 19–23.

[4] Kat, S., W. Becker, F. Wolf: Häufigkeit von Immunthyreopathien nach I-131-Therapie von Schilddrüsenautonomien. Nucl. Med. *34* (1995) A 124.

[5] Nygaard, B., L. Hegedüs, M. Gervil et al.: Radioiodine treatment of multinodular non-toxic goitre. BMJ *307* (1993) 828–832.

[6] Pilgrim, S., M. Bähre: Hyperthyreose immunogener Genese nach Radiojodbehandlung einer Schilddrüsenautonomie. Akt. Endokr. Stoffw. *14* (1993) 123–126.

[7] Pollak, L., S. Pilgrim, M. Bähre: Immunogene Hyperthyreose nach Radiojodbehandlung einer Schilddrüsenautonomie (Abstract). Nuklearmedizin *33* (1994) A 43.

[8] Vreden, A., J. Kinser, H. Rösler et al.: Immunogene Hyperthyreose als Komplikation nach Radiojodtherapie der nicht-immunogenen Hyperthyreose. Nuklearmedizin 31 (1992) A 24.

[9] Weiss, M., K. Mann, K. Tatsch et al.: Häufigkeit immunogener Hyperthyreosen nach Radio-Jod-Therapie von Schilddrüsenautonomien (Abstract). Nuklearmedizin *33* (1994) A 43.

Diskussion

Reiners:

Ich finde bei Ihrer Beobachtung sehr interessant, daß Sie die Immunhyperthyreosen nur bei den disseminierten oder kombinierten Formen gefunden haben, da wir ja wissen, daß der TSH-Rezeptoressay, so wie wir ihn benutzen, nur in 80% der Fälle positiv ist. Insofern können wir nicht sagen, daß Immunhyperthyreosen neu aufgetreten sind, sondern die Immunthyreopathie kann ohne weiteres vorher schon bestanden haben, allerdings bei (in dem Fall) negativem TSH-Rezeptortest.

Spyra:

Richtig, oder zumindest eine Disposition dazu. Wobei es von der Zahl her posttherapeutisch nicht so viele sein dürften, wenn wir kombinierte Autonomie und Immunthyreopathie erwarten würden.

Epidemiologische Daten zur latenten Hyperthyreose

L. Schaaf, T. Pohl, K. H. Usadel

Die Bedeutung des präventiven Aspekts hat in den letzten Jahren in der Medizin deutlich zugenommen. Im Bereich der Endokrinologie wurden während der letzten Jahre große Anstrengungen unternommen, den alimentären Jodmangel zu beseitigen, da er in der Pathogenese von Schilddrüsenerkrankungen eine Schlüsselrolle spielt. Andererseits können Störungen der Hypophysenschilddrüsenachse mittlerweile aufgrund verfeinerter Bestimmungsmethoden der wesentlichen Laborparameter wesentlich früher erfaßt werden. Dies betrifft insbesondere Messungen des thyreoideastimulierenden Hormons (TSH).

Zur Prävalenz von latenten Funktionsstörungen der Schilddrüse, insbesondere von latenten Hyperthyreosen, wurden bisher nur wenige Daten an großen Kollektiven berichtet. Besonders im Alter kann eine Jodexposition zum Beispiel im Rahmen diagnostischer Eingriffe bei vorbestehender Knotenstruma und/oder latenter Hyperthyreose zu einer Gefährdung der Patienten führen. Außerdem bleiben Schilddrüsenfunktionsstörungen im Alter wegen fehlender Symptomatik oft lange unerkannt. Um epidemiologische Daten zu latenten Funktionsstörungen der Hypophysenschilddrüsenachse zu erarbeiten, führten wir eine Feldstudie an der arbeitenden Bevölkerung durch. Zusätzlich zu Laboranalysen wurden Daten zur Schilddrüsensonographie erhoben.

Methoden

Im Rahmen werksärztlicher Routineuntersuchungen bei der BASF, Ludwigshafen, wurde bei 6884 Personen (6539 Männer, 345 Frauen; Durchschnittsalter 42,8 +/− 12 Jahre) ein TSH-Screening durchgeführt. Probanden mit abnormen TSH-Konzentrationen (<0,2 mU TSH/l; >3,5 mU/l) wurden gebeten, einen Fragebogen auszufüllen. Nach Ausschluß aller die Hormonkonstellation beeinflussenden Parameter wurde bei 60 labormedizinisch bezüglich der Schilddrüsenstoffwechsellage auffälligen Personen und bei 40 Kontrollpersonen ein intravenöser TRH-Test (200 µg) veranlaßt. Im Anschluß an den TRH-Test wurde eine Schilddrüsensonographie durchgeführt. TSH wurde mit einem Lumineszenzassay (Amerlite; Intraassayvarianz 10,7%, Interassayvarianz 12,4%) bestimmt: Die peripheren Schilddrüsenhormonparameter

Tabelle 1 Zuordnungskriterien zu einzelnen Störungen der Hypophysenschilddrüsenachse

manifeste Hyperthyreose	TSH-0	< 0,2 mU/l
	TSH-30	< 2,7 mU/l
	Delta-TSH	< 2,5
	T_3	> 2,0 µg/l
	T_4	>130 µg/l
	TBG	(15–30 mg/l)
latente Hyperthyreose	TSH-0	< 0,2 mU/l
	TSH-30	< 2,7 mU/l
	Delta-TSH	< 2,5
	T_3	> 0,2 µg/l und < 0,6 µ/l
	T_4	>45 µg/l und <130 µg/l
Euthyreose	TSH-0	> 0,2 mU/l
	TSH-30	<23 mU/l
	Delta-TSH	> 2,5 und <19,5
	T_3	> 0,6 µg/l und < 2,0 µg/l
	T_4	>45 µg/l und <130 µg/l
latente Hypothyreose	TSH-0	> 3,5 mU/l
	TSH-30	>23 mU/l
	Delta-TSH	>19,5
	T_3	> 0,6 µg/l und < 2,0 µg/l
	T_4	>45 µg/l und <130 µg/l
manifeste Hypothyreose	TSH-0	> 3,5 mU/l
	TSH-30	>23 mU/l
	Delta-TSH	>18,8
	T_3	< 0,6 µg/l
	T_4	<45 µg/l

wurden ebenfalls mit kompetitiven Lumineszenzassays bestimmt. Entsprechend den in Tab. 1 aufgeführten Kriterien wurden die Probanden den Gruppen manifeste Hyperthyreose, latente Hyperthyreose, Euthyreose, latente Hypothyreose und manifeste Hypothyreose zugeordnet.

Ergebnisse

Im TSH-Screening fand sich eine latente Hyperthyreose bei 2,9% (200/6884). Nach Ausschluß nichtthyreoidaler Erkrankungen und einer Medikamenteneinnahme waren 0,6% (41/6884) Personen latent hyperthyreot (Abb. 1). Werden sämtliche potentielle Studienteilnehmer berücksichtigt, ergibt sich bei einer entsprechenden Hochrechnung eine geschätzte Prävalenz von 0,5% (36/6884) für die latente Hyperthyreose und von 0,2% (10/6884) für die latente Hypothyreose. Bei Patienten mit manifester oder latenter Hyperthyreose betrug die Strumaprävalenz 28%. 48% dieser Gruppe zeigten strukturelle Veränderungen. Alle Personen fanden sich in höheren Altersgruppen (Tab. 2).

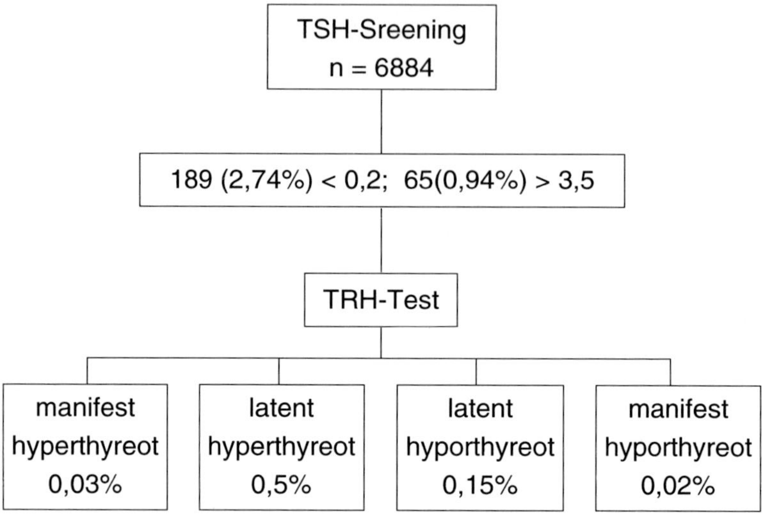

Abb. 1 Ergebnisse des TSH-Screenings bei 6884 Personen.

Tabelle 2 Ergebnisse der Schilddrüsensonographie bei verschiedenen Altersgruppen und in verschiedenen Schilddrüsenstoffwechsellagen; BRM = Binnenreflexmuster

	Hyper	Eu	Hypo
<35 Jahre	(n = 2)	(n = 15)	(n = 1)
Volumen (ml)	14,4	16,2	8,2
Knotenanzahl (%)	0	0	0
Zysten, Kalk, inhom. BRM (%)	12	19	100
>35 Jahre	(n = 23)	(n = 89)	(n = 6)
Volumen (ml)	24,5	19,4	14,3
Knotenanzahl (%)	22	12	4
Zysten, Kalk, inhom. BRM (%)	52	30	28

Schlußfolgerungen

1. Bei einer hochgerechneten Prävalenz der latenten Hyperthyreose von ca. 0,5% in der Gesamtbevölkerung ist besonders im höheren Lebensalter immer an eine mögliche Schilddrüsenfunktionsstörung zu denken.
2. Ergänzende Untersuchungen zur Symptomatik belegen die Tatsache, daß vor allem im Alter auch bei Symptomarmut oder fehlenden „klassischen" Symptomen latente oder manifeste Schilddrüsenfunktionsstörungen bestehen können.
3. Patienten im höheren Lebensalter zeigen vermehrt Schilddrüsenfunktionsstörungen und Strukturauffälligkeiten und sind somit nach Jodexposition der Gefahr einer Hyperthyreose und eventuell der Thyreotoxikose ausgesetzt.

Literatur

[1] Bottermann, J., A. Parassiri, U. Henderkott: Häufkgiet unerkannter manifester und latenter Hyperthyreosen in einem internistischen Krankengut. Med. Klin. *81* (1986) 241–244.

[2] Bottermann, P., T. Gain, A. Parassiri-Bauer et al.: Screening-Diagnostik zur Erfassung unerkannter manifester oder latenter Hyperthyreosen in einem Struma-Endemiegebiet. Innere Med. *17* (1990) 38–40.

[3] Hintze, G.: Auswirkungen des Jodmangels in der Bundesrepublik Deutschland für Personen des höheren Lebensalters, Risikobeurteilung für Erkrankungen der Schilddrüse. Internistenkongress Wiesbaden 1989 (1990).

[4] Kleinau, E., W. Lobers, A. N. Blottner et al.: Epidemiologische Studie über die Häufigkeit von Schilddrüsenerkrankungen. Z. Klin. Med. *43* (1988) 165–167.

[5] Mürtz, H., K. H. Usadel: Zur Inzidenz und rationellen Diagnostik symptomarmer Hyperthyreosen. Innere Med. *13* (1986) 225–230.

[6] Okamura, K., T. Nakashima, K. Ueda et al.: Thyroid disorder in the general population of Hisayama Japan, with special reference to prevalence and sex differences. Int. J. Epidemiol. *16* (1987) 545–549.

[7] Tunbridge, W. M., C. Evered, R. Hall et al.: The spectrum of thyroid disease in a community: the Wickham Survey (1977).

Diskussion

Reinwein:
Herr Schaaf, sind das neue Daten oder sind das die Daten von 1992?

Schaaf:
Das sind die Daten von 1992.

Hyperthyreose und Vorhofflimmern

P. Scheibner, T. Mische, M. Lang, B. Schubert, P. Kolar, K. Hasiba, K. Kühnel, W. Buchinger, W. Langsteger, E. Eber, O. Eber

Einleitung

Der kausale Zusammenhang von Hyperthyreose und Herzrhythmusstörungen ist seit langem bekannt. Bereits 1825 publizierte Caleb Hillier Parry seine Beobachtung von acht Patienten mit Schilddrüsenvergrößerung und Palpitationen und postulierte die mögliche Beeinflussung des Herzens durch eine „vergrößerte" Schilddrüse. 1918 identifizierte Krumbhaar Vorhofflimmern als vorherrschende Arrhythmie bei Thyreotoxikose.

Die Hyperthyreose bewirkt einen hyperdynam.-hyperzirkulatorischen Status, eine Zunahme der Vorlast (gesteigertes Blut- und Schlagvolumen, gesteigerte basal metabolische Rate), sowie eine Abnahme der Nachlast (Abnahme des total peripheren Gefäßwiderstandes).

Die resultierende vermehrte Herzarbeit führt über Zunahme der linksventrikulären Muskelmasse langfristig unbehandelt zur Ausbildung einer Linksventrikelhypertrophie, zur Myocardiopathie bis hin zur Dilatation [1, 8, 12]. Auf Reizleitungssystem und Vorhof wirkt die Hyperthyreose positiv chronotrop – Zunahme sinuatrialer Knotendepolarisation, Verfrühzeitigung des Beginns der Vorhoferregung (Induktion von Tachyarrhythmien), Zunahme der Betarezeptorendichte und Abnahme der Refraktärperiode des überleitenden Gewebes [3, 6, 9, 10]. Vorhofflimmern, die bekanntlich häufigste Rhythmusstörung, tritt nach den epidemiologisch verläßlichen Framingham-Daten innerhalb der erwachsenen Normalbevölkerung bei unter 60jährigen in ca. 2%, bei über 60jährigen in ca. 4% auf [5, 7]. Die manifeste Hyperthyreose gilt als anerkannt bedeutendster extrakardialer Prädispositionsfaktor für Vorhofflimmern. Die FA-Inzidenz lag in zahlreichen Studien bei 15%–20%.

Ein Einfluß einer latenten Hyperthyreose auf die FA-Prävalenz wurde in mehreren Arbeiten (Tab. 1) zumeist bezweifelt und in großen Kollektiven unter Berücksichtigung von kardialem und thyreoidalem Status sowie bestehendem Patientenalter bislang nicht nachgewiesen.

An unserer Abteilung in Graz-Eggenberg unter Prof. Dr. Eber werden seit Jahren aufgrund klinischer Erfahrung und leichter Verfügbarkeit auch latente

Tabelle 1 Latente Hyperthyreose (HT) + AF (Literaturübersicht)

– lone AF → 10% subclin. HT *Forfar et al.* [3]
– no relationship between AF and subclin. HT *Giladi et al.* [4]
– occult HT – uncommon in patients with AF *Woeber et al.* [16]
– subclin. HT appears to be a risk factor for AF *Sawin et al.* [14]

Hyperthyreosen in Folge funktioneller Autonomie oder langdauernder Immunhyperthyreose radiojodtherapiert.

Um die Frage der Therapiewürdigkeit auch der latenten Hyperthyreose zu beleuchten, untersuchten wir in einer großen retrospektiven Studie die innerhalb der vergangenen sechs Jahre an unserem Schilddrüsenzentrum radiojodtherapierten hyperthyreoten (man./lat.) Patienten sowie ein großes euthyreotes Kontrollkollektiv auf ihre FA-Prävalenz und unterzogen die jeweiligen FA-Kollektive einer umfassenden kardiologischen Vergleichsanalyse.

Nach Ausschluß eines Überwiegens von ausgeprägtem arteriellem Hypertonus, organisch/struktureller Herzerkrankung und Überalterung im Kollektivvergleich wurde unter obligater Berücksichtigung von Echokardiographie, EKG, Klinik, Thoraxröntgen, kranialem CT und Medikation versucht, den isolierten Einfluß der lat. HT auf die FA-Prävalenz darzustellen.

Zielsetzung und Fragestellung

1. Bestimmung der FA-Rate in repräsentativen Kollektiven:
   - 1.1 euthyreotes Kollektiv, älter als 45 Jahre (I/89–XII/94 stationär) — n = 22.300 Pat.
   - 1.2 hyperthyreotes Kollektiv, älter als 45 Jahre (I/86–VIII/95 an unserer Abteilung radiojodtherapiert (RJTh) — n = 1.338 Pat.
     - a) manifest hyperthyreot (man. HT) — n = 725 Pat.
     - b) latent hyperthyreot (lat. HT) — n = 613 Pat.
2. Kardiologische Vergleichsanalyse der drei FA-Kollektive unter obligater Berücksichtigung von Echokardiogramm, EKG, Klinik, Thoraxröntgen, kranialem CT und Medikation:
   - 2.1 Euthyreose + FA (n = 161 Pat., SD-Status o. B.)

2.2 manifeste Hyperthyreose + FA (n = 91 Pat., bTSH <0,03, fT3 und fT4 erhöht)
2.3 latente Hyperthyreose + FA (n = 66 Pat., bTSH <0,1, fT3 und fT4 im Normbereich, keine SD- oder thyreostatische Medikation).

Neben Altersverteilung und organisch/struktureller Herzerkrankung wurden die Konversionsrate zum Sinusrhythmus, Prädiktoren eines Konversionserfolgs, ausgeprägter arterieller Hypertonus, signifikante linksventrikuläre Hypertrophie, linke Vorhofvergrößerung, QT-Dispersion sowie die stattgehabte Embolierate erfaßt.

Ergebnisse und Diskussion

1.1 FA-Rate des euthyreoten Kollektivs:
n = 22.300 Pat. 2,3%
Konkordanz mit den bekannten epidemiologischen Daten (u. a. Framingham) [5].

1.2a FA-Rate des man. HT-Kollektivs:
n = 725 Pat. 14%

1.2b FA-Rate des lat. HT-Kollektivs:
n = 613 Pat. 13%
Im Gegensatz zur Literatur (Tab. 1) nahezu gleiche FA-Prävalenz des man. sowie lat. HT-Kollektivs.

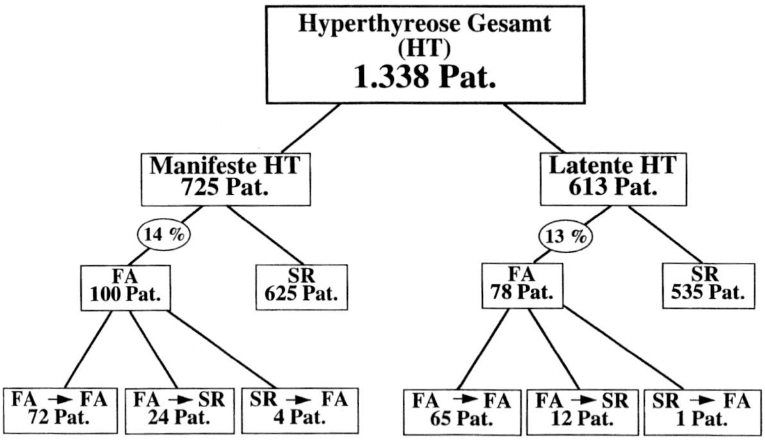

Abb. 1 Hyperthyreotes Kollektiv, älter als 45 Jahre.

Die Ergebnisse der kardiolog. Vergleichsanalyse stellen sich wie folgt dar:

2.1 Euthyreose + FA . . . . 161 Pat.
permanente FA . . . . 121 Pat. (75%)
Konversion zum SR . . . . 40 Pat. (25%)

2.2 manifeste Hyperthyreose + FA . . . . . 91 Pat.
permanente FA . . . . 58 Pat. (64%)
Konversion zum SR . . . . 33 Pat. (36%)

2.3 latente Hyperthyreose + FA . . . . 66 Pat.
permanente FA . . . . 52 Pat. (79%)
Konversion zum SR . . . . 14 Pat. (21%)

Tabelle 2 Ätiologische Auflistung

	Euthyreose		Man. Hyper.		Lat. Hyper.	
	FAFA (%)	FASR (%)	FAFA (%)	FASR (%)	FAFA (%)	FASR (%)
KHK	16	19	27	50	20	60
Dilatation	28	50	48	14	35	0
Vitium	8	12	2	7	2,5	0
KHK + Dil.	18	0	11,5	22	22,5	20
Vitium + Dil.	30	19	11,5	7	20	20

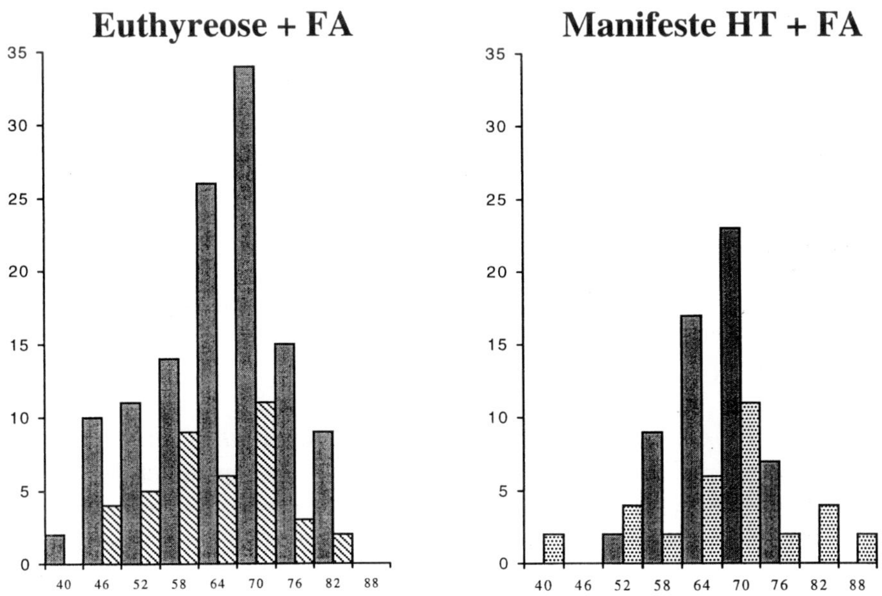

Abb. 2 In der Altersverteilung zeigte sich Vergleichbarkeit der Kollektive.

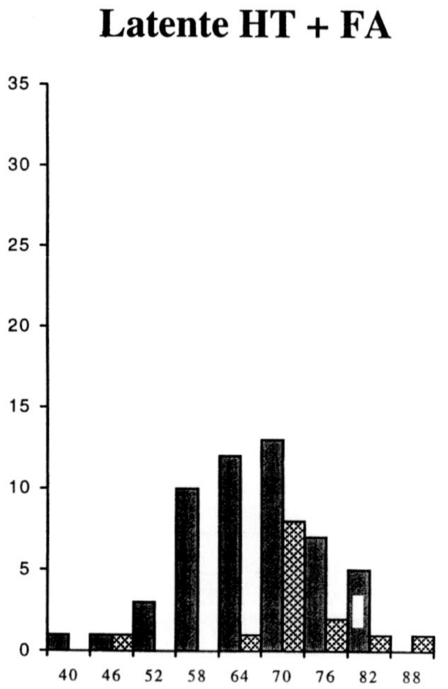

Abb. 2 *(Fortsetzung)*

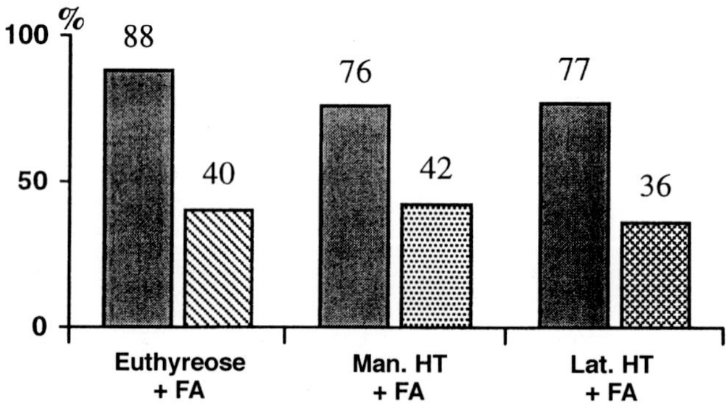

Abb. 3 Faßbare organische Herzerkrankung.

Eine Erklärung für diese Divergenz durch den hyperdynam.-hyperzirkulatorischen Zustand der HT [16] oder die nachgewiesenermaßen fehlende Hyperkoagulabilität bei HT [13] ist derzeit hypothetisch; hingegen erscheint die Embolierate von 10% im lat. HT-Kollektiv von relevanter klinischtherapeutischer Bedeutung.

In Tabelle 3 findet sich eine Auflistung der verwendeten Antiarrhythmika.

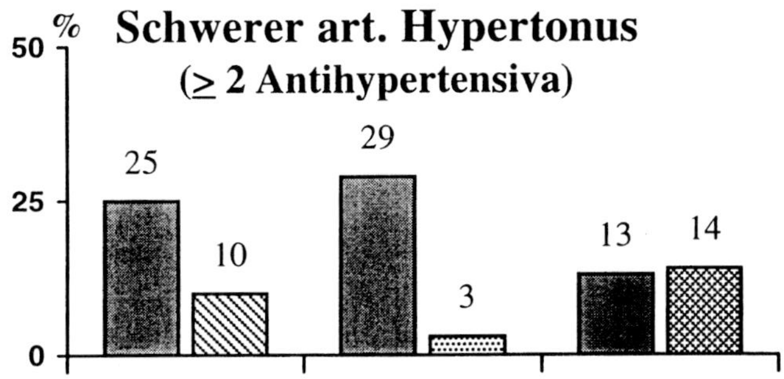

Abb. 4 Schwerer arterieller Hypertonus: Signifikant weniger Fälle im lat. HT-Kollektiv – offensichtlich für die Höhe der FA-Prävalenz in unserem lat. HT-Kollektiv nicht von Bedeutung (Einteilung wie Abb. 3).

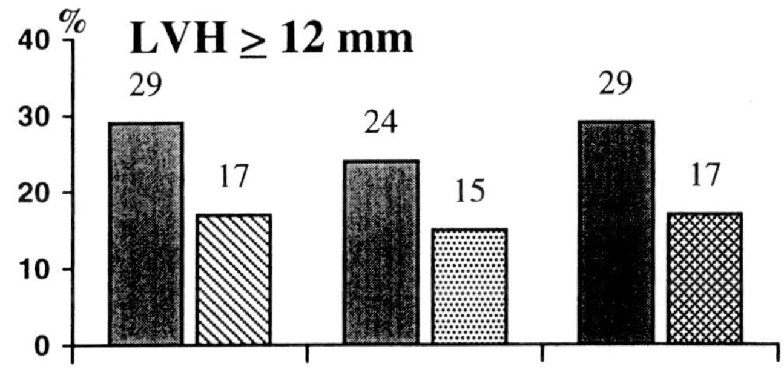

Abb. 5 Echokardiographischer Parameter linksventrikuläre Hypertrophie (LVH): Es zeigt sich ebenfalls Kollektivvergleichbarkeit (Einteilung wie Abb. 3).
Im Gegensatz zu Angaben in der Literatur [1, 8] bei man./lat. HT gegenüber Euthyreose nicht signifikant vermehrt.
Die Konvertierbarkeit zum SR ist in sämtlichen Kollektiven signifikant abhängig vom Vorhandensein einer LVH.

Tabelle 3 Auflistung verwendeter Antiarrhythmika

	Euthyreose		Man. Hyper.		Lat. Hyper.	
	n = 21 FAFA (%)	n = 40 FASR (%)	n = 52 FAFA (%)	n = 14 FASR (%)	n = 58 FAFA (%)	n = 33 FASR (%)
keines	3	2,5	7	6	6	14
Digitalis	60	30	29	27	46	21
BB, Sotalol	1	7,5	1	9	–	29
Ca-Antagonist	5	7,5	5	9	4	7
Chinidin	1	5	–	–	–	–
Komb. 1	29	35	31	18	31	18
Komb. 2	1	12,5	26	31	4	7
	100	100	100	100	100	100

Komb. 1 = Digitalis + Calciumantagonist + Chinidin; Komb. 2 = Andere Kombinationen

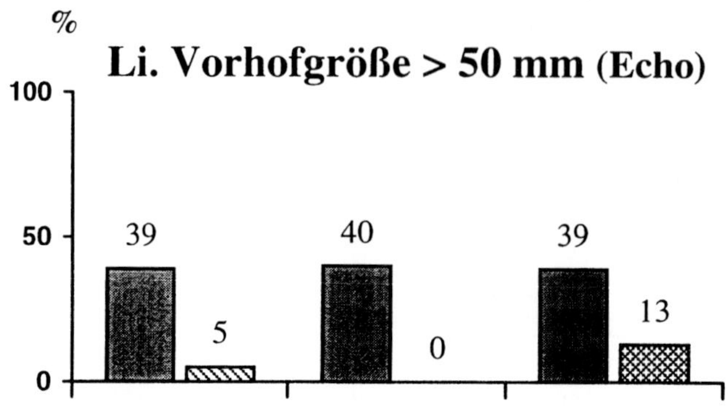

Abb. 6 Echokardiographische Größe des linken Vorhofes ergab ebenso absolute Vergleichbarkeit der drei Kollektive in Bezug auf die Konvertierbarkeit, insbesondere keinen Überhang an Mitralvitien im lat. HT-Kollektiv (Einteilung wie Abb. 3).

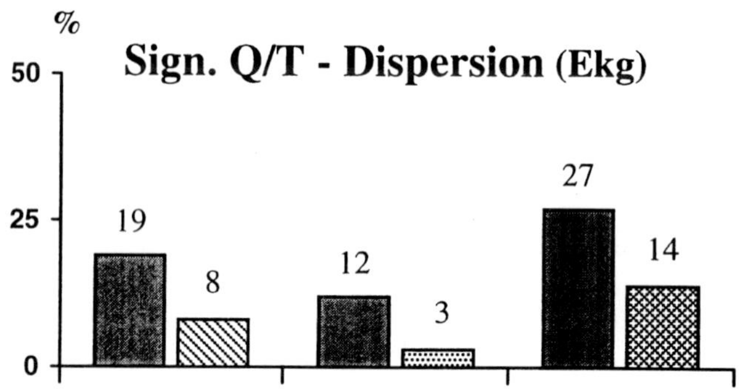

Abb. 7 In der konventionell gemessenen elektrokardiographischen QT-Dispersion zeigt sich neben Kollektivvergleichbarkeit keine signifikante Prädiktion für einen Konversionserfolg (Einteilung wie Abb. 3).

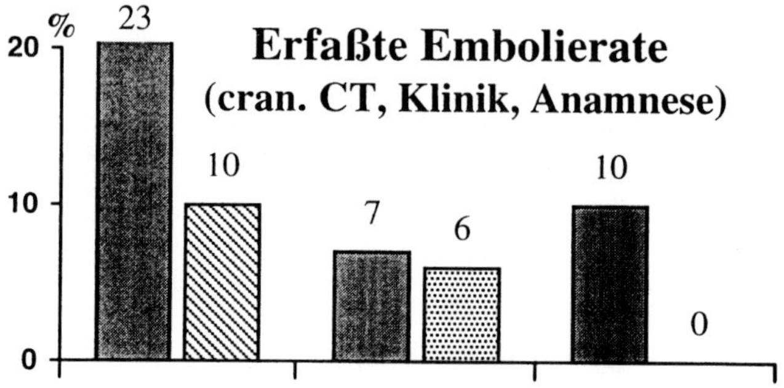

Abb. 8 Im Gegensatz zu Angaben der Literatur [16, 14] finden sich signifikant weniger thromboembolische Komplikationen in unseren hyperthyreoten (man./lat.) Patientenkollektiven gegenüber dem euthyreoten Vergleichskollektiv (Einteilung wie Abb. 3).

Schlußfolgerung

Die Daten unserer umfassenden Studie zeigen eine 6fach erhöhte FA-Prävalenz sowohl bei manifester als auch bei latenter Hyperthyreose gegenüber Euthyreose bei statistisch absolut vergleichbarem kardialem Status und Alter!

Klinische Relevanz

Insbesondere bei kardialer Grunderkrankung und höherem Lebensalter empfiehlt sich der obligate Ausschluß (bTSH, Scan) und die obligate Therapie auch einer latenten Hyperthyreose zur Behandlung/Verhinderung von Vorhofflimmern.

Literatur

[1] Bauerlein, E. J., C. S. Chakko, K. M. Kessler: Reversible dilated cardiomyopathy due to thyrotoxicosis. Am. J. of Cardiol. *70* (1992) 132.

[2] Forfar, J. C., A. Toft: Thyrotoxic atrial fibrillation: an underdiagnosed condition? (Editorial). Br. Med. J. *285* (1982) 909–910.

[3] Forfar, J. C., H. C. Miller, A. D. Toft et al.: Occult thyrotoxicosis: a correctable cause of „idiopathic" atrial fibrillation. Am. J. Cardiol. *44* (1979) 9–12.

[4] Giladi, M., D. Aderka, L. Zeligman-Melatzki et al.: Is idiopathic atrial fibrillation caused by occult thyrotoxicosis? A study of one hundred consecutive patients with atrial fibrillation. Int. J. Cardiol. *30* (1991) 309–313.

[5] Kannel, W. B., R. D. Abbott, D. D. Savage et al.: Epidemiologie features of chronic atrial fibrillation: the Framingham Study. N. Engl. J. Med. *306* (1982) 1018–1022.

[6] Klein, I.: Thyroid hormone and the cardiovascular System. Am. J. of Med. *88* (1990) 631–637.

[7] Krahn, A. D., J. Manfreda, R. B. Tate et al.: The natural history of atrial fibrillation: incidence, risk factors, and prognosis in the Manitoba Follow-up-Study. Am. J. of Med. *98* (1995) 476–485.

[8] Ladenson, P. W.: Editorial: Thyrotoxicosis and the heart: something old and something new. J. of Clin. End. and Metab. *77* (1993) 332–333.

[9] Lüderitz, B., H. J. Biersack: Kardiale Beteiligung bei Schilddrüsenerkrankungen. Akt. Endokr. *14* (1993) 60–66.

[10] Olshausen, K. v., S. Bischof, G. Kahaly et al.: Cardiac arrhythmias and heart rate in hyperthyroidism. Am. J. Cardiol. *63* (1989) 930–933.

[11] Petersen, P., J. M. Hansen: Stroke in thyrotoxicosis with atrial fibrillation. Stroke *119* (1988) 15–18.

[12] Polikar, R., A. G. Burger, U. Scherrer et al.: The Thyroid and the Heart. Circulation *87* (1993) 1435–1441.

[13] Presti, C. F., R. G. Hart: Thyrotoxicosis, atrial fibrillation and embolism, revisited. Am. Heart. J. *117* (1989) 976–977.
[14] Sawin, C. T., A. Geller, P. A. Wolf et al.: Low serum thyrotropin concentrations as a risk factor for atrial fibrillation in older persons. N. Engl. J. Med. *331* (1994) 1249–1252.
[15] Utiger, R. D.: Subclinical hyperthyroidism – just a low serum thyrotropin concentration, or something more. N. Engl. J. of Med. *331* (1994) 1302–1303.
[16] Woeber, K. A.: Thyrotoxicosis and the heart. N. Engl. J. Med. *327* (1992) 94–98.

Diskussion

Wenzel:
Herr Scheibner, haben Sie bei der Rhythmisierung unterschieden zwischen den Patienten, die sich nach Erreichen der Euthyreose normalisiert haben, und denen, die Antiarrhythmika brauchten?

Scheibner:
Durch die Euthyreose wurden die Patienten mit nicht eingeschränkter Linksventrikelfunktion normalisiert und lediglich mit Betablockern, vorzugsweise mit Propranolol, unterstützend behandelt. Der Konversionserfolg liegt in der Herstellung von Euthyreose bzw. geringer Hyperthyreose.

Wenzel:
Aber das haben Sie nicht unterschieden?

Scheibner:
Wir haben die klinische Situation vor der Radiojodtherapie dargestellt (im Verlauf). Konversionserfolg war nur ein persistierender Sinusrhythmus, nicht ein einmaliges Umschlagen zum Sinusrhythmus.

Wenzel:
Wenn ich Ihre Graphik richtig interpretiere, so haben sich sowohl bei manifester als auch bei latenter Hyperthyreose dreiviertel der Patienten nicht normalisiert?

Scheibner:
Dreiviertel haben sich nicht verändert, aber man muß bedenken, wenn sich ein Viertel verändert, ist das ja auch schon viel. Nach den Ergebnissen der Cast-Studie über die proarrhythmogene Wirkung von vielen Antiarrhythmika kann man sich viele deletäre Zwischenfälle vielleicht sparen.

Mann:
Ich möchte wirklich zu dieser Studie gratulieren, ganz überzeugend, also ich bin begeistert. Sie birgt ein riesiges Datenmaterial. Was waren das für thromboembolische Komplikationen.

Scheibner:
Retrospektiv ist es mit dem Thromboembolie-Risiko immer etwas schwierig. Das war: kraniales CT (dokumentiert), Klinik und Anamnese. Wir haben nur zerebrale Insulte und transitorisch ischämische Attacken erfaßt, und es ist anzunehmen, daß – weil auch nicht alle Patienten im Verlauf immer wieder gekommen sind – die Rate etwas höher liegen dürfte.

Grauer:
Was ich besonders interessant fand, war, daß die Zahl des Vorhofflimmerns nicht unterschiedlich war bei den Patienten, die manifest hyperthyreot waren, und denen, die latent hyperthyreot waren. Haben Sie dafür irgendeine Erklärung?

Scheibner:
Da gibt es außer der Überfunktion keine Erklärung. Wir haben ja auch vermutet, daß die latente Gruppe dann älter und schwerer herzkrank sein würde, aber das hat sich nicht bestätigt.

Claus:
Die Thromboembolierate von 23% erscheint mir sehr hoch, da doch heute jeder Patient mit Vorhofflimmern und absoluter Arrhythmie zumindest Thrombocytenaggregationshemmer bekommt bzw. auch noch eingreifender prophylaktisch behandelt wird (Antikoagulatien etc.). Hat Ihr Kollektiv das nicht erhalten?

Scheibner:
Zur oralen Antikoagulation und Vorhofflimmern im speziellen gibt es in den letzten drei Jahren sehr viele Arbeiten, und die generellen Richtlinien haben sich ja auch gewandelt. So hat man sicher vor sechs Jahren weniger aggressiv therapiert als heute. Thrombozytenaggregationshemmer nahmen viele, die es auch gastrointestinal vertragen haben. Orale Antikoagulationen mit Kumarinderivaten waren selten.

Usadel:
Ihre eindrucksvollen Daten haben uns ja alle sehr überzeugt, und man darf, glaube ich, trotzdem nicht den Schluß ziehen, daß bei allen latenten Hyper-

thyreosen mit Vorhofflimmern prophylaktisch thyreostatisch behandelt werden darf. Das sollten wir nicht machen.

Scheibner:
Man darf aber nicht sagen, daß die latente Hyperthyreose überhaupt keine Rolle spielen kann und daß man sie einfach so beläßt. Das ist unsere Aussage.

Veränderungen der Schilddrüsenfunktionsparameter und Jodurie nach endoskopisch-retrograder Cholangio-Pankreatikographie (ERCP)

W. J. Faßbender, C. Vogel, H. Stracke, R. G. Bretzel

Einleitung und Problematik

Das Phänomen der jodinduzierten Hyperthyreose wurde bereits 1821 von Coindet [5] beschrieben. Wir kennen heute nicht nur die erhöhte Hyperthyreoseinzidenz nach prophylaktischer Jodierung des Brotes (Tasmanien) oder des Speisesalzes, sondern insbesondere auch die jodinduzierten Hyperthyreosen nach Anwendung des jodhaltigen Antiarrhythmikums Amiodaron oder die Veränderungen der Schilddrüsenfunktionsparameter nach intravenöser Applikation jodhaltiger Kontrastmittel, wozu bereits seit den 70er Jahren zahlreiche Einzelkasuistiken [8] und auch zahlreiche retro- [2, 6, 11] und prospektive [1, 4, 7, 9] Studien durchgeführt wurden, die aufgrund der Anzahl nicht alle zitiert werden können. Als Risikofaktor wird hier unter anderem das „kritische autonome Volumen" beschrieben [3]. Die quantitative Absorption von Kontrastmittel bei endoskopisch-enteraler Applikation wurde 1983 von Sable et al. [10] dargestellt. Hinsichtlich der Veränderungen der Schilddrüsenfunktionsparameter nach enteral appliziertem Kontrastmittel wurden von Mann et al. in einem Kollektiv von 15 schilddrüsengesunden Patienten in einer prospektiven Untersuchung signifikante Veränderungen der Serumjodidspiegel sowie der Jodurie beschrieben, die peripheren SD-Funktionsparameter veränderten sich nicht signifikant [7]. Mit der von uns durchgeführten ebenfalls prospektiven Untersuchung bei insgesamt 105 anamnestisch schilddrüsengesunden Patienten ohne Kontrastmittelanamnese in den letzten 6 Monaten und ohne schilddrüsenspezifische Medikation soll die Frage nach klinisch relevanten Veränderungen der Schilddrüsenfunktionsparameter nach enteraler Kontrastmittelgabe beantwortet werden.

Methoden

Wir untersuchten ein Kollektiv von 105 anamnestisch schilddrüsengesunden Patienten ohne schilddrüsenspezifische Medikation bzw. schilddrüsenbeeinflussende Begleittherapie im Alter von 19 bis 89 Jahren (Median 61 J. +/− 2 SD = 17 J.) unmittelbar vor ERCP und 21 Tage nach ERCP. Es wurde das wasserlösliche, nichtionische Kontrastmittel Ultravist 370 mit einem Jodgehalt von 370 mg/ml verwendet. Ein Teil der Patienten (n = 33) wurde zusätzlich an einem dritten Termin nach 42 Tagen untersucht. Bei der Eingangsuntersuchung wurde bei allen Patienten eine Schilddrüsensonographie durchgeführt, das Volumen wurde nach der Gleichung zur Berechnung des Rotationsellipsoids bestimmt, hinsichtlich der Schilddrüsenmorphologie wurden die Patienten in vier Gruppen eingeteilt. Zum Zeitpunkt 0 wurde endoskopisch-enteral durchschnittlich 5 g Jod per ERCP appliziert. An allen Terminen wurden die Funktionsparameter T3, T4, fT4, TSH sowie die Schilddrüsenantikörper und die Urinjodausscheidung gemessen. Bei der Beurteilung der Jodurie wurde als Referenzintervall für Erwachsene der Bereich von 150–300 ug/l angenommen. Vor der ERCP wurde eine ausführliche Anamnese, insbesondere im Hinblick auf Symptome der Schilddrüsenkrankheit, anhand eines standardisierten Fragebogens erhoben, zu den Untersuchungen an Tag 21 und Tag 42 wurde nochmals eine Zwischenanamnese erhoben. Bei einem Teil der Patienten (n = 37) wurde während des zeitlichen Verlaufes unserer Untersuchung eine CT des Abdomens mit Kontrastmittelapplikation durchgeführt, auf diese Patienten wird im folgenden nicht eingegangen. Betrachtet werden hier somit 68 Patienten, die keine weitere Kontrastmitteluntersuchung erhielten. Nach 42 Tagen konnten aus diesem Kollektiv noch 22 Patienten nachuntersucht werden.

Ergebnisse

Aufgrund des Schilddrüsensonographiebefundes müssen vier verschiedene Gruppen unterschieden werden, die sich jedoch hinsichtlich der Verteilung in der Gesamtgruppe und dem Kollektiv der hier betrachteten 68 Patienten nicht signifikant unterscheiden (Abb. 1). Am häufigsten wurden Patienten mit normal großen parenchymatösen Schilddrüsen untersucht, in der Häufigkeit abnehmend fanden wir zu etwa gleichen Teilen Patienten mit normal großen Organen, in denen Knoten nachgewiesen werden konnten und multinodöse Strumen, in kleinerer Anzahl parenchymatöse Strumen. Bei der statistischen Auswertung ergaben sich gruppenspezifisch signifikante Unterschiede im Verlauf der gemessenen Parameter. Bereits bei einer durchschnittlich endoskopisch-enteral applizierten Menge von 5 g Jod per Untersuchung kommt es zu einer nachhaltigen Erniedrigung von TSH (p = 0,286), insbesondere bei Patienten mit vergrößerten, nodular transformierten Schilddrüsen, wie in Abb. 2 dargestellt. Hier finden sich auch statistisch signifikante Gruppenunterschiede. Bei den peripheren Schilddrüsenhormonen finden wir einen signifikanten Anstieg von T3 (p = 0,049) in allen Gruppen (Abb. 3) sowie einen fT4 Anstieg bei den Patienten mit multinodösen Strumen, für T4 finden sich

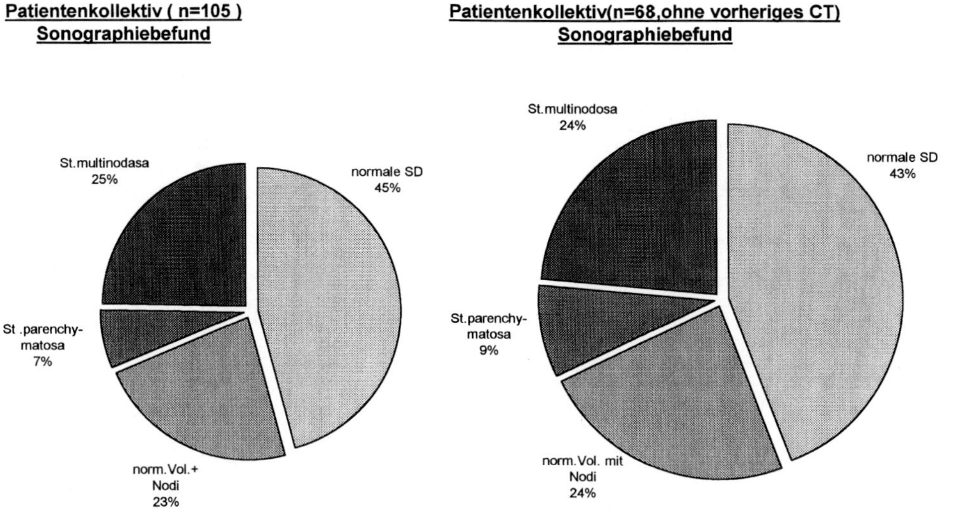

Abb. 1 Häufigkeitsverteilung der verschiedenen Schilddrüsenmorphologien.

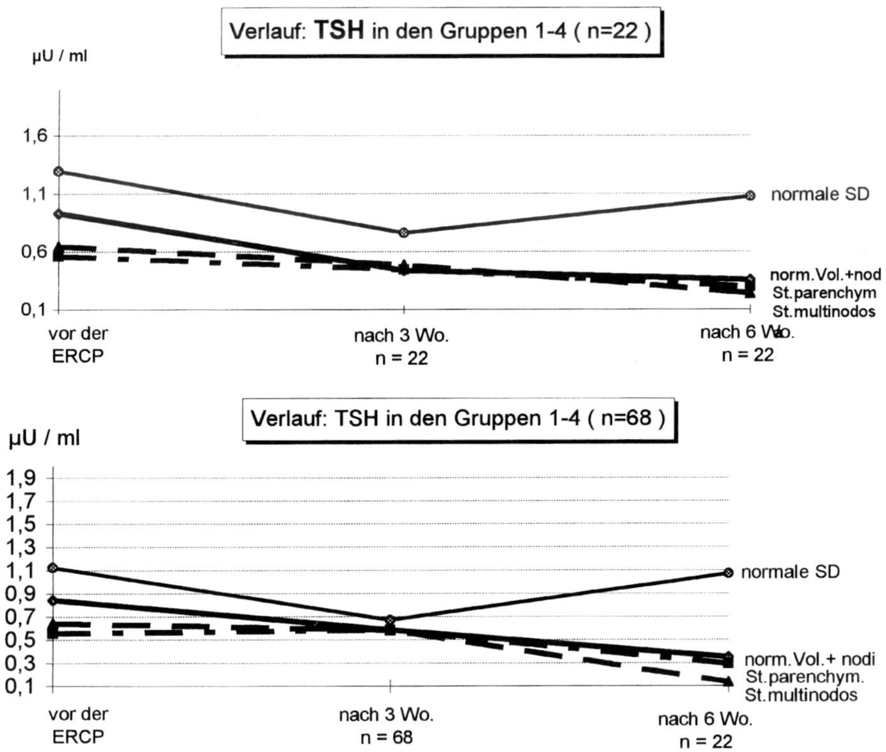

Abb. 2 Veränderung der TSH-Serumspiegel im Verlauf nach ERCP.

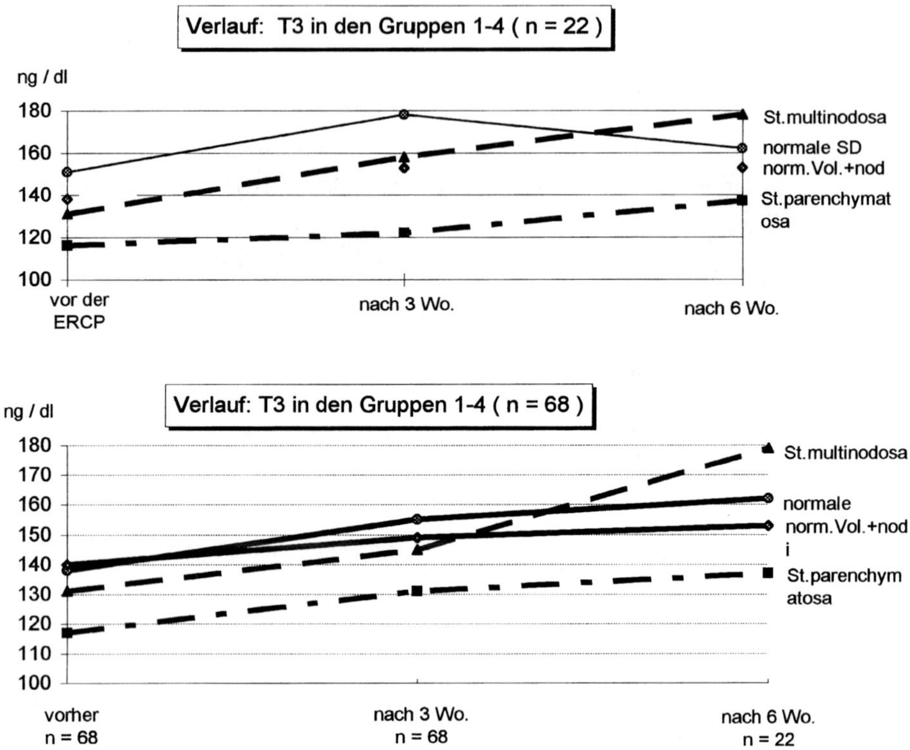

Abb. 3 Verlauf der T3-Werte nach ERCP.

signifikante Gruppenunterschiede (p = 0,002), wie in Abb. 4 dargestellt. Die Jodausscheidung im Urin ist an Tag 21 im Vergleich zum Zeitpunkt 0 hochsignifikant gesteigert (p = 0,0001), an Tag 42 werden jedoch mit Ausnahme des Kollektivs der multinodösen Strumen nochmals deutlich erhöhte Werte gemessen, wie Abb. 5 zeigt. Hinsichtlich der Klinik ergaben sich bei der Beantwortung der standardisierten Fragen nach Hypo- oder Hyperthyreosesymptomen weder im Gesamtkollektiv noch in den einzelnen Gruppen signifikante Veränderungen zu den beiden Nachuntersuchungsterminen. Die in Abb. 6 dargestellten Fallbeispiele zeigen repräsentativ TSH-Werte im Verlauf bei drei verschiedenen Patienten: Bei Pat. A mit normaler Schilddrüse kehrt der TSH-Wert nach 42 Tagen wieder in den Ausgangsbereich zurück, während TSH bei Pat. B (normales SD-Volumen + Knoten) sowie bei Pat. C (Str.multinodosa) nach 42 Tagen eine weitere nachhaltige Suppression erfährt.

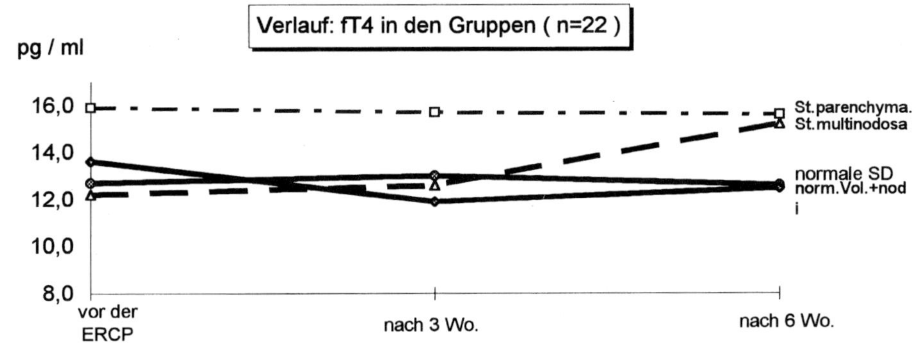

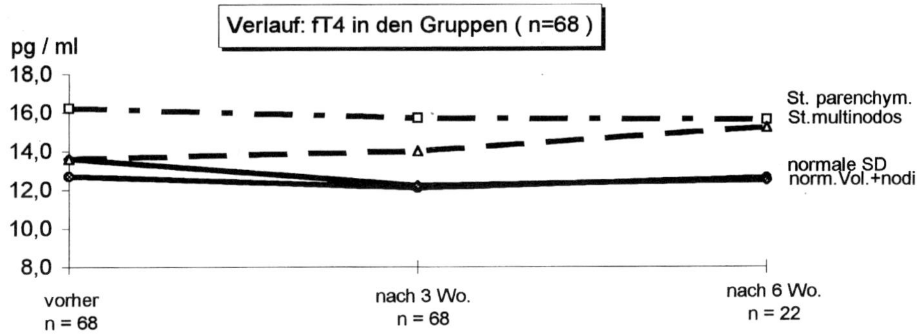

Abb. 4 Verlauf der fT4-Werte nach ERCP.

Zusammenfassung und Diskussion

Unsere Ergebnisse zeigen, daß es nach enteral appliziertem Kontrastmittel im Verlauf der Nachbeobachtung über 3 bzw. 6 Wochen zu einem signifikanten Anstieg der Jodurie bei Patienten mit normalem sonographischem Schilddrüsenbefund, bei Patienten mit Struma parenchymatosa und bei normal großen Schilddrüsen mit Knoten kommt. Bei Patienten mit Struma multinodosa findet sich lediglich eine nicht signifikante Veränderung. Bei den Serumparametern finden wir einen signifikanten Anstieg des T3 bei allen Patientengruppen, ein signifikanter Anstieg des fT4 war nur bei Patienten mit Struma multinodosa festzustellen. Bei den Patienten mit nodulären Veränderungen sowie Struma multinodosa kommt eine signifikante Abnahme (Suppression) der TSH-Werte zur Darstellung. Klinische Zeichen einer Hypo- oder Hyperthyreose waren nicht aufgetreten. Aus diesen gezeigten Ergebnissen folgern wir, daß zur Erfassung bzw. Abwehr eines Hyperthyreoserisikos auch nach enteral appliziertem Kontrastmittel entweder vor der Untersuchung eine Schilddrüsensonographie oder im adäquaten Intervall nach der Untersuchung eine Bestimmung der Schilddrüsenfunktionsparameter (minimal TSH) erfolgen

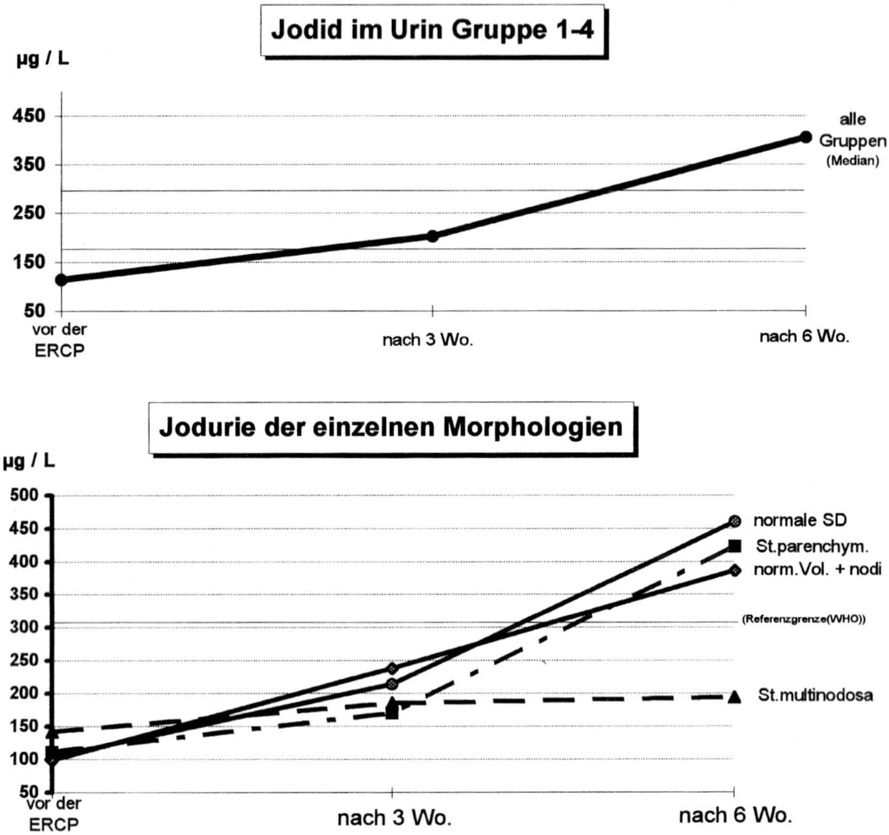

Abb. 5 Jodurie in den verschiedenen Kollektiven nach enteraler Kontrastmittelapplikation.

sollte. Optimal wäre eine gründliche Voruntersuchung unter Einschluß der Schilddrüsensonographie, SD-Funktionsprüfung und Erfassung des Schilddrüsenantikörperstatus. Auch wenn die Veränderungen der SD-Funktionsparameter nicht so ausgeprägt sind wie bei intravenös verabreichtem Kontrastmittel [9] halten wir aufgrund unserer Ergebnisse die Schilddrüsenuntersuchung im Zusammenhang mit enteraler Kontrastmittelgabe aufgrund des gezeigten potentiellen Hyperthyreoserisikos für sinnvoll.

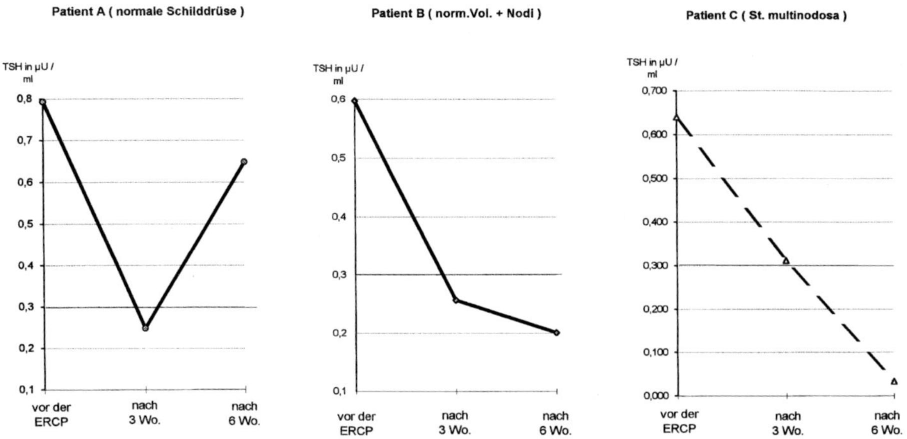

Abb. 6 Repräsentative TSH-Verläufe bei je einem Patienten mit morphologisch normaler Schilddrüse (A), normal großer nodulär veränderter Schilddrüse (B) sowie bei Struma multinodosa (C).

Literatur

[1] Bauhofer, G., A. Hausen, G. Riccabona: Thyroxin und Trijodthyronin im Serum Euthyreoter nach Röntgenuntersuchungen mit jodhaltigen Kontrastmitteln. Münch. med. Wschr. *120, 27* (1978) 927–928.

[2] Blum, M., U. Weinberg, L. Shenkman et al.: Hyperthyroidism after iodinated contrast medium. N. Engl. J. Med. *291* (1974) 24–25.

[3] Bottermann, P: Jodinduzierte Hyperthyreose. Med. Klinik *81* (1986) 753–757.

[4] Bürgi, H., C. Wimpfheimer, A. Burger et al.: Changes of circulating thyroxine, trijodthyronine and reverse trijodthyronine after radiographic contrast agents. J. Clin. Endocrinol. Metabol. *43* (1976) 1203–1210.

[5] Coindet, J. F.: Nouvelles recherches sur les éffets de l'iode, et sur les précautions a suivre dans le traitement de goitre par le nouveau remede. Bibl. Univ. Sci. Belles Lettres Arts *16* (1821) 140–152.

[6] Herrmann, J., H. L. Krüskemper: Gefährdung von Patienten mit latenter und manifester Hyperthyreose durch jofhaltige Röntgenkontrastmittel und Medikamente. Dtsch. Med. Wschr. *103* (1978) 1434–1443.

[7] Mann, K., J. Rendl, R. Busley et al.: Systemic iodine absorption during endoscopic application of radiographic contrast agents for endoscopic retrograde cholangiopancreaticography. Eur. J. Endocrinol *130,5* (1994) 498–501.

[8] Rajatanavin, R., M. Safran, W. A. Stoller et al.: Five patients with iodine-induced hyperthyroidism. Am. J. Med. *77/2* (1984) 378–384.

[9] Rendl, J., Th. Schmidt, W. Börner: Beeinflussen nichtionische Röntgenkontrastmittel die Schilddrüsenparameter? In: W. Börner, B. Weinheimer (Hrsg): Schilddrüse 1989, S. 53–62. Walter de Gruyter, Berlin–New York 1991.

[10] Sable, R. A., W. S. Rosenthal, J. Siegel et al.: Absorption of contrast media during ERCP. Am. J. Dig. Dis. *28* (1983) 801–806.
[11] Steidle, B.: Iodine-induced hyperthyroidism after contrast media: animal experimental and clinical studies. In: V. Taenzer, S. Wende (Hrsg.): Recent developments in nonionic contrast media, S. 6–14. Thieme, Stuttgart 1989.

Diskussion

Joseph:
Grundregel sollte sein, vor Gabe jodhaltiger Röntgenkontrastmittel insbesondere bei älteren Menschen nach einer Knotenstruma zu sehen, um nicht eine durch Jod induzierte Hyperthyreose bei vorbestehender Autonomie zu riskieren. Meines Wissens wird das aus dem wasserlöslichen Kontrastmittel resorbierte Jod innerhalb von 3 bis maximal 4 Wochen renal eliminiert. Wie erklären Sie die von ihnen nach 6 Wochen noch gefundene erhöhte Jodurie?

Faßbender:
Wahrscheinlich bei den Patienten mit den vergrößerten Schilddrüsen auch noch durch eine Speicherung des Jodes in der Schilddrüse, was langsam wieder freigesetzt wird.

Joseph:
Wie das denn?

Herrmann:
Wie kommt der Anstieg der Jodurie erst 3 bis 6 Wochen nach ERCP zustande? Handelt es sich eventuell um ein lipophiles Kontrastmittel, aus dem nach Speicherung im Fettgewebe Jod freigesetzt wird?

Faßbender:
Es war Ultra-Vist 370, das ist ein wasserlösliches Kontrastmittel.

Rendl:
Die meisten hier im Saal wissen ja, daß wir das gleiche mit Herrn Mann zusammen auch schon untersucht haben, und es gibt ältere Daten, die zeigen, daß man einen Anstieg zwischen der 3. und 6. Woche nicht beobachten kann, wenn die Patienten nicht zusätzlich noch Jod nehmen. Das kommt auch nicht aus der Schilddrüse. Und die Frage an Sie: mit welcher Methode haben Sie denn die Jodausscheidung gemessen?

Faßbender:
Mit der Jaffee-Methode ist das gemessen worden.

Eber:
Mir fehlt auch der Peak am Beginn in den ersten paar Tagen, den man eigentlich bei allen Kontrastmitteln nachweisen kann. Was ich aber bestätige, daß es sehr spät noch zu einem Anstieg der Jodurie kommt (bis zu 6 Wochen scheint mir allerdings sehr lang). Der Frage, wo es hingeht, sind wir nachgegangen, es ist jedenfalls nicht das Fettgewebe, wie eine Turiner Arbeitsgruppe meint. Wir haben begründeten Anhalt, daß es in den Erythrozyten gespeichert wird.

Farbdopplersonographisch gesteuerte Alkoholinstillation in autonome Schilddrüsenbezirke

W. Blank, B. Braun

Die traditionellen Behandlungsverfahren autonomer Schilddrüsenadenome sind Operation und Radiojodtherapie. Eine neue therapeutische Alternative ist die von Livraghi und Monzani 1990 eingeführte sonographisch gesteuerte perkutane Alkoholinjektion in autonome Adenome [4, 6–10].

Die Alkoholinjektion wird seit längerem erfolgreich zur kurativen Behandlung von Nebenschilddrüsenadenomen [12] und zur palliativen im Einzelfall auch kurativen Therapie hepatozellulärer Karzinome [7] eingesetzt: Alkohol erzeugt im Gewebe – so auch im Schilddrüsenadenom – eine Koagulationsnekrose mit reaktiver Fibrose und anschließendem Funktionsverlust. Gesundes paranoduläres Gewebe wird geschont im Unterschied zu Operation und Radiojodtherapie [11], bei denen noch Jahre nach Therapie Späthypothyreosen auftreten können.

Livraghi und Monzani führten die Alkoholinjektionen bei solitären autonomen Adenomen nach szintigraphischer Sicherung unter sonographischer Kontrolle durch. Mit der von uns erstmals eingesetzten farbkodierten Dopplersonographie können die autonomen Adenome besser lokalisiert werden. Dies gilt insbesondere für Patienten mit Struma multinodosa und bei Vorliegen einer multifokalen Autonomie, der häufigsten Hyperthyreoseursache in Jodmangelgebieten.

Während die konventionelle B-Bildsonographie keine Rückschlüsse auf die funktionelle Aktivität eines Schilddrüsenknotens erlaubt, demarkieren sich bei der farbkodierten Dopplersonographie Adenome mit Hyperthyreose als echoarme, relativ scharf begrenzte Herde mit betonter Rand- und insbesondere akzentuierter Binnenvaskularisation [2, 3].

Patienten und Methodik

Von Juni 1992 bis Juli 1995 wurden in unserer Klinik 71 Patienten (52 Frauen, 20 Männer im Alter zwischen 31 und 92 Jahren) mit der sonographisch gesteuerten perkutanen Äthanolinstillation therapiert. 45 Patienten hatten autonome Schilddrüsenbezirke mit, 26 Patienten ohne Hyperthyreose. Eine Operation oder eine Radiojodtherapie war von den Patienten abgelehnt worden oder wegen anderer Erkrankungen nicht durchführbar gewesen.

Mittels quantitativer Szintigraphie mit 99m Tc-Pertechnat und Farbdopplersonographie wurde die funktionelle Autonomie gesichert.

Patienten mit farbdopplersonographisch nicht sicher lokalisierbaren Knoten bei multifokaler Autonomie, schwieriger topographischer Lage und Patienten mit Immunhyperthyreose (M. Basedow) wurden von der Studie ausgeschlossen.

49 Patienten wiesen ein solitäres Adenom, 8 Patienten hatten zwei und 14 Patienten mehrere Knoten. Die Knotendurchmesser lagen zwischen 1 cm und 6 cm.

Bei 30 der 45 Patienten mit Hyperthyreose war vor der Alkoholinstillation die Erkrankung mit Propanolol (20–40 mg/d) und Carbimazol (10–30 mg/d) anbehandelt worden. Bei sonographisch malignomverdächtigen Bezirken wurde eine diagnostische Feinnadelpunktion durchgeführt (12 Patienten), die bei allen einen benignen Befund ergab.

Technik der Alkoholinstillation

Nach Hautdesinfektion und Lokalanästhesie von Haut und Subkutis wird unter fortlaufender sonographischer Sicht eine 1er-Kanüle (22 Gauge) in die primär szintigraphisch und farbdopplersonographisch gesicherten Bezirke eingestochen. Die Nadelspitze erscheint dabei als hochamplitudiger Doppelreflex, der bei ruckartigem Vor- und Zurückschieben der Nadel während des Punktionsvorganges deutlicher erkennbar wird. Die Nadelspitze sollte in zwei senkrecht aufeinanderstehenden Ebenen zentral im Adenom erkannt werden [1].

Eine Probeinjektion von maximal 0,1 ml 96%igem Alkohol dient der Überprüfung der korrekten Nadellage. Je nach der Adenomgröße (1 cm–6 cm) werden danach ca. 0,5–6 ml 96%iger Alkohol injiziert (pro cm Durchmesser circa 1 ml). Am Ort des Alkoholaustrittes zeigen sich helle Reflexe (sog. Schneegestöber), die das gesamte Adenom echogen transformieren (Abb. 1). Die Injektion erfolgt langsam und muß bei stärkerem Druckgefühl beendet werden. Nach der Injektion verbleibt die Nadel für ca. ½ Minute. Das Zurückfließen von Alkohol in die Halsweichteile und in gesundes paranoduläres Schilddrüsengewebe wird anschließend durch leichte Kompression des Knotens und des Stichkanals mit dem Schallkopf verhindert.

Die Injektionsbehandlung wurde in etwa einwöchigen Abständen wiederholt. Knoten über 3 cm Größe sollten fächerförmig infiltriert werden.

Verlaufskontrollen: Klinische Untersuchung, Labor (TSH basal, T3, T4) und Farbdopplersonographie erfolgen vor, während und nach Abschluß der Alkoholinjektionsbehandlung. Vor jeder, in der Regel ambulant durchgeführten Behandlung werden die Knoten in ihrer Morphologie und Größe erneut do-

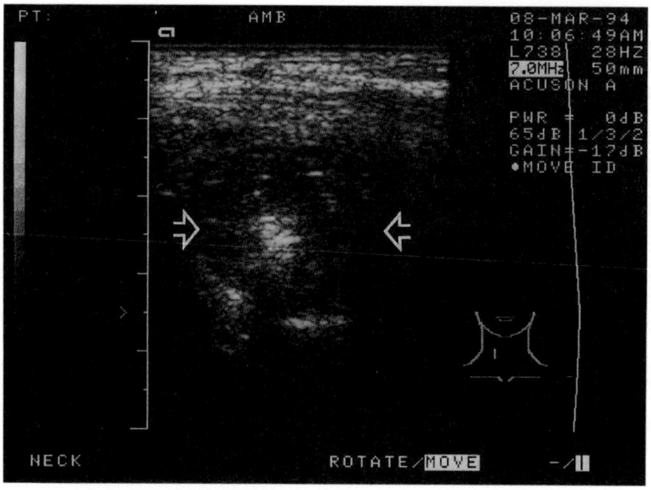

Abb. 1 Solitäres Schilddrüsenadenom mit Hyperthyreose. Echoarmer Bezirk rechter Schilddrüsenlappen (Pfeile). Durchmesser 2 cm. Nach erfolgter Alkoholinstillation zentral echogene Reflexe („Schneegestöber").

kumentiert und der Vaskularisationsgrad farbdopplersonographisch bestimmt. Läßt sich farbdopplersonographisch keine Durchblutung mehr in den Knoten nachweisen, wird eine Kontrollszintigraphie angefertigt.

Ergebnisse

Alle autonomen Schilddrüsenherde waren im konventionellen Bild echoarm im Vergleich zum paranodulären Schilddrüsengewebe. Bei allen 25 Patienten mit solitären Knoten in homogenen Strumen konnte der szintigraphisch bekannte autonome Bezirk bildsonographisch zugeordnet werden. Bei keinem der 45 Patienten mit Struma multinodosa gelang es jedoch, mit der konventionellen Sonographie das autonome Schilddrüsengewebe mit Überfunktion von weiteren im Knotenkropf vorhandenen Herden zu unterscheiden. Farbdopplersonographisch dagegen konnte bei 44 von 45 Patienten das uni- bzw. oligofokale Gewebe mit Überfunktion richtig von anderen knotigen Arealen differenziert werden. Zwischen Funktionszustand und Vaskularisationsgrad bestand eine lineare Beziehung. Autonome Bezirke ohne Hyperthyreose zeigten meist nur eine kräftige Randvaskularisation mit nur einzelnen Binnengefäßen, autonome Bezirke mit Überfunktion dagegen sehr starke Rand- und Binnenvaskularisation.

Bei 71 Patienten wurden insgesamt 271 Injektionsbehandlungen in 1–8 Sitzungen (Mittel 3,5 pro Patient) mit Injektion von 1–6 ml Alkohol (Mittel

2,5 ml/Sitzung) durchgeführt. Das unmittelbar nach Alkoholinstillation auftretende Schneegestöber mit echoreicher Transformation der Herde konnte noch Stunden nach der ersten Behandlung beobachtet werden. Im Verlauf der Alkoholinstillationsbehandlung wurde farbdopplersonographisch bei allen Patienten ein Rückgang der Vaskularisation in zerstörten Adenombereichen dokumentiert.

Nebenwirkungen

Die Behandlung wurde von allen Patienten gut toleriert. Während der Instillation verspürten alle Patienten ein leichtes Druckgefühl, teils mit Ausstrahlung in den Kieferwinkel. Eine lokale Hautrötung über mehrere Stunden wurde bei 3 Patienten beobachtet, eine geringe Heiserkeit trat bei 3 Patienten für 1–2 Tage auf, über vorübergehende Schluckbeschwerden klagten 8 Patienten. Bei einer Patientin kam es zu einem Alkoholaustritt nach dorsal. Es trat ein stärkerer lokaler Schmerz auf, der nach Analgetikagabe sistierte. Nur bei dieser Patientin wurde ein Anstieg des C-reaktiven Proteins festgestellt. Bei keinem Patienten entwickelte sich nach der Alkoholinstillation Fieber.

Therapieerfolge

In der szintigraphischen Abschlußuntersuchung, die nach Erreichen der Euthyreose und farbdopplersonographisch dokumentiertem Verschwinden der Binnenvaskularisation erfolgte, wurde in der Gruppe der 45 Hyperthyreosepatienten bei 18 Patienten die Ausschaltung des autonomen Bezirkes dokumentiert. Bei 26 Patienten waren die autonomen Bezirke in ihrer Aktivität reduziert, oder das paranoduläre Gewebe zeigte wieder funktionelle Aktivität. Bei einem Patienten war der autonome Herd unverändert darstellbar. Die Thyreostatikadosis ließ sich beim letztgenannten Patienten jedoch auf ein Viertel der Ausgangsdosis unter stabiler Euthyreose reduzieren. Bei 25 der 26 euthyreoten Patienten mit autonomen Adenomen wurde der autonome Bezirk vollständig zerstört. Nur bei einem Patienten war das Adenom mit reduzierter Aktivität weiter nachweisbar.

Die Schilddrüsenhormonwerte hatten sich nach 6–8 Wochen bei 39 der 45 Hyperthyreosepatienten ohne weitere Thyreostatikamedikation normalisiert, bei 6 Patienten war die Stoffwechsellage unter Fortführung einer reduzierten Thyreostatikadosis euthyreot.

Diskussion

Die funktionelle Schilddrüsenautonomie wird bei manifester Hyperthyreose nach initialer Thyreostatikagabe mit anschließender Operation oder Radiojod therapiert.

Operation

Die Operation wird bevorzugt bei unter 40jährigen Patienten, bei sehr großen Strumen und bei lokaler mechanischer Komplikation. Neben allgemeinen Operationsrisiken sind Komplikationen wie Hypoparathyreodismus, Nervus-recurrens-Läsionen und postoperative Hypothyreose zu bedenken.

Radiojodtherapie

Die Radiojodtherapie muß aufgrund der in Deutschland geltenden Strahlenschutzbestimmungen stationär in speziell eingerichteten nuklearmedizinischen Einrichtungen erfolgen. Sie führt nur zu geringer Größenreduktion von Schilddrüse und Adenomen und wird als Methode der Wahl bei über 40jährigen Patienten mit mäßig vergrößerter Schilddrüse angesehen. Da toxische Adenome eine relativ hohe 131-Joddosis erfordern, entwickelt sich als Folge der radiogenen Zerstörung gesunden paranodulären Gewebes innerhalb von 15 Jahren in bis zu 50% eine substitutionspflichtige Hypothyreose [5].

Alkoholinjektionstherapie

Die perkutane sonographisch gesteuerte Alkoholinjektion in autonome Schilddrüsenbezirke erzeugt eine Koagulationsnekrose mit reaktiver Fibrose und anschließendem Funktionsverlust. Gesundes paranoduläres Gewebe wird geschont. Die Alkoholinstillation kann im Unterschied zur Operation und Radiojodtherapie unmittelbar nach Diagnosestellung im Stadium der Hyperthyreose begonnen werden. Livraghi sowie Monzani führten die Alkoholinjektion bei solitären autonomen Adenomen nach szintigraphischer Sicherung unter sonographischer Kontrolle durch [6, 7, 9]. Dies setzt eine exakte anatomische Lokalisation der funktionellen Autonomie voraus, was bei solitären Knoten problemlos, bei autonomen Knoten in einer Struma multinodosa jedoch nicht sicher möglich ist, wie die Ergebnisse unserer prospektiven Untersuchung zeigen. Die genaue Lokalisation autonomen Gewebes gelingt durch den Einsatz der farbkodierten Dopplersonographie [3]. Die Binnenvaskularisation zeigt dabei eine lineare Beziehung zum Hyperthyreosegrad. Noch aktives Adenomgewebe kann durch den Nachweis der Vaskularisation bewiesen werden und die Nadel kann unter sonographischer Kontrolle gezielt in diese Bezirke vorgeführt werden [4].

Bei einer multifokalen Autonomie kann nach Herdgröße und Ausmaß der Vaskularisation der dominante Herd erkannt und gezielt mit Alkohol instilliert werden. Bei 5 Patienten kam es nach Zerstörung solcher „Adenome 1. Ordnung“ zum Erwachen der Adenome 2. und 3. Ordnung. Insgesamt sollte die Indikation zur Instillation bei multifokaler Autonomie sehr streng gestellt werden, da in der Regel nur ein palliativer Erfolg zu erreichen ist. Bei disseminierter Autonomie ist die Alkoholinstillation wie bei Patienten mit Basedow-Hyperthyreose nicht durchführbar. Diese Patienten wurden aus der Studie ausgeschlossen.

Unsere Ergebnisse entsprechen weitgehend denen von Livraghi und Monzani. Adenombezirke ohne Hyperthyreose (pretoxic adenom) konnten mit fast 96%igem Erfolg, autonome Adenome mit Hyperthyreose (toxic adenom) konnten mit 87%igem Erfolg behandelt werden. Die höhere Erfolgsrate bei den autonomen Bezirken ohne Hyperthyreose (pretoxic adenoma) ist weitgehend, wie Livraghi aufzeigen konnte, durch die Adenomgröße bedingt. Auch unsere Ergebnisse belegen, daß bei Volumina bis 30 ml bzw. Durchmessern <4 cm mit hoher Wahrscheinlichkeit ein Totalerfolg zu erreichen ist, bei größeren Volumina nur mit einem Teilerfolg gerechnet werden kann. Alle 6 Patienten, bei denen eine weitere Thyreostatikatherapie notwendig war, hatten Knoten >40 ml (Durchmesser >4,3 cm). Bei allen Patienten wurde eine Größenabnahme der Adenome zwischen 30 und 50% beobachtet, die allerdings nicht so ausgeprägt ausfiel, wie von Monzani mitgeteilt (85–90%) (Tab. 1, 2).

Tabelle 1 Günstige Voraussetzungen zur Alkoholinstillation

- 1–(2) Adenome
- Adenomgröße <4 cm (<30 ml)
- Patient >40 Jahre
- Multimorbidität
- OP-Radiojod-„Verweigerer“
- Knotentopographie (zentral, Abstand zu A. Carotis, V. Jugularis, N. Recurrens)
- eindeutige Darstellbarkeit mittels Szintigraphie, Sonographie (FDS)

Tabelle 2 Ungünstige Voraussetzungen zur Alkoholinstillation

- großer Knotenkropf
- Knoten >4,5 cm (>45 ml)
- Patient <30 Jahre
- „ungeschützte“ Knotenlage
- Gerinnungsstörungen

Die Alkoholinjektion wurde in unserer Studie von allen Patienten gut vertragen. Leichte Nebenwirkungen traten in einzelnen Fällen auf. Sie können durch optimierte Injektionstechnik und Verwendung nicht zu großer Alkoholmengen pro Sitzung weitgehend vermieden werden. Die Alkoholinjektionsmethode sollte unter größter Vorsicht und nur durch Untersucher erfolgen, die in sonographisch gesteuerter Punktionstechnik versiert sind.

Zusammenfassung

Zusammenfassend stellt die sonographisch gezielte perkutane Alkoholinstillation ein effektives, risikoarmes, preisgünstiges und ambulant durchführbares Verfahren zur Therapie der fokalen Autonomie dar. Die autonomen Bezirke sollten jedoch szintigraphisch, sonographisch und bei Struma multinodosa farbdopplersonographisch zweifelsfrei zu lokalisieren sein und die Äthanolinstillation von Untersuchern durchgeführt werden, die über ausreichende Erfahrungen in Farbdopplersonographie und sonographisch gesteuerter Punktionstechnik verfügen. Der Therapieerfolg ist abhängig von der initialen Adenomgröße. Autonome Adenome bei Euthyreose oder latenter Hyperthyreose sind bei gegebener klinischer Indikation deshalb besonders gut für die Alkoholinstillation geeignet. Auch solitäre Adenome mit Hyperthyreose können bei entsprechender Größe (bis 30 ml, Durchmesser <4 cm) mit hoher Erfolgsrate (bis 90%) behandelt werden. Bei älteren oder multimorbiden Patienten kann auch unter palliativem Aspekt eine Verbesserung der Stoffwechsellage durch Ausschaltung der aktivsten Bezirke bei multifokaler Autonomie erreicht werden.

Langfristig angelegte Verlaufsuntersuchungen müssen mögliche Spätkomplikationen des Verfahrens erkennen lassen und Aussagen zur Rezidivhäufigkeit ermöglichen, bevor die Alkoholinstillation auch jugendlichen Patienten als Methode der Wahl zur definitiven Destruktion autonomen Schilddrüsengewebes empfohlen werden kann. Dann können auch Empfehlungen (Consensus) erarbeitet werden, wann und für welchen Patienten Operation, Radiojodtherapie bzw. Alkoholinjektion das günstigste Verfahren darstellt.

Literatur

[1] Blank, W.: Sonographisch gesteuerte Punktionen und Drainagen. In: B. Braun, R. Günther, W. B. Schwerk (Hrsg.): Ultraschalldiagnostik – Lehrbuch und Atlas. Ecomed Verlag, Landsberg 1994.

[2] Braun, B.: Schilddrüse. In: B. Braun, R. Günther, W. B. Schwerk (Hrsg.): Ultraschalldiagnostik – Lehrbuch und Atlas, Ecomed Verlag, Landsberg 1992.

[3] Braun, B., W. Blank, P. Gelinsky: Farbkodierte Doppler-Sonographie zur Differenzierung der Hyperthyreose. Ultraschall Klin. Prax. *7* (1992) 220.

[4] Braun, B., W. Blank: Farbdopplersonographisch gesteuerte percutane Alkoholinstillation zur Therapie der funktionellen Schilddrüsenautonomie. Dtsch. med. Wschr. *119* (1994) 1607–1612.

[5] Goldstein, R., I. R. Hart: Follow-up of solitary thyroid nodules treated with 131 J. New Engl. J. Med. *309* (1983) 1473–1476.

[6] Livraghi, T., A. Parachhi, C. Ferrari et al.: Treatment of Autonomous Thyroid Nodules with Percutaneous Ethanol Injection: Preliminary Results. Radiology *175* (1990) 827–829.

[7] Livraghi, T.: Ultrasound guided percutaneous ethanol injection therapy of hepatic tumors and metastases. Z Gastroenterol *31* (1993) 260–264.
[8] Livraghi, T., A. Parachhi, C. Ferrari et al.: Treatment of Autonomous Thyroid Nodules with Percutaneous Ethanol Injection: 4-year Experience. Radiology *190* (1994) 529–533.
[9] Monzani, F., O. Goletti, N. Caraccio et al.: Percutaneous ethanol injection treatment of autonomous thyroid adenoma: hormonal and clinical evaluation. Clinical Endocrinology *36* (1992) 491–497.
[10] Ozdemir H., E. T. Ilgit, C. Yuecel et al.: Treatment of Autonomous thyroid nodules: safety and efficacy of sonographically guided percutaneous injection of ethanol. American Journal of Roentgenology, *163* (4) (1994) 929–932.
[11] Thomas, C. G., R. C. Croom: Current management of the patient with autonomously functioning nodular goiter. Surgical Clinics of North Amerika, *67* (1987) 315–328.
[12] Solbiati, L., A. Giangrande, L. De Pra et al.: Percutaneous ethanol injection of parathyroid tumors under US guidance: treatment for secondary hyperparathyroidism. Radiology, *155* (1985) 607–610.

Diskussion

Joseph:
Meines Wissens ist Alkohol ja als Genußmittel zugelassen, aber als Heilmittel? Wie halten Sie es denn mit der Frage – das ist ja eine juristisch brisante Frage. Sie instillieren etwas, was eben nicht als Heilmittel zugelassen ist.

Blank:
Dazu muß man die Historie auch bedenken, der Alkohol wird schon sehr, sehr lange benutzt. Also für uns Interventionalisten ist es eigentlich etwas, was als Instillation in Lymphocel usw. – ich möchte nicht näher darauf eingehen – kein Problem ist.

Goretzki:
Die Frage ist natürlich: wie viele Leute hatten denn 8 Sitzungen? Und wie viele hatten nur 1 Sitzung? Wie ist also die mittlere Dauer der Behandlung gewesen?

Blank:
3 bis 8 Sitzungen war die Dauer in dieser Gruppe, bis zur Euthyreose; das sind eher die älteren Zahlen. Wir hatten es anfangs nur bei Patienten mit Hyperthyreose gemacht, und das waren auch die Patienten, die eher größere Adenome hatten und mehr Sitzungen brauchten. Im Durchschnitt kann man sagen: pro Zentimeter im Querdurchmesser nehmen wir 1 Kubik und instillieren langsam. Dann sind es im Durchschnitt 3 bis 4 Sitzungen. So sage ich das meistens auch den Patienten.

Goretzki:
Und sind die Patienten prä- und postinstillationem auch laryngoskopisch untersucht worden?

Blank:
Nicht alle, nur diese 3 Patienten mit der Heiserkeit.

Goretzki:
Dazu kann ich sagen, daß etwa 50% der Nervus-laryngeus-Verletzungen nicht klinisch auffallen. Da kann noch eine ganze Zahl von Verletzungen dazukommen.

Blank:
Seit 1992 haben wir diese Patienten nachbeobachtet und keine Probleme in dieser Richtung gehabt.

Scriba:
Herr Blank, würden Sie noch sagen, ob die drei mit Heiserkeit eine gesicherte Rekurrenzparese gehabt haben?

Blank:
Das heißt, sie gingen nach zwei Tagen zum HNO-Arzt und da war eine Rekurrenzparese nicht zu sichern. Ich habe mit Absicht auch die leisesten Nebenwirkungen genannt. Das war bei diesen Patienten eine kaum wahrnehmbare Heiserkeit.

Schleusener:
Herr Blank, Sie haben also Ihre Erfolgsrate über die Morphologie praktisch diagnostiziert, respektive evaluiert. Haben Sie irgendwie die Daten über die Erfolge in punkto Schilddrüsenhormonnormalisierung oder TSH-Normalisierung?

Blank:
Wir haben diese Daten auch. Das Problem in unserer Studie ist – im Gegensatz zu den italienischen Studien, dort wurden die Patienten ohne Vortherapie in die Studie gebracht –, unsere Patienten sind zu ca. 60% vorbehandelt gewesen, waren also unter Carbimazol in der Euthyreose, so daß man im Augenblick bei diesen 71 Zahlen noch keine genügend großen Kollektive hatte, um das sicher zu beurteilen. Wir haben aber im Verlauf immer die Schilddrüsenhormone und das TSH-Basal bestimmt, hatten vor der Untersuchung natürlich eine Szintigrafie (Farbdopplersonographie), die Laborwerte nach Abschluß der Instillation und dann auch jetzt im Verlauf.

Wenzel:
Auf dem Weltkongreß in Toronto hat Herr Martino vor 4 Wochen sehr euphemistisch über die Erfahrungen der italienischen Multicenterstudie berichtet. Er wurde allerdings in der Diskussion korrigiert, daß die Alkoholsklerosierung sicher nicht die Therapie der Wahl bei autonomen Adenomen darstellt, aber bei kritischer Indikationsstellung – wie Herr Herrmann und Herr Blank sie sehr gut herausgearbeitet haben – ihre Berechtigung hat. Rekurrensparesen wurden nur als passager beschrieben.
Festzuhalten ist, daß sichere Erfolge nur bei einem Volumen unter 25 ml zu erwarten sind und daß bei einem Volumen größer als 40 ml gar kein Therapieversuch unternommen werden sollte. Wichtig ist ferner, daß eine szintigraphische „Heilung" (fehlende Speicherung) angestrebt werden sollte, weil sonst bei Langzeitbeobachtung Rezidive drohen.

Usadel:
Herr Blank, in Schilddrüsenknoten ist ja das Karzinomproblem ein Thema. Und auch bei autonomen Adenomen im Kapselbereich finden sich Karzinome, wie wir wissen. Der Chirurg sagt, „die schneiden wir weg", der Radiotherapeut sagt, „die bestrahlen wir weg", und Sie? Spritzen Sie sie weg – oder nicht?

Blank:
Wir haben – das ist jetzt nicht dargestellt worden – bei 12 Patienten diagnostisch punktiert. In der größeren italienischen Studie ist immer punktiert worden. Wir haben es dann gemacht, wenn wir klinisch eine Verdachtsdiagnose hatten. Es gibt in der Zwischenzeit Studien über die therapeutische Instillation in kalten Knoten. Wir machen das nicht. Aber die Wahrscheinlichkeit eines malignen heißen Adenoms ist ja äußerst gering. Es gibt sehr wenig gesicherte Literatur dazu.

Altersverteilung von 2619 hyperthyreoten Patienten (Basedow versus Autonomie) vor und nach Erhöhung der gesetzlichen Jodsalzprophylaxe

W. Buchinger, R. Pongratz, B. Harwalik, G. Binter, B. Schubert, O. Eber

Einleitung

In Österreich erfolgte die Einführung der Jodsalzprophylaxe 1923, wurde jedoch durch die deutsche Reichsgesetzgebung 1939 verboten. Wegen der enormen Kropfzunahme bei Schulkindern wurde 1944/45 in einigen Bundesländern eine Jodierung mit 5 mg Kaliumjodid/kg Speisesalz in einem Geheimerlaß wieder angeordnet. Erst 1963 kam es zur obligatorischen Jodsalzprophylaxe mit 10 mg Kaliumjodid pro Kilogramm Speisesalz, die 1990 auf 20 mg erhöht wurde. Nach 1990 zeigte sich eine signifikante Zunahme der Hyperthyreoseinzidenz, die derzeit wieder deutlich rückläufig ist [1].

Im Zeitraum von 1987 bis 1994 wurden an unserer Abteilung 2619 Patienten mit einer manifesten (FT3 und/oder FT4 ↑, TSH ↓) oder latenten (FT3 ↔, FT4 ↔, TSH ↓) Hyperthyreose erst erfaßt. Wir untersuchten die Altersverteilung der Patienten und das Verhältnis Immunhyperthyreose (IHT) und funktionelle Autonomie (FA) in der Gesamtgruppe sowie vor und nach Erhöhung der Jodsalzprophylaxe.

Patienten und Methoden

Die Patienten wurden nach Ätiologie (IHT oder FA), Geschlecht und manifester oder latenter Funktionsstörung unterteilt. Das Patientenalter der einzelnen Gruppen wurde verglichen. Zusätzlich wurde bei den nach Ätiologie getrennten Gruppen das Verhältnis IHT zu FA in der Gesamtgruppe, vor und nach Erhöhung der Speisesalzjodierung untersucht. Zur Berechnung der Altersunterschiede wurde eine Varianzanalyse mit einem Signifikanzniveau von 95% und nachgeschaltetem paarweisen Vergleich (Fisher LSD) verwendet (Apple-Macintosh, Statview 512). Das Alter der einzelnen Gruppen ist als Mittelwert ± Standardabweichung angegeben.

Ergebnisse

Das mittlere Alter der Gesamtgruppe betrug 57,9 ± 15,1 Jahre. Die an IHT erkrankten Patienten (n = 559) waren signifikant jünger als jene mit FA (n = 2020) (45,5 ± 14,52 versus 61,6 ± 13,19 Jahre, $p < 0{,}0001$, Abb. 1). Das Verhältnis IHT zu FA betrug in der Gesamtgruppe 23 zu 77%. Vor Erhöhung der Speisesalzjodierung betrug das Verhältnis IHT zu FA 21 zu 79% danach 27 zu 73% (Abb. 2).

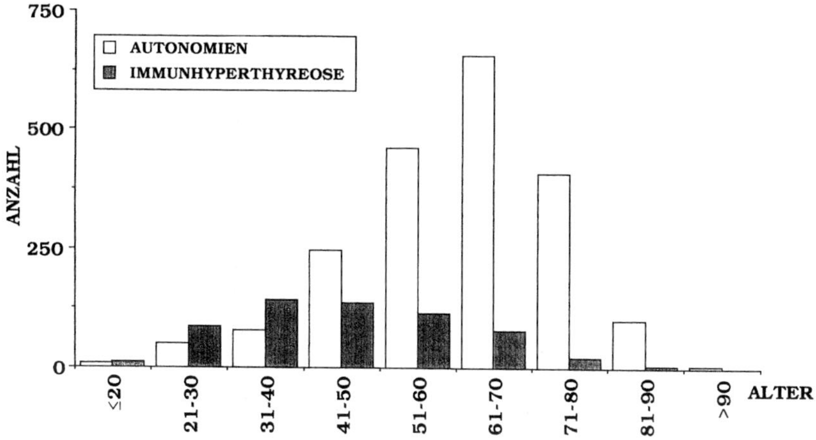

Abb. 1 Altersverteilung von 2619 hyperthyreoten Patienten mit funktioneller Autonomie (offene Säulen) und Immunhyperthyreose (punktierte Säulen).

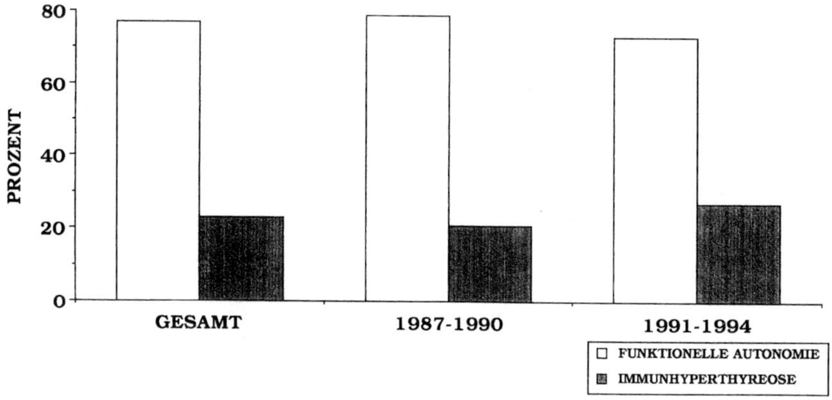

Abb. 2 Prozentuelles Verhältnis von Immunhyperthyreose (punktierte Säulen) zu funktioneller Autonomie (offene Säulen) in der Gesamtgruppe (Gesamt) sowie *vor* (1987–1990) und *nach* (1991–1994) Erhöhung der obligatorischen Jodierung von 10 auf 20 mg Kaliumjodid pro kg Speisesalz.

Sowohl bei den nach Geschlecht getrennten Gruppen als auch bei der Trennung nach latenter und manifester IHT bzw. FA konnten keine signifikanten Unterschiede festgestellt werden.

Diskussion

Übereinstimmend mit Untersuchungen in Deutschland [2] können wir mit diesen Ergebnissen zeigen, daß die IHT einen Häufigkeitsgipfel in der 5. Dekade hat, während das Häufigkeitsmaximum der FA in der 7. Dekade liegt. Das Auftreten der FA überwiegt sowohl vor als auch nach Erhöhung der Speisesalzjodierung. Bis zum Ende des Jahres 1994 läßt sich eine tendenzielle Abnahme der FA nach Erhöhung erkennen. Es wäre zu erwarten, daß die Anzahl der an Struma erkrankten Patienten und somit auch die Häufigkeit der funktionellen Autonomien, die durch eine chronische Jodmangelsituation induziert werden, weiter zurückgeht. Untersuchungen an euthyreoten Patienten im ersten Halbjahr 1995 [3] zeigen jedoch einen dramatischen Rückgang der Harnjodidausscheidung [4] in unserem Patientenkollektiv. Eine mögliche Erklärung dafür wäre, daß nach dem Anschluß Österreichs an die Europäische Union am 1. Januar 1995 nun vermindert jodiertes (10 mgKJ/kg Speisesalz), kaum jodhaltiges Meersalz und auch unjodiertes Salz erhältlich ist. Somit ist eine neuerliche Zunahme der Strumaprävalenz in Österreich zu erwarten.

Literatur

[1] Galvan et al.: in Vorbereitung.

[2] Joseph, K., J. Mahlstedt, U. Welcke: Thyreoidale Autonomie – Altersverteilung und Verhalten unter Jodprophylaxebedingungen. Nuc. Compact *10* (1979) 100.

[3] Langsteger, W.: Eigene Untersuchungen und Thyromobilergebnisse nach 1990: Optimale Harnjodidausscheidung der Steirischen Bevölkerung durch konsequente Jodsalzprophylaxe. Vortrag anläßlich der 26. Jahrestagung der Österreichischen Gesellschaft für Innere Medizin, Graz, 21.–23. September 1995.

[4] Wawschinek-Lorenz, O., O. Eber, W. Petek et al.: Bestimmung der Harnjodidausscheidung mittels einer modifizierten Cer-Arsenitmethode. Berichte der ÖGKC *8* (1985) 13–15.

Diskussion

Schleusener:
Können Sie bitte noch einmal sagen, wieviel Jodid konkret ein einzelner Verbraucher in Ihrem Land durch die Jodsalzprophylaxe bekommt? Also durch

die Salzprophylaxe allein ist ja nicht viel zu erreichen, und ich weiß jetzt nicht, wie die Verhältnisse in Österreich liegen (um wieviel µg pro Tag die Jodausscheidung durch die Erhöhung in Österreich hochgegangen ist).

Buchinger:
Wir haben im Zeitraum zwischen 1984 und 1994 an 32.000 Patienten zeigen können, daß sich die Gruppe mit initial unter 50 µg Jod pro Gramm Kreatinin im Jahr 1984 in den nächsten zehn Jahren deutlich verringerte und sich anschließend die Gruppe mit einer Ausscheidung zwischen 100 und 200 µg erhöhte, so daß durch die Jodidsalzerhöhung eine Verbesserung der Jodversorgung der Bevölkerung erzielt wurde.

Emrich:
Ich kann schwer verstehen, daß in so einem kurzen Zeitraum die Autonomien abnehmen. Denn das sind doch Patienten, die schon vorher eine Autonomie hatten.

Buchinger:
Die Patienten mit einem Knotenkropf verdanken das dem Jodmangel. Bei einer vermehrten Jodierung nach Erhöhen der Jodzugabe zum Speisesalz ist erst die hyperthyreote Funktion durch die vermehrte Jodgabe eingetreten.

Grußendorf:
Sie haben eigentlich nur die Relation zwischen Autonomie und Immunthyreopathie gezeigt. Haben denn jetzt die Immunthyreopathien zugenommen und die Autonomien abgenommen, oder sind die Immunthyreopathien gleichgeblieben? Sie haben nur einmal 80 : 20 und 70 : 30, das ist das einzige, was ich mir gemerkt habe.

Buchinger:
Es haben in den letzten Jahren 1991/92 beide Gruppen zu- und in den weiteren Jahren wieder abgenommen.

Die Notfalloperation bei thyreotoxischer Krise

J. Friedrich, B. Saller, R. Scherer, U. Krause

Einleitung

Die thyreotoxische Krise wird heute meist durch Jodkontamination bei bekannter oder bisher unerkannter Hyperthyreose ausgelöst. Daneben wird auch nach Absetzen einer thyreostatischen Medikation sowie über spontane Krisen bei bekannter Hyperthyreose berichtet [7]. Die Letalität der voll ausgebildeten thyreotoxischen Krise (Stadium III nach Herrmann, 1976) wird besonders nach Jodkontamination durch Kontrastmittel oder Medikamente sowie bei zu später Behandlung mit 20–40% (oder auch bis 100%) angegeben [2, 4].

Nur durch die Operation ist eine zuverlässige Entfernung des intrathyreoidalen Hauptjod- und Hormonspeichers möglich. Die konservative (Intensiv-) Therapie ist langwierig, da die Thyreostatikawirkung besonders nach Jodkontamination bei nur langsamer Jodelimination limitiert ist und kein wirksames Jodantidot verfügbar ist. Die Plasmapherese kann nur kurzfristig die peripher zirkulierende Hormonmenge reduzieren, wobei aus eigener Erfahrung bei anderen Erkrankungen nicht unerhebliche Nebenwirkungen wie Katheterkomplikationen, zusätzliches Infektionsrisiko und nicht vorhersehbare Auswirkungen auf das Gerinnungssystem möglich sind.

Indikationsstellung und perioperative Therapie

Die Operationsindikation ist im Vollbild der thyreotoxischen Krise dringlich innerhalb weniger Stunden nach Diagnose und Kreislaufstabilisierung zu stellen. Dies setzt eine enge Zusammenarbeit erfahrener Endokrinologen, Chirurgen, Intensivmediziner und Anästhesisten voraus.

Für die im Vordergrund stehende Kreislaufstabilisierung muß eine Intensiveinheit mit der Möglichkeit eines umfassenden und invasiven Kreislaufmonitorings zur Verfügung stehen. Präoperativ anzustreben ist eine Senkung der Herzfrequenz durch Betablockade einerseits und hochdosierte Thiamazolapplikation andererseits. Supportive Maßnahmen sind eine bilanzierte Flüssigkeits- und Elektrolytzufuhr, die physikalische und ggf. medikamentöse Temperatursenkung, Infektprophylaxe und ggf. Sedierung (vgl. dazu auch den Beitrag von K. Mann in diesem Buch).

Aus anästhesiologischer Sicht besteht in jedem Fall die Indikation zu einer tiefen Intubationsnarkose mit invasivem Monitoring über arteriellen Zugang und zentrale Venenschleuse mit Swan-Ganz-Katheter. Die Möglichkeit zur externen Kühlung sollte gegeben sein. Die verwendeten Narkotika und Adjuvantien sollten nicht zu einer zusätzlichen Sensibilisierung des Myocard gegenüber Katecholaminen führen und bei erhöhter Stoffwechselaktivität weitgehend unbeeinflußt metabolisiert werden. Diese Bedingungen werden in etwa durch eine tiefe Opiatanalgesie mit geringer Zugabe von Lachgas und Isoflurane erfüllt. Anticholinergica wie Atropin, die zu einer Sympatikussteigerung führen können, sollen nicht gegeben werden [1]. Die in der Literatur immer noch empfohlene „Titrierung" der Herzfrequenz, mit z. B. Propanololdauerinfusion, sollte zu diesem Zeitpunkt durch eine adjuvante präoperative Intensivtherapie bereits überflüssig sein.

Das Operationsausmaß muß multifokale und besonders disseminierte Autonomien beider Schilddrüsenlappen berücksichtigen. Dies gilt bei bekannter wie auch bisher unerkannter Schilddrüsenerkrankung. Der verbleibende Schilddrüsenrest sollte somit unter Schonung der dorsalen Kapselgewebe einschl. N. recurrens und Nebenschilddrüsen maximal etwa 2 ml betragen. Dazu stehen einerseits die Hemithyreoidektomie mit subtotaler Resektion der Gegenseite und die auch in unserer Klinik bisher angewandte nahezu totale Resektion beiderseits zur Verfügung [3, 6]. Beide Verfahren führen zu einer raschen Normalisierung der peripher meßbaren Hormonwerte (vgl. Abb. 1), nach 2–3 Wochen müssen die allermeisten Patienten hormonsubstituiert werden.

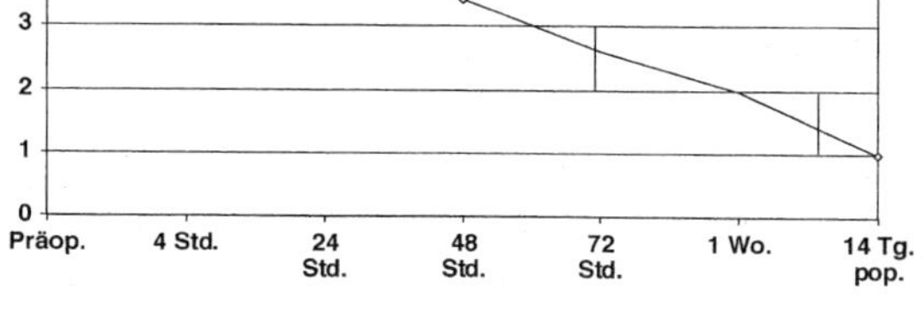

Abb. 1 Trijodthyroninverlauf nach nahezu totaler Schilddrüsenresektion beiderseits. Für T4/fT4 konnten ähnliche Verläufe aufgezeigt werden.

Eigene Ergebnisse

Von 1986 bis 1995 wurden in der Abteilung für Allgemeine Chirurgie der Universitätsklinik Essen 5 Frauen und 3 Männer im Alter von 26–75 Jahren im Vollbild der thyreotoxischen Krise notfallmäßig operiert (vgl. Tab. 1). Immer war der Operation eine stabilisierende Intensivtherapie ohne Plasmapherese vorausgegangen, eine Patientin (Nr. 8 in Tab. 1) mußte nach verzögerter Diagnosestellung präoperativ reanimiert und katecholaminsubstituiert werden. Bei 5 Patienten war anamnestisch eine Hyperthyreose, 3× durch fokale Autonomie und 2× immunogen bekannt. Die immunogene Hyperthyreose der 8. Patientin war vor dem krisenhaften Verlauf mehrere Jahre nach Diagnosestellung nicht mehr behandelt worden. In beiden Fällen ohne Schilddrüsenanamnese (Patienten Nr. 4 und 5) wurde die Krise durch ein jodhaltiges Kontrastmittel ausgelöst.

Tabelle 1 Von 1986–1995 notfallmäßig wegen thyreotoxischer Krise operierte Patienten (* = Fallbeispiele)

Pat.	Alter	Op-Datum	SD-Erkrankung/ Jod-Belast.	Verlauf
1*	75 J.	1986	Fok. Aut./Jod	Restitutio
2	70 J.	1986	Fok. Aut./Jod	Restitutio
3	44 J.	1990	Fok. Aut./Jod	†
4	61 J.	1991	?/Jod/Mitralvit.	†
5	59 J.	1992	?/Jod	Restitutio
6	31 J.	1994	Basedow	Restitutio
7*	26 J.	1995	Basedow	Restitutio
8	74 J.	1995	Basedow	†

Bei allen Kranken erfolgte jeweils eine nahezu totale Schilddrüsenresektion bds., wobei später sonografisch Schilddrüsenreste von 1–3 ml Größe nachgewiesen wurden. Rekurrensparesen und Hypokalzämien wurden nicht beobachtet. In den ersten 7 Fällen konnte jeweils der rasche Abfall der peripheren Schilddrüsenhormone in bzw. unter den Normbereich dokumentiert werden (vgl. Abb. 1).

3 Patienten verstarben nach der Operation: Die Patientin Nr. 3 wies zum Operationszeitpunkt eine am ehesten thiamazolinduzierte Agranulozytose mit Leukozytenwerten unter 400/µl auf. Eine Granulozytenkolonien-stimulierende Therapie war nicht erfolgt, die Patientin verstarb 1 Woche pop. an den Folgen eines septischen Multiorganversagens. Bei dem Patienten Nr. 4 war ein kompensiertes kombiniertes Mitralvitium bekannt, pop. kam es jedoch zu einer erneuten Dekompensation mit progredienter therapieresistenter myo-

cardialer und pulmonaler Insuffizienz. Die bereits präoperativ reanimierte Patientin Nr. 8 verstarb bei zwischenzeitlicher Stabilisierung 12 Stunden nach der Operation an rasch progredientem Multiorganversagen.

Fallbeispiel

1. Der damals 75jährige Patient Nr. 1 wurde 1986 zur operativen Therapie eines Rektumkarzinoms in unserer Klinik aufgenommen. Anamnestisch war der Patient kurzfristig wegen einer Schilddrüsenüberfunktion behandelt worden, zum jetzigen Zeitpunkt war er klinisch euthyreot. Nachdem im Rahmen der präoperativen Diagnostik u. a. ein i.v.-Urogramm durchgeführt worden war, verlief die abdominoperineale Rektumamputation komplikationslos. 3 Tage pop. wurde der Patient auffällig durch eine digitalisrefraktäre Tachyarrhythmia absoluta, weitere 3 Tage später fieberte er auf und wurde zunehmend somnolent. Schließlich kam es bei weiterbestehender Tachyarrhythmie zu Kreislaufdestabilisierung und Koma. Bei dann inzwischen laborchemisch gesicherter Hyperthyreose und nach thyreostatischer Infusionstherapie mit Betablockade erfolgte am 8. Tag nach der Rektumamputation die nahezu totale Schilddrüsenresektion beiderseits. In der kleinen Knotenstruma entsprechend Grad I fand sich histologisch eine multifokale Autonomie. Der pop. Verlauf war unauffällig, am Ende der stationären Behandlung erfolgte noch eine Substitionstherapie mit 75 µg L-Thyroxin.
2. Die 26jährige Patientin Nr. 7 war von 1992 bis 1994 wegen einer immunogenen Hyperthyreose bei diffuser Struma Grad I mit 10 mg Carbimazol/die behandelt worden. 1 Jahr nach Absetzen der Medikation sowie nach zwischenzeitlich normal verlaufender 2. Gravidität kam es Anfang Mai 1995 zum Auftreten rezidivierenden Erbrechens, im Rahmen der Diagnostik wurde eine erneute Erhöhung der peripheren Schilddrüsenhormonwerte festgestellt. Trotz sofortiger erneuter Gabe von Carbimazol entwickelte sich in den darauf folgenden Tagen das Vollbild einer thyreotoxischen Krise. Nach vorübergehender Stabilisierung in einem auswärtigen Krankenhaus erfolgte die Verlegung nach Essen, 5 Stunden später wurde die nahezu totale Schilddrüsenresektion bds. durchgeführt. Unmittelbar pop. war bei komplikationslosem Verlauf der Abfall der peripheren Schilddrüsenhormone nachweisbar. Nach 72 Stunden war der Normbereich erreicht, der nach einer Woche substitutionspflichtig unterschritten war. Das TSH war noch 14 Tage nach der Operation mit <0,03 mU/l deutlich suprimiert und stieg in der dritten Woche über 0,3 mU/l an. Der Hormonverlauf ist am Beispiel des Trijodthyronins in der Abb. 1 dargestellt, für das (freie) Thyroxin zeigte sich ein entsprechender Verlauf. Bei Entlassung aus der Klinik wurde die Patientin mit 75 µg L-Thyroxin substituiert.

Schlußfolgerungen

Die aufgeführten Beispiele zeigen die Gefährlichkeit der thyreotoxischen Krise nach Jodkontamination und Absetzen einer thyreostatischen Therapie.

Im Vollbild ist schnellstens sowohl die Elimination der peripheren Schilddrüsenhormone wie auch die Ausschaltung der intrathyreoidalen Jod- und Hormonspeicher erforderlich. Die konservative Therapie ist langwierig, so daß sich nach Diagnosestellung und intensivmedizinischer Stabilisierung des Allgemeinzustandes eine Indikation zur dringlichen nahezu totalen Schilddrüsenresektion ergibt. Das Dogma einer Vermeidung der Operation im Zustand der Hyperthyreose kann hier nicht gelten, zumal das operative Trauma offenbar nicht zu einer zusätzlichen Hormonausschüttung führt [5]. Ohne das Vorliegen weiterer Begleiterkrankungen ist das perioperative Risiko gering, bei allen Patienten läßt sich pop. innerhalb der ersten 3 Tage ein Abfall der peripheren Schilddrüsenhormonwerte in den Normalbereich nachweisen. Liegen jedoch schwere Begleiterkrankungen besonders im höheren Lebensalter vor (Kardial, Myeolodepression) oder wird das Krankheitsbild zu spät diagnostiziert, steigt die Letalität der thyreotoxischen Krise mit und auch ohne Operation gegen 100%. In diesen Fällen ist die supportive Therapie entsprechend zu erweitern und evtl. die Vorschaltung einer Plasmapherese sinnvoll [8]. Wir sind aber abschließend der Meinung, daß auch in Ausnahmesituationen die Indikation zur Notfalloperation allenfalls aufgeschoben werden kann.

Literatur

[1] Benson, D. W.: Anesthesia for thyroid surgery. Semin. Anaesth. *3* (1984) 168–174.

[2] Burch, H. B., L. Wartofsky: Life-threatening thyrotoxicosis. Thyroid storm. Endocrinol. Metab. Clin. North. Am. *22* (1993) 263–277.

[3] Dralle, H.: Chirurgische Aspekte der Hyperthyreosebehandlung. Akt. Endokr. Stoffw. *10* (1989) 133–135.

[4] Hermann, H.: Neuere Aspekte in der Therapie der thyreotoxischen Krise. Dtsch. Med. Wschr. *103* (1978) 166–174.

[5] Hermann, M., B. Richter, R. Roka et al.: Thyroid Surgery in untreated severe hyperthyroidism: Perioperative kinetics of free thyroid hormones in the glandular nervous effluent and peripheral blood. Surgery *115* (1994) 240–245.

[6] Köbberling, J., G. H. Hintze, H.-D. Becker: Jodine-Induced Thyrotoxicosis – A Case for Subtotal Thyroidectomy in severaly ill patients. Klin. Wschr. *63* (1985) 1–7.

[7] Mann, K.: Schwere Verlaufsformen einer Hyperthyreose bis hin zur thyreotoxischen Krise. Klin. Wschr. *68* (1990) 650–653.

[8] Meng, W.: Hyperthyreose. In: W. Meng (Hrsg): Schilddrüsenerkrankungen, S. 194–200. Gustav Fischer-Verlag, Jena–Stuttgart 1992.

Diskussion

Scriba:
Das waren 8 Patienten, kennen Sie innerhalb von 8 Jahren die Zuordnung zu den Schweregraden?

Friedrich:
Das waren alles Patienten des Stadiums III.

Hyperthyreosis factitia – Beispiel eines Münchhausen-Syndroms

T. Konrad, P.-M. Schumm-Draeger, L. Schaaf, K. H. Usadel

Anamnese: Berichtet wird von einer 52 Jahre alten Patientin, die sich in der Endokrinologischen Ambulanz vorstellte wegen einer seit 3 Jahren bestehenden Hyperthyreose, die für ein Jahr mit Thyreostatika behandelt wurde, dann nach einem Auslaßversuch von 4 Monaten erneut thyreostatisch behandelt werden mußte. In der Anamnese wird berichtet, daß anfangs erhöhte Schilddrüsenantikörper gemessen worden seien. Die unter thyreostatischer Therapie durchgeführten Tc-Szintigramme ergaben ein Tc-Uptake im mittleren Normbereich.

Verlauf: Unter thyreostatischer Therapie wurden nun Schilddrüsenhormonwerte im unteren Normbereich gemessen, die Schilddrüsenantikörper waren alle negativ, die Schilddrüse war vom Tastbefund her klein. Das Thyreoglobulin war supprimiert. In der Sonographie zeigte sich ein inhomogenes, diskret echoarmes Binnenreflexmuster, das gemessene Schilddrüsenvolumen lag bei 16 ml. Die thyreostatische Therapie wurde fortgesetzt und mit einer Substitutiontherapie mit L-Thyroxin 25 μg begonnen. Nach einer Woche stellte sich die Patientin wegen einer deutlichen hyperthyreoten Symptomatik vor: Die Hormonwerte waren deutlich erhöht. Im Szintigramm war die Schilddrüse unter Substitution mit L-Thyroxin 25 μg geblockt. Wegen der klinischen Symptomatik wurde die thyreostatische Therapie erhöht, weiterhin wurde Corticosteroide und ein β-Blocker appliziert. Darunter kam es weiterhin zu einem Anstieg der Hormonwerte, so daß bei der Patientin notfallmäßig eine totale Schilddrüsenresektion durchgeführt werden mußte. Histologie des OP-Präparates: li. Schilddrüsenlappen 4 × 2 × 1 cm messend; re. Schilddrüsenlappen 3 ×2 × 1 cm. Struma colloides nodosa, kein Anhalt für Funktionssteigerung oder Malignität. Postoperativ fielen die Schilddrüsenwerte ab, nach 5 Tagen stiegen sie erneut an. Es wurde nun die Verdachtsdiagnose auf ein extrathyreoidales Schilddrüsengewebe gestellt. Die durchgeführten Untersuchungen (HNO, Sonographie der Ovarien, Tc-Szintigramm, Jod 123-Szintigramm) ergaben keinen Hinweis auf ein extrathyreoidales Schilddrüsengewebe. Das Thyreoglobulin war in der Nachbestimmung nicht meßbar (<1 ng/ml). Die Jodausscheidung im 24 h-Urin war um das Zehnfache erhöht. Supprimiertes Thyreoglobulin und deutlich erhöhte Jodausscheidung wiesen auf eine durch exogene Aufnahme von Schilddrüsenhormon induzierte Hyperthyreose hin.

Ein durchgeführtes psychiatrisches Konsil ergab keinen psychopathologischen Befund.

Schlußfolgerung: Bei Patienten mit einer Hyperthyreose bei negativen Schilddrüsenantikörpern, sonographisch unauffälliger, kleiner Schilddrüse sollte zum Ausschluß einer Hyperthyreosis factitia eine Thyreoglobulinbestimmung durchgeführt werden.

Hyperthyreosis factitia – Beispiel eines Münchhausen-Syndroms

J. Rendl, Chr. Reiners

Einleitung

Der Begriff Hyperthyreosis factitia wird gebraucht zur Beschreibung einer Hyperthyreose (Thyreotoxicose), hervorgerufen durch exogene, übermäßige Zufuhr von Schilddrüsenhormonen. Zusammen mit der Struma ovarii und dem schilddrüsenhormonproduzierenden, metastasierenden Schilddrüsenkarcinom, zwei extrem selten vorkommenden Krankheiten, stellt die Hyperthyreosis factitia eine der drei häufigsten extrathyreoidalen Ursachen einer Hyperthyreose dar [5, 6]. Die Diagnose einer Hyperthyreosis factitia ist oft schwierig zu stellen, weil es sich um Patienten handelt, die heimlich Schilddrüsenhormone einnehmen, um eine Schilddrüsenkrankheit vorzutäuschen bzw. im Sinne einer Selbstinduktion eine Schilddrüsenüberfunktion hervorzurufen.

Kasuistik

Die 38jährige Patientin (159 cm, 47 kg), von Beruf Krankenschwester, wurde erstmals im Oktober 1984 von der Medizinischen Universitätsklinik Würzburg, wo sie sich seit 1 Woche stationär wegen V. a. chronische Pankreatitis befand, in der Klinik und Poliklinik für Nuklearmedizin zur weiteren Abklärung einer Hyperthyreose vorgestellt. Die Schilddrüsen(SD)-Überfunktion war bereits vorher im Rahmen einer Serumeinsendung im Labor der Nuklearmedizin durch Bestimmung der Schilddrüsenhormonspiegel diagnostiziert worden: TT4: 237 nmol/l (67–138 nmol/l), FT4: 88,5 pmol/l (9,4–25,1 pmol/l), FT3: 14,6 pmol/l (4,3–9,4 pmol/l), das basale TSH war vollständig supprimiert. Klinisch hatte sich der Verdacht auf eine Hyperthyreose ergeben, da die Patientin über innere Unruhe, Schlaflosigkeit, häufigen Stuhlgang sowie Gewichtsverlust von 5 kg in den letzten 2 Wochen klagte. Kontrastierend dazu waren bei der Erstvorstellung sowohl der Blutdruck mit 120/85 mmHg als auch der Puls von 84/min unauffällig.

Die apparativen Untersuchungen ergaben sonographisch eine mit 24 ml Gesamtvolumen leicht vergrößerte, diskret echoarme Schilddrüse (Abb. 1), das zugehörige Szintigramm zeigt eine weitgehend homogene, ziemlich unauffällige Speicherung ohne Hinweis für eine umschriebene funktionelle Autonomie

(Abb. 1). Diese Konstellation legte den Verdacht auf eine Immunthyreopathie vom Typ Morbus Basedow nahe, aber weder eine endokrine Orbitopathie noch erhöhte TSH-Rezeptorantikörper (TRAK) waren nachzuweisen. Die mikrosomalen AK waren in einer Titerstufe von 1 : 400 nur minimal erhöht, Thyreoglobulin AK lagen mit 1 : 100 an der Normbereichsgrenze. Auch eine hyperthyreote Phase im Rahmen einer subakuten Thyreoiditis de Quervain schied bei normaler Blutsenkung (14/22 mm) sowie nur niedriger Thyreoglobulin(Tg)-Konzentration (Abb. 2) aus.

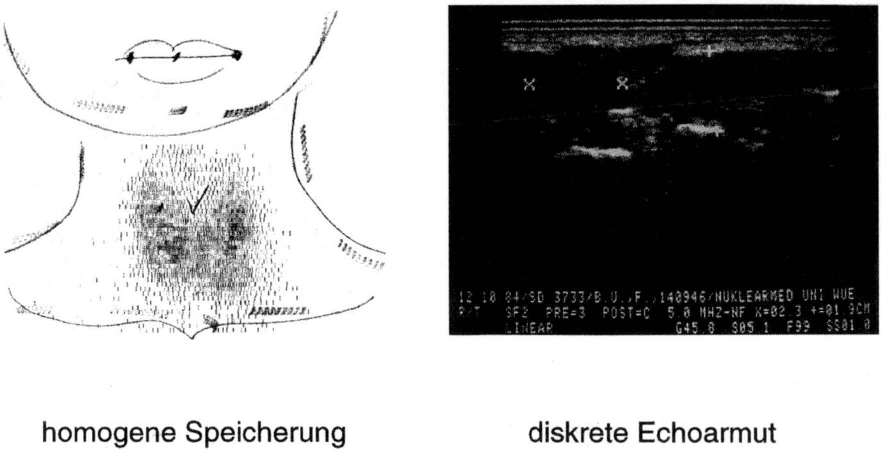

Abb. 1 Szintigraphischer und sonographischer Befund bei Erstvorstellung: die Konstellation paßt am ehesten zu einer Immunhyperthyreose vom Typ des M. Basedow.

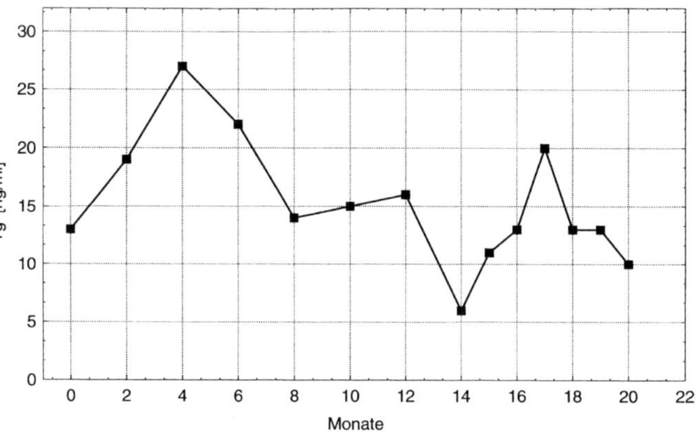

Abb. 2 Zeitlicher Verlauf des Thyreoglobulins im Serum: kontinuierlicher Abfall zwischen dem 4. und 14. Monat, gleichzeitig dazu Anstieg der Schilddrüsenhormonkonzentrationen (s. Abb. 3).

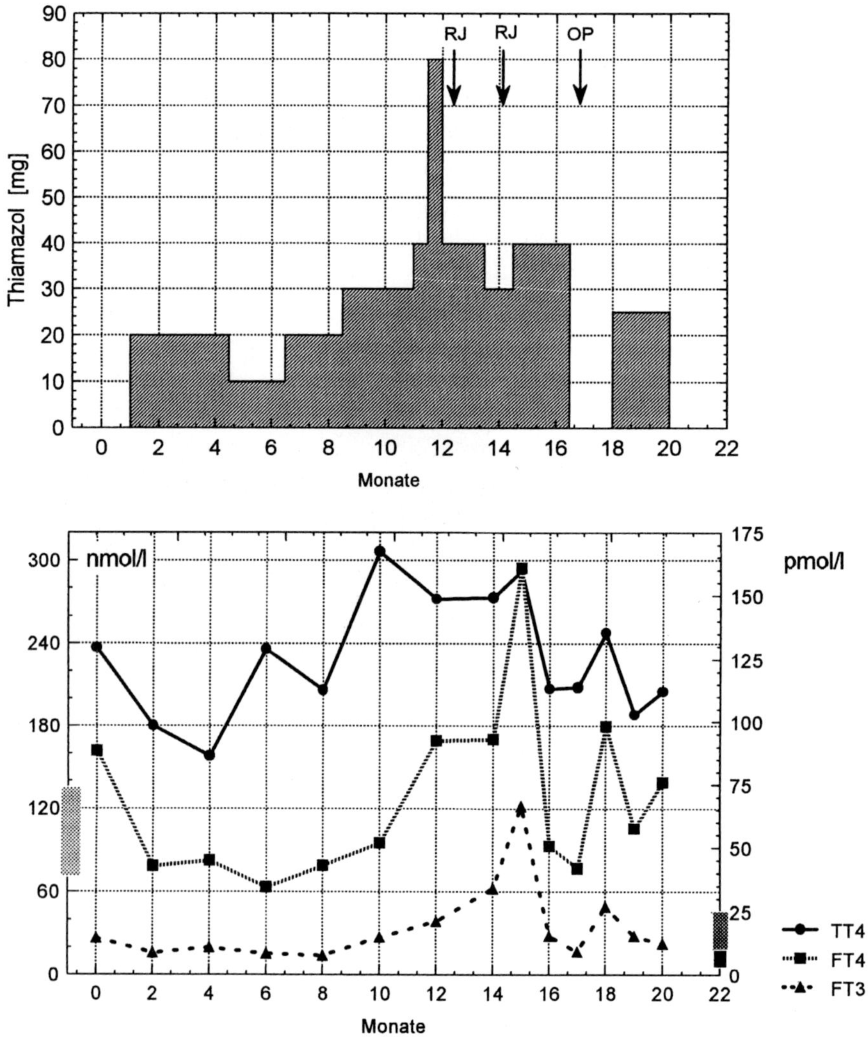

Abb. 3 Zeitlicher Verlauf der Schilddrüsenhormonkonzentrationen (untere Graphik); der Normbereich für das TT4 ist auf der linken Ordinate als Rechteck eingezeichnet, diejenigen für die freien Hormone entsprechend auf der rechten Ordinate, wobei das schwarz unterlegte Rechteck dem Normbereich des FT3 entspricht.
Die parallel durchgeführten therapeutischen Maßnahmen (thyreostatische Therapie, Radiojodbehandlung, Operation) sind in der oberen Hälfte dargestellt.

Im Sinne einer Ausschlußdiagnostik mußte man zunächst eine disseminierte, funktionelle Autonomie annehmen, welche initial mit 20 mg Thiamazol für ca. 3 Monate behandelt wurde, woraufhin die T4-Werte auch deutlich zurückgingen, so daß eine Dosisreduktion auf tgl. 10 mg Thiamazol vorgenommen wurde (Abb. 3). Unmittelbar darauf allerdings stiegen die Schilddrüsenhormonspiegel drastisch an (Abb. 3), was für eine funktionelle Autonomie sehr ungewöhnlich ist und als wahrscheinlichere Diagnose eine AK-negative Immunhyperthyreose vom Typ des M. Basedow nahelegte. Eine Erhöhung der thyreostatischen Therapie bis zu einer täglichen Menge von 80 mg war erforderlich.

In Anbetracht des therapierefraktären Verlaufs trotz hochdosierter Thiamazolmedikation wurde als ablative Behandlung eine Radiojodtherapie ins Auge gefaßt. Ein am 25. 09. 85 mit 2 MBq I-131 ambulant durchgeführter Radiojodtest zur Aktivitätsbemessung und zur Frage der Nuklidaufnahme ergab eine, für eine floride Basedow-Hyperthyreose ungewöhnlich niedrige, Maximalspeicherung von nur 5,9%. Eine Wiederholung des Tests mit höherer Aktivität unter stationären Bedingungen wurde aus Mangel an Bettenkapazität in der Universitätsklinik Heidelberg veranlaßt. Entsprechend der etwa dreifach höheren applizierten Menge radioaktiven Jods war die maximale Speicherung auch ca. dreimal so hoch (Tab. 1). Zum sicheren Ausschluß einer extrathyreoidalen Ursache der Hyperthyreose erfolgte noch ergänzend eine I-123-Ganzkörperszintigraphie, welche aber neben einer flauen SD-Speicherung keine pathologische extrathyreoidale Organanreicherung i. S. einer Struma ovarii lieferte. In Anbetracht der massiven SD-Überfunktion entschloß man sich doch, die Radiojodtherapie durchzuführen, was am 01. 10. 85, ziemlich genau 1 Jahr nach Erstvorstellung geschah (Tab. 1). Ein erkennbarer Effekt auf die

Tabelle 1 Nuklearmedizinische Diagnostik und Therapie im zeitl. Verhältnis zur Schilddrüsenoperation

10. 10. 84	37 MBq Tc-99 m	homogene Speicherung
25. 09. 85	2 MBq I-131	5,9% max. Speicherung
30. 09. 85	7,4 Mbq I-131	17,2% max. Speicherung
01. 10. 85	370 MBq I-123	*Ganzkörperszintigraphie:* flaue SD-Speicherung keine extrathyreoidale Anreicherung
01. 10. 85	518 MBq I-131	*1. Radiojodtherapie* (Uni Heidelberg)
05. 11. 85	555 MBq I-131	*2. Radiojodtherapie* (Uni Würzburg)
30. 12. 85	1,11 MBq I-131	*Radiojodtest:* 4,3% max. Speicherung
24.01.86		*SD-Operation:* histologisch keine Zeichen einer gesteigerten endokrinen Aktivität
26. 03. 86	74 MBq I-131	*Ganzkörperszintigraphie:* minimale Restspeicherung keine extrathyreoidale Speicherung

SD-Hormonspiegel jedoch blieb aus (Abb. 3), so daß am 05. 11. 95 in Würzburg eine 2. Radiojodbehandlung angeschlossen wurde (Tab. 1). Auch diese Behandlung führte zu keinem Rückgang der Hormonspiegel, ganz im Gegenteil kam es zu einem weiteren massiven Anstieg von FT3 und FT4 (Abb. 3). Dies war nun völlig unerklärlich, zumal auch das Tg zu diesem Zeitpunkt nur knapp über 10 ng/ml lag (Abb. 2) und die erneute Überprüfung der Speicherfähigkeit der SD mit Radiojod nur 4,3% maximale Nuklidaufnahme ergab (Tab. 1).

Jetzt kam als letzte therapeutische Maßnahme nur noch die operative Entfernung der SD in Frage, die am 24. 01. 86 in der chirurgischen Universitätsklinik Würzburg durchgeführt wurde. Der Effekt war beeindruckend, da postoperativ die SD-Hormonkonzentrationen drastisch abfielen (Abb. 3). Die Patientin schien nunmehr geheilt, eine thyreostatische Behandlung war nicht mehr erforderlich. Überraschenderweise stiegen knapp vier Wochen später TT4, FT4 und FT3 erneut massiv an (Abb. 3), das basale TSH war supprimiert. Wieder mußte thyreostatisch behandelt werden, was zwar zu einem Rückgang der Hormonkonzentration führte (Abb. 3), diese jedoch nicht normalisierte.

Um ganz sicher zu sein, daß es sich jetzt, nach praktisch vollständiger Thyreoidektomie, wirklich nur noch um eine heimliche, exzessive SD-Hormoneinnahme handeln konnte, wurde nochmals, diesmal auswärts, eine I-131-Ganzkörperszintigraphie angefertigt (Tab. 1). Das Ergebnis zeigt Abb. 4: nur

3/86: 74 MBq I-131
Ganzkörperszintigraphie
nach SD-Operation:
keine pathologische
extrathyreoidale
I-131-Speicherung

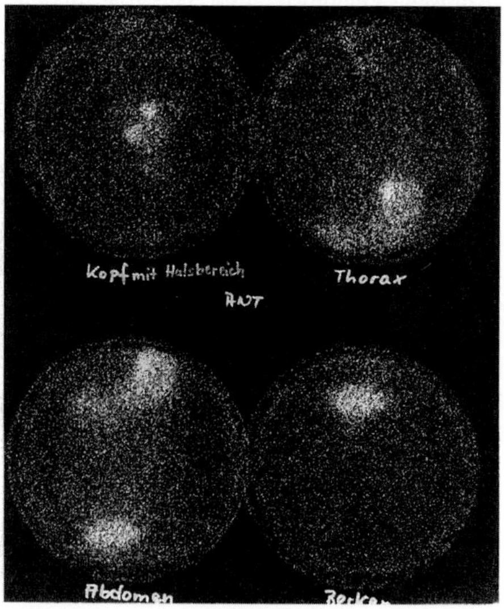

Abb. 4 Nach Thyreoidektomie durchgeführte I-131-Ganzkörperszintigraphie: kein Hinweis für eine pathologische extrathyreoidale I-131-Speicherung; physiologische Darstellung des Magens und der Harnblase, nur noch geringe Restspeicherung im Halsbereich.

noch geringe Restspeicherung im Halsbereich nach fast vollständiger Thyreoidektomie, kein Hinweis für eine extrathyreoidale, pathologische I-131-Akkumulation bei physiologischer Darstellung des Magens und der Harnblase. Der Sachverhalt wurde mit der Patientin sehr eindringlich und energisch besprochen. Nach bereits früher ergebnislos verlaufenen Gesprächen in diese Richtung gab die Patientin endlich zu, heimlich SD-Hormontabletten die ganze Zeit über eingenommen zu haben. Sie ließ sich auf eine niedrig dosierte SD-Hormonsubstitution umstellen, die weiteren Kontrolluntersuchungen ergaben euthyreote Stoffwechsellagen.

Diskussion

Die Hyperthyreosis factitia im vorliegenden Fall ist zu den Formen *psychogener* Krankheit zu rechnen und streng von der Simulation zu trennen, bei der eine *bewußte* Absicht vorliegt, einen erkennbaren Vorteil zu erlangen [3]. Asher [2] hat 1951 ein von ihm als „Münchhausen-Syndrom" bezeichnetes Krankheitsbild beschrieben, wobei es sich um Patienten handelt, die teils durch Schilderung frei erfundener Beschwerden, teils durch Manipulation am eigenen Körper Krankheiten vortäuschen oder bei sich selbst erzeugen. Solche Patienten werden im amerikanischen „Diagnostic and Statistical Manual of Mental Disorders" (DSM-III) [1] unter der Bezeichnung „Chronische vorgetäuschte Störungen mit körperlichen Symptomen" zusammengefaßt. Bock und Overkamp [4] haben aufgrund einer Analyse eigener und in der Literatur beschriebener Kasuistiken einer Subklassifikation vorgenommen und das Münchhausen-Syndrom im eigentlichen Sinn (Typ A) von zwei anderen Formen (Typ B und Typ C) chronisch vorgetäuschter Störungen abgetrennt.

Beim eigentlichen Münchhausen-Syndrom sind häufiger Männer als Frauen betroffen, meist wird eine akute Krankheit vorgetäuscht, wobei die Beschwerdeschilderung demonstrativ und dramatisch ist. Zur Person und Anamnese werden falsche Angaben gemacht i. S. einer Pseudologia fantastica [3, 4]. Sozial sind diese Patienten entwurzelt, auf Station zunächst angepaßt, später aggressiv.

Beim Typ B handelt es sich fast ausschließlich um jüngere, erwachsene Frauen, ganz überwiegend mit (para-)medizinischen Berufen oder aus Arztfamilien [3, 4]. Meist werden chronische Krankheiten vorgetäuscht mit adäquater, eher emotionsarmer Beschwerdeschilderung. Die sozialen Verhältnisse und Beziehungen sind vordergründig intakt, auf Station sind die Patienten angepaßt, kooperativ und gehen eine positive Arzt-Patienten-Beziehung ein. Die Krankenhausaufenthalte sind zahlreich und langdauernd, die selbstdestruktive Tendenz ist groß.

Tabelle 2 Krankenhausaufenthalte der Patientin mit Hyperthyreosis factitia

03. 10.–23. 10. 84	Med. Univ. Klinik Würzburg
25. 09.–04. 10. 85	Nuklearmed. Uni Heidelberg
04. 10.–14. 10. 85	Innere Medizin VI Uni Heidelberg
05. 11.–12. 11. 85	Nuklearmed. Uni Würzburg
12. 11.–23. 12. 85	Missionsärztl. Klinik Würzburg
22. 01.–28. 01. 86	Chirurgische Univ. Klinik Uni Wzbg
18. 02.–01. 04. 86	Saale-Klinik Bad Kissingen
06. 08.–17. 09. 86	Wicker-Klinik Bad Wildungen

Es ist unschwer zu erkennen, daß es sich bei oben geschilderter Kasuistik nicht um ein Münchhausen-Syndrom im eigentlichen Sinn handelt, sondern vielmehr ein Typ B vorliegt, wobei die Charakteristika auf obige Patientin in ausgezeichneter Weise zutreffen. Auch viele, langdauernde Krankenhausaufenthalte sind in Tab. 2 eindrucksvoll belegt.

Die Stellung der endgültigen Diagnose als Hyperthyreosis factitia gestaltet sich bei diesen Patienten oft schwierig, weil sie nicht zugeben, daß die Krankheit artifiziell durch heimliche Tabletteneinnahme herbeigeführt wurde. Ohne Beweise aber ist mit einem Eingeständnis nicht zu rechnen. Um die Manipulation nachzuweisen, sind gutes klinisches Wissen und Beobachtungsgabe, die Kenntnis der jeweils in Betracht kommenden Täuschungsmanöver einschließlich der dabei verwendeten Pharmaka und ihrer Nachweismethoden sowie ein fast kriminalistisch anmutendes Vorgehen nötig [3].

Im Falle der Hyperthyreosis factitia kommt der Bestimmung des Thyreoglobulins im Serum einerseits [7] sowie der Ganzkörperszintigraphie mit einem Iodisotop (I-123 oder I-131) andererseits entscheidende Bedeutung zu. Letztere schließt eine Struma ovarii oder SD-hormonproduzierende Metastasen eines differenzierten SD-Karcinoms sicher aus bzw. weist sie eindeutig nach, außerdem dürfte bei diesen Diagnosen ebenfalls in der Regel ein erhöhtes Tg vorliegen. Bei der Hyperthyreosis factitia dagegen ist ein niedriges oder nicht nachweisbares Tg typisch und der Schlüssel zur Diagnose [7], weil alle übrigen Formen einer Hyperthyreose oder Hyperthyroxinämie, wie z. B. bei M. Basedow, bei funktioneller Autonomie, bei subakuter Thyreoiditis oder schmerzloser Thyreoiditis (painless thyroiditis) üblicherweise mit erhöhtem Tg einhergehen [7]. Bei obiger Patientin allerdings war das Tg anfangs nicht in typischer Weise erniedrigt (Abb. 2), der Nukliduptake nicht supprimiert, so daß die zunächst vermutete Diagnose einer Hyperthyreosis factitia wieder verworfen und eine Immunthyreopathie vom Typ des Morbus Basedow favorisiert wurde. Möglicherweise lag beides gleichzeitig vor, was den Verlauf deshalb so verkomplizierte. Mit steigenden SD-Hormonkonzentrationen jedenfalls fiel der Tg-Spiegel kontinuierlich ab (Abb. 2), ein eindeutiger Hinweis für eine Hyperthyreosis factitia.

Zusammenfassend sollte man aber, wie Bock [3] so treffend schreibt, trotz des Ärgers, der aufkommen kann, wenn man merkt, daß man getäuscht worden ist, nie vergessen, daß es sich nicht um Simulanten handelt, sondern um Patienten, die ärztlicher Hilfe bedürfen. Leider ist weder genau bekannt, wie diese Hilfe aussehen müßte, noch wie die Patienten dazu gebracht werden können, diese zu akzeptieren.

Literatur

[1] American Psychiatric Association: Diagnostic and Statistical Manual of Mental Disorders. Third Edition, Revised (DSM-III9). Washington, DC, American Psychiatric Association, 1987.

[2] Asher, R.: Munchhausen's syndrome. Lancet *1* (1951) 339–341.

[3] Bock, K. D.: Selbstinduzierte Krankheit [Editorial]. Dtsch. Ärztebl. (Ausgabe B) *30* (1986) 2082–2083.

[4] Bock, K. D., F. Overkamp: Vorgetäuschte Krankheit. Beobachtungen bei 44 Fällen aus einer Medizinischen Klinik und Vorschlag einer Subklassifikation Klin. Wochenschr. *64* (1986) 149–164.

[5] Cohen, J. H., S. H. Ingbar, L. E. Braverman: Thyrotoxicosis due to ingestion of excess thyroid hormone. Endocr. Rev. *10* (1989) 113.

[6] Greer, M. A.: Thyrotoxicosis of extrathyroid origin. In: L. E. Braverman, R. D. Utiger (eds.): Werner and Ingbar's The Thyroid, p. 728–730. J. B. Lippincott Company, Philadelphia, New York, London 1991.

[7] Mariotti, S., E. Martino, C. Cupini et al.: Low serum thyroglobulin as a clue to the diagnosis of thyrotoxicosis factitia. N. Engl. J. Med. *307* (1982) 410–412.

4.2 Hypothyreose

Klinische Aspekte der subklinischen und manifesten Hypothyreose

D. Reinwein

Die Krankengeschichte von Mouhamed Ali, dem größten Schwergewichtsboxer aller Zeiten, war Thema in „The Thyroid Connection" 1995 mit der Überschrift: „Whoever thought this could happen to Mouhamed Ali? Even the greatest can be misdiagnosed". Bei ihm lag eine nicht erkannte bzw. falsch behandelte Hypothyreose vor, Ursache seines verlorenen Kampfes um die Weltmeisterschaft 1980. Alis Schicksal wurde publizistisch aufbereitet, besonders von der American Thyroid Association, um darauf aufmerksam zu machen, wie häufig diese Erkrankung ist und dies besonders bei Senioren.

Ich möchte bei meinem Thema auf folgende Punkte näher eingehen: 1. Das breite Spektrum der Hypothyreose, 2. Neue epidemiologische Daten und 3. Merkmale der Altershypothyreose. Kurz werde ich auf die Behandlungsbedürftigkeit der subklinischen Hypothyreose und Fehler bei der Thyroxintherapie eingehen.

Bis in die 70er Jahre faßte man die Hypothyreose mehr oder minder als ein „Alles- oder Nichts-Phänomen" auf. Tunbridge unterteilte erstmals die Hypothyreose anhand der TSH-Spiegel und der Klinik in drei verschiedene Gruppen. Staub [34] hat dieses Bild differenziert, indem er die Schilddrüsenreserve mittels TRH-Test und den Billewicz-Index hinzunahm. Von den fünf Stufen gehören drei zur subklinischen Hypothyreose. Dieses Spektrum ist zweifellos sehr breit, auch für die manifeste Hypothyreose. Die klinische Manifestation variiert abhängig von Ursache, Dauer und Schwere der Entwicklung. Patienten mit schneller Hypothyreoseentwicklung haben mehr Symptome als solche mit einer langsamen. In den USA beträgt die Prävalenz der subklinischen Hypothyreose 6 bis 7,5% bei Frauen und 2,4% bei Männern [34]. 10% der Frauen über 40 Jahre sollen davon betroffen sein.

In Tab. 1 sind neuere Daten über die Prävalenz der Hypothyreose bei älteren Menschen wiedergegeben. Man rechnet mit etwa 1 bis 3% bei Patienten über 60 Jahre, wobei der Anteil subklinischer Formen in der letzten Zeit zugenom-

Tabelle 1 Prävalenz der Hypothyreose

Autor	Prävalenz %	Besonderheit
Rudorff 1981	0,5	Station. Pat. >65 J.
Herrmann 1981	1 3,8 subklin. Hypo	Pers. in Altersh.
Schemmel 1983	3,4 5,2 subklin. Hypo	station. Pat. >65 J.
Sawin 1985	4,4	Framingham-Studie Pat. >60 J.
Schaaf 1993	0,015 0,15 subklin. Hypo	Arbeiter der BASF
Reuter 1994	2,0 8,0 subklin. Hypo	station. Pat. >50 J.

men hat – möglicherweise Ausdruck empfindlicherer TSH-Assays. Der relativ niedrige Anteil von Hypothyreosen bei den Untersuchungen von Schaaf [31] erklärt sich dadurch, daß es sich vorwiegend um Männer mittleren Lebensalters gehandelt hat.

Was zeichnet die Altershypothyreose aus? Tab. 2 zeigt die wichtigsten Merkmale. Die Symptome ähneln denen eines physiologischen Alterungsprozesses. Typische Fehldiagnosen sind daher Voralterung, Zerebralsklerose, Altersdepression und Altersapathie. Ein klassisches Krankheitsbild findet man nur in etwa 30% der Fälle [12, 25]. Meistens sind es uncharakteristische (28%) und unerwartete Symptome (26%). Nach allem liegt es nahe, ein generelles Screening vorzuschlagen. Mehrere Editorials haben sich dazu geäußert; aber es ist immer wieder betont worden, daß die Ausbeute relativ klein und der Kosten-Nutzen-Effekt gering sei. Es ist besser, eine Liste von Verdachtsmomenten und assoziierten Krankheiten zu bringen. Besonders bei älteren Menschen mit Hinweisen auf eine mentale oder körperliche Verschlechterung soll man an eine Hypothyreose denken [11]. Was ist mit den anderen 70% der Altershypothyreosen los?

Tabelle 2 Merkmale der Altershypothyreose

- Symptome ähneln denen eines physiologischen Alterungsprozesses
- Typische Fehldiagnosen:
  - Voralterung
  - Zerebralsklerose
  - Altersdepression
  - Altersapathie
- Klassisches Krankheitsbild nur bei 30%
- Meist unspezif. und unerwartete Symptome

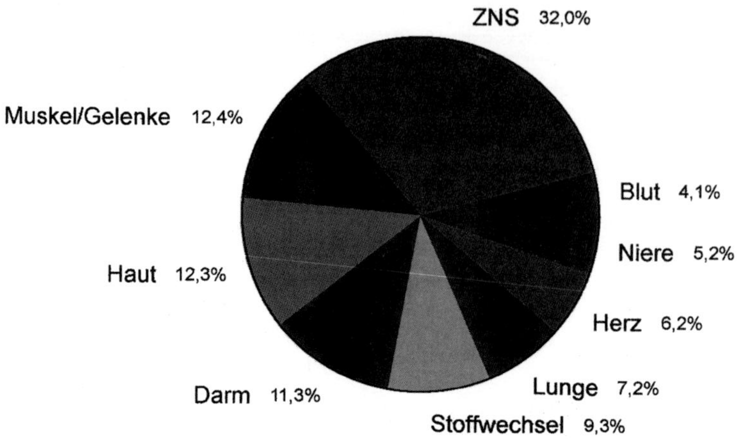

Abb. 1 Differentialdiagnose der Altershypothyreose.

In der Inneren Medizin gibt es kaum eine Krankheit, die eine annähernd so große Zahl von Differentialdiagnosen wie die Altershypothyreose aufzuweisen hat. Nach meiner Erfahrung und Kenntnis der Literatur komme ich zu folgendem Ergebnis (Abb. 1): Wenn man nur die Differentialdiagnose, nota bene keine Einzelsymptome, berücksichtigt und nach Organen ordnet, kommt man auf die Zahl 97. 32% fallen auf das Konto ZNS, z. B. Tinnitus Dyslexie, Kopfschmerzen, vertebrobasiliäre Insuffizienz; 12,4% auf Muskeln und Gelenke. Auch hier stehen manchmal Veränderungen im Vordergrund, die primär an eine Akromegalie, Myotonie, Myasthenie erinnern. Schlußlichter sind mit 5,2% Erkrankungen der Niere sowie Harnwege und mit 4,1% Bluterkrankungen. Ich möchte die Differentialdiagnosen zum Anlaß nehmen, auf einzelne Entitäten oder Assoziationen aufmerksam zu machen, die bei Konsultationen in der Praxis hilfreich sein könnten.

Präsentationsformen

Gerade bei der Altershypothyreose spielen einige in Tab. 3 aufgelistete Präsentationsformen eine große Rolle. An erster Stelle steht die Polyneuropathie, die man bei 64% der Kranken findet. Bei der Myopathie kann es zu grotesken Situationen kommen – wie Schwierigkeiten beim Kauen und Mundöffnen, d. h. mit der Differentialdiagnose Myotonie. Durch die Volumenzunahme der Muskulatur sehen die Menschen manchmal athletisch aus. Bei einer Frau wurde der Bizeps so dick, daß sie mit ihren Fingerspitzen die Schultern nicht mehr erreichen konnte, und dies als einziges Symptom! Oder Thenar und Hypothenar sind so stark, daß die Apposition von Daumen und kleinem

Tabelle 3 Besondere Präsentationsformen

Präsentationsform	Prävalenz in %	Autor
Polyneuropathie	64	Beghi 1989
Myopathie	47	Oberdisse 1980
Schlaf-Apnoe	20	Lin 1992
Karpaltunnel-Syndrom	6–10	Baran 1991
Rheumat. Arthritis	3	Monroe 1935
Polymyalgia rheumat.	3	Dent 1978
Extrapyramid. Ausfall	1–2	Jellinek 1962
Raynaud-Phänomen	<1	

Finger nicht mehr möglich ist. Seltenere Präsentationsformen sind das Carpaltunnelsyndrom, die Polymyalgia rheumatica und das Raynauld-Phänomen.

Immer wieder tauchen psychologische Dysfunktionen als Leitsymptom, speziell bei der Altershypothyreose, aber auch schon bei subklinischen Formen auf. Tab. 4 zeigt hierzu die neusten Ergebnisse. Mit entsprechenden Tests hat Monzani [22] nachgewiesen, daß auch bei subklinischer Hypothyreose Störungen vorliegen, die teilweise unter Thyroxin zurückgehen. Nach Joffe [15] ist der Anteil subklinischer Hypothyreose gerade bei bipolaren affektiven Störungen mit 20% besonders hoch, noch höher ist er bei Patienten mit bipolarer Depression [3]. Normalerweise findet man bei der Depression nur in 2 bis 5% der Fälle eine subklinische Hypothyreose. Umgekehrt findet man bei über der Hälfte der Patienten mit subklinischer Hypothyreose depressive Phasen gegenüber 20% bei Kontrollen [10]. Der Anteil manifester Hypothyreosen bei neu aufgenommenen psychiatrischen Patienten ist sehr unterschiedlich [28].

Vielleicht ein wenig in Vergessenheit geraten sind Ergebnisse über das Schlaf-Apnoe-Syndrom bei Hypothyreose; es ist oft die Ursache des Schnarchens. Die Prävalenz bei konsekutiv untersuchten Patienten mit Hypothyreose liegt bei 9 von 11 [33]. Hierbei ist allerdings zu berücksichtigen, daß die Assoziation beider Krankheiten relativ hoch ist. Grunstein [9] stellte bei entsprechender Thyroxintherapie nur bei 2 Patienten die Hypothyreose als alleinige Ursa-

Tabelle 4 Psychologische Dysfunktion und Hypothyreose

- Neuroverhaltenstests bei subklin. Hypo. gestört (Monzani 1993)
- 20% der Pat. mit bipol. affektiven Störungen hatten subklin. Hypothyreose
- 25–50% Hypothyreosen bei bipol. Depression (vs. 2–5% bei allen Depressionen) (Bauer 1990)
- 56% der Pat. mit subklin. Hypo. haben depress. Phasen (vs. 20% bei Kontrollen) (Haggerty 1993)

che fest, bei 6 lagen beide Krankheiten vor. Lin [20] fand unter 65 OSAS-Patienten 4 Hypothyreosen, umgekehrt bei 25 Hypothyreosen 5 OSAS-Patienten.

Eine Besonderheit sind die „Drop Attacks“ bei Hypothyreose. Hierzu sind 4 Kasuistiken erschienen. Es handelt sich um Anfälle ohne neurologische Grunderkrankung, die plötzlich ohne Bewußtseinsverlust auftreten. Die „Drop Attacks“, nur bei Frauen beschrieben, verschwanden unter Thyroxin, die Diagnose Hypothyreose wurde relativ spät gestellt [14, 18, 35]. Typisch für die Altershypothyreose ist, daß das eine oder andere Symptom ganz im Vordergrund steht. Hierzu noch einige Beispiele: Zur Prävalenz der Hypertonie bei Hypothyreose findet man in älteren Arbeiten Angaben von „leicht erhöht“ bis 26,1% [1, 6, 37]. Saito hat kürzlich eine sehr umfangreiche Untersuchung bei Schilddrüsenerkrankungen durchgeführt [29]. Er fand eine Prävalenz von 14,4% bei Frauen, sie ist um den Faktor 2,7 höher als bei Kontrollpersonen. Die Unterschiede sind signifikant bei Frauen im 6. und 7. Dezennium. Was die Assoziation Gicht und Hypothyreose anbetrifft (Tab. 5), konnte Erickson [8] bei bioptisch gesicherten Diagnosen bei Patienten mit Arthritis urica nachweisen, daß die Prävalenz für Frauen 2,5 und für Männer 6 mal höher ist als bei entsprechende Kontrollen.

Tabelle 5 Gicht und Hypothyreose

Autor	Jahr	Prävalenz %
Kuzell	1955	30 für F 20 für M
Nordstrom	1989	9
Erickson	1994	15 prospektiv 25 für F (2,5 ×) 12 für M (6 ×)

( ) = matched Kontrollen

Subklinische Hypothyreose

Nach Untersuchungen von Engler [7] und Kabadi [17] an einem größeren Krankengut mit einer mittleren Beobachtungszeit von 5,4 rsp. 8,2 Jahren gibt es eine „High“ und „Low Risk“-Gruppe. Die „High Risk“-Gruppe ist charakterisiert durch ein TSH von über 20 mU/l oder nur mäßig erhöhtes TSH mit pathologischen Schilddrüsenantikörperwerten. Das Hypothyreoserisiko nach 10 Jahren beträgt laut Cox-proportionalem Risikomodell 63%.

Die andere Gruppe hat niedrige TSH-Werte ohne nachweisbare Schilddrüsenantikörper mit einem Hypothyreoserisiko von nur 22%. Kabadi [16] stellte für die beiden Gruppen einzelne pathogenetische Faktoren heraus. In der 1. Gruppe sind es mit 70% ein behandelter M. Basedow und eine Thyreoiditis, in Gruppe 2 sind es mit 86% nichtradikale Schilddrüsenoperationen oder Halsbestrahlung. Generell ist eine Behandlung der „High Risk"-Gruppe nicht indiziert, sie sollte aber halbjährlich oder jährlich kontrolliert werden, während dies bei der anderen Gruppe nur alle 1 bis 2 Jahre notwendig ist.

Therapie

Ohne Zweifel ist der stark verbesserte TSH-Assay der größte Fortschritt bei der Hypothyreosediagnostik. Er führt aber andererseits auch zu Schwierigkeiten bei der Einstellung der richtigen Substitutionsdosis. Wie ist das Risiko bei einem zuviel oder zuwenig Thyroxin? Es ist offensichtlich nicht sehr groß [36], kleiner als man kürzlich diskutierte. Entscheidend ist, daß man überhaupt substituiert. Bei älteren Patienten ist sicher eine Einstellung mit leicht erhöhten TSH-Werten zu bevorzugen. Andererseits sollte man das Risiko bezüglich der koronaren Herzerkrankung bei der Hypothyreose nicht überschätzen. Für Patienten jenseits des 70. Lebensjahres ist die Inzidenz kardialer Ereignisse keineswegs höher als bei euthyreoten Kontrollen. Nach Klein [17] führt Thyroxin bei Hypothyreosen nicht zu einer Zunahme von Vorhof- oder Ventrikelarrhythmien. Wir können dies nach unserer Erfahrung mit der Bolustherapie bestätigen.

Abschließend möchte ich auf einige mögliche Fehler bei der Thyroxintherapie aufmerksam machen. Ein Fehler besteht darin, jede subklinische Hypothyreose zu behandeln. Auf jeden Fall muß man ein Konzept für die Dauer und die Dosis haben. Wenn wir den Patienten die Behandlung nicht genügend erklären, ist die Gefahr des Scheiterns gegeben. Auch über mögliche Risiken sollten die Patienten genügend erfahren. Es ist nicht notwendig, bei jedem Patienten, auch bei jungen, die Initialbehandlung mit 25 μg L-T4 durchzuführen. Die Dauerbehandlung jeder Hypothyreose sollte nicht automatisch unabhängig von Alter und Körpergewicht mit 150 ug erfolgen. Wir dürfen uns nicht nur am Serum-TSH orientieren; die Therapiekontrollen mit T3- und/ oder Schilddrüsenantikörperbestimmungen sind überflüssig. Verlaufskontrollen müssen der Krankheit angepaßt werden. Bei passageren Hypothyreosen sollten Auslaßversuche nach entsprechender Zeit erfolgen.

Wir haben eben das Spektrum der Hypothyreose aufgefächert und erweitert. An diese Palette überhaupt zu denken, kann uns in unklaren Fällen weiterhelfen.

Literatur

[1] Attarian, E.: Myxedema and hypertension. New Engl. J. Med. *63* (1963) 2801–2804.

[2] Baran, D. T.: The skeletal system in hypothyroidism. In: L. E. Braverman, R. T. Utiger (eds.): The Thyroid, S. 1056–1063. Lippincott Co, 6th ed. Philadelphia 1991.

[3] Bauer, M. S., P. C. Whybrow, A. Winokur: Rapid cycling bipolar affective disorders. I. Association with grade I hypothyroidism. Arch. Gen. Psychiatry *47* (1990) 427–432.

[4] Beghi, E., M. L. Delodovici, G. Boglinn et al.: Hypothyroidism and polyneuropathy. J. Neurol. Neurosurg. Psychiatry *52* (1989) 1420–1425.

[5] Dent, G. R., D. M. Edwards: Autoimmune thyroid disease and the polymyalgia rheumatica – giant cell arthritis syndrome. Clin. Endocrinol. *9* (1978) 215–219.

[6] Endo, T., I. Komiya, T. Tsukui et al.: Reevaluation of possible high incidence of hypertension in hypothyroidism. Am. Heart J. *98* (1979) 684–688.

[7] Engler, H., J. J. Staub, M. Kunz et al.: Ist eine isolierte TSH-Erhöhung behandlungsbedürftig? Schweiz. med. Wschr. *122* (1992) 66–69.

[8] Erickson, A. R., R. J. Enzenauer, D. M. Nordstrom et al.: The prevalence of hypothyroidism in gout. Am. J. Med. *97* (1994) 231–234.

[9] Grundstein, R. R., C. E. Sullivan: Sleep apnea and hypothyroidism: mechanisms and management. Am. J. Med. *85* (1988) 775–779.

[10] Haggerty, J. J., R. A. Stern, G. A. Mason et al.: Subclinical hypothyroidism: A modifiable risc factor for depression. Am. J. Psychiatry *150* (1993) 508–510.

[11] Hehrmann, R.: Therapie der Thyreoiditis, der Hypothyreose und des Schilddrüsenmalignoms im Alter. In: P. Pfannenstiel (Hrsg.): Schilddrüse und Alter, S. 41–57. PMI, Frankfurt 1991.

[12] Hehrmann, R.: Schilddrüsenkrankheiten bei Senioren. Apotheker Journal *15* (1993) 6–14.

[13] Herrmann, J.: Prevalence of hypothyroidism in the elderly in Germany. A pilot study. J. Endocr. Invest. *4* (1981) 327–330.

[14] Jellinek, E. H.: Fits, faints, coma and dementia in myxedema. Lancet *8* (1962) 1010–1016.

[15] Joffe, R. T., L. T. Young, R. G. Cooke et al.: The thyroid and mixed affective states. Acta Psychiatr. Scand. *90* (1994) 131–132.

[16] Kabadi, U. M.: Subclinical hypothyroidism. Natural course of the syndrome during a prolonges follow-up study. Arch. Intern. Med. *153* (1993) 957–961.

[17] Klein, I.: Thyroid hormone and the cardiovascular system. Am. J. Med. *88* (1990) 631–638.

[18] Kremer, M.: Sitting, standing and walking. Br. Med. J. *2* (1958) 63–68.

[19] Kuzell, W. C., R. W. Schaffarzick, W. E. Nangler et al.: Some observations on 520 gouty patients. J. Chron. Dis. *2* (1955) 645–668.

[20] Lin, C. C., K. W. Tsan, P. J. Chen: The relationship between sleep apnoe syndrome and hypothyroidism. Chest *102* (1992) 1663–1667.

[21] Monroe, R. T.: Chronic arthritis in hyperthyroidism and myxedema. N. Engl. J. Med. *212* (1935) 1074–1076.

[22] Monzani, F., P. del Guerra, N. Caraccio et al.: Subclinical hypothyroidism: neurobehavarioral features and beneficial effect of L-thyroxine treatment. Clin. Invets. *71* (1993) 367–371.

[23] Nordstrom, D. M., J. A. Merenich: The relation of gout to hypothyroidism. Arthritis Rheum. *32* (1989) 68 Abstract.

[24] Oberdisse, K.: Die erworbene Hypothyreose. In: K. Oberdisse, E. Klein, D. Reinwein (Hrsg.): Die Krankheiten der Schilddrüse, 2. Aufl., S. 388–471. Thieme, Stuttgart–New York 1980.

[25] Reinwein, D.: Hypothyreose. In: D. Reinwein, G. Benker (Hrsg.): Klinische Endokrinologie und Diabetologie, 2. Aufl., S. 120–130. Schattauer, Stuttgart 1992.

[26] Reuter, E., V. Papassotiriou, J. Veit: Erkennung klinisch nicht vermuteter thyreoidaler Dysfunktion. Nucl.-Med. *33* (1994) 24–29.
[27] Rudorff, K.-H., U. Fahrenkrog, K. Jahnke: Schilddrüsenerkrankungen im Alter. Klinik und Therapie. Teil 2: Hypothyreose, blande Struma, Schilddrüsenmalignome. Fortschr. Med. *99* (1981) 1236–1246.
[28] Ryan, W. G., R. F. Roddam, E. Grizzle: Thyroid function screening in newly admitted psychiatric inpatients. Ann. Clin. Psychiatry *6* (1994) 7–12.
[29] Saito, I., T. Saruta: Hypertension in thyroid disorders. Endocrinology and Metabolism Clinics of North America *23* (1994) 379–386.
[30] Sawin, C. T., W. P. Castelli, J. M. Hershman et al.: The aging thyroid. Thyroid deficiency in the Framingham study. Arch. Intern. Med. *145* (1985) 1386–1388.
[31] Schaaf, L., T. Pohl, R. Schmidt et al.: Screening for thyroid disorders in a working population. Clin. Invest. *71* (1993) 126–131.
[32] Schemmel, K., G. Müller, H. Franke: Die Hypothyreose im höheren Lebensalter. Dtsch. med. Wschr. *106* (1983) 1833–1836.
[33] Skatud, J., C. Iber, R. Ewert et al.: Disordered breathing during sleep hypothyroidism. Am. Rev. Respir. Dis. *124* (1981) 325–330.
[34] Staub, J. J., B. U. Althaus, H. Engler et al.: Spectrum of subclinical and overt hypothyroidism: Effect on thyrotrophin, prolactin, and thyroid reserve, and metabolic impact on peripheral target tissues. Am. J. Med. *92* (1992) 631–642.
[35] Stevens, D. L., W. B. Matthews: Cryptogenetic drop attacks: an affliction of women. Br. Med. J. (1973) 439–442.
[36] Toft, A. D.: Fine-tuning of thyroxine replacement therapy. Clinical Endocrinology *38* (1993) 451–452.
[37] Tunbridge, W. M. G., D. C. Evered, R. Hall et al.: Lipid profile and cardiovascular disease in the Wickham area with particular reference in thyroid failure. Clinical Endocrinology *7* (1977) 481–495.

Diskussion

Hüfner:
Herr Professor Reinwein, ich möchte Ihnen zu dem sehr ausgewogenen Referat gratulieren, auch dazu, daß es etwas überspitzt war, so daß es zur Diskussion anregt. Ich möchte Ihnen zustimmen, daß man nicht unbesehen eine TSH-Erhöhung therapieren, sondern sich erst einmal klarwerden sollte, was man vor sich hat und wie die Prognose ist. Andererseits habe ich Kopfschmerzen mit der Abgrenzung der subklinischen oder latenten Hypothyreose. Sie hatten die Daten von Engler gezeigt, eine Patientengruppe mit TSH größer als 20 und erhöhten Antikörpern? Was brauchen Sie noch mehr, um einen Patienten dann zu therapieren?

Reinwein:
Ich hatte die Arbeit von Engler, Staub und anderen zitiert, ohne zu modifizieren. Dort sind zwei Risikogruppen dargestellt; untersucht wurde, „wie das Risiko initial und nach 10 Jahren ist, um eine Hypothyreose zu bekommen".

Engler hat bei der 1. Gruppe (hohes TSH und hohe Antikörpertiter) festgestellt, daß nach 10 Jahren 60% eine Hypothyreose haben. Das heißt aber nicht, daß Sie die Patienten dieser Hochrisikogruppe alle jetzt mit Thyroxin behandeln müssen. Es ist doch vernünftiger, Sie warten ab und kontrollieren sie; denn es kann ja sein, einer bekommt seine Hypothyreose wirklich erst nach 10 Jahren oder noch später. Dann haben Sie ihn 10 Jahre grundlos behandelt. Einer indizierten Therapie ist auf jeden Fall der Vorzug zu geben.

Hehrmann:
Es ist eine Ergänzung und Intensivierung zu der Äußerung von Herrn Hüfner: die Empfehlung, generell Patienten mit latenter Hypothyreose nicht zu behandeln, beinhaltet die Gefahr, auch manifeste Hypothyreosen nicht zu behandeln, da unter die laborchemische Definition der subklinischen oder latenten Hypothyreose durchaus Patienten fallen können, die manifest hypothyreot sind. Dies hat seine Erklärung darin, daß der Normalbereich für ein Schilddrüsenhormon einen interindividuellen Normbereich eines gemischten Kollektivs für eine bestimmte Methode darstellt. Dieser interindividuelle Normbereich ist immer sehr viel größer und breiter als der intraindividuelle Normbereich eines einzelnen Individuums. Deshalb kann es sehr wohl sein, daß die peripheren Schilddrüsenhormonkonzentrationen eines Patienten formal im Normbereich liegen, aber in Wirklichkeit außerhalb des lebenslangen intraindividuellen Normbereichs, den wir nur nicht kennen. Bei erhöhtem TSH und nur der geringsten klinischen Symptomatik handelt es sich dann nicht um eine subklinische, sondern um eine manifeste, behandlungsbedürftige Hypothyreose.

Reinwein:
Herr Hehrmann, dies ist eine sophistische Darstellung, sie gilt für jede Krankheit und für jede subklinische Form. Die subklinische Hypothyreose, von der ich spreche, ist sicher definiert. Ein Patient, der nicht krank ist, der keine Symptome hat und nur ein erhöhtes TSH bei normalen Schilddrüsenhormonkonzentrationen aufweist; alles andere habe ich außen vorgelassen.

Herrmann:
Wir bekommen immer wieder Patienten vorgestellt mit gesicherter Hashimoto-Thyreoiditis. Die Hypothyreose ist substituiert mit Thyroxin, und der einweisende Kollege ist irritiert, weil die Antikörpertiter steigen oder variabel sehr hoch sind. Müssen die von uns (ich sage jetzt mal ‚Spezialisten‘) weiter gesehen werden?

Reinwein:
Der Patient muß weiter beobachtet werden, aber Sie brauchen nicht mehr die Titer zu bestimmen, das ist überflüssig.

Herrmann:
Den braucht man meiner Meinung nach nicht zu sehen. Wenn er eingestellt ist, ist er adäquat behandelt.

Reinwein:
Das ist richtig, aber wenn er 10 Jahre älter ist, müssen Sie die T_4-Dosis reduzieren. Dies ist der Grund.

Kahaly:
Bei einer jungen Patientin, die schwanger werden möchte, steigt der Bedarf von Thyroxin um 30%. Das hat Herr Glinoir sehr schön nachgewiesen. Kurz gesagt: eine junge Patientin mit Hashimoto-Thyreoiditis muß während der Schwangerschaft Thyroxin erhalten.

Reinwein:
Ich möchte ergänzen: wenn wir auf die Raritäten eingehen, kann der Patient auch wieder hyperthyreot werden. Es gibt solche von Volpé erstmals beschriebene Fälle. Sie haben vielleicht auch solche Patienten gesehen, die als Thyreoiditis hypothyreot über Jahr und Tag waren – und irgendwann werden sie wieder hyperthyreot.

Grußendorf:
Herr Reinwein, ich wundere mich auch etwas. Sie haben ja nun immerhin einen sehr stark erhöhten TSH-Wert von 20 und nicht etwa von 6 oder 7. Und daß Sie sagen, es sind richtig gesunde Patienten, es gibt ja fast keinen Menschen ohne Befindlichkeitsstörungen – auch unter uns – und wenn ich selber ein TSH von 20 hätte und morgens ‚nicht richtig in die Gänge käme‘, dann wüßte ich schon, woran es wahrscheinlich läge, und würde Thyroxin nehmen.

Reinwein:
Bei Ihnen, Herr Grußendorf, wäre ich damit einverstanden ...

Emrich:
Herr Reinwein, ich möchte eigentlich auch ein bißchen in den Chor derer einstimmen, die Patienten, die zu einer 60%igen Wahrscheinlichkeit eine Hypothyreose entwickeln, substituieren würden. Ich will Ihnen zwei Argumente sagen: das erste ist, was diese Gruppe auch gezeigt hat, daß es eine Korrelation zwischen der Höhe des TSH-Spiegels zu bestimmten Lipoproteinen gibt. Und Sie leiten daraus mit aller Vorsicht ein erhöhtes koronares Risiko ab. Punkt 2: es gibt eine Untersuchung von Monzani bei subklinischen Hypothyreosen, die psychologisch nachgewiesen haben, daß die Patienten sich besser

fühlen, daß die Gedächtnisleistung zugenommen hat und Verhaltensstörungen abgenommen haben. Und das dritte Argument wäre für mich, inwiefern schaden Sie dem Patienten, wenn Sie ihm eine leichte Substitution geben?

Reinwein:
Zum ersten Punkt: die Untersuchungen von Staub sind von Kabadi nicht bestätigt worden. Zum zweiten: die Patienten mit verschiedenen Scors psychologischer Art hatte ich Ihnen in dieser Tabelle ohne Kommentar aufgelistet. Bei den meisten Arbeiten (ich habe sie sehr sorgfältig geprüft) bin ich mit dem Ergebnis und den Konsequenzen nicht einverstanden. Es sind zuwenig Fälle, die Methodik stimmt nicht und die Übersichtsarbeiten sind nicht gerade überzeugend. Ich habe keine Arbeit gesehen, wo ich wirklich überzeugt wäre, daß eine subklinische Hypothyreose nun in 40% der Fälle depressive Phasen hat oder bizyklisch dieses oder jenes zeigt, was nach Thyroxingabe verschwindet. Alle Daten müßten prospektiv an einem größeren Krankengut überprüft werden. Aber das sind immer solche Aperçus aus dem psychiatrischen Bereich, mit denen wir hier wenig anfangen können. Und zu drittens: nein, Sie schaden ihm ja nicht unbedingt, wenn Sie das kontrollieren, da stimme ich Ihnen zu. Aber ich habe versucht, das jetzt ganz pointiert herauszustellen, daß Sie das nicht unbedingt machen müssen.

Diagnostische Probleme bei Hypothyreose

G. Kahaly

Ursachen der Hypothyreose

Eine laborchemisch gesicherte Hypothyreose kann durch eine primäre Schilddrüsenerkrankung mit kompensatorisch gesteigerter TSH-Sekretion oder durch eine sekundäre Hypothyreose bei hypothalamisch-hypophysären Störungen mit verminderter TSH-Sekretion verursacht sein. Der primären Hypothyreose liegen angeborene und erworbene Schilddrüsenkrankheiten zugrunde. Zu den angeborenen Formen zählen die Schilddrüsenaplasie oder Dysplasie, verschiedene Formen von Jodverwertungsstörungen und die periphere Schilddrüsenhormonresistenz. Die Ursachen einer erworbenen Hypothyreose im Erwachsenenalter sind häufig bereits anamnestisch zu erfragen. Eine Hypothyreose tritt auf, nach SD-Operationen, im Anschluß an eine Radiojodtherapie oder externe Halsbestrahlung sowie unter der Einnahme strumigene Medikamente (z. B. Lithium, Thyreostatika) oder von Jod in sehr hoher Dosierung. Ein extremer Jodmangel kann als Ursache einer Hypothyreose trotz verminderter alimentärer Jodaufnahme in Deutschland nahezu ausgeschlossen werden. Häufig ist die Hypothyreose Folge einer Thyreoiditis, besonders eine chronisch-lymphozytäre Thyreoiditis Hashimoto. Die sekundäre Hypothyreose ist ein seltenes Krankheitsbild, sie tritt meist zusammen mit anderen Störungen im Rahmen einer partiellen oder kompletten Hypophysenvorderlappeninsuffizienz auf. Die sekundäre Hypothyreose ist meist Folge von Tumoren im Bereich des Hypophysenvorderlappens und tritt damit im allgemeinen mit anderen Symptomen einer partiellen oder kompletten Hypophysenvorderlappeninsuffizienz auf.

Laborchemische Untersuchungen bei Hypothyreose

Zur Sicherung der Diagnose einer Hypothyreose werden Bestimmungen der SD-Hormonspiegel im Serum und des basalen TSH bzw. der TSH-Antwort auf TRH-Gabe eingesetzt. Die Abklärung der zugrunde liegenden SD-Krankheit geschieht durch die Bestimmung von SD-Autoantikörper, die SD-Sonographie und ggfl. auch eine Feinnadelpunktion.

Laborchemisch können bei Patienten mit Hypothyreose verschiedene Veränderungen auffallen, die Anlaß zu Fehldiagnosen geben können. Unspezifische

Laborparameter bei Hypothyreose schließen eine Hypercholesterinanämie, eine Hyperprolactinanämie, eine erhöhte Kreatininkinase, eine Hyponatriämie und eine Anämie ein. Die Erhöhung der Transaminasen GOT und LDH sowie die der Kreatininkinase im Serum werden als Zeichen einer begleitenden Myopathie angesehen. Die Hyperlipoproteinämie, vorwiegend die Erhöhung des LDL-C, ist ein häufiges Begleitphänomen bei Hypothyreose. Bei etwa 40% der Patienten ließ sich eine isolierte Anämie, selten zusätzlich eine Leuko- und Thrombopenie nachweisen. Sie ist abzugrenzen von der mit Autoimmunhypothyreosen assoziierten perniziösen Anämie. Durch eine Verminderung des Sexualhormons bindenden Globulins kann es durch ausgeprägte Hypothyreosen bei Frauen zur Verminderung der Gesamtöstrogene, bei Männern zur Verminderung des Gesamttestosterons kommen, ohne daß bei diesen Patienten ein Sexualhormonmangel besteht. Zusätzlich findet sich häufig ein leicht bis mäßig erhöhter Prolactinspiegel.

Differential Diagnose

Differentialdiagnostisch kommen folgende Erkrankungen in Betracht: Altersbeschwerden mit allgemeiner Arteriosklerose, psychische Störungen, Depression oder Demenz, Herzinsuffizienz mit Myxödemherz und Koronarinsuffizienz, desweiteren eine perniziöse Anämie, die bei 4–10% der Patienten mit primärer Hypothyreose und durchgemachter Hashimoto-Thyreoiditis vorliegen dürfte. Eine Eisenmangelanämie durch begleitende atrophische Gastritis und Mangel der Eisenresorption, ein nephrotisches Syndrom, eine chronische Niereninsuffizienz, eine Hyperlipoproteinämie und schwere extrathyreoidale Allgemeinerkrankungen.

Diagnostische Probleme

Die sensitive Bestimmung des basalen TSH mit geeigneten Testverfahren erlaubt bei den meisten Patienten eine Voraussage der TSH-Antwort im TRH-Test. Liegen die basalen TSH-Werte über 4 mU/l, findet sich in der Regel eine erhöhte TSH-Antwort nach TRH-Applikation. Bei der Beurteilung der basalen und stimulierten TSH-Spiegel sind eine Reihe extrathyreoidaler Faktoren zu berücksichtigen, die die TSH-Freisetzung auf hypothalamischer oder hypophysärer Ebene beeinflussen. So zeigen Patienten unter Östrogenzufuhr, offenbar infolge einer Zunahme der Bindungsstellen für TRH an den Thyreotropenzellen des Hypophysenvorderlappens, eine veränderte TSH-Antwort. Beim Cushingsyndrom, unter Therapie mit Glukokortikoiden, beim Wachstumshormonexzeß, auch beim totalen Fasten, bei schweren extrathyreoidalen

Krankheiten nicht endokrinen Ursprungs, bei psychiatrischen Erkrankungen und unter verschiedenen Medikamenten wie Dopamin, Psychopharmaka und selbstverständlich unter der Gabe von SD-Hormonen kann die TSH-Antwort geringer als normal ausfallen. Umgekehrt verstärkt ein Morbus Addison mit Nebenniereninsuffizienz, ein Mangel an Wachstumshormon oder die Behandlung mit Metoclopropamid den TSH-Anstieg nach TRH-Gabe. Weiterhin wird eine TSH-Erhöhung ohne Hypothyreose bei schweren allgemeinen Erkrankungen, unter Gabe von Amiodaron, als Folge einer oralen Cholezystographie und in Einzelfällen bei Vorlage von interferierenden Antikörpern beobachtet.

Patienten mit hypothalamisch bedingter Hypothyreose weisen, da die thyreotropen Zellen des Hypophysenvorderlappens intakt sind, eine positive Antwort von TSH im TRH-Test auf, die jedoch oft verzögert eintritt. Während Patienten mit großen Hypophysentumoren in der Regel erniedrigt basale und stimulierte TSH-Werte zeigen, kann der TSH-Anstieg nach TRH bei suprasellärer Ausdehnung der Tumoren gelegentlich normal oder sogar erhöht sein. Das freigesetzte TSH hat bei diesen Patienten jedoch möglicherweise eine verminderte biologische Aktivität, so daß trotzdem keine ausreichende Stimulation der SD-Hormonfreisetzung erfolgt. Der TRH-Test mag aus diesem Grunde und gegen ursprüngliche Erwartungen nicht immer zuverlässig zwischen Hypothyreosen, hypophysärer und hypothalamischer Genese differenzieren. Eine weitere, ebenfalls sehr seltene Ursache erhöhter TSH und SD-Hormonspiegel ist die SD-Hormonresistenz, die entweder als globale Hormonresistenz aller Organe oder als zentrale Hormonresistenz nur die hypothalamisch-hypophysäre Hormonwirkung betrifft. Es handelt sich um eine angeborene Erkrankung, bei der ein genetischer Defekt des nukleären T3-Rezeptors zu einer verminderten Wirkung der SD-Hormone an den Zielzellen führt. Durch eine gestörte Hormonwirkung an den thyreotropen Zellen des Hypophysenvorderlappens kommt es zu der für diese Erkrankung typischen Erhöhung der TSH-Freisetzung. Betrifft die Hormonresistenz den gesamten Körper, wird durch kompensatorisch erhöhte TSH-Spiegel und SD-Hormonspiegel eine peripher-euthyreote oder gering hypothyreote Stoffwechsellage erreicht.

Die SD-Hormone liegen im Serum zu über 99% in proteingebundener Form vor. Stoffwechselaktiv sind jedoch nur die freien, an keine Fraktion gebundenen T4 oder T3. Da die Menge an freien T4 oder T3 die Wirkung der SD-Hormone in der Körperperipherie widerspiegelt, ist verständlich, daß der Organismus auf eine Vermehrung oder Verminderung der Bindungsproteine mit einer gleichsinnigen Veränderung von Gesamt-T4 oder T3 reagiert, um die Konzentration an freien Hormonen konstant zu halten. Wird dies vernachlässigt und werden die Gesamthormone allein bestimmt, führen Veränderungen der Bindungsproteine zur Fehlbeurteilung der SD-Stoffwechsellage. Häufigste Ursache einer Fehlbeurteilung ist in diesem Zusammenhang eine Erhöhung der Gesamthormonspiegel während der Schwangerschaft oder unter Einnahme von östrogenhaltigen Präparaten auf Grund einer erhöhten TBG-Konzentration im Serum. Das thyreoglobulinbindende Globulin (TBG) ist dagegen erniedrigt bei schweren katabolen Zuständen, bei nephrotischem Syndrom, bei Akromegalie, bei der kompensierten Leberzirrhose sowie nach Einnahme von Androgenen und Glukocorticoiden. Eine genetisch bedingte Erniedrigung des TBG's ist ebenfalls beschrieben worden.

Eine Beeinflussung der Meßergebnisse ist bei alleiniger Bestimmung des freien SD-Hormons durch verschiedene Störfaktoren, die besonders bei Patienten mit schweren nichtsteroidalen Erkrankungen eine Rolle spielen, beschrieben worden. Eine erhöhte Konzentration an freien Fettsäuren und erniedrigte Albuminspiegel sowie möglicherweise andere, z. B. eine bisher nicht genau identifizierte T4- oder T3-Bindung, führen bei diesen Patienten trotz euthyreoter Stoffwechsellage zu einem erniedrigten Spiegel von freien Hormonen. Typisches Beispiel ist das sogenannte Low oder niedrige T3-Syndrom, welches bei schweren Allgemeinerkrankungen bei älteren Patienten, bei Fasten sowie unter Einnahme von Glukokortikoiden wie Propranolol, Amiodaron und Opodate auftritt. Das TSH sowohl basal als auch nach TRH kann variabel ausfallen. Dieses Syndrom ist auf eine verminderte Aktivität der 5-Deiodinase zurückzuführen. Prognostisch ungünstig erscheint das niedrige T4-Syndrom zu sein. Hier sind sowohl T4 als auch T3 vermindert, das freie T4 mag niedrig normal ausfallen. Das basale und stimulierte TSH fällt ebenfalls variabel aus. Die Konzentration an T3 und T4 im peripheren Gewebe ist erniedrigt, deshalb ist das niedrige T4-Syndrom prognostisch ungünstig bei schwerer Grunderkrankung. Ist diese Grunderkrankung beseitigt, so ist das niedrige T4-Syndrom in der Regel reversibel.

Zusätzlich kann die Bindung der SD-Hormone an die Transportproteine durch verschiedene Medikamente wie Salicylate, Phenylbutazon, Furosemid, Diclofenac, Fenclofenac und Heparin gehemmt und damit die Bestimmung der freien Hormone beeinflußt werden. Desweiteren wird ein erhöhter hepatischer Katabolismus von T3 bzw. T4 unter der Einnahme von insbesondere Phenytoin, Phenobarbital, Carbamazepin und Rifampicin beschrieben, so daß unter gleichzeitiger Einnahme von SD-Hormontabletten und Phenytoin eine unklare hypothyreote Stoffwechsellage auftreten kann.

Bei Patienten mit primärer Hypothyreose stellt die Verabreichung von Levothyroxinnatrium die Therapie der Wahl dar. Mehrere Veröffentlichungen weisen darauf hin, daß die Zubereitung der Levothyroxinpräparation für die Behandlung bedeutend sein kann und Generika zu einem Therapieversagen führen können. Generika können nicht die angegebene Menge des Pharmakons enthalten, und die Bioverfügbarkeit kann eingeschränkt sein. Ein weiteres Problem könnte eine zu lange Lagerung darstellen, da Levothyroxintabletten bis zu 5% des Gehaltes innerhalb 1 Jahres verlieren können. Das Verfallsdatum muß in jedem Fall berücksichtigt werden. Die Bioverfügbarkeit wird definiert als Geschwindigkeit und Ausmaß, mit dem ein Arzneistoff in die systemische Zirkulation gelangt bzw. den Wirkort erreicht. Von Bioäquivalenz spricht man bei vergleichbarer Bioverfügbarkeit zweier Arzneimittel. Die Bioverfügbarkeit von Levothyroxin ist abhängig von der Dosis, von dem Zustand und der Füllung des Intestinaltraktes, von der Tablettenzubereitung der Partikelgröße und vom SD-Status. Bei gleichzeitiger Einnahme von Levothyroxin und Antacida, wie z. B. Aluminiumhydroxid oder Sukralfat, bei Einnahme von Ionenaustauscher, Cholestyramin oder Cholestypol, desweiteren bei Einnahme von Antiepileptika wie Phenytoin oder von Propranolol, kommt es zu einer deutlichen und spürbaren Abnahme der Bioverfügbarkeit von Levothyroxin.

Zusammenfassend sind zur korrekten Beurteilung einer SD-Stoffwechsellage sowohl ausführliche Angaben hinsichtlich aktueller Beschwerden, Vorgeschichte und Medikamentenanamnese als auch eine orientierende klinische Untersuchung der Patienten erforderlich. Nur so lassen sich falsche Interpretationen vermeiden.

Struma und Schilddrüsendysfunktion im Alter: Untersuchungen in Regionen verschiedener Jodversorgung im Karpatenbecken

I. Szabolcs, J. Podoba, J. Feldkamp, O. Dohán, I. Farkas, M. Sajgó, M. Góth, L. Kovács, I. K. Takács, P. Hnilica, G. Szilágyi

Einleitung

Eine Übersicht der neueren Studien, in denen das sensitive TSH als Screeningmethode benutzt wurde, läßt erkennen, daß das Vorkommen der Schilddrüsendysfunktionen im Alter von der Jodversorgung des untersuchten Kollektivs abhängt. Der Vergleich der Arbeiten zeigt, daß Hypothyreose in Gebieten mit guter Jodversorgung öfter vorkommt [2, 6, 7, 9]. Dies könnte auf einen Zusammenhang des Jodexcesses und der autoimmunen Thyreoiditis zurückgeführt werden [1, 5]. Im Gegensatz ist die Zahl der klinischen und subklinischen Hyperthyreosen bei älteren Leuten höher in Gebieten mit einer unzulänglichen Jodversorgung [7, 10].

Allerdings gab es bisher nur zwei Studien mit einem direkten Vergleich des Einflusses der Jodversorgung innerhalb einer Untersuchung. In beiden wurden alte Leute aus weit auseinanderliegenden Regionen (Robushi et al. 1987 [8]: Italien und USA; Laurberg et al. 1995 [4]: Dänemark und Island) von verschiedenen lokalen Arbeitsgruppen untersucht, wenn auch die Gruppen von Laurberg et al. [4] als ethnisch homogen geschildert und die Laboruntersuchungen von einem Labor durchgeführt wurden.

Unsere Studie ist die erste, in der Altersheimbewohner aus – der Jodzufuhr nach verschiedenen – Teilen einer einheitlichen Region untersucht wurden. Da in der Slowakei (nicht aber in Ungarn) seit den 50er Jahren nur jodiertes Speisesalz verwendet wird, hatten wir auch die Gelegenheit, die Wirkung der Jodsalzprophylaxe vergleichend zu untersuchen.

Patienten und Methoden

Die Studie ist von der Ethikkommission der Haynal-Imre-Universität für Gesundheitswissenschaften bewilligt worden. Drei Gruppen von >60 Jahre alten Altersheimbewohnern sind untersucht worden:

A) Jodarmes Gebiet (Nordungarn, die Städte Budapest und Cegléd), N = 119, mittlere Jodausscheidung (MJA) der Probanden: 70,1 μg/gr Kreatinin.
B) Gebiet mit obligater Jodsalzprophylaxe seit den 50er Jahren (Bratislawa, Slowakei, etwa 140 km von Budapest entfernt. N = 119, MJA: 108 μg/gr Kreatinin.
C) Gebiet mit guter oder sogar übermäßiger Jodversorgung (Ostungarn, die Städte Turkeve und Kisujszállás, etwa 120 km von Budapest entfernt. N = 92, MJA: 512,5 μg/gr Kreatinin. Die reichliche Jodversorgung dieser Gruppe ist damit zu erklären, daß in Ostungarn das Trinkwasser aus sehr tiefen Artesibrunnen bezogen wird.

Nach Aufklärung und mit schriftlichem Einverständnis der Altersheimbewohner wurde eine Schilddrüsenscreening durchgeführt: Ultraschalluntersuchung (in allen Fällen von einer Person – P. J. – gemacht), Morgenurin und Blutentnahme für Hormonbestimmungen. Folgende Hormonparameter wurden gemessen: Serum TSH (sensitive two-site immunoradiometric assay), Thyroxin (T4), free T4, und Triiodothyronin (T3) mit Corning-magic assay (Medfield, MA, USA; Normbereich: TSH = 0,5–4,0 mU/l, T4 = 55–155 nmol/l, FT4 = 13–27 pmol/l, T3 = 1,3–2,9 nmol/l; interassay CV = 3,5%, 7,3%, 3,4%, 5,9%); Thyreoglobulin mit DYNOtest Tg two-site immunoradiometric assay (Henning, Berlin, Normbereich: <45 ng/ml, interassay CV = 3,5%), und anti-TPO bzw. anti-Tg Antikörper mit IMMU-test anti Tg and IMMU-test anti TPO radioligand assay (Henning, Berlin, Normbereich <100 kilo-U/l; interassay CV 9,1% und 4,0%).

Resultate

Das Vorkommen von klinischen und latenten Hypothyreosen und der Antikörperpositivität (Ak+) ist in Tab. 1 aufgeführt. Bemerkenswert ist die hohe Anzahl von klinischen und latenten Hypothyreosen im jodreichen Gebiet, wobei die klinischen Hypothyreosen fast ausnahmslos Ak+ waren, die latenten aber nicht. Die Häufigkeit der Ak+ Fälle waren in den drei Gruppen etwa gleich.

Das Vorkommen der klinischen und latenten Hyperthyreosen ist in Tab. 2 aufgeführt. Es gab mehr latente Hyperthyreosen in dem jodarmen Gebiet, die Prävalenz war aber zu niedrig, um einen signifikanten Unterschied zu erreichen. Dagegen ist die hohe Anzahl der Struma im jodarmen Gebiet im Vergleich zu den Gebieten mit Jodprophylaxe oder guter Jodversorgung klar erkennbar.

Tabelle 1 Das Vorkommen von klinischen und latenten Hypothyreosen und der Antikörperpositivität (Ak+) bei Altersheimbewohnern aus Regionen unterschiedlicher Jodversorgung

	Jodarm	Jodprophylaxe	Jodreich	Signifikanz
Klinische Hypothyreose (9/10 Ak+)	0,8%	1,7%	7,6%	$\chi^2_{(2)} = 9{,}24$ P = 0,009
latente Hypothyreose	4,2% Ak+ 3/5	11,8% Ak+ 5/14	23,9% Ak+ 3/22	$\chi^2_{(2)} = 18{,}6$ P < 0,001
Antikörperpositivität in der gesamten Gruppe	19,3%	22,7%	22,8%	n. s.

Tabelle 2 Das Vorkommen von klinischen und latenten Hyperthyreosen und die Strumaprävalenz bei Altersheimbewohnern aus Regionen unterschiedlicher Jodversorgung

	Jodarm	Jodprophylaxe	Jodreich	Signifikanz
klinische Hyperthyreose	0%	0,8%	0%	n. s.
latente Hyperthyreose	3,4%	0,8%	0%	$\chi^2_{(2)} = 4{,}49$ P = 0,105
Strumaprävalenz	38,5%	17,9%	12,2%	$\chi^2_{(2)} = 24{,}19$ P < 0,001

Echoarmut der Schilddrüse ist im Gebiet A in 17,9%, im Gebiet B in 16,4% und im Gebiet C in 18,5% der Fälle gefunden worden. Im jodarmen Gebiet war das weniger prädiktiv für einen Autoimmunprozeß (nur 11/21 mit Echoarmut war Ak+ oder hatten einen erhöhten TSH-Wert) als im jodreichen Gebiet (in 14/17 Fällen Ak-Positivität oder erhöhtes TSH, $\chi^2_{(1)} = 3{,}75$, P= 0,052).

Diskussion

Im wesentlichen stimmen unsere Ergebnisse mit denen der Literatur überein: bei alten Leuten ist das Vorkommen der Hypothyreose in Regionen mit guter Jodversorgung höher als in jodarmen Gebieten [4, 8]. Allerdings fanden Laurberg et al. [4] im jodreichen Island keine Fälle von klinischer Hypothyreose, nur eine größere Anzahl von latenten Fällen (die individuelle Jodausscheidung wurde nicht gemessen). Ein Unterschied zu den Ergebnissen von Laurberg et al. [4] besteht auch darin, daß in unserer Studie bei der überwiegenden Mehrheit der latenten Hypothyreosen keine Antikörperpositivität gefunden wurde, obwohl die Anzahl der subklinischen Hypothyreosen auch stark von der Jodversorgung der Region abhängig war. Unabhängig von der Jodversorgung fanden wir eine hohe Prävalenz der Antikörperpositivität bei allen Gruppen. Dies würde bedeuten, daß bei guter bzw. übermäßiger Jodversorgung im Alter die latenten Hypothyreosen in der Mehrzahl nicht autoimmuner Genese sind, sondern wahrscheinlich durch die Blockade der Jodiduptake (ein prolongierter Wolf-Chaikoff-Effekt) verursacht werden. Andererseits waren die klinischen Hypothyreosen mit einer Ausnahme Ak+, und ihre Anzahl war so groß, daß nach unserer Meinung das Hypothyreosescreening bei älteren Leuten – zumindest bei Altersheimbewohnern –, wohnhaft in jodreichen Gebieten, berechtigt ist. Unsere Studie zeigte, daß bei alten Leuten die Jodversorgung einen wesentlichen Effekt auf das Vorkommen der Struma hat. Das konnte natürlich aus den Ergebnissen der Einführung der Jodprophylaxe (z. B. in der Schweiz und Österreich) vorausgesagt werden, doch war unsere Studie die erste, in der der Effekt der langjährigen Verwendung der Jodsalzprophylaxe unmittelbar in einer vergleichenden Studie und bei alten Leuten gezeigt werden konnte. Es ist interessant, daß beim etwa gleichen Vorkommen in den drei Gruppen die Echoarmut nur im jodreichen, nicht aber im jodarmen Gebiet ein verhältnismäßig sensitiver Marker einer Hypothyreose oder Antikörperpositivität bei alten Leuten war. Dafür haben wir bisher keine Erklärung. Hier ist es wiederum nötig zu betonen, daß in dieser Studie alle Untersuchungen von einer Person und mit demselben Gerät gemacht wurden.

Zusammenfassung

Zusammenfassend lassen sich folgende Schlußfolgerungen ziehen:

1. In jodreichen Gebieten ist es berechtigt, bei Altersheimbewohnern ein Hypothyreosescreening durchzuführen.
2. Die hohe Prävalenz von Antikörperposivität im Alter ist unabhängig von der Jodversorgung, die klinischen Hypothyreosen sind aber meistens Antikörper-positiv.
3. Die meisten latenten Hypothyreosen im Alter sind dagegen in jodreichen Gebieten nicht autoimmuner Genese, sondern hängen wahrscheinlich mit dem blockierenden Effekt von Jodid auf die Hormonsynthese zusammen.
4. Nur in jodreichen Gebieten ist Echoarmut bei alten Leuten prädiktiv für einen autoimmunen Prozeß der Schilddrüse.

Literatur

[1] Boukis, M. A., D. A. Koutras, A. Souvatzoglou et al.: Thyroid hormone and immunological studies in endemic goitre. J. Clin. Endocrinol. Metab. *57* (1983) 859–862.

[2] Brochmann, H., T. Bjoro, P. I. Gaarder et al.: Prevalence of thyroid dysfunction in elderly subjects. A randomized study in a Norwegian rural community (Naeroy). Acta Endocrinol. *117* (1988) 7–12.
[3] Hintze, G., U. Burghardt, J. Baumert et al.: Prevalence of thyroid dysfunction in elderly subjects from the general population in an iodine deficiency area. Aging *3* (1991) 325–331.
[4] Laurberg, P., A. B. Hreidarsson, K. M. Pedersen et al.: High frequency of goitre and subclinical hyperthyroidism in a low iodine intake area versus high frequency of subclinical hypothyroidism in a high iodine intake area. A comparative epidemiological study in elderly subjects. Thyroid. *5* (1995) Suppl. 1, 138.
[5] Meyers, B., M. Gionet, C. Abreau et al.: Iodine intake probably affects the incidence of hypothyroidism and Hashimoto's thyroiditis in elderly women. J. Nucl. Med. *27* (1986) 909.
[6] Okamura, K., K. Ueda, H. Sone et al.: A sensitive thyroid stimulating hormone assay for screening of thyroid functional disorder in elderly japanese. J. Am. Geriatr. Soc. *37* (1989) 317–322.
[7] Parle, J. V., A. Franklyn, K. W. Cross et al.: Prevalence and follow-up of abnormal thyrotropin (TSH) concentrations in the elderly in the United Kingdom. Clin. Endocrinol. *34* (1991) 77–83.
[8] Robuschi, G., M. Safran, L. E. Braverman et al.: Hypothyroidism in the elderly. Endocr. Rev. *8* (1987) 142–153.
[9] Sundbeck, G., S. Eden, R. Jagenburg et al.: Thyroid dysfunction in 85-year-old men and women. Influence of non-thyroidal illness and drug treatment. Acta. Endocrinol. *125* (1991) 475–486.
[10] Szabolcs, I., Chr. Ploenes, W. Bernard et al.: Screening of geriatric patients for thyroid dysfunction with thyrotropin-releasing-hormone test, sensitive thyrotropin and free thyroxine estimation. Horm. Met. Res. *22* (1990) 298–302.

Diskussion

Hampel:
Herr Szabolcs, wie kommen die hohen Jodwerte in Ostungarn zustande?

Szabolcs:
Das kommt daher, daß in Ostungarn sehr tiefe artesische Brunnen sind, die einen sehr hohen Jodgehalt haben.

Hüfner:
Haben Sie sichergestellt, daß die Patienten nicht längere Zeit unter verschiedenen Bedingungen gelebt haben – daß da also keine zu große Mobilität vorher bestanden hat?

Szabolcs:
Ja, von der 1. und 2. Gruppe (also Budapest und Bratislawa) kann ich das nicht behaupten. Bei der dritten Gruppe war die genannte Jodexposition sicher sehr lange.

Voigt:
Wie interpretieren Sie den echoarmen Ultraschallbefund in der Gruppe der jodarmen Altersheimbewohner, bei denen ja zunächst nur 52% Antikörper-positiv waren? Kann man daraus nicht folgern, daß denen lediglich das Agenz gefehlt hat zur Produktion der Antikörper im überschießenden Maß, denn nur das können wir ja messen.

Szabolcs:
Wir glauben, daß für uns die latenten nicht Antikörper-positiven Hypothyreosen in großer Anzahl in einem jodreichen Gebiet das Interessanteste waren. Da haben wir gedacht, vielleicht ist das eine autoimmune Krankheit ohne Antikörperpositivität. Wieso im jodreichen Gebiet eine Echoarmut bei einer Screeningstudie nicht für einen Autoimmunprozeß spricht, kann ich schwer interpretieren. Aber es scheint nach unseren Daten so zu sein.

Mann:
Es ist ja wirklich schwer zu verstehen, warum die hypothyreot sein sollen. Haben Sie Daten über die Schilddrüsenvolumina, daß die kleinere Schilddrüsen haben, oder wie war das?

Szabolcs:
Sie meinen die Echoarmut? Das war nur echoarm, aber nicht klein.

Mann:
Ich meine die Schilddrüsenvolumina dieser Patienten.

Szabolcs:
Die Schilddrüsenvolumina wurden gemessen. Im jodreichen Gebiet waren sie insgesamt kleiner.

Pfannenstiel:
Wie erklären Sie die Hypothyreosen in den jodreichen Regionen?

Szabolcs:
Die klinischen Hypothyreosen im jodreichen Gebiet waren mit einer Ausnahme Antikörperpositiv. Das war Autoimmungenese; die latenten TSH-Erhöhungen waren nicht mit positiven Antikörperbefunden gekoppelt. Ich denke, daß in diesem Fall eine toxische Wirkung von Jod anzunehmen ist.

Jodid versus Levothyroxin bei endemischer Struma: Ergebnisse einer Studie bei älteren Patienten

J. Feldkamp, T. Seppel, R. Santen, A. Becker, M. Mühlmeyer, R. Schlaghecke, F. A. Horster

Nach wie vor ist Deutschland ein Jodmangelgebiet [4, 15]. Dieser Jodmangel führt bei vielen Menschen zur Entwicklung einer endemischen Struma [4, 5, 6]. Die Therapie der Struma diffusa wird bei jüngeren Patienten sowohl mit Levothyroxin wie auch mit Jodid durchgeführt [3, 7, 8, 9, 17]. Die Kombination von Levothyroxin mit Jodid wurde ebenfalls erfolgreich eingesetzt [13, 14, 16]. Zunehmend setzt sich in der Therapie bei jüngeren Patienten jedoch die Jodidmonotherapie durch [10]. Unter alleiniger Jodidmedikation wurden gute Therapieerfolge mit einer Volumenreduktion der Schilddrüse bis zu 30% gesehen. Bei lange bestehenden Schilddrüsenvergrößerungen kommt es im Jodmangelgebiet zunehmend zu regressiven und nodulären Veränderungen des Organs [18]. Diese Veränderungen sind auch unter adäquater konservativer Therapie nur partiell reversibel. Mit ansteigendem Lebensalter nehmen diese strukturellen Veränderungen der Schilddrüse bei fortbestehendem Jodmangel zu. Die Möglichkeit, daß sich in diesen vergrößerten und nodulär umgewandelten Schilddrüsen Autonomien entwickeln, steigt ebenfalls mit zunehmendem Lebensalter [1]. Diese an die Dauer der Erkrankung und das Lebensalter gekoppelten Veränderungen haben dazu geführt, daß eine reine Jodidtherapie bisher nur für jüngere Patienten (<40 Jahre) empfohlen wurde. Ein weiterer wesentlicher Grund für diese Empfehlung ist darin begründet, daß bisher noch keine Studien existieren, die den Einfluß einer Jodidtherapie auf Schilddrüsengröße und Schilddrüsenmetabolismus der Altersgruppe der über 40jährigen untersuchten [12].

Ziel unserer Studie war es, den Effekt einer täglichen Einnahme von 300 µg Jodid in der Altersgruppe der über 40jährigen mit der täglichen Einnahme von 1,5 µg/kg Körpergewicht Levothyroxin in der Therapie der endemischen Struma zu vergleichen.

Patienten und Methodik

Gemessen wurde das sonographisch ermittelte Schilddrüsenvolumen [2] sowie folgende Serumparameter: Gesamttrijodthyronin (TT3), freies Thyroxin (FT4), Thyreotropin (TSH) und Thyreoglobulin (TG). Da epidemiologische und tierexperimentelle Untersuchungen auf eine mögliche Rolle von Jod in der Triggerung von Autoimmunprozessen in der Schilddrüse hindeuten, wurden ebenfalls die Antikörper gegen Thyreoglobulin (TAK) und Antikörper gegen thyreoidale Peroxidase (TPO-AK) untersucht. Alle Patienten wurden randomisiert entweder einer Therapie mit 300 µg Jodid oder 1,5 µg Levothyroxin pro kg Körpergewicht zugeordnet. Zum Ausschluß einer Schilddrüsenautonomie wurde bei allen Patienten eine Suppressionsszintigraphie durchgeführt. Drei Wochen nach der szintigraphischen Untersuchung begann die Therapiephase. Eine klinische Untersuchung, eine Ultraschalluntersuchung der Schilddrüse und die Bestimmung der Serumparameter erfolgte alle drei Monate über einen Zeitraum von einem Jahr.

Ergebnisse

Bei 79 Patienten wurde eine Suppressionsszintigraphie durchgeführt. In 7 Fällen (8,9%) wurde eine autonome Funktionsstörung aufgedeckt. An der Therapiephase nahmen schließlich 67 Patienten teil. 33 Patienten wurden mit Levothyroxin behandelt und 34 Patienten erhielten eine reine Jodidmedikation. Das Durchschnittsalter aller Patienten betrug 53,5 Jahre. Vor Therapie lag das mittlere Schilddrüsenvolumen in der Jodidgruppe bei 37 ± 14,6 ml und in der Levothyroxingruppe bei 39 ± 16 ml. Dieser Unterschied im Schilddrüsenvolumen zwischen den beiden Therapiegruppen war nicht signifikant.

Entsprechend der eingeleiteten Therapie fiel der TSH-Spiegel bei den mit Levothyroxin behandelten Patienten in den leicht erniedrigten Bereich und blieb im Verlauf des gesamten Beobachtungszeitraumes etwa konstant (Mittelwert 0,29 µU/ml). Parallel stieg der Wert für freies T4 an. Die Unterschiede dieser Serumparameter waren im Vergleich zur Jodidgruppe hoch signifikant. Die Gesamt-T3-Spiegel fielen in beiden Therapiegruppen im Verlauf der Behandlung hoch signifikant ($p < 0{,}0001$) ab. Die Thyreoglobulinwerte wiesen eine sehr starke Streuung auf und lagen in der Jodidgruppe im Mittel bei 46,1 ± 100 ng/ml. In der Levothyroxingruppe konnten die anfänglich gemessenen Thyreoglobulinwerte bei 49,4 ± 93 ng/ml ermittelt werden. Weder zu Beginn noch zu Studienende unterschieden sich die Thyreoglobulinspiegel beider Gruppen signifikant. Ebenso kam es unter der Therapie innerhalb der Gruppen zu keiner signifikanten Änderung der Thyreoglobulinwerte. Bei einem Patienten, der mit Jodid behandelt wurde, konnte eine passagere Erhöhung der Antikörper gegen Thyreoglobulin beobachtet werden. Eine leichte, aber anhaltende Erhöhung der Antikörper gegen thyreoidale Peroxidase wurde bei einem Patienten aus der Levothyroxingruppe festgestellt.

Das Schilddrüsenvolumen in beiden Behandlungsgruppen nahm über einen Zeitraum von einem Jahr nahezu in gleichem Ausmaß hochsignifikant

($p < 0{,}0001$) ab. Die mittlere Volumenabnahme betrug in der Jodidgruppe 16,2% und in der Levothyroxingruppe 15,4%. Ein signifikanter Unterschied zwischen den Gruppen bestand nicht.

Unter der Medikation mit Levothyroxin nahm das Schilddrüsenvolumen rascher ab als unter Monotherapie mit Jodid. Die Schilddrüsenhormontherapie führte bereits nach dreimonatiger Behandlung zur Volumenreduktion. Dieser volumenreduzierende Effekt nahm dann im weiteren Verlauf nicht mehr zu. Die Schilddrüsenvolumina unter Therapie mit 300 µg Jodid nahmen dagegen weitgehend kontinuierlich im Jahresverlauf ab. Eine mit der Levothyroxinbehandlung vergleichbare Volumenreduktion war erst nach Ablauf eines Jahres erreicht. Die mittleren Schilddrüsenvolumina der verschiedenen Therapieregime unterschied sich zu Studienende nicht signifikant.

Diskussion

Bei der Behandlung der endemischen Struma im höheren Lebensalter sind einige Besonderheiten zu beachten: rein diffus vergrößerte Schilddrüsen finden sich in diesem Lebensabschnitt kaum noch, sondern es treten zunehmend regressive wie auch noduläre Veränderungen auf. Sofern keine primäre Indikation zur operativen Intervention besteht, wie etwa Malignomverdacht oder eine bekannte autonome Funktionsstörung mit klinischer Relevanz, wird man zur Volumenreduktion und zur Verhinderung des weiteren Strumawachstums eine konservative Therapie einleiten. Die Erfolgsaussichten einer ausgeprägten Volumenreduktion sind natürlich aufgrund der strukturellen Organveränderungen primär geringer einzustufen als bei jüngeren Patienten. Unter einer Therapie mit Levothyroxin klagt ein Teil der Patienten über Nebenwirkungen wie innere Unruhe, Nervosität, Palpitationen, Schlaflosigkeit und gelegentlich Haarausfall und Gewichtszunahme [11]. Bei diesen Patienten, insbesondere wenn eine Koinzidenz mit kardiovaskulären Erkrankungen besteht, wäre eine Alternative zur bisherigen Standardbehandlung mit Schilddrüsenhormonpräparaten sinnvoll. Diese Überlegungen und der erfolgreiche Einsatz von Jodid bei jüngeren Patienten und die damit ursächliche Therapie einer Struma im Jodmangelgebiet legte den Therapieversuch mit Jodid auch bei älteren Patienten nahe.

Unsere Untersuchung konnte zeigen, daß die tägliche Einnahme von 300 µg Jodid einen gleichwertigen Effekt auf die Volumenabnahme von endemischen Strumen bei älteren Menschen hat wie eine Therapie mit Levothyroxin. Die Volumenabnahme unter beiden Therapieregimen war nicht so stark, wie sie von Studien bei jüngeren Patienten berichtet wird. Dies ist wohl vor allem auf die strukturellen Organveränderungen bei älteren Patienten zurückzuführen, die nicht voll reversibel sind. Nodöse Veränderungen waren in unserer Untersuchung kein Ausschlußkriterium, wohingegen bei jüngeren Patienten die Volumenabnahme von diffus vergrößerten Schilddrüsen untersucht wurde. Dies erklärt wohl ausreichend den geringeren Effekt einer konservativen Therapie auf das Schilddrüsenvolumen bei älteren Patienten. Der erwünschte Effekt tritt unter einer reinen Jodidtherapie wesentlich später ein als unter einer Levothyroxintherapie. Unter L-Thyroxin kommt es schneller zu einer Umstellung des Schilddrüsenhormonstoffwechsels, erkennbar am erniedrigten TSH und höheren FT4-Werten. Diese Effekte scheinen sich genauso schnell auf zellulär-struktureller Ebene bemerkbar zu machen. Die Jodidmonotherapie führt hingegen zu einer Normalisierung des Jodangebotes und erst nach einem entsprechenden Ausgleich des bestehenden Joddefizits zu einer erkennbaren Wirkung auf die bestehenden organischen Veränderungen wie Hypertrophie und Hyperplasie bei endemischer Struma. Diesem langsamen Wirkungseintritt der Jodidtherapie steht der Vorteil der geringeren Nebenwirkungsrate gegenüber. Insbesondere bei Patienten mit kardialen Vorerkrankungen und erhöhter Arrhythmiegefahr wäre diese Therapie der Levothyroxinmedikation vorzuziehen. Andere Autoren haben ebenfalls gezeigt, daß nach Absetzen der Medikation der volumenreduzierende Effekt einer Jodidmedikation den Erfolg einer L-Thyroxinmedikation wesentlich länger überdauert.

In unserer Studie wiesen 8,9% der Patienten eine autonome Funktionsstörung auf. Der Anteil der Autonomien stieg mit zunehmendem Lebensalter. Um einen gefahrlosen Einsatz einer Jodidmedikation zu ermöglichen, empfiehlt sich vor Therapiebeginn daher die Durchführung einer Suppressionsszintigraphie bei allen älteren Patienten. Ist eine Autonomie sicher ausgeschlossen, so kann auch in dieser Altersgruppe Jodid zur Behandlung der diffusen wie nodösen Struma eingesetzt werden. Eine höhere Auftretenswahrscheinlichkeit für eine Antikörperbildung gegen Schilddrüsenantigen konnte unter der gewählten Jodiddosis nicht beobachtet werden.

Literatur

[1] Bähre, M.: Physiological aspects of the thyreoid trapping function and its suppression in iodine deficiency using ^{99m}Tc pertechnetate. Acta Endocrinol *115* (1987) 175–182.

[2] Brunn, J., U. Block, G. Ruf: Volumetrie des Schilddrüsenlappens mittels realtime-Sonographie. Dtsch. med. Wschr. *41* (1981) 1338–1340.

[3] Gärtner, R.: Strumatherapie mit Schilddrüsenhormon oder Jodid. Dtsch. med. Wschr. *112* (1987) 987–989.

[4] Gutekunst, R., H. Smolarek, U. Hasenpusch et al.: Goitre epidemiology: Thyroid volume, iodine excretion, thyroglobulin and thyrotropin in Germany and Sweden. Acta Endocrinol. *112* (1986) 494–501.

[5] Hampel, R., T. Kühlberg, K. Klein et al.: Strumaprävalenz in Deutschland größer als bisher angenommen. Med. Klinik *90* (1995) 324–329.
[6] Hintze, G., S. Windelner, S. Baumgart et al.: Thyroid volume and goitre prevalence in the elderly. Acta Endocrinol. *124* (1991), 12–18.
[7] Hintze, G., D. Emrich, J. Köbberling: Therapy of endemic goitre: controlled study on the effect of iodine and thyroxine. Horm. metabol. Res. *17* (1985) 362–365.
[8] Hotze, A. L., J. Ruhlmann, B. Briele: Behandlung der Struma mit Euthyreose mit 200 μg Jodid/die – Ergebnisse im Vergleich zu Levothyroxin. In: H.-D. Röher, B.Weinheimer (Hrsg.): Schilddrüse 1991, S. 41–47. Walter de Gruyter, Berlin–New York 1992.
[9] Kahaly, G., V. Mihaljevic, J. Beyer et al.: Thyroxin vs Jod und Thyroxin. Schweiz. med. Wschr. *119* (1989) 59–64.
[10] Köbberling, J., G. Hintze: Therapie der endemischen Struma. Internist *29* (1988) 550–554.
[11] Mandel, S. J., G. A. Brent, P. R. Larsen: Levothyroxine therapy in patients with thyroid disease. Ann. Intern. Med. *119* (1993) 492–502.
[12] Pickardt, C. R., J. Köbberling: Therapie der endemischen Struma. Endokrinologie-Informationen *3* (1989).
[13] Pfannenstiel, P.: Therapie der endemischen Struma mit Levothyroxin und Jodid. Dtsch. med. Wschr. *113* (1988) 326–331.
[14] Saller, B., R. Hoermann, R. Ritter et al.: Course of thyroid iodine concentration during treatment of endemic goitre with iodine and a combination of iodine and levothyroxine. Acta Endocrinol. *125* (1991) 662–667.
[15] Scriba, P. C., C. Beckers, A. Bürgi et al.: Goitre and iodine deficiency in Europe. Report of the Subcommitee for the Study of endemic Goitre and Iodine Deficiency of the European Thyroid Association. Lancet *1* (1985) 1289–1293.
[16] Schumm-Dräger, P.-M.: Medikamentöse Strumatherapie. Jodid, Schilddrüsenhormone oder kombinierte Therapie. Innere Medizin *48* (1993) 592–598.
[17] Stubbe, P., P. Heidemann, W. Weigel: Führt die Jodidbehandlung zur Volumenreduktion? Therapiewoche *40* (1990) 2080–2082.
[18] Studer, H., H. J. Peter, H. Gerber: Natural heterogeneity of thyroid cells: the basis for understanding thyroid function and nodular goiter growth. Endocr. Rev. *10* (1989) 125–135.

Diskussion

Heuchemer:

Ihre Ergebnisse zeigen, daß die Jodtherapie der Struma bei älteren Patienten eine echte Alternative zur Thyroxinmedikation darstellt. Notwendig ist aber zum Ausschluß einer Autonomie bei jedem älteren Patienten, dem ich Jod geben will, vor Einleitung der Therapie eine Suppressionsszintigraphie.

Feldkamp:

Wenn man auf der ganz sicheren Seite sein will: ja. Es ist sicher so, daß viele Untersucher oder Therapeuten hier im Raum bereits Jod eingesetzt haben, ohne vorher eine Suppressionsszintigraphie gemacht zu haben. Wenn man überhaupt keinen Verdacht hat aufgrund eines ganz normalen TSH-Spiegels und die Sonographie keinen Hinweis gibt, könnte man einem alten Patienten

Jodid geben. Wir haben 79 Patienten zur Szintigraphie geschickt, von denen hatten 7 Patienten eine Autonomie, das waren 9%. Das ist ja nicht ganz wenig, und deshalb, wenn Sie sicher sein wollen, müssen Sie eine Suppressionsszintigraphie machen.

Voigt:
Zwei Fragen: 1. Wie erklären Sie sich, daß das Freie T_4 unter der Thyroxintherapie gegen Ende der Studie abgefallen war? Schon 1983 wurde von Müller nachgewiesen, daß der Spiegel immer gleichbleibt.
2. Antikörper unter 300 µg Jodid. Herr Kahaly hat schon im letzten Jahr oder auch schon früher gezeigt, daß immerhin unter 200 µg Jodid in 10% Antikörper reversibel auftreten können.

Feldkamp:
Wir haben das nur bei einem Patienten gesehen, können dies also nicht nachvollziehen. Warum die Freien T_4-Spiegel am letzten Besuch abgefallen sind, kann ich Ihnen nicht sagen. Die TSH-Spiegel waren weiterhin im erniedrigten Bereich, so daß wir über die Gesamtgruppe sagen können, daß die Patienten sicherlich compliant gewesen sind.

Herrmann:
Haben Sie die Patienten weiter verfolgt? Der große Vorwurf, den wir der T_4-Behandlung ja machen müssen, ist, daß nach Absetzen das Volumen wieder ansteigt, und das soll beim Jodid nicht der Fall sein.

Feldkamp:
Alle Patienten sind weiter in der Behandlung, keiner ist bisher aus einer Gruppe herausgefallen, so daß wir bisher keinen Absetzversuch gemacht haben und auch nicht sagen können, ob das Schilddrüsenvolumen wieder ansteigt. Ziel der Behandlung war unter anderem Volumenreduktion, und wir wollen diese Patienten nicht hinterher wieder absetzen. Aber das ist sicher eine Fragestellung. Man muß klar sehen, daß die Volumenreduktion bei alten Patienten mit regressiv veränderten Schilddrüsen sicher nicht in dem Bereich liegt, wie bei den jugendlichen Patienten.

Grußendorf:
Ihre Thyroxindosis war ja relativ hoch, Sie haben nichts über Nebenwirkungen gesagt, wie Körpergewichtsverlauf und/oder Nervosität.

Feldkamp:
Das ist sicher wie bei fast allen Patienten, die mit Schilddrüsenhormonen behandelt werden. Wenn sie zu hoch behandelt werden, sind immer einzelne

Patienten da, die z. B. über Schlaflosigkeit und Unruhe berichten, das war auch bei uns so. Ziel war, ein TSH zwischen 0,3 und 0,8 anzustreben. Wir haben dann bei den Zwischenbesuchen evtl. etwas reduziert. Es ist natürlich bei den älteren Patienten nicht immer ganz leicht, die Dosis sehr schnell zu finden, die optimal ist. Es waren aber sicher Nebenwirkungen da.

Grußendorf:
Jod war günstiger?

Feldkamp:
Das Jod war günstiger.

Kahaly:
Sie haben gesagt, eine Antikörpererhöhung ist nicht zu erwarten. Könnten Sie vielleicht noch einmal kurz erläutern, wie Sie das gemessen haben und wie oft Sie die Patienten beobachtet haben? Warum haben Sie eine feste Dosierung für T_4 gewählt? Wäre es nicht besser, rein gewichtsbezogen zu behandeln?

Feldkamp:
Wir haben gewichtsbezogen behandelt, 1,5 µg pro Kilogramm Körpergewicht. Die Antikörperwerte haben wir basal gemessen nach sechs und zwölf Monaten.

Pfannenstiel:
Herr Feldkamp, ich frage mich, warum Sie das mit Jodid machen, denn Sie haben ja nach zwei Monaten mit Thyroxin bereits den gleichen Effekt wie beim Jodid nach zwölf Monaten. Kann nicht die Verbesserung des intrathyreoidalen Jodgehaltes bei der Jodidtherapie auch Einflüsse auf die Suppressionsszintigraphie haben?

Feldkamp:
Zu dem Zeitpunkt waren die Patienten noch nicht behandelt.

Pfannenstiel:
Sie haben ja, wenn ich das richtig verstanden habe, das Suppressionsszintigramm auch während der Behandlung gemacht?

Feldkamp:
Die Suppressionsszintigraphie haben wir vor der Behandlung gemacht. Alle Patienten haben vier Wochen lang L-Thyroxin gehabt.

Pfannenstiel:
Welchen Nutzen sehen Sie in der Jodidtherapie, wenn Sie mit der Thyroxintherapie doch sehr viel früher einen Effekt erreichen.

Feldkamp:
Ich denke, daß hat Herr Grußendorf angesprochen. Wir mußten uns überlegen, ob wir im Laufe der Jahre mit zunehmendem Alter der Patienten Nebenwirkungen bekommen. Bei L-Thyroxin müssen wir ggfs. die Dosis anpassen, und das haben wir mit dem Jodid eigentlich nicht zu erwarten. Wünschenswert wäre natürlich, wenn wir einen dritten Arm gehabt hätten, Jodid plus L-Thyroxin. Dafür waren unsere Zahlen nicht groß genug, um in einer entsprechenden Zeit ausreichend viele Patienten zu rekrutieren.

Hampel:
Sie haben Patienten mit einem Alter über 40 Jahre behandelt, Sie hatten auch sehr alte Menschen dabei. Haben Sie einmal bei den älteren Patienten beobachtet, wie groß die Volumenreduktion da war? 15%, das ist ja nicht viel.

Feldkamp:
Das ist nicht viel, das gebe ich zu.

Hampel:
Und bei den Alten? Sie hatten ja viele 40jährige dazwischen gehabt, die vielleicht besser reagiert haben?

Feldkamp:
Wir werden das noch veröffentlichen, und ich denke, da werden wir eine Subgruppierung machen. Ich kann Ihnen das nach Altersklassen getrennt jetzt nicht sagen. Wir haben aber auch in beiden Therapiegruppen Volumenzunahmen gesehen, echte Therapieversager.

Mästle:
Bei allen Patienten zum Ausschluß einer Autonomie ein Suppressionsszintigramm zu machen, ist relativ aufwendig. Wie zuverlässig schätzen Sie ein normales Szintigramm in solchen Situationen ein?

Feldkamp:
Das haben wir heute morgen gehört. Ich denke, man kann sich beim normalen Szintigramm nicht darauf verlassen, daß man eine Autonomie sicher ausgeschlossen hat. Und eine Strumatherapie ist eine Therapie über viele Jahre, da kann man es schon vertreten, daß man ein Suppressionsszintigramm macht. Am Tag der Szintigraphie sollte das TSH supprimiert sein.

Conclusio

C. R. Pickardt

Die manifeste Hypothyreose des alten Menschen kann analog zur Hyperthyreose im Alter klinisch wenig typische Symptome bieten. Die Liste der Beschwerden und Befunde ähnelt der, die Schilddrüsengesunde gleichen biologischen Alters bieten mögen, so daß nach Reinwein etwa 70% der hypothyreoten Greise der Gefahr einer klinischen Fehldiagnose ausgesetzt sind, um so eher, je oligosymptomatischer die individuellen Verläufe sind. Dadurch wird das Augenmerk des Arztes auf organfremde Erkrankungen gelenkt. Um diese Fehldeutung zu vermeiden, empfiehlt sich im Rahmen der klinischen Abklärung die gezielte Schilddrüsenanamnese, ggf. einschließlich einer Fremdanamnese, die Überprüfung des Lokalbefundes, ggf. mit sonographischer Untersuchung. In Zweifelsfällen sollte die Bestimmung des basalen TSH-Spiegels großzügig eingesetzt werden.

Herr Kahaly stellte in Übereinstimmung mit der Empfehlung der Sektion Schilddrüse der Deutschen Gesellschaft für Endokrinologie die diagnostische Bedeutung des basalen TSH-Spiegels heraus, er ging auf die Bedeutung der Thyroxinbestimmung für die Unterscheidung von manifester und latenter Hypothyreose ein und stellte die Einflußgrößen dar, die TSH- und Thyroxinspiegel im Serum unabhängig von der Schilddrüsenfunktion beeinflussen können. Thyreoidale Autoantikörperbestimmungen haben ihren Platz nur bei der Zuordnung einer Hypothyreose zu der Gruppe der Autoimmunthyreopathien.

Folgt man bei gegebenem Verdacht auf eine Hypothyreose im Alter den mittlerweile akzeptierten diagnostischen Empfehlungen und entdeckt eine Altershypothyreose, so ist die vorsichtige, dann aber risikoarme Schilddrüsenhormon(L-Thyroxin)-Substitution indiziert.

Offen bleibt für die Hypothyreose, welche der ursprünglich vieldeutigen Beschwerden und Symptome in der kontrollierten Euthyreose dann tatsächlich verschwinden werden; oder anders ausgedrückt: erst nach Ausgleich des Schilddrüsenhormonmangels wird sich erweisen, welche Bereiche aus dem ursprünglichen Beschwerdespektrum im ursächlichen Zusammenhang mit dem Schilddrüsenhormonmangel stand oder als ein assoziiertes Krankheitsbild typisch für das Lebensalter des Patienten bestehen bleibt (Beispiel Schlafapnoesyndrom).

Die Diskussion um die Indikation zur Therapie der latenten Hypothyreose ließ weitgehenden Konsens erkennen, die Therapie großzügig zu indizieren. Überdosierungen, d. h. auch die latente Hyperthyreose, lassen sich mit Hilfe des TSH-Spiegels leicht vermeiden. Die Gruppe der Patienten mit latenter Hypothyreose auf dem Boden einer Autoimmunerkrankung läßt sich auf diese Weise vor der Manifestation der Hypothyreose bewahren.

4.3 Karzinome

Schilddrüsenkarzinome im höheren Lebensalter

S. Schröder

Einleitung

Übereinstimmend beschreiben zahlreiche Analysen zur Prognose der Struma maligna ein geschlechtsunabhängig ungünstigeres biologisches Verhalten differenzierter Follikelzell- (PC und FC[1]) wie auch C-Zell-Karzinome (MC) der Schilddrüse im höheren Lebensalter [2, 4, 6, 12, 14, 16, 17, 18, 24, 25]. Auch Studien aus den USA kommen zu diesem Ergebnis, wenngleich dort beim Schilddrüsenkarzinom generell deutlich niedrigere Metastasierungs- und Rezidivraten wie auch eine geringere Letalität [6, 7, 8, 12, 20] als in Europa [2, 4, 24] beobachtet werden. Im Gegensatz zum MC, bei dem das enorme Befundspektrum unterschiedlicher histologischer Erscheinungsformen eine formale Subklassifikation unmöglich macht [13, 21], und zum AC, das uniform einen hochaggressiven und nahezu obligat letalen Verlauf nimmt [7, 15, 24, 27], wird von den für die Typisierung von Schilddrüsenneoplasien maßgeblichen Monographien der WHO [13] und des AFIP [21] für das PC und FC die Unterscheidung morphologisch differenter und sich teilweise auch im biologisch Verhalten unterscheidender Subtypen propagiert.

An Hand der vorliegenden Reklassifikation einer eigenen Sammlung von mehr als 500 konsekutiven Schilddrüsenoperationsfällen aus verschiedenen Instituten für Pathologie sollte geprüft werden, inwieweit der ungünstige Einfluß eines höheren Lebensalters bei Diagnosesicherung auf die Prognose differenzierter Schilddrüsenkarzinome auch durch Unterschiede in der Altersverteilung der verschiedenen Tumorsubtypen erklärt werden kann.

Ergebnisse

Das Ergebnis der Reklassifikation und die Altersverteilung von 547 nichthereditären Neoplasien im eigenen Schilddrüsenkarzinomarchiv ist in Tab. 1 zu-

[1] Erklärung der Abkürzungen siehe Legende zu Tab. 1.

Tabelle 1 Häufigkeits- und Altersverteilung von 547 nichthereditären Follikel- und C-Zell-Karzinomen der Schilddrüse*

Tumortyp	Patientenalter bei Diagnosestellung (in Jahren)											
Subtyp	0–20	21–30	31–40	41–50	51–60	61–70	71–80	>81	Mittel-wert	Me-dian	Σ	%
PC	9	37	49	62	46	48	31	7	49	47	289	53
MPC	5	13	20	14	9	7	4	1	42	42	73	25
EPC	2	9	7	10	6	8	5	1	47	45	48	17
WIPC	2	15	22	38	31	33	22	5	52	54	168	58
FC	3	11	20	31	24	26	15	6	52	52	136	25
EFC	2	7	13	17	9	11	4	2	48	45	65	48
WIFC	1	4	7	14	15	15	11	4	56	58	71	52
PDC	0	1	2	4	8	7	5	3	60	60	30	13
MC**	0	3	7	11	9	9	6	1	53	54	46	8
AC	0	0	1	2	19	24	23	7	66	68	76	14
Σ	12	51	77	106	98	107	75	21			547	100

* Operationspräparate aus dem Paraffinarchiven der Institute für Pathologie des Universitätskrankenhauses Hamburg-Eppendorf, des Allgemeinen Krankenhauses Hamburg-Harburg und des Universitätsspitals Zürich

PC: Papilläres Karzinom [papillary carcinoma]; MPC: Papilläres Mikrokarzinom [papillary microcarcinoma]; EPC: Gekapseltes papilläres Karzinom [encapsulated papillary carcinoma]; WIPC: Grob invasives papilläres Karzinom [widely invasive papillary carcinoma]; FC: Follikuläres Karzinom [follicular carcinoma]; EFC: Gekapseltes follikuläres Karzinom; WIFC: Grob invasives follikuläres Karzinom; PDC: Niedrig differenziertes Karzinom [poorly differentiated carcinoma]; MC: Medulläres Karzinom [medullary carcinoma]; AC: Anaplastisches Karzinom [anaplastic carcinoma]

** ohne familiäre und MEN 2A-assoziierte MC

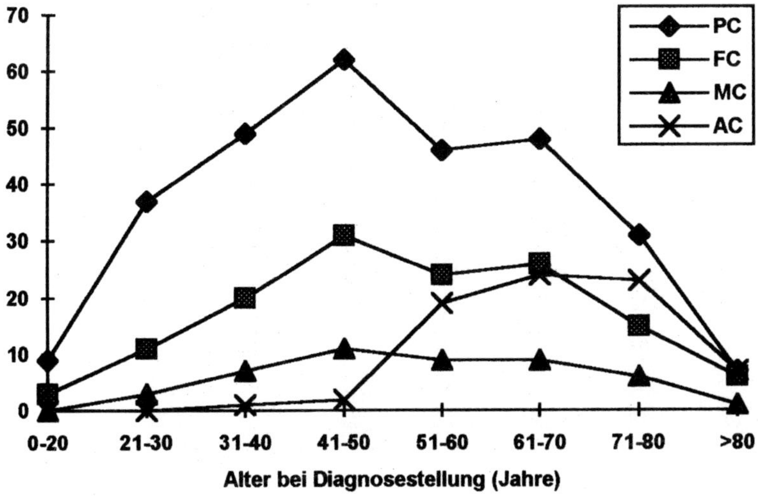

Abb. 1 Altersabhängige Inzidenz nichthereditärer Schilddrüsenkarzinome.

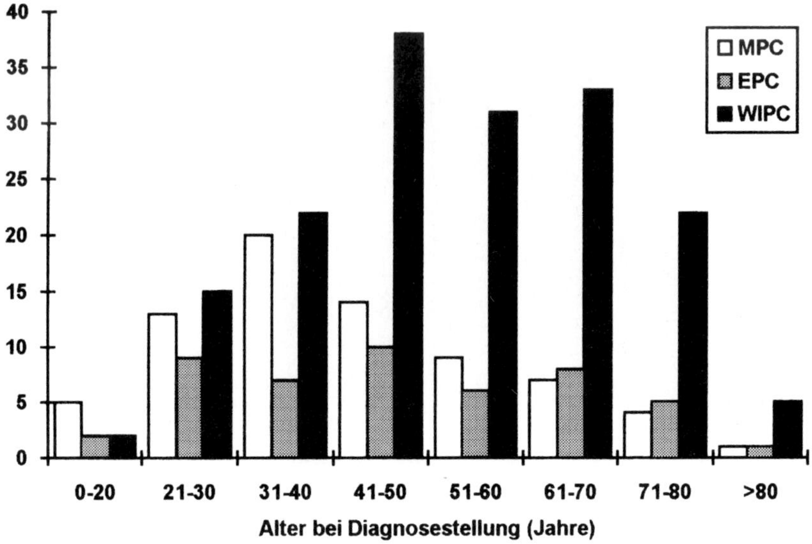

Abb. 2 Altersabhängige Inzidenz von Subtypen des PC.

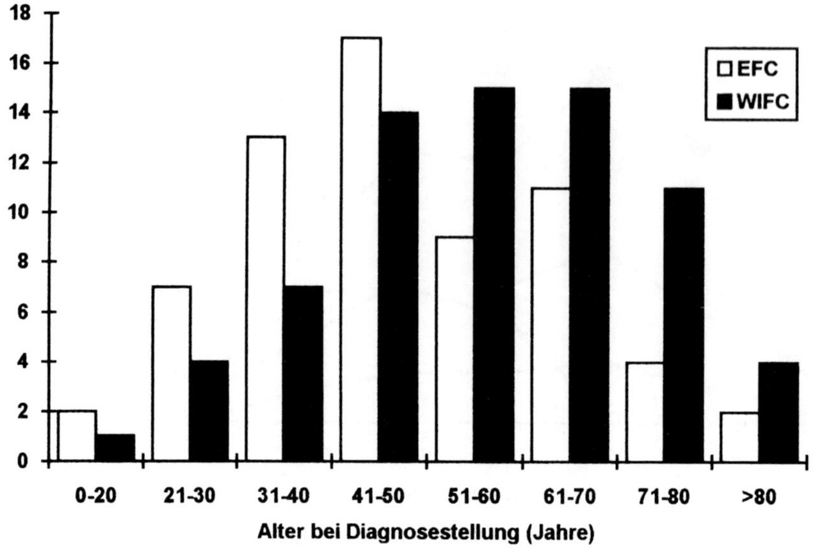

Abb. 3 Altersabhängige Inzidenz von Subtypen des FC.

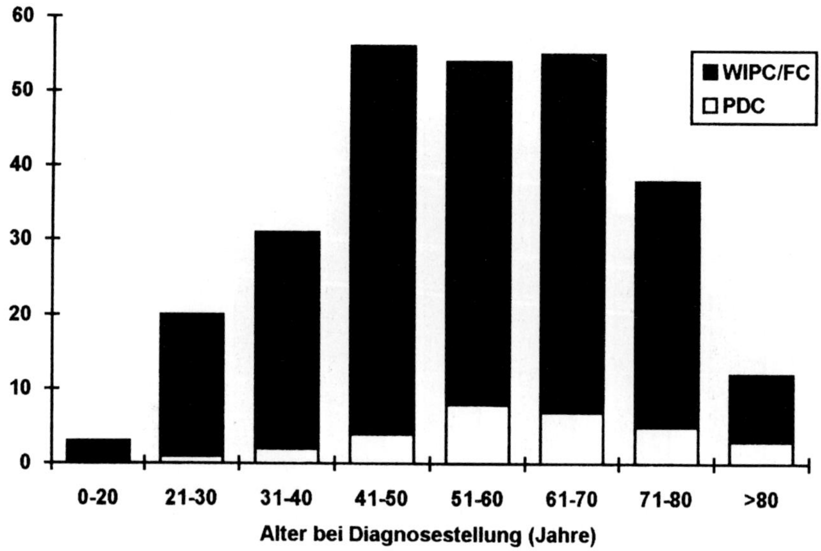

Abb. 4 Altersabhängige Inzidenz des PDC.

sammengefaßt. Die altersabhängige Inzidenz der vier Karzinomhaupttypen zeigt Abb. 1. Wie aus Tab. 1 und Abb. 2 ersichtlich, wird innerhalb der ersten vier Lebensdekaden die Hauptmasse des – in allen Lebensabschnitten vorherrschenden – PC ausgemacht durch die prognostisch günstigen PC-Subtypen, d. h. das EPC und das MPC. Erst ab der fünften Dekade findet sich eine Prädominanz des biologisch aggressiveren WIPC. Eine ähnliche Relation zeigen Tab. 1 und Abb. 3 für das FC als der unter den Schilddrüsenkarzinomen zweithäufigsten Turmorentität, bei der erst ab der sechsten Dekade das aggressivere WIFC häufiger beobachtet wird als das sich günstiger verhaltende EFC. Innerhalb der Gruppen der WIPC und WIFC lassen sich unter Anwendung bereits in die neue AFIP-Klassifikation der Schilddrüsentumoren [21] aufgenommener Kriterien die durch ein hohes Malignitätspotential und eine niedrige histologische Differenzierung ausgewiesenen PDC diskriminieren, zu denen hier – übereinstimmend mit anderen Autoren [19, 20] – neben der insulären Variante des FC auch die tall cell und columnar cell variants und die trabekuläre und diffus-sklerosierende Variante des PC gezählt wurden[2]. Wie aus Tab. 1 und Abb. 4 ersichtlich sind PDC vor der vierten Lebensdekade kaum zu beobachten, während sie ab der sechsen Dekade einen gleichbleibenden Anteil von etwa 15% der grob invasiven differenzierten Schilddrüsenkarzinome einnehmen. Das AC stellt in den ersten fünf Dekaden eine ausgesprochene Rarität dar. Danach steigt seine Inzidenz steil an und erreicht bzw. übertrifft im höheren Lebensalter die Häufigkeit des FC.

Schlußfolgerungen

Die in zahlreichen Serien dokumentierte pauschal ungünstigere Prognose differenzierter Schilddrüsenkarzinome im höheren Lebensalter kann zumindest partiell durch das bis zu einer Dekade niedrigere Durchschnitts- bzw. mediane Alter von Patienten mit niedrigmalignen (MPC, EPC und EFC) gegenüber solchen mit höhermalignen Varianten (WIPC, WIFC und PDC) des PC und FC erklärt werden. Dieser Altersunterschied wie auch die Tatsache, daß in grob invasiven FC nicht selten noch Reste einer überwucherten Tumorkapsel erkennbar sind [24], legt die Annahme nahe, daß zumindest ein Teil der WIFC aus einem präexistenten EFC hervorgeht. Analog dazu lassen sich in ansonsten typisch strukturierten FC und PC auch bei jüngeren Patienten gelegentlich Herde nachweisen, die bereits die Architektur eines PDC besitzen [3]. Ob

[2] Die oxyphilen Varianten des PC und FC (sog. Hürthle-Zell-Karzinome) wurden – im Gegensatz zur Auffassung einiger anderer Autoren – nicht dem PDC zugerechnet, da die prognostische Bedeutung eines oxyphilen (onkozytären) Phänotyps neoplastischer Thyreozyten in verschiedenen auch aktuellen Studien durchaus divergent beurteilt wird [5, 16, 22, 24, 26].

eine derartige Progression auch für das MPC anzunehmen ist, erscheint dagegen zweifelhaft, da dieser Tumor im Autopsiematerial – anders als im hier und von anderen Autoren analysierten Operationsmaterial [11] – eine in allen Lebensphasen annähernd gleiche Häufigkeit besitzt [10].

Auch bei isolierter Betrachtung der grob invasiven Varianten des PC und FC konnte eine altersabhängig kontinuierliche Verschlechterung der Prognose nachgewiesen werden, wobei sich für beide Tumorformen der Prognosesprung mit größter statistischer Signifikanz zu Beginn der sechsten Lebensdekade darstellte [24]. Gleichwohl ist aus diesen und den zuvor dargestellten Befunden nicht die Konsequenz einer höheren therapeutischen Radikalität bei Schilddrüsenkarzinomen erst im höheren Lebensalter zu stellen, da hämatogene Aussaat und letale Verläufe bei WIPC und WIFC gelegentlich – wenngleich seltener – auch bei Jugendlichen und jungen Erwachsenen vorkommen und diesbezüglich kein Schwellenalter definiert werden kann. Das biologische Verhalten der Schilddrüsenkarzinome wird vielmehr vorrangig vom histologischen Tumortyp bzw. -subtyp sowie vom Stadium bei Diagnosesicherung, erst in zweiter Linie vom Alter des Patienten beeinflußt [1, 7, 17, 24]. Therapeutische Zurückhaltung ist daher – in jeder Altersgruppe – nur beim definitionsgemäß dem Stadium pT1a zuzuordnenden unifokalen MPC zu empfehlen [9] (und – unabhängig vom Alter und der Turmorgröße – beim EPC zu erwägen [23]). Für alle anderen Karzinomtypen ergibt sich dagegen altersunabhängig die Indikation zur totalen Thyreoidektomie, bei differenzierten Follikelzellkarzinomen zur Radiojodtherapie und bei PDC und AC ggfs. auch zu adjuvanten Maßnahmen wie externer Radiatio und Chemotherapie.

Literatur

[1] Akslen, L. A., T. Haldorsen, S. O. Thoresen et al.: Survival and causes of death in thyroid cancer: a population-based study of 2479 cases from Norway. Cancer Res. *51* (1991) 1234–1241.

[2] Akslen, L. A.: Prognostic importance of histologic grading in papillary thyroid carcinoma. Cancer *72* (1993) 2680–2685.

[3] Ashfaq, R., F. Vuitch, R. Delgado et al.: Papillary and follicular thyroid carcinomas with an insular component. Cancer *73* (1994) 416–423.

[4] Balan, K. K. A. H. Raouf, M. Critchley: Outcome of 249 patients attending a nuclear medicine department with well differentiated thyroid cancer; a 23 year review. Br. J. Radiol. *67* (1994) 283–291.

[5] Beckner, M. E., C. S. Heffess, J. E. Oertel: Oxyphilic papillary thyroid carcinomas. Am. J. Clin. Pathol. *103* (1995) 280–287.

[6] Brennan, M. D., E. J. Bergstralh, J. A. van Heerden et al.: Follicular thyroid cancer treated at the Mayo Clinic, 1946 through 1970: Initial manifestations, pathologic findings, therapy, and outcome. Mayo Clin. Proc. *66* (1991) 11–22.

[7] Correa, P., V. W. Chen: Endocrine gland cancer. Cancer *75* (1995) 338–352.

[8] Emerick, G. T., Q. Y. Duh, A. E. Siperstein et al.: Diagnosis, treatment, and outcome of follicular thyroid carcinoma. Cancer *72* (1993) 3287–3295.
[9] Gimm, O., H. Dralle: Current primary surgery of thyroid carcinoma. Onkologie *18* (1995) 8–15.
[10] Harach, H. R., K. O. Franssila, V. M. Wasenius: Occult papillary carcinoma of the thyroid. A „normal" finding in Finland. A systematic autopsy study. Cancer *56* (1985) 531–538.
[11] Hay, I. D., C. S. Grant, J. A. van Heerden et al.: Papillary thyroid microcarcinoma: a study of 535 cases observed in a 50-year period. Surgery *112* (1992) 1139–1147.
[12] Hay, I. D., E. J. Bergstralh, J. R. Goellner et al.: Predicting outcome in papillary thyroid carcinoma: development of a reliable prognostic scoring system in a cohort of 1779 patients surgically treated at one institution during 1940 through 1989. Surgery *114* (1993) 1050–1058.
[13] Hedinger, Chr.: Histological Typing of Thyroid Tumours. International Histological Classification of Tumours, No. 11, Second edition. Springer, Berlin 1988.
[14] Kallinowski, F., H. J. Buhr, H. Meybier et al.: Medullary carcinoma of the thyroid – therapeutic strategy derived from fifteen years of experience. Surgery *114* (1993) 491–496.
[15] Lampertico, P.: Anaplastic (sarcomatoid) carcinoma of the thyroid gland. Sem. Diagn. Pathol. *10* (1993) 159–168.
[16] Lang, W., H. Choritz, H. Hundeshagen: Risk factors in follicular thyroid carcinomas. A retrospective follow-up study covering a 14-year period with emphasis on morphological findings. Am J. Surg. Pathol. *10* (1986) 246–255.
[17] Mazzaferri, E. L., S. M. Jhiang: Long-term impact of initial surgical and medical therapy on papillary and follicular thyroid cancer. Am. J. Med. *97* (1994) 418–428.
[18] Mizukami, Y., M. Noguchi, T. Michigishi et al.: Papillary thyroid carcinoma in Kanazawa, Japan: prognostic significance of histological subtypes. Histopathology *20* (1992) 243–250.
[19] Pilotti, S., P. Collini, R. Del Bo et al.: A novel panel of antibodies that segregates immunocytochemically poorly differentiated carcinoma from undifferentiated carcinoma of the thyroid gland. Am. J. Surg. Pathol. *18* (1994) 1054–1064.
[20] Robbins, J., M. J. Merino, J. D. Boice Jr. et al.: Thyroid cancer: a lethal endocrine neoplasm. Ann. Int. Med. *115* (1991) 133–147.
[21] Rosai, J., M. L. Carcangiu, R. A. DeLellis: Tumors of the Thyroid Gland. Atlas of Tumor Pathology, Third Series, Fascicle 5. Armed Forces Institute of Pathology, Washington, D.C. 1992.
[22] Ruegemer, J. J., I. D. Hay, E. J. Bergstralh et al.: Distant metastases in differentiated thyroid carcinoma: a multivariate analysis of prognostic variables. J. Clin. Endocrinol. Metab. *67* (1988) 501–508.
[23] Schröder, S., W. Böcker, H. Dralle et al.: The encapsulated papillary carcinoma of thyroid. A morphologic subtype of the papillary thyroid carcinoma. Cancer *54* (1984) 90–93.
[24] Schröder, S.: Pathologie und Klinik maligner Schilddrüsentumoren: Klassifikation, Immunhistologie, Prognosekriterien. Fischer, Stuttgart–New York 1988.
[25] Schröder, S., W. Böcker, H. Baisch et al.: Prognostic factors in medullary thyroid carcinoma: survival in relation to age, sex, stage, histology, immunocytochemistry and DNA content. Cancer *61* (1988) 806–816.
[26] Tallini, G., M. L. Carcangiu, J. Rosai: Oncocytic neoplasms of the thyroid gland. Acta Pathol Jpn *42* (1992) 305–315.
[27] Venkatesh, Y. S. S., N. G. Ordonez, P. N. Schultz et al.: Anaplastic carcinoma of the thyroid. A clinicopathologic study of 121 cases. Cancer *66* (1990) 321–330.

Diskussion

Schatz:
Ich wollte die Gelegenheit nutzen, das Auditorium der versammelten Schilddrüsenexperten zu fragen: hat jemand von Ihnen ein Thymom in der Schilddrüse gesehen? Das ist nicht der Fall. Prof. Schröder aus Hamburg hingegen hatte einen Fall (Einsendung) gesehen und publiziert. Ich hatte eine 25jährige Patientin, bei der ein Thymom in 3 Biopsien ihrer Schilddrüse diagnostiziert wurde und – bei noch anstehender Subklassifikation (Ektopes Thymusgewebe, Hamartom, Settle- oder Castle-Tumor?) – stelle ich die Frage des weiteren Vorgehens zur Diskussion. Ich glaube, Herr Schröder, Sie sind der einzige, von dem ich das bisher erfahren habe. Herr Böcker hat es in 30 Jahren nie gesehen, Herr Dröse nicht. Ich hatte eine Patientin, 25 Jahre alt, sie hatte vor einem halben Jahr vermutlich eine plötzlich aufgetretene Blutungszyste (tischtennisballgroß), die verschwunden ist, niemand hat mehr etwas gesehen, dann hat sie sich wegen Krebsangst operieren lassen, und unser Chirurg hat dann nichts gefunden. Hat auch intraoperativ noch genauer alles durchgesehen und hat an einigen Stellen, die ihm verdächtig vorgekommen sind, biopsiert, auch an einer scheinbar makroskopisch normalen Schilddrüsenstelle, und alles drei war Thymusgewebe. Und die Frage ist, was man mit ihr jetzt macht. Vielleicht können Sie ein bißchen über diesen Kolibri hier was erzählen, man stößt ja doch hin und wieder darauf. Im AFIP-Atlas sind diese 4 Typen drin. Herr Rothmund, haben Sie so etwas schon einmal operiert?

Schröder:
Auch für uns war das eine so seltene Entität, daß wir diesen Fall zum Anlaß genommen haben, eine Kasuistik zu schreiben. Es gibt die 4 von Ihnen genannten Subtypen dieser Schilddrüsenkarzinome mit thymusartiger Differenzierung, aber es sind sicher alles Raritäten.

Moser:
Herr Schröder, haben Sie neuere Daten zu Überlebenskurven bei den gemischt papillär-follikulären Karzinomen. Es gibt ja immer wieder Hinweise dafür, daß diese gemischten Tumoren, die ja nach WHO den reinen papillären Karzinomen zugeordnet werden müssen, doch eine höhere Metastasierungstendenz haben in Knochen und Lunge als die rein papillären. Läßt sich das Konzept von Hedinger nach wie vor aufrechterhalten?

Schröder:
Das Konzept, daß alle auch nur partiell papillär strukturierten Neoplasien als papilläre Karzinome zu klassifizieren sind, hat unbestreitbar Bestand sowohl beim AFIP als auch bei der WHO. Es bestehen keine Prognoseunter-

schiede in Abhängigkeit vom Volumen und Flächenanteil papillärer Strukturen. Im Gegenteil: der sogenannte Lindsay-Tumor, also das papilläre Karzinom, das reinrassig follikulär differenziert ist, hat vergleichsweise sogar eine etwas geringere Metastasierungsrate als das reinrassig papillär strukturierte Karzinom. Also die Prognosen sind primär nicht different. Ich könnte mir nur vorstellen, daß die Therapiebarkeit vornehmlich papillär strukturierter Metastasen von papillären Karzinomen schlechter ist als bei partiell follikulär strukturierten Neoplasien, weil die Kapazitierung des verabreichten Radiojods, die Organifikation, in follikulären Strukturen natürlich besser und längere Zeit abläuft als bei reinrassig papillärer Architektur. Die Therapierbarkeit mag unterschiedlich sein, aber die primäre prognostische Einschätzung ist gleichartig.

Hehrmann:
Herr Schröder, könnten Sie noch ein Wort zu den histopathologischen und auch klinischen Besonderheiten der onkozytären bzw. oxyphilen Karzinome sagen?

Schröder:
Man sieht gelegentlich in normaldifferenzierten, also orthoplastischen, papillären und follikulären Karzinomen oxyphile Herde, die in der Deskription erwähnt werden sollten, aber nicht zur Diagnoseänderung in Richtung oxyphiles Karzinom führen sollten, wenn das nicht ein signifikanter Anteil ist. In der Regel sehen wir auch nur entweder fokale Veränderungen, vielleicht in einem Volumenanteil von 10%, oder aber durchgehend oxyphile Karzinome. Und es ist wichtig, diese Karzinome entsprechend zu klassifizieren, weil die Prognose und natürlich auch die Therapierbarkeit schlechter sind. Diese oxyphilen Schilddrüsenkarzinome – egal, ob papillär oder follikulär – sprechen schlechter auf eine Radiojodtherapie an, weil die Organellenausstattung, die für die Jodorganifikation erforderlich ist, durch die Überwucherung der Mitochondrien ersetzt ist. Dies hat dazu geführt, daß eben im AFIP anders als bei der WHO die oxyphilen Karzinome als dritte Entität neben den papillären und den follikulären Karzinomen geführt werden. Ich denke, das hat durchaus seine Berechtigung.

Moser:
Herr Schröder; gibt es jetzt nach der Wiedervereinigung neuere Daten zu der regionalen Verteilung der unterschiedlichen histologischen Form, insbesondere auch zur regional unterschiedlichen Jodversorgung?

Schröder:
Diese Frage müßte ich an Herrn Meng weitergeben, aber ich denke, daß sich in dem auch von mir vertretenen norddeutschen Raum die Basisjodversor-

gung der Bevölkerung nicht so eklatant zu Mecklenburg-Vorpommern unterschieden hat, daß wir dort eben andere Zahlen hätten. In der DDR bestanden die gleichen Relationen wie im Norden Westdeutschlands mit einer deutlichen Prädominanz von (etwa 50%) papillären Karzinomen und 25% follikulären Karzinomen, nur in den Strumaendemiegebieten im Alpenraum war die Relation zugunsten des follikulären und zu Lasten des papillären Karzinoms verschoben. Das anaplastische ist im Alpenraum, insbesondere in der Schweiz zurückgegangen seit Einführung der Jodsalzprophylaxe.

Schilddrüsentumoren aus der Sicht des Hämatologen

P. Meusers

Einleitung: Non-Hodgkin-Lymphome der Schilddrüse

Zwischen der Schilddrüse und dem Immunsystem bestehen enge Beziehungen. Augenfällig wird dies bei der Entwicklung gutartiger, autoimmunologischer Erkrankungen, wie z. B. der chronischen lymphozytären Thyreoiditis, wobei Hashimoto [18] bereits 1912 auf die Wichtigkeit ihrer differentialdiagnostischen Abgrenzung von malignen Lymphomen hingewiesen hat. Bereits 1955, d. h. vor 40 Jahren, wurde von Lindsay und Dailey [26] am Beispiel von 8 Non-Hodkgin-Lymphomen (NHL) der Schilddrüse die möglicherweise ursächliche Bedeutung einer gleichzeitig bestehenden Hashimoto-Thyreoiditis diskutiert.

Sorgfältige Untersuchungen zum Krankheitsbeginn zeigen, daß etwa ¼ aller NHL außerhalb des lymphatischen Systems entstehen, die als primär extranodal bezeichnet werden [16]. Trotz der Seltenheit des Schilddrüsenbefalls verdichten sich die Befunde, die gegen eine „zufällige“ Lymphommanifestation in diesem endokrinen Organ sprechen. Im folgenden soll insbesondere auf den klinischen und therapeutischen Aspekt der Schilddrüsen-NHL eingegangen werden. Interessant ist die Tatsache, daß der Morbus Hodgkin und das Plasmozytom als Tumoren des Immunsystems mit Ausnahme von wenigen Einzelfällen in der Schilddrüse nicht zur Beobachtung kommen.

Manifestationshäufigkeit, Inzidenz

Entsprechend dem Rocky-Mountain-Cancer-Data-System der amerikanischen Gesellschaft für Chirurgie [24] waren im Zeitraum von 1973 bis 1983 die NHL nur mit 1% an den exzidierten Tumoren der Schilddrüse beteiligt (Tab. 1), wobei das weibliche Geschlecht gegenüber dem männlichen viermal häufiger betroffen war.

Die SEER (Surveillance, Epidemiology, and End Results) Programm-Daten registrieren alle histologisch gesicherten Tumoren aus verschiedenen Regionen der USA, wobei etwa 9,6% der Gesamtbevölkerung erfaßt werden. Die im Zeitraum von 1983 bis 1987 gemeldeten 128 Fälle von Schilddrüsenlym-

Tabelle 1 Neoplasien der Schilddrüse: Rocky Mountain Cancer Data (5287 Patienten von 1973–1983)

Neoplasien	Patienten			10-Jahres-ÜLW		
				lokal	regional	gen.
	n	%	m : w	%	%	%
Karzinome						
papilläre	3606	68	1 : 3	95	90	59
follikuläre	940	18	1 : 2,6	95	71	38
medulläre	200	4	1 : 1	87	49	0
anaplastische	72	1,3	1 : 1,3	0	0	0
Lymphome	53	1	1 : 4,3	82	92	43
andere	416	8	–	–	–	–

n = Anzahl der Patienten, m = männlich, w = weiblich, ÜLW = Überlebenswahrscheinlichkeit

Jensen et al.: Otolaryngol. Head Neck Surg. *102* (1990) 51–65

Tabelle 2 Neoplasien der Schilddrüse: SEER-Programmdaten von 1973–1987

Neoplasien	Patienten		
	männliche n	weibliche n	m : w
Karzinome			
papilläre	2643	7419	1 : 2,8
follikuläre	672	1717	1 : 2,5
medulläre	175	273	1 : 1,6
analplastische	98	226	1 : 2,3
„epidermoide"	10	26	1 : 2,6
Sarkome	2	9	
(Lymphome 1983–87	27	101	1 : 3,7)

n = Anzahl der Patienten, m = männlich, w = weiblich, ÜLW = Überlebenswahrscheinlichkeit

Correa et al.: Cancer *75* (1995) 338–352

phomen repräsentieren etwa 3% aller Tumoren dieses Organs (Tab. 2). Auch in diesem Register überwiegt das weibliche Geschlecht mit nahezu 80%. Die altersangepaßte Inzidenz für primäre extranodale Schilddrüsen-NHL (Tab. 3) wird vom SEER-Programm gleichbleibend während des Beobachtungszeitraumes von 1983 bis 1987 mit 0,1/100.000 Bürgern pro Jahr angegeben [16].

Roth und Mitarbeiter [43] analysierten 1983 519 Einzelkasuistiken primär extranodaler NHL, die in der Folgezeit zu insgesamt 575 Fällen ergänzt wurden. Der Anteil der Schilddrüsenlymphome war mit 68 Patienten, d. h. 12% der extranodalen NHL, erstaunlich hoch (Tab. 4). Das umfangreichere und methodisch

Tabelle 3 Extranodale Non-Hodgkin-Lymphome: SEER-Programmdaten von 1983–1987

Lokalisation	Patienten			
	männliche n	weibliche n	%	m : w
Magen	359	367	18,9	1 : 1
Haut	401	262	17,2	1 : 0,65
Waldeyer-R.	236	201	11,4	1 : 0,85
Dünndarm	191	124	8,2	1 : 0,65
ZNS	152	108	6,7	1 : 0,70
Dickdarm	120	63	4,7	1 : 0,53
Schilddrüse	27	101	3,3	1 : 3,70
Weichteile	60	61	3,1	1 : 1
Lunge + Pleura	60	59	3,1	1 : 1
Orbita	56	63	3,1	1 : 1

n = Anzahl der Patienten, m = männlich, w = weiblich, ÜLW = Überlebenswahrscheinlichkeit

Greiner et al.: Cancer *75* (1995) 370–380

Tabelle 4 Primär extranodale Non-Hodgkin-Lymphome
(Angaben aus 8 Publikationen von 1963–1979)

Lokalisation	Patienten		5-Jahres-ÜLW
	n	%	%
Waldeyer-R.	111	19	58
Magen-Darm	110	19	64
ZNS	91	16	12
Hoden	81	14	30
Schilddrüse	69	12	47
Orbita	35	6	49
Knochen	27	5	77
Mamma	23	4	47
Uterus	17	3	57
Ovar	11	2	49

n = Anzahl der Patienten, m = männlich, w = weiblich, ÜLW = Überlebenswahrscheinlichkeit

Roth et al.: Hahnenklee 1983

überlegene Datenmaterial des SEER-Programms berücksichtigt weitere extranodale Manifestationen, wie z. B. die Haut, so daß der Anteil der Schilddrüsenlymphome mit 128, d. h. 3,3% von 3.837 Patienten, eine erheblich geringere Beteiligung der Schilddrüse an den extranodalen Manifestationen erkennen läßt. Übereinstimmend findet sich jedoch die eindeutige Dominanz des weiblichen Geschlechtes bei den Schilddrüsenlymphomen [16, 43], ein Verhalten, das bei keiner anderen extranodalen Lymphommanifestation beobachtet wird.

Klinische Befunde

Um einen repräsentativen Eindruck zu vermitteln, werden die klinischen Daten aus 9 Publikationen der Jahre 1977 bis 1992 zusammengefaßt [6, 7, 27, 29, 32, 39, 46, 47, 50]. Bei einem Überwiegen des weiblichen Geschlechtes um das 5fache lag der Altersmedian im 7. Dezennium mit einem Altersbereich, der von 19–90 Jahre reicht. Die Klärung der Diagnose erfolgte innerhalb von 3 bis 5 Monaten nach Auftreten der ersten Symptome, wobei in einzelnen Fällen mehrere Jahre verstrichen (Tab. 5). Nahezu alle Patienten beobachteten eine rasche Größenzunahme ihres Halsumfanges, wobei ganz überwiegend ein Schilddrüsenlappen betroffen war. Palpatorisch werden zumeist knotenförmige Strukturen von fester bzw. derber Konsistenz angegeben. Bei etwas mehr als einem Drittel der Patienten läßt der gleichzeitige Nachweis von Halslymphomen an die Möglichkeit eines NHL denken. Die Angaben zur Beeinträchtigung des Schluckens, Atmens sowie einer begleitenden Heiserkeit sind in den verschiedenen publizierten Kollektiven außerordentlich unterschiedlich, faßt man die Daten jedoch zusammen, so treten diese Symptome bei etwa 30% der Patienten auf. Eine Schmerzsymptomatik war eher ungewöhnlich und wurde nur in einzelnen Fällen beklagt. Angaben zu einer evtl. begleitenden B-Symptomatik erfolgten lediglich bei jeweils einem Patienten in zwei Kollektiven [46, 47] (Tab. 6). Ob es sich hierbei um die korrekte Widerspiegelung einer initial geringen Tumormasse oder einer mangelnden Dokumentation innerhalb retrospektiv erhobener Daten handelt, kann lediglich spekuliert werden.
Szintigraphisch imponieren die befallenen Schilddrüsenareale in der Regel als kalte Knoten. Eine Ausnahme bildet die ^{67}Galliumszintigraphie [25], bei der das Nuklid vom lymphatischen Tumorgewebe gesteigert aufgenommen wird. Ultraschall- und nuklearmedizinische Methoden sind nicht in der Lage, eine evtl. vermutete Diagnose zu sichern, zur Erfassung der Tumorgröße und seiner Rückbildung im Krankheitsverlauf vermögen sie jedoch gute Hilfe zu leisten [44]. Das gleiche gilt für die Computertomographie, in der das neoplastische lymphatische Gewebe in der T1-Gewichtung homogen isointensiv zum umgebenden normalen oder thyreoiditisch veränderten Schilddrüsengewebe und in

Tabelle 5 Schilddrüsenlymphome: Patientencharakteristika (Angaben aus 9 Publikationen von 1977–1991)

Altersmedian:	7. Dezennium	(19–90 Jahre)
Geschlechtsverteilung:	m : w = 1 : 5,2	(1 : 1,2–1 : 14)
Symptomklärung	3–5 Monate	(0,5–36 Monate)
Befallsmuster:	1 > 2	Schilddrüsenlappen
Halslymphome	38%	(21%–48%)
Chron. Thyreoiditis:	75%	(10%–100%)

m = männlich, w = weiblich, ÜLW = Überlebenswahrscheinlichkeit

Tabelle 6 NHL der Schilddrüse: Initiale Symptome
(Angaben aus 9 Plublikationen von 1977–1992)

Symptome	Patienten		
	n	%	niedrigste und höchste Angabe
Struma	281/284	99	(73; 100)
Dysphagie	77/246	31	(12; 60)
Stridor	56/191	29	(11; 43)
Heiserkeit	67/256	27	(21; 50)
Dyspnoe	49/184	27	(21; 40)
Schmerzen	13/145	9	(4; 13)
B-Symptomatik	2/ 47	4	(4; 5)

n = Anzahl der Patienten

der T2-Gewichtung homogen mit erhöhter Intensität abgebildet wird [45]. Die Abgrenzung gelingt nur dann, wenn sich das Lymphom als noduläre und nicht diffuse Struktur innerhalb des von einer chronischen Thyreoiditis betroffenen Areals befindet, wobei zwischen Hashimoto-Thyreoiditis und normalem Schilddrüsengewebe kein Signalunterschied nachweisbar ist. Schilddrüsenkarzinome und Adenome zeigen ein den Lymphomen gleichartiges kernspintomographisches Verhalten [48]. Rehn und Mitarbeiter [40] beobachteten, daß hochmaligne Lymphome eher ein inhomogenes (15 von 24 Untersuchungen) und Lymphome von niedrigem Malignitätsgrad ein eher homogenes Erscheinungsbild (18 von 20 Untersuchungen) in der Kernspintomographie erkennen lassen. Trotz dieser interessanten Befunde kann jedoch auf die histopathologische Verifizierung eines Lymphoms der Schilddrüse nicht verzichtet werden.

Chronische lymphozytäre Thyreoiditis und NHL

Kein Zweifel besteht am auffälligen Zusammentreffen der Non-Hodgkin-Lymphome und einer chronischen Thyreoiditis. Bei einer Durchsicht der Literatur (Tab. 7) [1, 4, 6, 7, 9, 11, 17, 19, 20, 29, 31, 32] war dies bei 453 von 643 Patienten (70%) der Fall. Die Häufigkeitsangaben schwanken jedoch außerordentlich und reichen von 10% [20] bis zu 100% [4]. Entsprechend dem retrospektiven Charakter der Publikationen sind die Angaben über den Nachweis begleitender antimikrosomaler und antithyreoidaler Antikörper eher spärlich. Matsuzuka und Mitarbeiter [31] berichten dies bei 68% und Aozasa und Mitarbeiter [4] bei 85% ihrer Patienten mit Hashimoto-Thyreoiditis. Die gleichen Autoren [4, 31] erwähnen eine klinisch offene Hypothyreose bei 14% bzw. 30% ihrer Fälle.

Die chronische Thyreoiditis ist entsprechend den Schilddrüsenlymphomen eine Erkrankung des weiblichen Geschlechts. Die enge Assoziation zwischen Schilddrüsen-NHL und Hashimoto-Thyreoiditis wurde von zahlreichen Autoren beobachtet (Tab. 7). Um so überraschender ist die Tatsache, daß die Hashimoto-Thyreoiditis eher selten zu einer Neoplasie der Schilddrüse führt. 1985 wurde von Holm und Mitarbeitern [21] die einzige prospektive Untersuchung zum Krebsrisiko der chronischen lymphozytären Thyreoiditis publiziert. Zwischen 1959 und 1978 wurden jeweils 829 Patienten mit chronischer Thyreoiditis oder mit Schilddrüsenvergrößerungen ohne maligne oder entzündliche Alterationen rekrutiert. Im Vergleich zum Strumakollektiv mit ihren 4 Fällen entwickelten 12 Patienten mit Thyreoiditis einen Tumor des hämatopoetischen Systems und 6 davon ein NHL. Bei 4 der 6 NHL handelte es sich um diffus histiozytische Lymphome der Schilddrüse. Unter Berücksichtigung von nur 0,06 erwarteten Fällen dieser Lymphomentität errechneten die Autoren [21] eine Steigerung des Lymphomrisikos um das 67fache (Vertrauensbereich 40–110).

Tabelle 7 NHL der Schilddrüse: Koinzidenz mit chronischer, lymphozytärer Thyreoiditis (CLT)

1. Autor, Jahr	Patienten	
	CLT/NHL n/n	CLT %
Burke 1977	27/ 35	77
Devine 1978	31/ 86	36
Heimann 1978	8/ 10	80
Compagno 1977	184/245	75
Maurer 1979	18/ 22	82
Hamburger 1983	24/ 30	80
Anscombe 1985	39/ 39	100
Blair 1985	13/ 17	76
Aozasa 1987	27/ 27	100
Makepeace 1987	13/ 25	76
Heiss 1990	4/ 42	10
Matsuzuka 1993	65/ 65	100
Summe	453/643	70

CLT/NHL = Non-Hodgkin-Lymphome mit begleitender chronischer lymphozytärer Thyreoiditis/alle NHL, n = Anzahl der Patienten

Histopathologische Diagnose

Bis in die 70er Jahre erfolgte die Diagnosestellung überwiegend zufällig nach operativer Schilddrüsenentfernung wegen eines vermuteten Karzinoms. Die regelmäßige Anwendung der Feinnadelbiopsie [17] führte offensichtlich zu einer Änderung in der diagnostischen Strategie. Die rasche Entwicklung eines mäßig derben, szintigraphisch kalten Knotens innerhalb einer chronischen, lymphozytären Thyreoiditis ließ an die Entwicklung eines NHL denken. Die feinnadelbioptische Abgrenzung zwischen Thyreoiditis und NHL ist, insbesondere bei Lymphomen von niedrigem Malignitätsgrad, in vielen Fällen schwierig [5, 30]. Als „Goldstandard" entwickelte sich deshalb die bioptische Klärung, weil nur so das zu einer exakten histopathologischen Diagnose erforderliche Material gewonnen werden kann. Bei der histopathologischen Klassifikation der NHL werden von den verschiedenen Untersuchern unterschiedliche Einteilungen, wie z. B. die Rappaport-, die Lukes- und Collins-, die Kiel-Klassifikation, die Working Formulation und andere angewendet [38, 28, 14, 37]. Ein exakter Vergleich der histologischen Befunde wird hierdurch verhindert. Innerhalb der Klassifikationen lassen sich jedoch solche von niedrigem Malignitätsgrad oder günstiger Prognose von denjenigen mit ungünstiger Prognose bzw. intermediärem oder hohem Malignitätsgrad abgrenzen. Faßt man die Angaben aus 15 Publikationen (Tab. 8) zusammen [2, 6, 7, 8, 11, 27, 29, 31, 32, 42, 46, 47, 49, 50, 51], dann müssen 488 von 711

Tabelle 8 NHL der Schilddrüse: Anteil der NHL von intermediärem oder hohem Malignitätsgrad (hmNHL)

1. Autor, Jahr	Patienten	
	hmNHL/NHL n/n	hmNHL %
Burke 1977	34/ 35	97
Maurer 1979	19/ 29	66
Souhami 1980	17/ 20	85
Devine 1991	37/ 86	43
Chak 1981	8/ 11	91
Blair 1985	26/ 38	68
Aozasa 1986	24/ 75	32
Tupchong 1986	42/ 46	92
Vigliotti 1986	37/ 38	97
Makepeace 1987	20/ 23	87
Rosen 1988	59/ 61	97
Skarsgard 1991	27/ 27	100
Logue 1992	17/ 64	26
Matsuzuka 1993	92/119	77
Tsang 1993	29/ 39	74
Summe	488/711	69

hmNHL/NHL = hochmaligne Non-Hodgkin-Lymphome/alle NHL, n = Anzahl der Patienten

Schilddrüsenlymphomen, d. h. 69% als hochmaligne Lymphome klassifiziert werden. T-Zellen-Lymphome der Schilddrüse sind extrem selten [13], dies gilt sogar für Japan [4, 35] trotz einer gegenüber dem europäisch-amerikanischen Raum insgesamt höheren Inzidenz für T-Zellen NHL.

Ohne auf die histopathologischen Details der Schilddrüsenlymphome eingehen zu wollen, sollen die Argumente Erwähnung finden, die von der Arbeitsgruppe um Isaacson erarbeitet wurden, um die Abstammung der Schilddrüsenlymphome von mukosaassoziiertem lymphatischem Gewebe (MALT) zu belegen [1, 22, 23]. Schilddrüsenlymphome lassen auffällig häufig ein follikuläres Wachstumsmuster erkennen, wobei zentrozytenähnliche Lymphozyten imponieren und nahezu regelmäßig lymphoepitheliale Läsionen nachweisbar sind. Der bei follikulären Lymphomen in 70% positive Nachweis für eine Translokation t(14;18) ist bei den follikulären Schilddrüsenlymphomen praktisch immer negativ, eine Befundkonstellation, die für die Zugehörigkeit der Schilddrüsen-NHL zu den MALT-Lymphomen spricht. Interessanterweise beobachteten Anscombe und Wright [1] postmortal bei 5 von 9 untersuchten Patienten mit Schilddrüsenlymphomen eine gastrointenstinale Infiltration. Vergleichbare Beobachtungen wurden von Mc Dermott und Mitarbeitern [33] gemacht. Die jetzige, insgesamt sehr spärliche Datenlage beweist jedoch nicht, daß alle oder der überwiegende Anteil der Schilddrüsen-NHL den MALT-Lymphomen zuzurechnen sind. Das Zusammentreffen von Autoimmunthyreoiditis, weiblichem Geschlecht und primären Schilddrüsen-NHL spricht jedoch für eine pathogenetische Beziehung zwischen Thyreoiditis und Lymphom.

Therapie

Die Interpretation der Behandlungsergebnisse wird durch zahlreiche Faktoren erschwert. Das Hauptproblem besteht in der Vergleichbarkeit der verschiedenen Patientenkollektive. Die histopathologische Klassifikation erfolgte in unterschiedlichem Ausmaß an operativem Resektionsmaterial oder feinnadelbioptisch gewonnenen Proben unter Anwendung verschiedener Lymphomklassifikationen. Eine große Variabilität besteht im Umfang der Ausbreitungsdiagnostik. Nahezu alle Patienten wurden strahlentherapeutisch behandelt, wobei unterschiedliche Zielvolumendosen (ZVD) und Feldgrößen zur Anwendung kamen. Gelegentlich wurde eine adjuvante zytostatische Polychemotherapie appliziert, die erst seit Mitte der 80er Jahre regelmäßig ein Anthrazyklin umfaßte. Die geringe Inzidenz primär extranodaler Schilddrüsenlymphome macht es verständlich, daß in keinem einzigen Kollektiv eine prospektive Behandlungsstrategie verfolgt wurde. Roth und Mitarbeiter [43] haben 1983 bei Patienten mit Schilddrüsen-NHL der Stadien I_E und II_E der Ann-Arbor-Klassifikation [36] aus 9 Kollektiven der Jahre 1963 bis 1977, die in der vorliegenden Zusammenstellung nicht weiter berücksichtigt werden, eine 5-Jahresüberlebenswahrscheinlichkeit von 42% ermittelt. Die 5-Jahresüberlebenswahrscheinlichkeit von 13 Kollektiven [2, 6, 7, 8, 11, 27, 29, 35, 42, 47, 50, 51] aus 10 Institutionen (Tab. 9) aus den Jahren 1977 bis 1992 reicht von 35% [47] bis zu 74% [2]. Am M. D. Anderson Cancer Center in Houston [7, 51], der Mayo Clinik in Rochester [11, 6] sowie dem Princess Margaret Hospital in Toronto [47, 42] wurden in einem zeitlichen Abstand von 4, 8 oder 9 Jahren jeweils 2 Patientenkollektive mit Schilddrüsenlymphomen, die an diesen Institutionen behandelt worden waren, analysiert. Regelmäßig konnte entsprechend der 5-Jahresüberlebenswahrscheinlichkeit (Tab. 9) eine Verbesserung des Behandlungsergebnisses für das jeweils jüngere Kollektiv nachgewiesen werden (54% vs 72%; 50% vs 59% und 35% vs 59%). Die 5-Jahresüberlebenswahrscheinlichkeit aller Patienten, die überwiegend in den 80er Jahren behandelt wurden, übertraf mit 56% (299 Patienten von 535) (Tab. 9) diejenige der Kollektive aus den 60- bis 70iger Jahren mit 42% [43].

Tabelle 9 Schilddrüsenlymphome: Therapieergebnisse

Institution 1. Autor/Jahr	Patienten n	5-Jahres-ÜLW %
MD Anderson CC		
(Burke 1977)	32	54
(Vigliotti 1986)	38	72
Mayo Clinic		
(Devine 1981)	103	50
(Blair 1985)	38	59
Royal Marsden H.		
(Tupchong 1986)	46	40
Princess Margaret H.		
(Souhami 1980)	20	35
(Rosen 1988)	34	59
Stanford		
(Chak 1981)	11	83*
Vancouver		
(Skarsgard 1991)	27	70
Japan		
(Aozasa 1986)	79	74
(Mizukami 1990)	20	70
England		
(Makepeace 1987)	28	51
(Logue 1992)	70	49
Summe	546	56 (299/535)

n = Anzahl der Patienten, ÜLW = Überlebenswahrscheinlichkeit

* 3-Jahres-ÜLW

Nur die Analyse der Behandlungsergebnisse in den streng lokalisierten Stadien I_E und II_E erlaubt eine repräsentative Aussage zum Behandlungserfolg. Die 5-Jahresüberlebenswahrscheinlichkeit im Stadium I_E reicht von 60% [27] bis zu 100% [35, 46] und liegt im Mittel bei 80%, wenn die Ergebnisse der 7 Kollektive [6, 11, 27, 29, 35, 46, 51] zusammengefaßt werden (Tab. 10). Die geringen Fallzahlen erlauben keine Aussage zum Stellenwert der gelegentlich applizierten adjuvanten zytostatischen Chemotherapie.

Deutlich schlechter sind die Therapieergebnisse im Stadium II_E mit einer 5-Jahresüberlebenswahrscheinlichkeit von insgesamt 50% (Tab. 10). Matsuzuka und Mitarbeiter [31] messen der adjuvanten anthrazyklinhaltigen zytostatischen Polychemotherapie einen besonderen Stellenwert zu. Patienten, die neben der Strahlenbehandlung 6 Zyklen einer adjuvanten Chemotherapie erhielten, zeigten mit einer 100%igen 5-Jahresüberlebenswahrscheinlichkeit ein besseres Behandlungsergebnis als diejenigen, denen lediglich 2 Zyklen des gleichen Protokolls appliziert wurde.

Doria und Mitarbeiter [12] haben anhand von 11 Publikationen (Tab. 11) eine Analyse des Rezidivmusters primärer Schilddrüsenlymphomen nach verschiedenen Therapiemodalitäten durchgeführt. Nach einer alleinigen Strahlenbehandlung rezidivieren 59 von 159 Patienten, d. h. 37%, wobei der überwiegende Anteil der Rezidive außerhalb des Bestrahlungsfeldes (30,8%) lag. Im Gegensatz dazu entwickelten lediglich 3 von 39 Patienten nach einer kombinierten Strahlen- und Chemotherapie ein Rezidiv. Anders als bei den lokalen

Tabelle 10 Schilddrüsenlymphome: Therapieergebnisse der Stadien I_E und II_E der Ann-Arbor-Klassifikation

I. Autor, Jahr	Patienten		Therapie	5-Jahres-ÜLW	
	ST I_E n	St II_E n		St I_E %	St II_E %
Devine 1981	29	74	RT	86	38
Blair 1985	20	14	RT	83	59
Vigliotti 1986	12	14	RT	92	62
Makepeace 1987	16	9	RT ± CT	79	15
Mizukami 1990	7	8	RT ± CT	100	38
Skarsgard 1991	7	18	CT, RT	100	67
Logue 1992	32	38	RT	60	31
Matsuzuka 1993	–	16	RT + 6 × CT	–	100
		21	RT + 2 × CT	–	75
Summe	123	212		80	50

St = Stadium, n = Anzahl der Patienten, RT = Strahlentherapie, CT = zytostatische Chemotherapie

Tabelle 11 Schilddrüsenlymphome: Rezidivmuster und Therapiemodalität (Analyse aus 11 Publikationen von 1980–1991)

Therapie	Patienten	Rezidive		
		lokal	gen.	gesamt
		n %	n %	n %
CT + RT	39	1 (2,6)	2 (5,1)	3 (7,7)
RT	159	20 (12,6)	49 (30,8)	59 (37,1)
CT	13	3 (23)	3 (23)	6 (43)

CT = zytostatische Chemotherapie, RT = Strahlentherapie, n = Anzahl der Patienten

Doria et al.: Cancer *77* (1994) 200–206

Rezidiven ist der Unterschied bezüglich der Fernrezidive hoch signifikant. Die Interpretation wird jedoch dadurch erschwert, daß die Patienten mit kombinierter Strahlen- und Chemotherapie überwiegend in der jüngeren Vergangenheit behandelt wurden, so daß nicht ausgeschlossen werden kann, daß die Technik der Strahlenbehandlung sich im Vergleich zu derjenigen früher behandelter Kollektive verbessert hat. Allerdings wurden ausschließlich solche radiotherapeutisch behandelten Patienten berücksichtigt, die zumindest eine ZVD von 40 Gy erhielten. Fernmetastasen bilden also das Hauptproblem der alleinigen Radiotherapie. Einschränkend muß jedoch gesagt werden, daß innerhalb der Studie von Souhami und Mitarbeiter [47] 85% der Patienten im Stadium I_E und II_E mit ausschließlicher Beteiligung der Halslymphknoten nach alleiniger Strahlenbehandlung rezidivfrei blieben.

Aufgrund der vorliegenden Befunde läßt sich keine eindeutige Therapieempfehlung für primäre Schilddrüsen-NHL der Stadien I_E und II_E geben. Die alleinige Strahlentherapie führt zweifellos bei streng lokalisiertem Stadium I_E in 70 bis 80% der Fälle zu einem kurativen Behandlungsergebnis. Diese Erfolgsquote sinkt dramatisch, insbesondere wenn die mitbefallenen Lymphknoten im Stadium II_E nicht auf die Halsregion begrenzt bleiben.

Hochmaligne Lymphome sind im Gegensatz zu solchen von niedrigem Malignitätsgrad durch eine anthrazyklinhaltige, zytostatische Polychemotherapie in einem hohen Prozentsatz heilbar.

Wegen der geringen Inzidenz der Schilddrüsenlymphome ist die Durchführung randomisierter Therapiestudien praktisch aussichtslos. Aufgrund der vorliegenden Daten kann man jedoch nach exakter histopathologischer Klärung des Lymphoms und einer umfassenden Ausbreitungsdiagnostik [Anamnese mit Erfassung des Symptombeginns und einer evtl. B-Symptomatik, klinische Untersuchung, Laboruntersuchungen (Blutbild einschließlich Differentialblutbild, BSG, LDH, GPT, alk. Phosphatase im Serum, Gamma-GT,

Bilirubin, Gesamteiweiß mit Elektrophorese, Immunglobuline), Röntgen-Thorax in zwei Ebenen im Stehen, Abdominalsonogramm, CT-Thorax/Abdomen, Knochenmarkbiopsie mit Histologie und Zytologie, endoskopische Untersuchung des oberen Gastrointestinaltraktes] eine, allerdings nicht verbindliche Therapiestrategie entwickeln. Bei ausschließlichem Schilddrüsenbefall (Stadium I_E der Ann-Arbor-Klassifikation) bildet die Strahlentherapie den Eckpfeiler der therapeutischen Maßnahmen. Der Stellenwert einer vollständigen chirurgischen Resektion des Lymphoms ist unklar, wird jedoch von einigen Autoren, z. B. Devine und Mitarbeitern [11], empfohlen. Im Rahmen der multizentrischen Studie zur Behandlung der NHL hoher Malignität des Stadiums I_E und derjenigen von niedrigem Malignitätsgrad der Stadien I_E und II_E (Studienleitung: Prof. Dr. H. Sack, Essen) umschließt das Strahlenfeld die Schilddrüse, bzw. das Schilddrüsenbett, die hochzervikalen, die infra- und supraklavikulären, die axillären Lymphknoten und das obere Mediastinum bis zur Bifurkation. Die Zielvolumendosis (ZVD) beträgt 40 Gy für hochmaligne und 30 Gy bei niedrigmalignen Lymphomen, wobei vor Bestrahlungsbeginn tastbare Resttumoren eine zusätzliche Boostdosis von 10 Gy erhalten. Bei hochmalignen Lymphomen erscheint eine adjuvante Chemotherapie, z. B. 4 bis 6 Zyklen des Cyclophosphamid, Hydroxyadriamycin, Vincristin (O) und prednisonhaltigen CHOP-Protokolls [34] empfehlenswert (Tab. 12).

Eine konventionelle zytostatische Chemotherapie hat bei Lymphomen von niedrigem Malignitätsgrad keinen kurativen Effekt. Deshalb erscheint auch im Stadium II_E bei niedrigmalignen NHL eine ausschließliche Radiotherapie mit einer ZVD von 30 Gy und einer evtl. Boostdosis von 10 Gy bei tastbarem Resttumor indiziert (Tab. 12).

Tabelle 12 Primäre Schilddrüsenlymphome: Unverbindliche Therapieempfehlungen

Stadium (Ann-Arbor)	Malignitätsgrad (Kiel-Klassif.)	Strahlentherapie	Chemotherapie
CS I_E	hoch	indiziert ZVD 40 + 10[1] Gy	empfehlenswert z. B. 4–6 × CHOP
	niedrig	indiziert ZVD 30 + 10[1] Gy	–
CS II_E	hoch	empfehlenswert ZVD 35–40 Gy	indiziert z. B. 6 × CHOP
	niedrig	indiziert ZVD 30–40 Gy	–

CS = klinische Stadienerfassung, ZVD = Zielvolumendosis, Gy = Gray,
CHOP = Cyclophosphamid, Hydroxyadriamycin, Vincristin (O), Prednison

[1] 10 Gy Boost auf Resttumor bei Bestrahlungsbeginn

Unter Berücksichtigung der hervorragenden Ergebnisse einer alleinigen zytostatischen Chemotherapie bei hochmalignen Lymphomen mit geringer Tumormasse sollte in jedem Falle im Stadium II_E eine anthrazyklinhaltige zytostatische Polychemotherapie (z. B. entsprechend dem CHOP-Protokoll) appliziert werden, wobei zusätzlich eine Strahlenbehandlung in einer Dosierung von 35 bis 40 Gy empfehlenswert ist.

Auf die Behandlungsmaßnahmen bei generalisierter Ausbreitung der NHL soll hier nicht eingegangen werden.

Morbus Hodgkin der Schilddrüse

Die primären Hodgkin-Lymphome der Schilddrüse bilden eine extreme Rarität. Die Tatsache, daß sie überwiegend in der älteren Literatur (Übersicht: Roberts und Howard [41]) vor der Entwicklung immunphänotypischer Untersuchungstechniken Erwähnung finden, weckt sogar Zweifel an der exakten Klassifikation aller hier als M. Hodgkin aufgeführten Lymphome. In einzelnen Fällen [15] wird eine Koinzidenz mit einer Hashimoto-Thyreoiditis beobachtet, eine Dominanz des weiblichen Geschlechts wird jedoch vermißt. Die Tatsache, daß die Schilddrüse und der Gastrointestinaltrakt weitgehend freibleiben von einer Hodgkin-Manifestation kann als weiteres Argument für die Besonderheit der in diesen Organen MALT-assoziiert entstehenden Lymphome gedeutet werden.

Plasmozytome der Schilddrüse

Bis zum Jahre 1986 [3] wurden insgesamt 18 primäre Plasmozytome der Schilddrüse beschrieben, von denen 4 in Japan identifiziert wurden. Der Altersmedian lag bei 58 Jahren, wobei die Geschlechtsverteilung ausgeglichen war. Neben einer totalen oder partiellen, zumeist diagnostisch indizierten Schilddrüsenresektion erfolgte regelmäßig – aber nicht in allen Fällen – eine lokale Strahlentherapie, wobei der überwiegende Teil der Patienten geheilt wurde.

Literatur

[1] Anscombe, A. M., D. H. Wright: Primary malignant lymphoma of the thyroid – a tumour of mucosa-associated lymphoid tissue: review of seventy-six cases. Histopathology *9* (1985) 81–97.

[2] Aozasa, K., A. Inoue, K. Tajima et al.: Malignant lymphomas of the thyroid gland: analysis of 79 patients with emphasis on histologic prognostic factors. Cancer *58* (1986) 100–104.
[3] Aozasa, K., A. Inoue, H. Yoshimura et al.: Plasmacytoma of the thyroid gland. Cancer *58* (1986) 105–110.
[4] Aozasa, K., T. Ueda, S. Katagiri et al.: Immunologic and immunohistologic analysis of 27 cases with thyroid lymphomas. Cancer *60* (1987) 969–973.
[5] Aozasa, K., K. Tajima, N. Tominaga et al.: Immunologic and immunohistochemical studies on chronic lymphocytic thyroiditis with or without thyroid lymphoma. Oncology *48* (1991) 65–71.
[6] Blair, T. J., R. G. Evans, S. J. Buskirk et al.: Radiotherapeutic management of primary thyroid lymphoma. Int. J. Radiation Oncology Biol. Phys. *11* (1985) 365–370.
[7] Burke, J. S., J. J. Butler, L. M. Fuller: Malignant lymphomas of the thyroid: a clinical pathologic study of 35 patients including ultrastructural observations. Cancer *39* (1977) 1587–1602.
[8] Chak, L. Y., R. T. Hoppe, J. S. Burke et al.: Non-Hodgkin's lymphoma presenting as thyroid enlargement. Cancer *48* (1981) 2712–2716.
[9] Compagno, J., J. E. Oertel: Malignant lymphoma and other lymphoproliferative disorders of the thyroid gland: a clinicopathologic study of 245 cases. Amer. J. Clin. Pathol. *74* (1980) 1–11.
[10] Correa, P., V. W. Chen: Endocrine gland cancer. Cancer *75* (1995) 338–352.
[11] Devine, R. M., A. J. Edis, P. M. Banks: Primary lymphoma of the thyroid: a review of the Mayo Clinic experience through 1978. World J. Surg. *5* (1981) 33–38.
[12] Doria, R., J. F. Jekel, D. L. Cooper: Thyroid lymphoma: the case for combined modality therapy. Cancer *73* (1994) 200–206.
[13] Dunbar, J. A., M. H. Lyall, J. B. Mac Gillivray et al.: T-cell lymphoma of the thyroid. Brit. Med. J. (1977) 679.
[14] Gérard-Marchant, R., J. Hamlin, K. Lennert et al.: Classification of non-Hodgkin's lymphomas, Lancet ii (1974) 406–408.
[15] Gibson, J. M., M. G. Prinn: Hodgkin's disease involving the thyroid gland. Brit. J. Surg. *55* (1968) 236–238.
[16] Greiner, T. C., L. J. Medeiros, E. S. Jaffe: Non-Hodgkin's lymphoma. Cancer *75* (1995) 370–380.
[17] Hamburger, J. I., J. M. Miller, S. R. Kini: Lymphoma of the thyroid. Ann. Intern. Med. *99* (1983) 685–693.
[18] Hashimoto, H.: Zur Kenntnis der lymphomatösen Veränderung der Schilddrüse (Struma lymphomatosa). Arch. Klin. Chir. *97* (1912) 219–248.
[19] Heimann, R., A. Vannineuse, C. De Sloover et al.: Malignant lymphomas and undifferentiated small cell carcinomas of the thyroid: a clinicopathological review in the light of the Kiel classification for malignant lymphomas. Histopathology *2* (1978). 201–213.
[20] Heiss, A., F. Kober, R. Heinz et al.: Maligne Lymphome der Schilddrüse. Wien. Klin. Wochenschr. *102* (1990) 247–249.
[21] Holm, L.-E., H. Blomgren, T. Löwhagen: Cancer risks in patients with chronic lymphocytic thyroiditis. N. Engl. J. Med. *312* (1985) 601–604.
[22] Hyjek, E., P. G. Isaacson: Primary B cell lymphoma of the thyroid and its relationship to Hashimoto's thyreoiditis. Hum. Pathol. *19* (1988) 1315–1326.
[23] Isaacson, P. G., A. Androulakis-Papachristou, T. C. Diss.: Follicular colonization in thyroid lymphoma. Amer. J. Pathol. *41* (1992) 43–52.
[24] Jensen, M. H., R. K. Davis, I. Derrick: Thyroid cancer: a computer-assisted review of 5287 Cases. Otolaryngol. Head Neck Surg. *102* (1990) 51–65.
[25] Kasagi, K., H. Hatabu, Y. Tokuda et al.: Lymphoproliferative disorders of the thyroid gland: radiological appearances. Brit. J. Radiol. *64* (1991) 569–575.

[26] Lindsay, S., M. E. Dailey: Malignant lymphoma of the thyroid gland and its relation to Hashimoto's disease: a clinical and pathological study of 8 patients. J. Clin. Endocrinol. Metab. *15* (1955) 1332–1353.
[27] Logue, J. P., R. J. Hale, A. L. Stewart et al.: Primary malignant lymphoma of the thyroid: a clinicopathological analysis. Int. J. Radiation Oncol. Biol. Phys. *22* (1992) 929–933.
[28] Lukes, R. J., R. D. Collins: A functional approach to the classification of malignant lymphoma. In: K. Musshof: Diagnosis and Therapy of Malignant Lymphoma. Recent Results in Cancer Research, Vol. XI, VI, pp. 18–30 Springer, Berlin 1974.
[29] Makepeace, A. R., D. C. Fermont, M. H. Bennett: Non-Hodgkin's lymphoma of the thyroid. Clin. Radiology *38* (1987) 277–281.
[30] Matsubayashi, S., H. Tamai, T. Morita et al.: Hashimoto's thyroiditis manifesting monoclonal lymphocytic infiltration. Clin. Exp. Immunol. *79* (1990) 170–174.
[31] Matsuzuka, F., A. Miyauchi, S. Katayama et al.: Clinical aspects of primary thyroid lymphoma: diagnosis and treatment based on our experience of 119 cases. Thyroid *3* (1993) 93–98.
[32] Maurer, R., C. R. Taylor, R. Terry et al.: Non-Hodgkin lymphomas of the thyroid. Virchows Arch. A Path. Anat. and Histol. *383* (1979) 293–317.
[33] McDermott, E. W. M., N. Cassidy, S. J. Heffernan: Perforation through undiagnosed small bowel involvement in primary thyroid lymphoma during chemotherapy. Cancer *69* (1992) 572–573.
[34] McKelvey, E. M., J. A. Gottlieb, H. E. Wilson et al.: Hydroxyldaunomycin (adriamycin) combination chemotherapy in malignant lymphoma. Cancer *38* (1976) 1484–1493.
[35] Mizukami, Y., T. Michigishi, A. Nonomura et al.: Primary lymphoma of the thyroid: a clinical, histological and immunohistochemical study of 20 cases. Histopathology *17* (1990) 201–209.
[36] Musshoff, K., H. Schmidt-Vollmer: Prognosis of non-Hodgkin's lymphomas with special emphasis on the staging classification. Z. Krebsforsch. *83* (1975) 323–341.
[37] National Cancer Institute sponsored study of classification of non-Hodgkin's lymphoma. Summary and description of a Working Formulation for Clinical Usage. The non-Hodgkin's lymphoma pathologic classification project. Cancer *49* (1982) 2112–2135.
[38] Rappaport, H.: Tumors of the Hematopoietic System. Atlas of Tumor Pathology, sect. III, fasc. 8, pp. 91–156, Armed Forces Institute of Pathology, Washington/D.C. 1966.
[39] Rasbach, D. A., M. S. Mondschein, N. L. Harris et al.: Malignant lymphoma of the thyroid gland: a clinical and pathologic study of twenty cases. Surgery *98* (1985) 1166–1170.
[40] Rehn, S. M., R. S. Nyman, B. L. G. Glimelius et al.: Non-Hodgkin lymphoma: predicting prognostic grade with MR imaging. Radiology *176* (1990) 249–253.
[41] Roberts, T. W., R. G. Howard: Primary Hodgkin's disease of the thyroid: report of a case and review of the literature. Ann. of Surg. *157* (1963) 625–632.
[42] Rosen, I. B., S. B. Sutcliffe, M. K. Gospodarowicz et al.: The role of surgery in the management of thyroid lymphoma. Surgery *104* (1988) 1095–1099.
[43] Roth, St., H. Sack, W. Schaeben et al.: Primär extranodale Non-Hodgkin-Lymphome. Eine retrospektive Untersuchung von 519 Einzelkasuistiken aus Köln und der Literatur. In: G. A. Nagel, R. Sauer, H. W. Schreiber (Hrsg.): Aktuelle Onkologie 12. In: V. Diehl, H. Sack (Hrsg.): Diagnostik und Therapie der Non-Hodgkin-Lymphome, S. 139–177. W. Zuckschwerdt Verlag, München, Bern, Wien 1984.
[44] Scott, A. M., L. Kostakoglu, J. P. O'Brien et al.: Comparison of technetium-99 m-MIBI and thallium-20 l-chloride uptake in primary thyroid lymphoma. J. Nucl. Med. *33* (1992) 1396–1398.
[45] Shibata, T., S. Noma, Y. Nakano et al.: Primary thyroid lymphoma: MR appearance. J. Computer Assisted Tomography *15* (1991) 629–633.

[46] Skarsgard, E. D., J. M. Connors, R. E. Robins. A current analysis of primary lymphoma of the thyroid. Arch. Surg. *126* (1991) 1199–1204.

[47] Souhami, L., W. J. Simpson, J. S. Carruthers: Malignant lymphoma of the thyroid gland. Int. J. Radiat. Oncol. Biol. Phys. *6* (1980) 1143–1147.

[48] Takashima, S., J. Ikezoe, S. Morimoto et al.: MR imaging of primary thyroid lymphoma. J. Computer Assisted Tomography *13* (1989) 517–518.

[49] Tsang, R. W., M. K. Gospodarowicz, S. B. Sutcliffe et al.: Patterson and the Princess Margaret Hospital Lymphoma Group: Non-Hodgkin's lymphoma of the thyroid gland: prognostic factors and treatment outcome. Int. J. Radiat. Oncol. Biol. Phys. *27* (1993) 599–604.

[50] Tupchong, L., D. Phil, F. Hughes et al.: Primary lymphoma of the thyroid: clinical features, prognostic factors, and results of treatment. Int. J. Radiat. Oncol. Biol. Phys. *12* (1986) 1813–1821.

[51] Vigliotti, A., J. S. Kong, L. M. Fuller et al.: Thyroid lymphomas stages IE and IIE: comparative results for radiotherapy only, combination chemotherapy only, and multimodality treatment. Int. J. Radiat. Oncol. Biol. Phys. *12* (1986) 1807–1812.

Kombinierte Strahlen-Chemotherapie beim Anaplastischen Schilddrüsenkarzinom

W. Sauerwein, C. Reiners, S. Lederbogen

Einleitung

Das anaplastische Schilddrüsenkarzinom ist selten, es zählt zu den bösartigsten Tumorerkrankungen mit absolut infauster Prognose. Die mediane Überlebenszeit wird mit 2–4 Monaten nach Diagnosestellung angegeben [1, 2, 7]. Aufgrund ihrer lokalen Ausdehnung sind die Tumoren bei Diagnosestellung im allgemeinen bereits inoperabel. Selbst wenn die Tumoren verkleinert oder makroskopisch entfernt werden können, wachsen lokale Rezidive innerhalb weniger Tage oder Wochen zu eindrucksvoller Größe. Todesursache ist meist der rasch wachsende lokale Tumor, der zur Erstickung des Patienten führt. Daneben zeichnet sich die Krankheit aber auch durch eine sehr rasche Metastasierungstendenz aus. Die lokale Sanierung durch eine Operation ist nicht möglich. Bestrahlung oder Chemotherapie als Monotherapie sind nicht erfolgreich. In den 80er Jahren wurde versucht, durch eine Kombination von Strahlen- und Chemotherapie eine Verbesserung der Behandlungsergebnisse zu erreichen [2, 4, 5]. Auch in Essen wurde 1987 ein Behandlungskonzept eingeführt, das postoperativ eine hyperfraktionierte akzelerierte Bestrahlung mit einer Chemotherapie kombiniert.

Patientengut und Methodik

Von 1987 bis 1995 wurden am Universitätsklinikum in Essen 19 konsekutive Patienten (10 Männer, 9 Frauen), mit einem anaplastischen Schilddrüsenkarzinom prospektiv nach einem multimodalen Therapieprogramm behandelt, das postoperativ eine hyperfraktionierte akzelerierte Bestrahlung mit einer Mitoxanthron-Chemotherapie kombinierte. Die Patienten waren zwischen 40 und 78 Jahre alt (Median der Altersverteilung: 60 Jahre).

Ein- und Ausschlußkriterien

Folgende Kriterien waren Voraussetzung für die Behandlung:

- histologisch gesichertes anaplastisches Schilddrüsenkarzinom
- keine Fernmetastasen

- keine strahlentherapeutische Vorbehandlung am Hals oder Mediastinum
- keine zytostatische Vorbehandlung innerhalb der letzten 3 Monate
- keine gleichzeitigen anderen Tumorerkrankungen.

Vor Einleitung der Therapie wurden folgende Untersuchungen durchgeführt:

- klinische Untersuchung
- Computertomographie von Hals und Thorax
- Sonographie des Halses
- Sonographie des Abdomens
- Röntgen-Thorax
- Serologieparameter inklusive Tumormarker TG und CEA
- EKG
- Ösophaguskontrastdarstellung
- Szintigraphie des Halses mit ^{131}Jod.

Während der Behandlung wurden folgende Untersuchungen durchgeführt: klinische Untersuchung, Serologieparameter und Ultraschallkontrolle des Halses wöchentlich, Röntgen-Thorax in 14tägigen Abständen sowie Ösophaguskontrastdarstellung beim Auftreten von Schluckbeschwerden. Beim Abschluß der Therapie wurde zusätzlich ein CT des Halses und des Thorax sowie eine Sonographie des Abdomens angefertigt.

Die Verlaufskontrollen erfolgten in 4wöchigen Abständen (klinische Untersuchung, Serologieparameter, Sonographie des Halses, Röntgen-Thorax). Eine Computertomographie von Hals und Thorax wurde alle 8 Wochen durchgeführt. Nach 1 Jahr tumorfreien Überlebens wurden die Kontrollen in 2monatigen Abständen gemacht, bei Langzeitüberlebenden wurden die Intervalle zwischen den Untersuchungen weiter verlängert.

Strahlentherapie

Die Bestrahlung erfolgte hyperfraktioniert akzeleriert mit 2 × 1,5 Gy Einzeldosis pro Tag bis zu einer Gesamtdosis im Zielvolumen von 54 Gy, die nach 3,5 Wochen erreicht war. Die Behandlung wurde meist mit einem Telekobaltgerät bei einem Quelle-Haut-Abstand von 80 cm durchgeführt. Nach 39 Gy wurde die Mitte des Feldes von kranial bis hin zum Jugulum abgeschirmt, in diesem Bereich wurde dann mit Elektronen bestrahlt, das übrige Feld wurde weiter am Telekobaltgerät behandelt, bis die geplante Dosis von 54 Gy erreicht war. Die Dosis am Halsmark (in 6 cm Tiefe) betrug dann etwa 38 Gy, am Brustmark (in 10 cm Tiefe) etwa 37 Gy. Diese Technik erlaubt, mit geringem Aufwand das Zielvolumen mit der gewünschten Dosis recht homogen zu bestrahlen, ohne die Toleranzgrenzen des Rückenmarks zu überschreiten. Ab 1993 wurden statt dieser einfachen Technik individuell angepaßte dreidimensional geplante Felder verwendet, wodurch eine etwas bessere Homogenität im Zielvolumen bei gleichzeitig geringfügig reduzierter Dosis am Rückenmark erzielt werden konnte.

Chemotherapie

Am Montag jeder Behandlungswoche (1. Montag = Tag 1 der Therapie) wurden 1 Std. vor der Bestrahlung jeweils 7 mg/m^2 Mitoxantron (Novantron®) gegeben. Das Medikament wurde in dieser Dosierung an 4 aufeinanderfolgenden Wochen parallel zur Strahlentherapie appliziert. Danach erhielten die Patienten 4mal in 4wöchigen Abständen (zum erstenmal 4 Wochen nach der letzten Chemotherapiegabe während der Bestrahlung) jeweils 16 mg/m^2 Mitoxantron in einer Infusion über eine Stunde. Insgesamt wurde das Medikament 8mal verabreicht. Die kumulative Gesamtdosis blieb dabei deutlich unter der empfohlenen Maximaldosis von 160 mg/m^2.

Wurde mit dieser Behandlung eine komplette Remission erreicht, war keine weitere Chemotherapie vorgesehen. Bei partieller Remission bzw. bei Progress erfolgte eine Umstellung auf cis-Platin mit 120 mg/m^2 alle 4 Wochen.

Ergebnisse

Tumorsituation zu Beginn der Bestrahlung

Die Stadienverteilung bei unseren Patienten ist in Tab. 1 zusammengefaßt. Ein Patient wurde in die Studie aufgenommen trotz Lungenmetastasen, die im CT nachgewiesen waren; der Befund war versehentlich nicht korrekt übermittelt worden.

Trotz vorangegangener Operation war zu Beginn der Bestrahlung lediglich bei 2 Patienten kein makroskopischer Tumor nachweisbar. Der Effekt der

Tabelle 1 Stadienverteilung bei n = 19 Patienten mit anaplastischem Schilddrüsenkarzinom zum Zeitpunkt der Diagnosestellung

Stadium	Anzahl der Patienten
$T_3\ N_x\ M_0$	1
$T_3\ N_{1b}\ M_0$	4
$T_4\ N_0\ M_0$	9
$T_4\ N_{1a}\ M_0$	1
$T_4\ N_{1b}\ M_0$	3
$T_4\ N_0\ M_1$	1

operativen Tumorverkleinerung war in vielen Fällen unbefriedigend. Teilweise war aufgrund des raschen Tumorwachstums zu Beginn der Bestrahlung ein größeres Tumorvolumen vorhanden als vor der primären, die Diagnose sichernden Operation. Bei 5 Patienten war der Tumor bei Einleitung der kombinierten Chemo-/Strahlentherapie makroskopisch nachweisbar, aber kleiner als 2 cm. Bei 6 Patienten hatte er einen Durchmesser von 2–5 cm im Maximum, bei 2 Patienten von 5–10 cm und bei 4 Patienten von mehr als 10 cm.

Lokale Tumorkontrolle, Überlebenszeit und Todesursachen

Trotz der ausgedehnten Tumoren am Hals zu Beginn der Behandlung erstickte keiner der Patienten an einem lokalen Tumorrezidiv. Bei 2 Patienten wurde 4 bzw. 6 Monate nach Diagnosestellung ein lokales Tumorrezidiv sonographisch vermutet, die Sicherung eines wachsenden Tumors gelang jedoch nicht, da beide Patienten zuvor an Lungenmetastasen verstarben. Ein weiterer Patient verstarb an einer Massenblutung, ausgehend von einem Tumorrezidiv im unteren Mediastinum, das, außerhalb des Bestrahlungsfeldes liegend, als sogenanntes Randrezidiv angesehen werden muß.

Die mediane Überlebenszeit im gesamten Kollektiv betrug 10 Monate. 16 Patienten verstarben 2 bis 48 Monate nach Diagnosestellung, 3 Patienten leben zur Zeit tumorfrei seit 2, 20 und 74 Monaten.

An Fernmetastasen verstarben 11 Patienten 5 bis 48 Monate nach der Diagnosestellung. Besonders erwähnt werden muß der beinahe 4jährige rezidiv- und metastasenfreie Verlauf bei einem Patienten, der dann innerhalb weniger Wochen an einer fulminanten, alle Organsysteme erfassenden Metastasierung verstarb. Bei der Obduktion wurde erneut die Diagnose eines anaplastischen Schilddrüsenkarzinoms gesichert.

Im direkten Zusammenhang mit der Therapie verstarben 2 Patienten. Bei einer Patientin war nach Beginn der Bestrahlung versucht worden, einen unklaren Leberbefund mittels Punktion weiter abzuklären. Es kam zu einer massiven Blutung aus einem Leberhämangiom, die mehrere chirurgische Eingriffe erforderte und eine Unterbrechung der Tumortherapie zur Folge hatte, wodurch bereits nach wenigen Tagen durch rasches Tumorwachstum die Gesamtsituation völlig entgleiste. Ein anderer Patient verstarb zu Hause wegen unzureichender Supportivtherapie. Er war in gutem Zustand nach Abschluß der Bestrahlung aus dem Krankenhaus entlassen worden, eine verzögert auftretende Ösophagitis bereitete ihm zu Hause dann aber rasch zunehmende Beschwerden. Hausarzt und Familie waren in Verkennung der Situation der Meinung, daß wegen der Krebserkrankung besser keine weiteren Maßnahmen erfolgen sollten, so daß die parenterale Ernährung, die notwendig gewesen wäre, unterblieb.

Eine Patientin verstarb nach 43 Monaten an einem Sigmakarzinom, sie hatte im Verlauf keine Manifestationen von seiten des anaplastischen Karzinoms. Bei einem Patienten ist die Todesursache unbekannt.

Akute Nebenwirkungen und Spätfolgen der Behandlung

Bei allen Patienten entwickelte sich im bestrahlten Bereich eine klinisch relevante Mucositis, die meist in der 3. Behandlungswoche auftrat, etwa 2 Wochen nach Abschluß der Bestrahlung andauerte und die sich als Stomatitis des Hypopharynx, Ösophagitis mit Dysphagie, Laryngitis und Tracheitis manifestierte. Eine Übersicht der angetroffenen schwereren Probleme ist in Tab. 2 zusammengefaßt.

Tabelle 2 Schwere akute lokale Nebenwirkungen bei der kombinierten Strahlen-/Chemotherapie des anaplastischen Schilddrüsenkarzinoms

Symptom	n
Stomatitis III	3/19
Parenterale Ernährung	11/19
Morphin wegen Schmerzen	1/19
andere Schmerzmedikamente	9/19
akute Luftnot bei Tracheitis	1/19

Durch die Chemotherapie kam es zu einer Leukopenie mit einem Nadir in der 3./4. Therapiewoche mit Leukozytenwerten zwischen 1.300 und 2.600/μl. Bei einem Patienten traten Fieberschübe auf, die mit Antibiotika rasch kontrolliert werden konnten. Wegen der Leukopenie wurde bei 6 von 19 Patienten in der 3. Therapiewoche und bei 4 von 19 Patienten in der 4. Therapiewoche kein Mitoxantron gegeben.

Spätfolgen der Behandlung waren sukutane Fibrosen und Atrophie der Haut im bestrahlten Bereich. Bei allen Patienten war eine Pneumonitis ohne klinische Symptome nachweisbar. Bei einer Patientin entwickelte sich eine Polyneuropathie III nach 6 Kursen cis-Platin, worunter eine anhaltende Remission von Lungenmetastasen erreicht worden war; sie verstarb 1 Jahr später an Lebermetastasen.

Diskussion

In den letzten 15 Jahren wurden von verschiedenen Autoren unterschiedliche multimodale Therapiekonzepte zur Behandlung des anaplastischen Schilddrüsenkarzinoms publiziert, nachdem sich Operation, Chemotherapie und Bestrahlung alleine als ineffektiv erwiesen hatten. Spanos [5] beobachtete 1982 eine 2 Jahre anhaltende komplette Remission bei einem Patienten, der präoperativ mit Adriamycin, cis-Platin und Bleomycin behandelt worden war und postoperativ eine lokoregionale Bestrahlung erhielt. Kim [2] untersuchte bei 9 Patienten eine Kombination von niedrigdosiertem Adriamycin (10 mg/m^2/Woche) und hyperfraktionierter Bestrahlung (2 × 1,6 Gy/Tag 3 x/Woche) bis zu einer Dosis von 57,6 Gy in 40 Tagen. Er erzielte 8 komplette Remissionen. Die Patienten verstarben 3–15 Monate nach der Behandlung, 2 an lokalen Rezidiven, die anderen an Hirnmetastasen. Ein einziger Patient lebte noch nach 18 Monaten. Einen ähnlichen Ansatz beschrieben Schlumberger und Paramentier 1986 [3], die Adriamycin (60 mg/m^2) und cis-Platin (90 mg/m^2) in 4wöchigen Abständen applizierten und zwischen den ersten 4 Chemotherapiekursen eine Bestrahlung von jeweils 17,5 Gy in 7 Fraktionen innerhalb von 10 Tagen gaben. Bei älteren Patienten über 60 Jahre verwendeten die Autoren später Mitoxantron (14 mg/m^2) alle 4 Wochen bei gleicher Strahlenbehandlung [4]. Ein Überleben von mehr als 20 Monaten sahen sie bei 2 von 12 Patienten, die nach dem ersten Schema und bei 1 von 7 Patienten, die nach dem zweiten Schema behandelt wurden. Die lokale Wirkung war im Vergleich zu unseren Ergebnissen deutlich schlechter.

Wir führen die in unserem Kollektiv hervorragende und anhaltende lokale Wirkung, die so von anderen Autoren nicht beschrieben ist [1, 6, 7] (kein Patient ist an einem lokalen Tumorrezidiv erstickt), auf die konsequent durchgeführte hyperfraktionierte und akzelerierte Bestrahlung zurück. Diese Applikationsweise wird dem schnell wachsenden Tumor wahrscheinlich am besten gerecht. Bei dem hier vorgestellten multimodalen Therapiekonzept war Mitoxantron als Zytostatikum gewählt worden, da es weniger kardiotoxisch ist als herkömmliche Anthrazykline. Die relativ lange Halbwertszeit von Mitoxantron (ca. 5–10 Tage) war ein weiteres Argument, diese Droge dem Adriablastin (Halbwertszeit ca. 24 h) vorzuziehen, vor allem, wenn man eine Verstärkung der Wirkung der Strahlentherapie durch die Substanzen unterstellt.

Das Behandlungsschema ist nur für spezialisierte Kliniken geeignet, da die hohe Toxizität besondere Anforderungen an die Supportivtherapie stellt. Die Therapie muß konsequent und ohne Unterbrechung durchgeführt werden, wenn die Patienten davon profitieren sollen. Der Effekt auf die Generalisierung der Erkrankung ist dennoch unbefriedigend, eine Intensivierung der systemischen Komponente des Therapieprotokolls (z. B. adjuvanter Einsatz von cis-Platin in hoher Dosierung) wäre überlegenswert.

Literatur

[1] Junor, E. J., J. Paul, S. R. Nicholas: Anaplastic thyroid carcinoma: 91 patients treated by surgery and radiotherapy. Eur. J. Surg. Oncol. *18* (1992) 83–88.
[2] Kim, J. H., R. D. Lepper: Treatment of anaplastic giant and spindle cell carcinoma of the thyroid with combination adriamycin and radiation therapy. Cancer *52* (1983) 954–957.
[3] Schlumberger, M., C. Parmentier: Combination therapy in patients with anaplastic thyroid carcinoma. Copenhagen Meeting of the EORTC Thyroid Study Group 1986.
[4] Schlumberger, M., C. Parmentier, M.-J. Delisle et al.: Combination therapy for anaplastic giant cell thyroid carcinoma. Cancer *67* (1991) 564–566.
[5] Spanos, G. A., D. Wolk, M. R. Desner et al.: Preoperative chemotherapy of giant cell carcinoma of the thyroid. Cancer *50* (1982) 2252–2256.
[6] Tan, R. K., R. Finley, D. Driscoll et al.: Anaplastic carcinoma of the thyroid: a 24-year experience. Head Neck *17* (1995) 41–47.
[7] Tennvall, J., G. Lundell, A. Hallquist et al.: Combined doxorubicin, hyperfractionated radiotherapy, and surgery in anaplastic thyroid carcinoma. Report on two protocols. The Swedish Anaplastic Thyroid Cancer Group. Cancer *74* (1994) 1348–1354.

Diskussion

Groth:
Undifferenzierte Schilddrüsenkarzinome kommen auch disseminiert vor, außerdem können Differenzierungsunterschiede zwischen Primärtumor und Metastasen vorkommen (wir beobachteten und behandelten drei Patienten mit anaplastischem Karzinom der Schilddrüse, die nach ^{131}-J-Therapie speichernde Metastasen aufwiesen). Vergeben wir als Therapeuten uns nicht die Chance der ^{131}-J-Einflußnahme, wenn wir beim anaplastischen Schilddrüsenkarzinom die ^{131}-J-Therapie nicht einbinden?

Lederbogen:
Diesen Punkt haben wir diskutiert. Ein Teil der Patienten war bei unklarer Diagnose bereits jod-kontaminiert, so daß diese Option verlorengegangen war. Ein Teil der Patienten hatte Mischtumoren mit radiojodspeichernden Anteilen. Das Problem sind die anaplastischen Anteile, die nicht speichern und die uns dann, wenn wir erst den Effekt der Radiojodtherapie abwarten würden, davonlaufen. Speichernde Tumoren sollten zusätzlich eine Radiojodtherapie erhalten. Das ist in der Vergangenheit auch gemacht worden. Worauf wir hinweisen wollen, ist, daß die nichtspeichernden Anteile ein ganz anderes, aggressives Konzept benötigen.

Moser:
Ich wollte keine Frage stellen, sondern einen Kommentar geben: es gibt unter den Thyreologen ein hohes Maß an Konsens bezüglich der multimodalen

Therapie des Schilddrüsenkarzinoms, vor allem des differenzierten, aber auch des entdifferenzierten. Ich glaube, die Strahlentherapeuten stehen bislang da immer etwas außen vor. Wir haben versucht, das in Freiburg aufzuarbeiten, haben es auch publiziert (einen Freiburger Konsens). Ich würde es der Sektion Schilddrüse der Deutschen Gesellschaft für Endokrinologie als Anregung mitgeben wollen, mit der Sektion Strahlentherapie der Deutschen Röntgengesellschaft Kontakt aufzunehmen, damit man nachher nicht sagt, daß es praktisch jede Breite an Varianz bezüglich der Strahlenbehandlung des Schilddrüsenkarzinoms gibt.

Meusers:
Wenn die Chemotherapie die Wirkung hat, residuale Tumorzellen zu beseitigen, wenn die Rezidive nicht in der Primärregion auftreten, erhebt sich die Frage, ob bei anaplastischen Schilddrüsenkarzinomen eine potentiell myeloablativ wirkende Hochdosischemotherapie mit anschließender Reinfusion peripherer Blutstammzellen anzuwenden ist?

Lederbogen:
Das wäre sicher eine Möglichkeit. Allerdings haben wir relativ wenig Patienten mit diesen Erkrankungen, so daß wir schon an sich froh sind, überhaupt so viele Patienten nach einem einheitlichen Protokoll behandelt haben zu können. Die Beherrschung der Metastasierung ist weiterhin ein wichtiges Problem.

Grauer:
Das Ansprechen der Patienten auf die Therapie war ja sehr heterogen – von relativ schlecht bis erstaunlich gut. Konnten Sie irgendwelche prognostischen Faktoren bei den Patienten identifizieren?

Lederbogen:
Wir haben bei diesem kleinen Patientengut nichts gefunden.

Grauer:
Die beiden Patienten, die so besonders gut angesprochen haben, hatten die ein T_3-Stadium zu Beginn?

Lederbogen:
Nein, es waren T_4-Stadien. Das hat uns sehr gewundert, aber es war so.

Die Signaltransduktion beim differenzierten Schilddrüsenkarzinom in vitro

Th. Hölting, Ch. Herfarth

Zwar sind die Mechanismen der Tumorinvasion noch nicht vollständig aufgeklärt, doch gilt es als gesichert, daß der Signaltransduktion ein essentieller Stellenwert zukommt. Im Gegensatz zu undifferenzierten Neoplasien bewahren die meisten papillären (PTC) und follikulären Schilddrüsenkarzinome (FTC) viele Eigenschaften des normalen Schilddrüsengewebes, so unter anderem die Regulierbarkeit durch Thyreotropin (TSH).

Wir haben kürzlich berichtet, daß TSH Wachstum und Invasion differenzierter Schilddrüsenkarzinomzellen in der Kultur biphasisch reguliert. Demnach stimuliert TSH in niedriger Konzentration Wachstum und Invasionsvermögen und hemmt sie in hoher Konzentration [11].

Signaltransduktion via Proteinkinase A

TSH bindet an membranständige Rezeptoren mit hoher spezifischer Affinität und aktiviert nach bisherigen Erkenntnissen zwei Signaltransduktionssysteme: (1) die Adenylatcyklase (AC) – Proteinkinase A (PKA) Transduktion und (2) die Phospholipase C (PLC) – Proteinkinase C (PKC) Transduktion [3, 20]. Bisher wurde angenommen, daß eine Aktivierung des AC-Systems mit Anstieg der intrazellulären cAMP der ausschlaggebende Faktor für eine TSH-gesteuerte Stimulation von Differenzierung und Proliferation menschlicher Schilddrüsenfollikel sei. Siperstein [16] berichtete, daß die basale wie auch die TSH-stimulierte AC-Aktivität in Schilddrüsenmalignomen gegenüber dem Normalgewebe erhöht ist. TSH stimuliert auch die PLC-Signaltransduktion und aktiviert schlußendlich PKC. In manchen normalen und malignen Schilddrüsenzellen stimuliert TSH cAMP-unabhängig die Aktivität der Proteinkinase C [6].

Bislang galten ein aktiviertes AC-System und ein erhöhtes intrazelluläres cAMP als wichtigste Voraussetzungen für die TSH-gesteuerte Proliferation und Differenzierung menschlicher Thyreozyten. Wir konnten jedoch an follikulären und papillären menschlichen Schilddrüsenkarzinomzellen zeigen, daß weder eine Stimulation noch eine Hemmung der Adenylatcyklase einen Einfluß auf Invasionsvermögen oder Wachstum zeitigten [9]. Obwohl diese Tumorzellen über ein intaktes TSH-Rezeptor-AC-System verfügen, konnten weder Agonisten noch Antagonisten der cAMP das Invasions- und Wachstumsverhalten beeinflussen. Schlußfolgernd muß bei diesen FTC- und PTC-Tumorzellen der Effekt des essentiellen Wachstumsfaktors Thyreotropin über eine cAMP-unabhängige Transduktion vermittelt werden. Goretzki [8] zeigte übereinstimmend, daß das TSH-stimulierte Wachstum in menschlichen Thyreozytenkulturen unabhängig vom AC-System vermittelt werden kann. Dere [2] hingegen fand eine cAMP-Abhängigkeit der TSH-Transduktion in FRTL-5-Rattenschilddrüsenzellen.

G-Proteine

In menschlichen Schilddrüsenzellen verbinden GTP-bindende Proteine (G-Proteine) den aktivierten TSH-Rezeptor mit einer katalytischen Einheit des AC-PKA-Systems und des PLC-PKC-Systems. Einige klinische Daten weisen auf eine mögliche Bedeutung der G-Proteine für die Tumorentstehung hin. Suarez [17] fand Mutationen dieser Proteine (gsp) bei 10% der differenzierten Schilddrüsenkarzinome. Tumoren mit gsp-Mutationen wiesen eine höhere basale AC-Aktivität sowie eine geringere AC-Stimulierbarkeit durch TSH auf. G-Proteine beeinflussen Motilität und Invasion maligner Melanomzellen [18]. Wir konnten nachweisen, daß Wachstum und Invasion differenzierter Schilddrüsenkarzinomzellen durch Pertussistoxin und Choleratoxin gehemmt werden [9].

Signaltransduktion via Proteinkinase C

Die exakte Rolle der Proteinkinase C, ein wichtiger Baustein der Signaltransduktion vieler maligner Zellen, ist noch ungeklärt. In differenzierten menschlichen Schilddrüsenkarzinomzellen stimuliert der Phorbolester 12-*O*-tetradecanoyl-phorbol-13-acetate (TPA), ein Agonist der PKC, Wachstum und Invasion ebenso wie der originäre Wachstumsfaktor TSH. Der PKC-Antagonist Staurosporin hemmt die TSH-gesteuerte Stimulation [9]. Es wurde gezeigt, daß TPA ebenfalls die hämatogene Metastasierung von Mausmelanomen [7] begünstigt und die Invasion menschlicher Bronchialkarzinomzellen [1] stimuliert. Dahingegen hemmt TPA das Wachstum von Mammakarzinomzellen [13].

Im normalen Schilddrüsengewebe verschiedener Spezies hemmt TAP differenzierte Organfunktionen wie die TSH-stimulierte Jodifikation, stimuliert jedoch die Proliferation [6]. Staurosporin und Analoge hemmen das Wachstum des Mammakarzinoms in der Zellkultur und im Tierversuch [15].

Signaltransduktion via Tyrosinkinase

Die Rezeptoren vieler Polypeptidwachstumsfaktoren wie Epidermal Growth Factor (EGF), Insulin like Growth Factor (IGF) oder Transforming Growth Factor α (TGF α) sind Tyrosinkinasen, die durch Bindung der Liganden aktiviert werden. Eggo [5] postuliert einen gemeinsamen Mechanismus für EGF- und TPA-Reaktionen, der durch eine aktivierte Proteinkinase C gemittelt wird.

Eine Behandlung differenzierter menschlicher Schilddrüsenkarzinomzellen mit dem monoklonalen Antikörper gegen menschliche EGF-Rezeptoren (EGFr-Mab 528) neutralisierte die Stimulation von Wachstum und Invasion dieser Tumorzellen durch EGF komplett und durch TGF α nahezu vollständig [12]. Es ist unklar, warum dieser Antikörper unterschiedlich auf die durch den gleichen Rezeptor gemittelten EGF- und TGF α-Effekte wirkt. Möglicherweise besteht eine unterschiedliche Affinität oder Lokalisation der Wachstumsfaktoren an den Rezeptor [19]. Genistein, ein spezifischer Antagonist der Tyrosinkinase, konnte die stimulierenden Effekte von EGF auf Wachstum und Invasion der follikulären Tumorzellinien komplett neutralisieren. Darüber hinaus hemmte Genistein in höherer Konzentration auch das basale, nicht EGF-stimulierte Zellwachstum sowie die basale Invasivität der FTC [12].

Andere Transduktionssysteme

Transforming Growth Factor β (TGF β) ist ein potenter inhibierender Wachstumsfaktor menschlicher Schilddrüsenkarzinomzellen. In der Zellkultur hemmt TGF β 1 Wachstum und Invasion von FTC und PTC eindrucksvoll [10]. TGF β bindet an Typ I- und Typ II-Rezeptoren, wobei jedoch unklar ist, welcher Rezeptor für welche Funktion dieses Faktors dominant ist. Es wird postuliert, daß der Typ I-Rezeptor die Effekte von TGF β auf die extrazelluläre Matrix bahnt [4, 14].

Typ-II-Rezeptoren sind Serinthreoninkinasen. Sie vermitteln unter anderem eine Wachstumshemmung und eine Hypophosphorylierung des Retinoblastomgenproduktes (pRB).

Schlußfolgerungen

Die Signaltransduktion differenzierter Schilddrüsenkarzinome in vitro ist komplex und wird nicht allein via Adenylatcyklase – Proteinkinase A kontrolliert. Für Invasion und Wachstum papillärer und follikulärer Tumorzellen kommt der Proteinkinase C- und der Tyrosinkinase-gesteuerten Signaltransduktion eine herausragende Bedeutung zu. TSH stimuliert demnach die Invasion maligner Schilddrüsenzellen möglicherweise eher über die PKC- als über die PKA-Signaltransduktion.

Literatur

[1] Bonfil, R. D., S. Momiki, R. Fridman et al.: Enhancement of the invasive ability of a transformed human bronchial epithelial cell line by 12-O-tetra-decanoyl-phorbol-13-acetate and diacylglycerol. Carcinogenesis *10* (1989) 2335–2338.

[2] Dere, W. H., H. Hirayu, B. Rapoport: TSH und cAMP enhance expression of the myc proto-oncogene in cultured thyroid cells. Endocrinol. *117* (1985) 2249–2251.

[3] Dumont, J. E., J. C. Jauniaux, P. P. Roger: The cyclic AMP-mediated stimulation of cell proliferation. Trends Biochem. Sci. *14* (1989) 67–71.

[4] Ebner, R., R. H. Chen, L. Shum et al.: Cloning of a type I TGF ß receptor and its effect on TGF ß binding to the type II receptor. Science *260* (1993) 1344–1348.

[5] Eggo, M. C., P. Hunt, J. M. Lord et al.: Mechanism of EGF actions in thyroid cells. J. Endocrinol. *137* (1993) 234–239.

[6] Ginsberg, J., P. G. Murray: Phorbol ester and phospholipase C-mediated differentiated thyroid function in vitro: The effects of protein kinase C inhibition and downregulation. Thyroid *1* (1991) 195–201.

[7] Gopalakrishna, R., S. H. Barsky: Tumor promoter-induced membrane-bound protein kinase C regulates hematogenous metastases. Proc. Natl. Acad. Sci. USA *85* (1988) 612–616.

[8] Goretzki, P. E., R. Koob, C. C. Koller et al.: TSH stimulates cell growth and DNA synthesis in monolayer cultures of human thyrocytes independent of the adenylate-cyclase system. Acta endocrinol. *281* (1987) 273–280.

[9] Hölting, Th., S. Tezelman, A. E. Siperstein et al.: Thyrotropin stimulates invasion and growth of follicular thyroid cancer cells via PKC-rather than PKA-activation. Biochem. Biophys. Res. Comm. *195* (1993) 1230–1236.

[10] Hölting, Th., A. Zielke, A. E. Siperstein et al.: Transforming growth factor beta 1 is a negative regulator for differentiated thyroid cancer: Studies of growth, migration, invasion, and adhesion in follicular and papillary thyroid cancer cell lines. J. Clin. Endocrinol. Metab. *79* (1994) 806–813.

[11] Hölting, Th., A. Zielke, A. E. Siperstein et al.: Biphasic effects of thyrotropin on invasion and growth of papillary and follicular thyroid cancer in vitro. Thyroid *5* (1995) 35–40.

[12] Hölting, Th., A. E. Siperstein, Q. Y. Duh et al.: EGF- and TGF alpha-stimulated invasion and growth of follicular thyroid cancer cells can be blocked by antagonism to the EGF receptor and the tyrosine kinase in vitro. Eur. J. Endocrinol. *132* (1995) 229–235.

[13] Kennedy, M. J., L. J. Prestigiacomo, G. Tyler et al.: Differential effects of bryostatin 1 and phorbol ester on human breast cancer cell lines. Cancer Res. *52* (1992) 1278–1283.

[14] Paulsson, M.: Basement membrane proteins: Structure, assembly, and cellular interactions. Critical Rev. Biochem. Mol. Biol. *2* (1992) 93–127.

[15] Seynaeve, C. M., M. Stetler-Stevenson, S. Sebers et al.: Cell cycle arrest and growth inhibition by the protein kinase antagonist UCN-01 in human breast carcinoma cells. Cancer Res. *53* (1993) 2081–2086.

[16] Siperstein, A. E., Q. H. Zeng, E. T. Gum et al.: Adenylate cyclase activity as a predictor of thyroid tumor aggressiveness. World J. Surg. *12* (1988) 528–533.

[17] Suarez, H. G., J. A. du Villard, B. Caillou et al.: GSP mutations in human thyroid tumours. Oncogene *6* (1991) 677–682.
[18] Welch, D. R., T. J. Lobl, E. A. Seftor et al.: Use of the membrane invasion culture system (MICS) as a sreen for anti-invasive agents. Int. J. Cancer *43* (1989) 449–457.
[19] Winkler, M. E., L. O'Connor, M. Winget: Epidermal growth factor and transforming growth factor alpha bind differently to the epidermal growth factor receptor. Biochemistry *28* (1989) 6373.
[20] Wynford-Thomas, D., P. Smith, E. D. Williams: Proliferative response to cyclic AMP elevation of thyroid epithelium in suspension culture. Mol. Cell. Endocrinol. *51* (1987) 163.

Diskussion

Köhrle:
Würden Sie der These zustimmen, daß die von Ihnen anfänglich beobachteten, dem „TSH" zugeschriebenen Effekte auf das Wachstum der humanen follikulären Schilddrüsenkarzinomzellen, den Kontaminationen des von Ihnen verwendeten TSH-Präparates mit Wachstumsfaktoren etc. zugeschrieben werden müssen?

Hölting:
Nein, das kann ich nicht. Zum Zeitpunkt der Untersuchung lagen eindeutige auch externe gentechnische Untersuchungen vor, wonach Kontaminationen nicht stattgefunden haben.

Köhrle:
Verwenden Sie rekombinantes menschliches TSH?

Hölting:
Nicht rekombinantes, nein.

Goretzki:
Ich kann den Einwand von Herrn Köhrle nur unterstreichen, da die Zellen keinen TSH-Rezeptor exprimieren und die Effekte somit auf anderen als TSH-rezeptorspezifisch transduzierten Wirkungen beruhen müssen.

Einsatz der 18F-Deoxyglucose-PET in der Nachsorge von Patienten mit differenziertem und medullärem Schilddrüsenkarzinom

D. Platz, L. A. Hotze, M. Lübeck, W. Beyer, C. Grimm

Einleitung

Durch den konsequenten Einsatz von Radiojod (J-131) zur Elimination von Schilddrüsenrestgewebe und Therapie von Metastasen sowie – neben dem Thyreoglobulin – in der Nachsorge wurde für Patienten mit differenzierten Schilddrüsenkarzinomen die Prognose in den letzten Jahrzehnten deutlich verbessert. Ein Problem stellen diejenigen Patienten dar, die bei hochgradigem Tumorrezidivverdacht aufgrund erhöhter Tumormarker eine fehlende Jodavidität des Tumorgewebes aufweisen und auch im diagnostischen Radiojodstadium im Hormonentzug keine Tumorlokalisation zeigen. Diese sind mit Radiojod nicht mehr kurativ oder palliativ behandelbar. Allerdings ist die Erkrankung bei Nachweis eines nicht disseminierten, lokalisierbaren Stadiums potentiell operativ kurabel. So muß der Nachweis der Tumorausdehnung mit bildgebenden Verfahren angestrebt werden. Hintergrund für den Einsatz der Positronenemissionstomographie (PET)-Methodik bei Tumoren ist deren, bereits 1928 von Warburg beschriebener, erhöhter Glukosemetabolismus. Als Tracer wird eine mit Fluor-18 markierte Deoxyglukose verwandt (FDG), die wie Glukose in die Zellen aufgenommen, aber nicht verbrannt wird und so in glukoseutilisierendem Gewebe akkumuliert. Detektionsraten von 80–90% wurden für eine Vielzahl von Tumoren beschrieben, wobei auch differenzierte Tumoren untersucht wurden [6]. Speziell über die erfolgreiche Detektion von Schilddrüsenkarzinomgeweben mit Hilfe von FDG-PET wurde durch Joensuu und Ahonen [2, 3] berichtet. Wir prüften ab 7/94, nach Anlauf unseres PET Zentrums, die Wertigkeit der FDG-PET bei bisher 28 Patienten mit differenziertem Schilddrüsenkarzinom. Aufgrund erster positiver Erfahrungen der Untersuchung der Patienten mit differenziertem Schilddrüsenkarzinom erweiterten wir den Personenkreis auf Patienten mit medullärem Schilddrüsenkarzinom und erhöhten Calcitoninwerten bzw. einem pathologischen Pentagastrintest, bei denen eine Lokalisation des Tumorrestes mit konventionellen diagnostischen Methoden (CT, MR, Sono) nicht gelungen war. Auch bei dieser Gruppe besteht eine potentielle Kuration durch eine Operation bei limitierter Erkrankung.

Patienten und Methodik

Die Untersuchungen wurden mit einem Siemens ECAT EXACT 47 PET-Scanner durchgeführt, der ein axiales Gesichtsfeld von 16 cm besitzt. Im Mittel wurden 318 MBq 18F-Deoxyglukose nach einer Nüchternzeit von über 10 Stunden appliziert. Die Aufnahmen wurden 60 min. p. i. als Teilkörper von der Schädelbasis bis zu den Leisten in 4 bis 5 Bettpositionen durchgeführt, wobei die Aquisitionszeit pro Bettposition 8 Minuten betrug. Es erfolgte keine Transmissionsmessung. Von der Gruppe der Patienten mit differenziertem Schilddrüsenkarzinom waren 24 nicht jodavid, 23 zeigten ein erhöhtes Thyreoglobulin, eine Patientin zeigte sonographisch ein Lokalrezidiv. 3 Patienten wiesen erhöhte Thyreoglobulinwerte und einen isolierten jodaviden Befund auf, wobei der Thyreoglobulinabfall nach Radiojodtherapie nur ungenügend erschien und für die Tumormasse zu hoch, so daß der Verdacht auf weitere Herde bestand. Die histologische Klassifikation der Tumoren verteilte sich wie folgt:

17 papilläre (14 diff., 2 niedrig diff., 1 oxyphiles) und 11 follikuläre (5 diff., 4 niedrig diff., 1 onkozyt., 1 oxyphiles) Schilddrüsenkarzinome.

Der Thyreoglobulinwert dieser 28 Patienten lag im Mittel bei 35 ug/l. 10 der Untersuchungen fanden im Hormonentzug statt. 7 Patienten wurden operiert und eine Histologie gewonnen, in 2 weiteren Fällen ist die Op. geplant.

Von den 8 Patienten mit medullärem Schilddrüsenkarzinom war der Calcitoninwert bei 4 Patienten bereits nativ erhöht mit einem Mittelwert von 600 ng/l. Bei den 4 weiteren fand sich nur ein pathologischer Pentagastrintest. Die Lokalisation des Resttumors war in keinem Fall bekannt.

Ergebnisse

In 19/28 (68%) Patienten mit differenziertem Schilddrüsenkarzinom fand sich ein eindeutiger Herdbefund. In 2/28 Fällen (7%) lag ein suspekter Befund vor. 7 von 28 Fällen (25%) waren negativ in der FDG-PET. In 16 der 21 positiven oder suspekten Befunde fanden sich, z. T. erst nach Kenntnis des PET-Befundes in einer Nachbefundung, korrelierende Befunde in CT, MR oder Sono. In keinem Fall mit negativem PET-Befund zeigte sich ein Herd mit einem anderen Verfahren. In 7 Fällen wurde eine Inoperabilität durch Nachweis der Dissemination belegt (Abb. 1).

Bei den 7 operierten Patienten fand sich 5mal ein Tumor. Davon zeigte sich histologisch in einem Fall mit drei beschriebenen benachbarten Herden in einem Herd ein Tumor und in den anderen beiden reaktive Lymphknoten. In

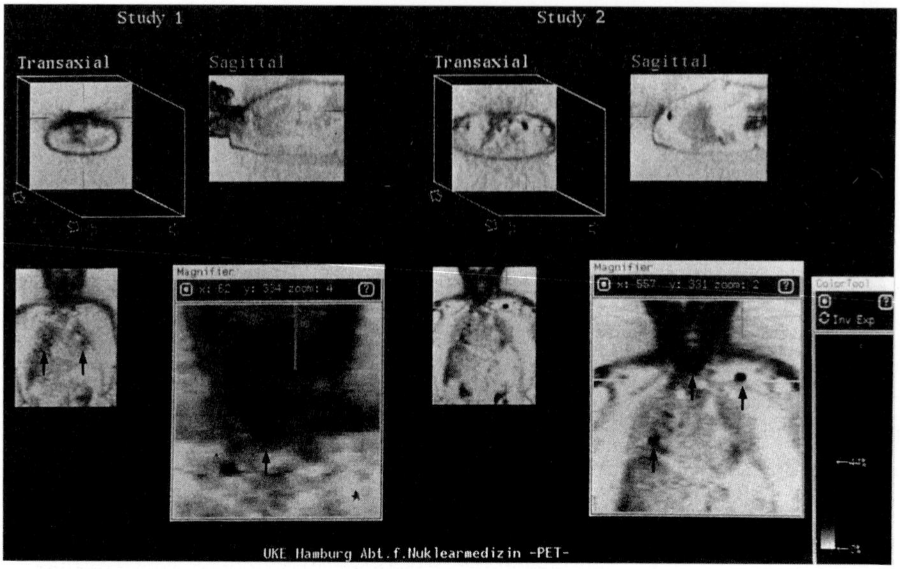

Abb. 1 Pulmonal, lymphogen und lokal metastasiertes Schilddrüsenkarzinom.

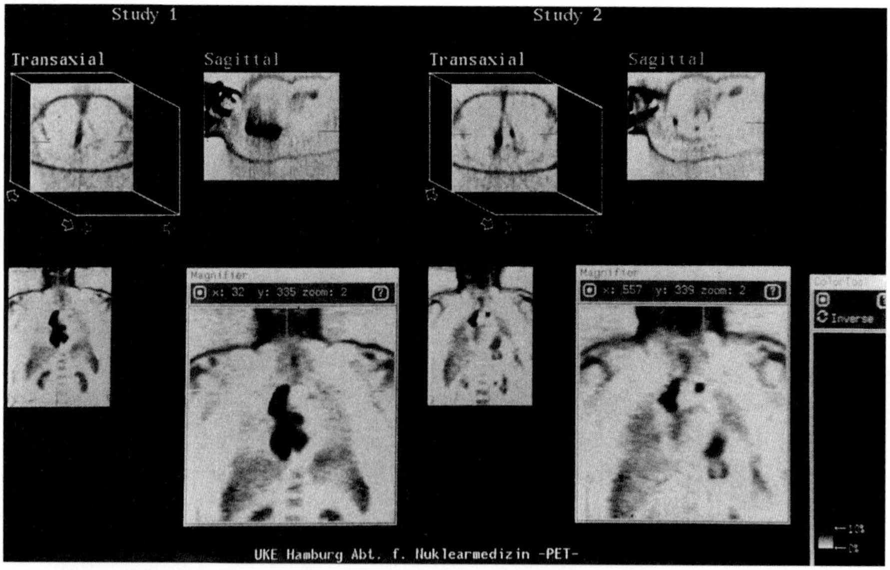

Abb. 2 Epitheloidzelliger Granulom im hinteren Mediastinum.

den beiden restlichen Fällen zeigten sich einmal ein epitheloidzelliges Granulom (Abb. 2) und einmal ein reaktiver Lymphknoten.

Da Patienten mit Herdbefund im PET ohne anatomisches Korrelat in CT, MR oder Sono nicht operativ exploriert wurden, muß die Wertigkeit der Befunde die Verlaufsbeobachtung klären.

Für die Patienten mit medullärem Schilddrüsekarzinom gelang in keinem Fall der eindeutige Nachweis eines Herdbefundes, wobei zwei suspekte kleine Herde ohne anatomisches Korrelat beschrieben wurden. Ein Patient zeigte einen Befund im MR, jedoch ohne Bestätigung im Stufenkatheter.

Diskussion und Schlußfolgerungen

Die hier an einer Gruppe von Patienten mit Rezidiv eines nicht jodaviden differenzierten Schilddrüsenkarzinoms erzielten Ergebnisse zeigen mit einer Detektion von 19 eindeutigen (68%) und 2 suspekten (7%) Befunden bei 28 Patienten die höchste Sensitivität im Vergleich zu den anderen eingesetzten Methoden (CT, MR, Sono), mit deren Hilfe dies nur bei 16 Patienten (57%) gelang. Allerdings sind bisher nicht alle Herdbefunde histologisch verifiziert. Die Sensitivität stimmt gut mit den in der Literatur durch Lawson [4], Martin [5] und Hanke [1] mitgeteilten Werten von 55–85% überein. Da die Methode unspezifisch ist, mußte, wie auch die Ergebnisse der oben dargestellten histologischen Aufarbeitung der operierten Patienten zeigen, mit falsch-positiven Befunden durch entzündliche, granulomatöse oder andere tumoröse Erkrankungen gerechnet werden. Für eine gute Sensitivität der Methode spricht ferner, daß in unserem kleinen Kollektiv bei keinem Patienten mit negativem PET-Befund ein Herdnachweis mit einer anderen Methode gelang. Zur Zeit setzen wir bei Patienten mit potentiell limitierter Erkrankung und damit möglicherweise kurativer operativer Option die PET als erste Untersuchungsmethode nach der Halssonographie ein, und bei Nachweis einer lokalisierten Erkrankung wird ein weiteres bildgebendes Verfahren zur anatomischen Korrelation für den Chirurgen sowie ggfs. eine zytologische Klärung durchgeführt.

Eine disseminierte Erkrankung konnte in unserem Kollektiv in 7 Fällen (25%) belegt werden. Bei diesen Patienten entfielen eine kurativ operative Therapie und weitergehende Diagnostik. Auch hier erscheinen die Befunde hilfreich. Die Kenntnis der Tumorlokalisation läßt vorhersehen, wo bei Progreß eine Komplikation zu erwarten ist, und erleichtert die Planung der weiteren Verlaufsbeobachtung und das Erstellen palliativer Konzepte. Für Patienten mit medullärem SD-Ca erbrachte die Methode in unserer nur kleinen Gruppengröße keinerlei Informationszugewinn. Wir können den Einsatz der Methode daher nicht empfehlen, auch wenn für eine endgültige Beurteilung größere Fallzahlen notwendig sind.

Literatur

[1] Hanke, J. P., U. Feine, W. Müller-Schauenburg: Klinische Wertigkeit der Ganzkörper PET Untersuchung mit F-18 FDG bei Patienten mit Schilddrüsenkarzinomen. Nucl. Med. *34* (1995) A112.

[2] Joensuu, H., A. Ahonen: Imaging of metastsases of thyroid carcinoma with fluorine-18-fluoro-deoxyglucose. J. Nucl. Med. *28* (1987) 910–914.

[3] Joensuu, H., A. Ahonen, P. J. Klemi: 18-F-fluoro-deoxyglucose imaging in preoperative diagnosis of thyroid malignancy. Eur. J. Nucl. Med. *23* (1988) 501–506.

[4] Lawson M., D. Duick, D. Bandy et al.: Comparison of F-18 FDG and TI-201 for detection of recurrent metastatic differentiated thyroid cancer. J. Nucl. Med. *36* (1995) 203P.

[5] Martin E., C. Köster, Ch. Ehrenheim et al.: 18 FDG-PET, 131-J-Szintigraphie und MRT – Ergebnisse in der Nachsorge des Schilddrüsenkarzinoms. Nucl. Med. *34* (1995) A112.

[6] Royal H. D.: Clinical applications of positron emission tomography in cancer: the good, the bad and the ugly. J. Nucl. Med. *33* (1992) 330–332.

Alternierender ^{131}J/^{18}FDG (Fluordesoxyglucose)-Uptake (Flipflop*-Phänomen) bei differenzierten Schilddrüsenkarzinomen

U. Feine, R. Lietzenmayer, J. Hanke, W. Müller-Schauenburg

In der Nachsorge von differenzierten Schilddrüsenkarzinomen nach Operation und Radiojodausschaltung steht der behandelnde Arzt nicht selten vor dem Problem, daß trotz erhöhtem hTG-Spiegel keine hTG-produzierenden Tumoren lokalisiert werden können und bildgebende Verfahren wie ^{131}J-Szintigraphie, ^{99m}Tc-MIBI oder auch ^{201}-TlCl sowie CT, MR und Sonographie negativ sind. In solchen Fällen wurde von uns die ^{18}FDG-GK-PET (Ganzkörper-Positronen-Emissions-Tomographie) mit einem hochauflösenden PET-Scanner der neuen Generation (General Electric Advance) eingesetzt, um die in der Literatur beschriebene hohe Sensitivität des ^{18}FDG für maligne Tumoren vor allem im Ganzkörperscan zu erproben (Strauss 1991 [8]; Haw-

Tabelle 1 41 Patienten mit Schilddrüsenkarzinom in 48 Untersuchungen (^{18}FDG-GK-PET und ^{131}J-GK-Szintigramm)

- 23 Patienten mit follikulärem Ca.
- 13 Patienten mit papillärem Ca.
- 5 Patienten mit onkocytärem Ca.

Transmissionskorrektur in 31 Untersuchungen zur Bestimmung der SUV_{bw}
(Standard uptake values bezogen auf body weight, bestimmt nach Kim et al. 1995 [6])

Tabelle 2 Alternierender Uptake von ^{131}J/^{18}FDG bei differenzierten Schilddrüsenkarzinomen in 48 Untersuchungen bei 41 Patienten

	^{131}J/^{18}FDG-Uptaketypen	papilläres Ca.	follikuläres Ca.	oncozytäres Ca.	Σ (n)
Typ I	^{18}FDG pos/^{131}J neg	7	9	3	19
Typ II	^{18}FDG neg/^{131}J pos	2	5	0	7
Typ III	Mischtyp I+II im selben Pat.	2	4	0	6
Typ IV	^{18}FDG pos/^{131}J pos	1	3	0	4
kein Tumor	richtig-negativ	1	2	2	5
Σ (n):		13	23	5	41

* Flipflop: aus der Elektronik, Computertechnik: Alternierende Möglichkeit zweier stabiler Zustände

kins et al. 1992 [4]; Hoh et al. 1993 [9]). Von Warburg [5] war schon 1928 der hohe Glukosemetabolismus in Karzinomzellen in vitro beschrieben worden. Sokoloff und Mitarbeiter [8] hatten 1977 gezeigt, daß die FDG-Aufnahme in

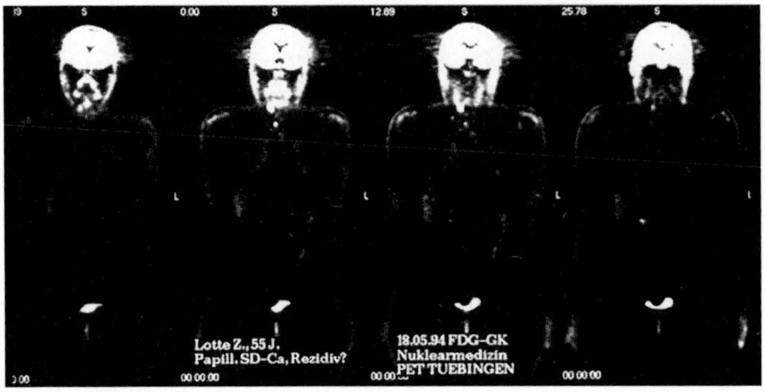

Abb. 1 *Speichertyp I:* 57jährige Patientin mit papillärem Schilddrüsen-Ca., operiert vor 8 Jahren, 2 lokale, erfolgreich operierte Metastasenrezidive. Vor einem Jahr wieder Anstieg des hTg ohne CT- und Sono-Befund, ^{131}J/^{201}TI-Szintigramm neg. Nach einem Jahr gleich negative Befunde. ^{18}FDG-GK-PET: 3 kleine positive Herde im Jugulum, operativ bestätigt.

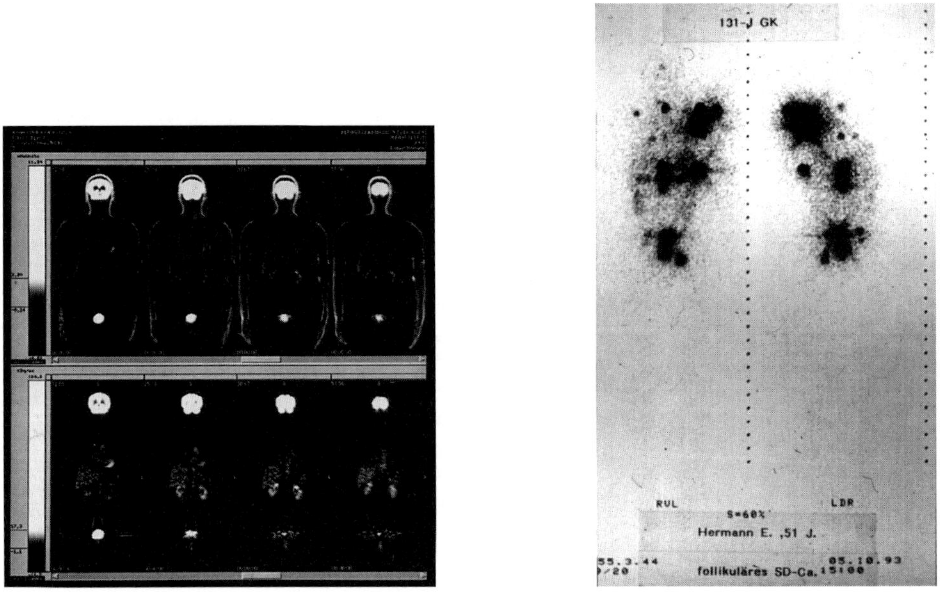

Abb. 2 a und b: *Speichertyp II:* 51jähriger Patient mit follikulärem Schilddrüsen-Ca. und multiplen Knochen- und Weichteilmetastasen.
a: ^{18}FDG-GK-PET: Keine Speicherherde im unkorrigierten und transmissions-korrigierten Emissionsbild.
b: ^{131}J-Gk-Scan: multiple positive Herde.

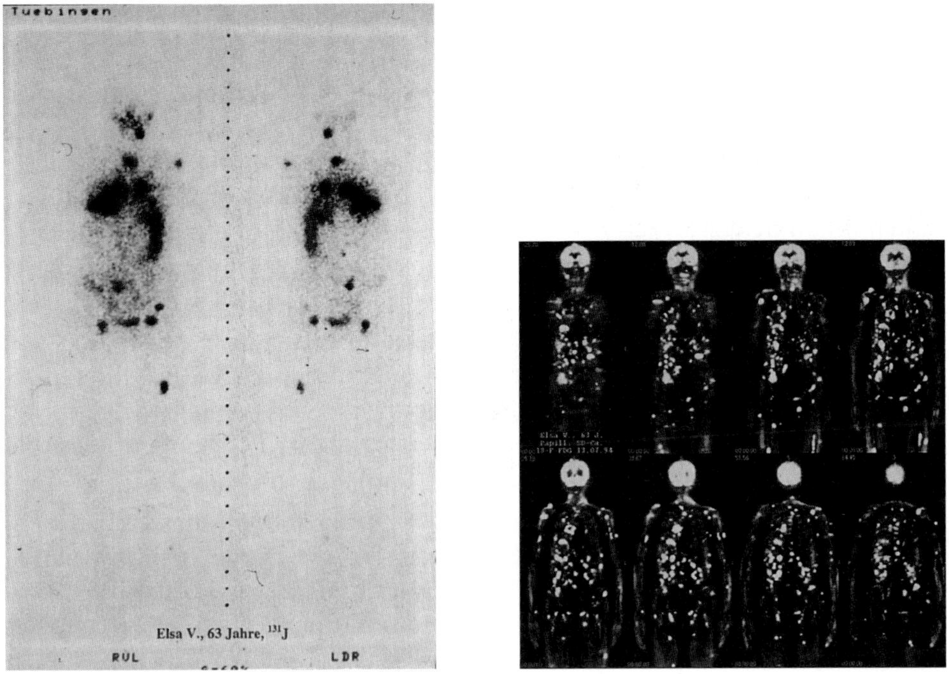

Abb. 3 a und b: *Speichertyp III:* 63jährige Patientin mit unterschiedlich differenziertem papillärem Schilddrüsen-Ca. und multiplen Metastasen:
a: Zahlreiche ^{131}J-positive Metastasen.
b: Im ^{18}FDG-GK-PET ist ein vielfaches davon an ^{18}FDG-Herden erkennbar, die jedoch bei genauer Durchmusterung ^{131}J-neg. sind.

der Zelle ein Maßstab für den Glukosemetabolismus darstellt, da FDG nicht weiter metabolisiert wird.

Schon der erste von uns untersuchte Patient zeigte bei erhöhtem hTG eine Tumoranreicherung in einer Metastase im Halsbereich, die zuvor nicht dargestellt werden konnte. Die Operation bestätigte unseren Befund. Bei weiteren Untersuchungen von Schilddrüsenkarzinompatienten mit ^{18}FDG-GK-PET fiel ein bisher nicht beschriebenes alternierendes Verhalten von ^{131}J- und ^{18}FDG-Speicherung in den Karzinommetastasen auf, das von uns als Flip-flop-Phänomen (Feine 1995 [3]) bezeichnet wurde.

Bisher wurden 41 Patienten in 48 Untersuchungen mit dieser Kombination von ^{131}J und ^{18}FDG im GK-Szintigramm und GK-PET untersucht. Bei 39 Patienten bestand ein erhöhter hTG-Spiegel; 2 Patienten hatten einen suspekten Tastbefund. Tab. 1 zeigt die Aufgliederung der 41 untersuchten Patienten:

Tab. 2 gibt die vier von uns gefundenen ^{18}FDG/^{131}J-Uptaketypen wieder (Abb. 1–3).

Ergebnisse im ^{131}J/^{18}FDG-Flipflop bei 41 Schilddrüsenkarzinompatienten sind folgende:

^{131}J – speichernde Metastasen haben einen niedrigen Glukosestoffwechsel und ^{18}FDG-Uptake.
^{18}FDG-speichernde Metastasen weisen keinen Jodstoffwechsel mehr auf.
95% aller untersuchten Schilddrüsenkarzinommetastasen zeigen dieses Verhalten im Sinne eines Flipflop.

Neben der hohen Sensitivität, mit der Schilddrüsenkarzinommetastasen in der Kombination von ^{131}J und ^{18}FDG von über 95% erkannt werden können, erscheint vor allem interessant, daß mit der alternierenden Speicherung von ^{131}J/^{18}FDG eine Charakterisierung der Malignität und des Entdifferenzierungsgrades der Schilddrüsenkarzinome möglich ist. Dies entspricht auch der fehlenden Darstellung der meisten ^{131}J-speichernden Knochenmetastasen im Knochenszintigramm (Castillo et al. 1980 [1]).

Auch bei anderen Tumoren war ein ähnliches Verhalten von uns zu beobachten in dem Sinne, daß die FDG-Speicherung nur bei den malignen, stark entdifferenzierten Tumoren auftritt und der nicht gesteigerte Glukosemetabolismus ein Zeichen für die noch relativ gute funktionelle Differenzierung des Malignoms ist. Dies konnte bei Neuroblastomen gegenüber den höher differenzierten Ganglioneuroblastomen und bei zwei fibrolamellären Leberkarzinomen von uns beobachtet werden und ist bei Glioblastomen und Astrozytomen Grad I bis IV schon beschrieben (Di Chiro 1987 [2]).

Zusammenfassung ^{131}J-/^{18}FDG-Flipflop

- ^{18}FDG-GK-PET ermöglicht, ^{131}J-nichtspeichernde Metastasen von Schilddrüsenkarzinomen mit einer Sensitivität von ca. 98% darzustellen.
- Die Kombination von ^{18}FDG-GK-PET und ^{131}J-GK-Szintigramm zeigt eine Sensitivität beim Schilddrüsenkarzinom von ca. 95%.
- Damit können lokale Rezidive oder Metastasen erkannt werden, die mit anderen Methoden nicht erfaßbar sind.
- Das Flipflop-Phänomen ermöglicht ein biochemisches Grading bei Schilddrüsenkarzinomen (verbunden mit einer prognostischen Aussage?).
- Erhöhte FDG-Speicherung höher maligner Tumoren im Sinne eines erhöhten Glukosemetabolismus scheint ein allgemeines Prinzip in der Onkologie zu sein.

Es wäre wünschenswert, an einer größeren Zahl von Schilddrüsenkarzinompatienten diese Befunde zu überprüfen, aber auch die hier aufgestellte Hypothese des Malignitätsgrading über den Glukosestoffwechsel bei den übrigen Karzinomen und Sarkomen.

Literatur

[1] Castillo, L. A., D. J. Yeh, L. D. Leeper et al.: Bone scans in bone metastases. ClinNucl. Med. *5* (1980) 200–208.

[2] DiChiro, G.: Positron emission tomography using 18-F-fluorodeoxyglucose in brain tumors. A powerful diagnostic and prognostic tool. Invest. Radiol., *22* (1987) 360–371.

[3] Feine, U., R. Lietzenmayer, J. Hanke: Glanzkörper-^{18}F-Fluordeoxyglucose-Positronen-Emissions-Tomographie (GK-FDG-PET) bei differenzierten Schilddrüsen-Carcinomen – Flipflop im Speichermuster von ^{18}FDG und ^{131}J. Nuklear Medizin. *34* (1995) 127–134.

[4] Hawkins, R. A., C. Hoh, J. Glapsy et al.: The role of positron emission tomography in oncology and other whole body application. Sem. Nucl. Med. *22* (4) (1992) 268–284.

[5] Hoh, C. K., R. A. Hawkins, J. A. Glaspy et al.: Cancer detection with whole body PETusing 18 F-fluoro-deoxyglucose. J-Comput-assist-Tomography; *17 (4)* (1993) 582–589.

[6] Kim, U. K., C. Maresh, B. Gupta et al.: Standardized uptake values of FDG: Body surface area correction is preferable to body weight correction. J.Nucl.Med. *35 (1)* (1994) 164–167.

[7] Sokoloff, L., M. Reivich, C. Kennedy et al.: The (14C)-Deoxyglucose methode for the measurement of local cerebral glucose utilisation: theory, procedure, and normal values in the conscious and anesthized albino rat. J. Neurochem *28* (1977) 897–916.

[8] Strauss, L., P. S. Conti: The application of PET in clinical oncology. J.Nucl.Med. *32* (1991) 623–648.

[9] Warburg, O.: The Metabolism of Tumor. A Constable, London (1930).

Ganzkörper Fluor-18-Fluordeoxyglukose (FDG)-PET zum Nachweis okkulter metastasierter Schilddrüsenkarzinome

S. Adams, R. P. Baum, A. Hertel, A. Niesen, P. M. Schumm-Draeger, K. H. Usadel, G. Hör

Einleitung

In der Nachsorge von Schilddrüsenkarzinomen spielt die Bestimmung von Tumormarkern und tumorassoziierten Antigenen eine wesentliche Rolle. Erhöhte Thyreoglobulinspiegel bei differenzierten Schilddrüsenkarzinomen oder ein Calcitonin oder CEA-Anstieg bei medullären Karzinomen weisen nach der primären Therapie (Operation und Radiojodtherapie) auf das Vorliegen eines lokoregionären Rezidivs oder einer Fernmetastasierung hin [1, 4, 15]. Zur Lokalisation von Rezidiven oder Metastasen werden neben den morphologisch orientierten bildgebenden Verfahren wie Sonographie, Computertomographie oder Kernspintomographie auch nuklearmedizinische Verfahren auf metabolisch-biochemischer und rezeptorvermittelter Ebene eingesetzt. Bei den differenzierten SD-Karzinomen steht die Ganzkörperszintigraphie mit Jod-131 an erster Stelle. Weitere Radiopharmazeutika wie Thallium-201-chlorid [18], Technetium-99m-(Tc-99m)-Sestamibi [12] oder die Skelettszintigraphie mit Tc-99m markierten Phosphonaten werden ebenfalls zur Lokalisation verwendet. Bei den medullären Schilddrüsenkarzinomen kommen Tc-99m-V-DMSA [= fünfwertiges Salz der Bernsteinsäure] [14], Indium-111 (In-111) Octreoscan® [= Somatostatinanalogon] [6], Jod-123 oder In-111 markierte anti-CEA-Antikörper [13] und Jod-123-Metaiodobenzylguanidin [= MIBG] [10] zur Metastasendetektion in Betracht. Mit Fluor-18-Fluor-2-deoxyglukose (F-18-FDG) kann der Glukosestoffwechsel von malignen Tumoren und deren Metastasen in vivo quantitativ erfaßt werden, da diese einen deutlich erhöhten Glukosemetabolismus gegenüber normalem Gewebe aufweisen [18], was auch auf differenzierte Schilddrüsenkarzinome zutrifft [7].

Ziel der vorliegenden Untersuchung war der Nachweis von okkulten metastasierten Schilddrüsenkarzinomen mittels F-18-FDG-Ganzkörper-PET.

Patienten und Methoden

Bei differenzierten SD-Karzinomen wurde eine Thyreoidektomie mit anschließender Radiojodtherapie durchgeführt. Bei Patienten mit einem C-Zell-

Karzinom erfolgte zusätzlich eine modifizierte Neck dissection. Die Indikation zur F-18-FDG-PET wurde bei ansteigenden Tumormarkerwerten (Calcitonin, CEA oder hTG), aber fehlendem Korrelat in der Jod-131/Tc-99m-MiBi-Ganzkörperszintigraphie und den konventionellen (morphologisch orientierten) bildgebenden Verfahren (Röntgen-Thorax, CT, Sonographie) gestellt. Bei den medullären SD-Karzinomen wurde zusätzlich eine In-111 Somatostatinrezeptor-, Tc-99m-Penta-DMSA- und/oder eine Jod-123 MIBG-Szintigraphie vor der FDG-PET Ganzkörperszintigraphie durchgeführt. Bisher wurden bei 5 Patienten mit einem follikulären, 5 mit einem papillären sowie 4 Patienten mit einem medullären Schilddrüsenkarzinom 17 PET-Untersuchungen durchgeführt (Tab. 1). Vor der PET-Untersuchung wurde von allen Patienten eine mindestens 12stündige Nahrungskarenz eingehalten (Blutzuckerwerte ≤100 mg%). Nach vorheriger Glukosebestimmung wurden 294 bis 547 MBq F-18-FDG (x = 407 MBq) intravenös appliziert. Nach ca. 45 Minuten erfolgte eine Ganzkörper-PET-Untersuchung mit einem ECAT Exact 47 (Siemens) PET-Scanner (transaxiales Feld 16,4 cm; Schichtdicke 3,4 mm; Auflösung axial 4 mm). Aufnahmen erfolgten von der Schädelbasis bis zur Oberschenkelmitte (4 bis 6 Bettpositionen, Akquisitionszeit pro Position 12−15 Minuten). Anschließend erfolgte eine Regionalaufnahme der Hals/Thoraxregion einschließlich Transmissions-Scan („hot transmission"). Die Gesamtaufnahmedauer betrug 70−90 Minuten.

Tabelle 1 Patienteninformationen

Pat. Nr.	Alter	Geschlecht	Histologie	CEA	hTG	Calcitonin
1	52	w	medullär	215/261	0	2439/2850
2	44	w	medullär	144	0	15580
3	58	m	medullär	27,2	0	5500
4	45	w	medullär	74,8	0	7500
5	55	w	papillär	0	7,5	
6	62	w	papillär	1,1	5	
7	60	m	papillär	0,8	4,7	
8	62	w	papillär	2,6	4,6	
9	48	w	papillär	1	5	
10	82	m	follikulär	1,8	92,3	
11	51	m	follikulär	0,8	432	
12	81	w	follikulär	5	10	
13	64	w	follikulär	0,9/0,5	1430/142	
14	42	w	follikulär	0,5	15	
	x = 57 Jahre	10 w/4 m	4 m/5 p/5 f	x = 48 ng/ml	x = 195 ng/ml	x = 6773 pg/ml

Ergebnisse

Differenzierte Schilddrüsenkarzinome

Bei den differenzierten SD-Karzinomen waren bis auf einen Patienten sämtliche Jod-131-Ganzkörperszintigramme negativ. In dem erwähnten Fall ergab ein posttherapeutischer Scan den Verdacht auf eine jodavide, links paravertebrale Filia (bei unauffälligem hTG). Die PET-Untersuchung zeigte keinen hypermetabolen, glukoseaviden Fokus; auch die sonstigen radiologischen/nuklearmedizinischen Untersuchungen ergaben einen unauffälligen Befund im Follow-Up über 9 Monate bei unauffälligem Tumormarkerverlauf. Bei 2/10 weiteren Patienten mit differenzierten SD-Karzinomen ergab sich (bei negativem J-131-Szintigramm) auch in der F-18-FDG PET kein Nachweis eines metabolisch glukosekonsumptiven Tumors. Die hTG-Werte zeigen im Verlauf über 6 Monate keinen weiteren Anstieg. Bei einer Patientin zeigte die Kontroll-PET nach vorheriger Resektion von mittels PET lokalisierten Lungenfiliae einen unauffälligen Befund. In 7/10 Fällen konnten 14 Lungen- und 12 mediastinale Metastasen sowie 3 lokoregionäre Rezidive nachgewiesen werden. Die Sicherung der mit PET lokalisierten Filiae erfolgte histologisch oder bestätigte sich im weiteren Verlauf.

Beispielhaft sei der Verlauf bei einer 64jährigen Patientin beschrieben: im April 1986 erfolgte eine totale Thyreoidektomie wegen eines follikulären SD-Karzinoms (pT_3, N_0M_0) mit anschließender zweimaliger Radiojodtherapie 1986 und 1987. Bis auf eine Lungentuberkulose 1948 waren bei der Patientin keine ernsthaften Vorerkrankungen bekannt. Wegen eines deutlichen hTG-Anstiegs erfolgte eine Jod-131-Ganzkörperszintigraphie, die keine jodaviden Filiae zeigte. Die F-18-FDG-Ganzkörper-PET ergab zwei hypermetabole Foci im rechten Mittellappen (Segment 5) sowie im linken Oberlappen, die den Verdacht auf pulmonale Filiae begründeten. Die anschließende Operation bestätigte histologisch eine Lungenmetastase des bekannten follikulären SD-Karzinoms im rechten Mittellappen (Durchmesser 5 mm), wohingegen im linken Oberlappen histologisch eine Narbe nach Tuberkulose nachgewiesen wurde. Eine im Anschluß an die Operation durchgeführte Kontroll-PET ergab einen unauffälligen Glukosemetabolismus. Der hTG-Wert betrug zum Zeitpunkt der Operation 1430 ng/ml und zeigte kurz danach eine deutlich fallende Tendenz auf 142 ng/ml (Tab. 2.1, 2.2).

Medulläre SD-Karzinome

Bei 4 Patienten mit einem medullären Schilddrüsenkarzinom wurden 5 PET-Untersuchungen durchgeführt. Bei steigenden bzw. persistierend erhöhten Tumormarken (Calcitonin $x = 6773$ pg/ml, CEA $x = 48$ ng/ml) ergaben sämtliche radiologische Verfahren zur Tumorlokalisation direkt vor der PET kei-

Tabelle 2 Vergleich verschiedener bildgebender Verfahren zum Metastasen-/Rezidivnachweis bei papillären bzw. follikulären sowie medullären Schilddrüsenkarzinomen

Tabelle 2.1

Pat. Nr.	CT/Rö-Thorax/MRT	Sono (Hals/ Abdomen)	Jod-131 Szintigramm
1	negativ	Leberfilia	
2	negativ	negativ	
3	negativ	negativ	
4	negativ	negativ	
5	negativ	negativ	negativ
6	negativ	negativ	negativ
7	negativ	negativ	V. a. paravertebrale Filia
8	negativ	negativ	negativ
9	negativ	negativ	negativ
10	V. a. 3 pulm., 1 mediast. Filiae	negativ	negativ
11	V. a. 2 pulm. Filiae	negativ	negativ
12	V. a. 2 pulm. Filiae	negativ	negativ
13	negativ	negativ	negativ
14	negativ	negativ	negativ

Tabelle 2.2

Pat. Nr.	Nuklearmed. Diagnostik*	PET
1	negativ	4 zerv., 2 mediast., 1 pulm., 2 Leberfiliae
2	V. a. 1 cerv., 1 paravert. LK-Filia	3 oss., 3 mediast., 3 hiläre, 1 nuch. Filiae
3	negativ	2 zerv. Filiae
4	negativ	unauffälliger Glukosemetabolismus
5	negativ	2 zerv., 2 mediast. Filiae
6	negativ	1 zer. Filia
7	negativ	unauffälliger Glukosemetabolismus
8	negativ	unauffälliger Glukosemetabolismus
9	negativ	2 mediast. Filiae
10	negativ	1 hiläre, 2 paratrach., 4 pulm. Filiae
11	negativ	5 pulm. Filiae
12	negativ	1 mediast., 3 pulm. Filiae
13	negativ	a) 2 pulm. Filiae; b) unauff. Glukosemetabolismus
14	negativ	3 hiläre Filiae

* Knochenszintigraphie, Tc-99m-, MiBi-, Penta-DMSA-, TI-201-Szintigraphie
a) präoperativ, b) postoperativ

nen Hinweis auf Metastasen. In zwei Fällen gelang ein Metastasennachweis mittels In-111 Somatostatinrezeptorszintigraphie (Sternummetastase) bzw. Tc-99m-V-DMSA-Szintigraphie (zervikale Lymphknotenmetastasen, histologisch bestätigt). Im weiteren klinischen Verlauf kam es jedoch zu einem Wiederanstieg der CEA-Werte (von 70 auf 144 ng/ml) bei weiterhin erhöhten Calcitoninspiegeln. Die anschließend durchgeführten Kontrollszintigramme konnten jedoch im Fall G.H.L. zwei zervikale Metastasen und im Fall Z.C. einen intrathorakalen prävertebral gelegenen Fokus lokalisieren, wohingegen die PET multiple Filiae aufzeigte.

In 5 PET-Untersuchungen bei 4 Patienten mit C-Zell-Karzinomen konnten eine pulmonale, 3 ossäre, 8 mediastinale/hiläre, 7 lokoregionäre und 3 Lebermetastasen nachgewiesen werden (Tab. 2.1, 2.2).

Diskussion

Mit Hilfe der PET ist es möglich, eine Vielzahl von physiologischen und biochemischen Prozessen, wie zum Beispiel den Glukosestoffwechsel von Tumoren, in vivo darzustellen und zu quantifizieren. Maligne Zellen decken ihren durch die hohe Proliferationsrate erhöhten Energiebedarf überwiegend durch eine gesteigerte Gykloyse [17, 18, 19]. Auch ist die Zahl der Glukosetransporter in malignen Zellen erhöht [2, 9, 20]. Das FDG-Molekül wird über den gleichen Mechanismus in die Zelle aufgenommen wie Glukose und dort mit Hilfe der Hexokinase phosphoryliert [8], es kann jedoch nach der Phosphorylierung nicht weiter verstoffwechselt werden.

Sämtliche PET-Untersuchungen wurden unter laufender Substitutionstherapie mit L-Thyroxin bei supprimierten TSH-Werten (<0,01 mE/ml) durchgeführt. Die vor der PET durchgeführten Staginguntersuchungen bei den differenzierten SD-Karzinomen ergaben nur in einem Fall eine fraglich positive Jod-131-Speicherung. Die F-18-FDG-Ganzkörper-PET wies bei den differenzierten SD-Karzinomen insgesamt 29 (14 pulmonale, 12 mediastinale, 3 lokoregionäre) metabolisch aktive Herde nach. Die bereits von Feine beschriebenen unterschiedlichen Speichertypen 2.2 (Jod-131 negativ, F-18-FDG positiv, „Flip-Flop Phänomen“) konnte somit auch bei unserem Patientengut bestätigt werden, wobei nur Patienten mit einer fehlenden Jodspeicherung mittels PET untersucht wurden. In einem Fall kam es zu einer Anreicherung in einer pulmonalen Tuberkulosenarbe (Granulom mit zahlreichen Makrophagen), da nicht nur Malignome, sondern auch inflammatorische Prozesse (z. B. aktive Sarkoidose) einen erhöhten FDG-Uptake [3] aufweisen. Bei solitären pulmonalen Rundherden konnte die Arbeitsgruppe um Dewan et al. zeigen, daß die PET eine Sensitivität von 95% und eine Spezifität von 80% beim Tumornachweis erreicht [5]. Auch mit Hilfe von semiquantitativen Analysen konnte in 2 Fällen nicht zwischen malignen und inflammatorischen Prozessen unterschieden werden.

Bei den C-Zell-Karzinomen wurden in einem Fall zwei zervikale Metastasen mit Tc-99m-V-DMSA, bei einem anderen Patienten ein Befund im Thorax durch die Somatostatinrezeptorszintigraphie nachgewiesen. Die PET konnte bei den medullären SD-Karzinomen 21 glukosekonsumptive Herde detektieren. Im Vergleich zu allen anderen nuklearmedizinischen Verfahren konnten mittels PET somit 18 zusätzliche Befunde lokalisiert werden.

Beim Schilddrüsenkarzinom ist die Operation sowohl hinsichtlich des Primärtumors als auch bei isolierten Rezidiven/Metastasen bevorzugte Therapiemodalität. Dabei spielt die präoperative Rezidiv- oder Metastasenlokalisation eine entscheidende Rolle. Gerade bei ansteigenden Tumormarkerwerten (hTG, Calcitonin, CEA), und fehlender Jodspeicherung im Ganzkörperszintigramm oder fehlendem Rezidivnachweis in der Tc-99m-V-DMSA/Somatostatinrezeptorszintigraphie und den radiologischen Verfahren sowie der Sonographie bietet sich die F-18-FDG-Ganzkörper-PET in der Nachsorge von differenzierten und medullären Schilddrüsenkarzinomen als sensitives und spezifisches Verfahren (metabolisch-biochemisches Imaging) zur Lokalisation von okkulten Metastasen an. In Einzelfällen wird hierdurch eine anschließende, eventuell kurative, operative Intervention ermöglicht.

Zusammenfassung

In der Nachsorge differenzierter Schilddrüsenkarzinome stellen Patienten mit erhöhten Tumormarkerspiegeln (hTG, Calcitonin, CEA) und fehlendem morphologischem Korrelat in den bildgebenden Verfahren (Röntgen-CT, MRT, Sonographie) ein Problem dar. Wir untersuchten den Stellenwert der Positronen-Emissions-Computertomographie (PET) mit Fluor-18 2-Fluor-2-deoxyglukose (F-18-FDG) als metabolisch-biochemisches Verfahren zum Nachweis okkulter, metastasierter Schilddrüsenkarzinome bei 10 Patienten mit einem papillärem bzw. follikulärem Karzinom sowie bei 4 Patienten mit einem C-Zell-Karzinom. Bei 3/10 Patienten mit differenzierten Schilddrüsenkarzinomen (hTG Mittelwert 50 ng/ml) ergab sich (bei negativem/fraglichem Jod-131-Szintigramm) auch mit der F-18-FDG PET kein Nachweis eines metabolisch glukosekonsumptiven Tumors. In 7/10 Fällen (hTG Mittelwert 249 ng/ml) konnten 14 Lungen-, 12 mediastinale- sowie 3 lokoregionäre Metastasen nachgewiesen werden. Fünf PET-Ganzkörperuntersuchungen erbrachten bei 4 Patienten mit medullären Schilddrüsenkarzinomen (Calcitonin Mittelwert 6773 pg/ml; CEA 48 ng/ml) eine pulmonale, 3 ossäre, 8 mediastinale/hiläre, 7 lokoregionäre und 3 Lebermetastasen. Die F-18-FDG-Ganzkörper-PET ist in der Nachsorge von differenzierten und medullären Schilddrüsenkarzinomen ein sensitives und spezifisches Verfahren zur Lokalisation von okkulten Metastasen und sollte nach der Sonographie und Szintigraphie zum Einsatz kommen.

Literatur

[1] Bayer, M. F., I. R. McDougall: Follow-up of patients with differential thyroid cancer using thyroglobulin measured by an immunoradiometric assay. Comparison with J-131 total body scans. J. Nucl. Med. *21* (1980) 741–744.

[2] Birnbaum, M. J., H. C. Haspel, O. M. Rosen: Transformation of rat fibroblasts by FSV rapidly increases glucose transporter gene transcription. Science *235* (1987) 1495–1498.

[3] Brudin, L. H., S. Q. Valina, C. G. Roedes et al.: Fluorine-18 deoxyglucose uptake in sarciodosis measurement with positron emission tomography. Eur. Nuc. Med. *21* (1994) 297–305.

[4] Busnardo, B., M. E. Girelli, N. Simoini et al.: Nonparallel patterns of calcitonin and carcinoembryonic antigen levels in the follow-up of medullary thyroid carcinoma. Cancer *53* (1984) 278–285.

[5] Dewan, N. A., N. L. Gupta, L. S. Redepeming et al.: Diagnostic efficacy of FDG-PET imaging in solitary pulmonary nodules potential value in evaluation and management. J. Nucl. Med. *104* (1993) 997–1002.

[6] Eising, E. G., J. Farahati, D. Bier et al.: Somatostatinrezeptorszintigraphie bei medullären Schilddrüsenkarzinomen, GEP-Tumoren und Karzionoiden. Nucl. Med. *34* (1995) 1–7.

[7] Feine, U., R. Lietzenmayer, J. P. Hanke et al.: ^{18}F-FDG-Ganzkörper-PET bei differenzierten Schilddrüsenkarzinomen. Nucl. Med. *34* (1995) 127–134.

[8] Field, J. B.: Intermediary metabolism of the thyroid. In: R. A. Greep, E. B. Astwood (Eds.): Handbook of Physiology, Section 7: Endocrinology, Part III: Thyroid, S. 147–160. American Physiological Society, Washington 1974.

[9] Gallagher, B. M., J. S. Fowler, N. I. Guterson et al.: Metabolic trapping as a principle of radiopharmaceutical design: Some factors are responsible for the distribution of (^{18}F)2-deoxyglucose. J. Nucl. Med. *19* (1978) 1154–1161.

[10] Guerra, U. P., C. Pizzocaro, A. Terzi et al.: New tracers for the imaging of the medullary thyroid carcinoma. Nucl. Med. Comm. *10* (1989) 285–295.

[11] Hoefnagel, C. A., C. C. Delprat, H. R. Marcuse: TI-201 total body scintigraphy in postoperative follow-up of thyroid carcinoma. In: H. A. E. Schmidt, D. E. Vauramo (Eds).: Nuklearmedizin – Nuclear medicine in research and practice, S. 584–587. Schattauer, Stuttgart 1984.

[12] Müller, S., B. Guth-Touglides, H. Creutzig: Imaging of malignant tumors with Tc-99m-MIBI-Spect. J. Nucl. Med. *28* (1987) 562.

[13] Reiners, Chr., W. Eilles, W. Becker et al.: Immunoscintigraphy in medullary thyroid cancer using J-123 or In-111 labelled monoclonal anti-CEA antibodies fragment. Nucl. Med. *25* (1996) 225–231.

[14] Reiners, Chr.: Tumorszintigraphie mit Tc-99m-(V)-DMSA: Lokalisation von Rezidiven und Metastasen des C-Zell-Karzinoms der Schilddrüse. Nuklearmediziner *11* (1988) 123–131.

[15] Ronga, G., A. Fiorentino, E. Paserio et al.: Can I-131 whole body scans be replaced by thyroglobulin measurement in the postsurgical follow-up of differentiated thyroid carcinoma? J. Nucl. Med. *31* (1990) 1766–1771.

[16] Schmidt, D., H. Herzog, K. J. Langen et al.: Glucose metabolism in thyroid cancer metastases. Exp. Clin. Endocrinol. *102* (1994) 51–54.
[17] Scott, A. M., S. M. Larson: Tumor imaging and therapy. In: E. Coleman (ed): Nuclear Medicine. Radiologic clinics of North America, S. 859–880. Saunders, New York 1993.
[18] Som, P., H. L. Atkins, D. Bandoypadhay et al.: A fluorinated glucose analogue, 2-fluoro-2-deoxy-D-glucose (^{18}18F): nontoxic tracer for rapid tumor detection. J. Nucl. Med. *21* (1980) 670–675.
[19] Warburg, O.: The origin of cancer cells. Science *123* (1956) 309–314.
[20] Weber, G.: Enzymology of cancer cells. N. Engl. J. Med. *296* (1977) 486–493/541–551.

Diskussion

Moser:
PET bei Schilddrüsenkarzinomen – klinische Notwendigkeit oder Spielerei? Ich würde Sie bitten, die Frage jetzt dezidiert an die Referenten zu stellen.

Buchali:
Hat einer der Vortragenden eine Korrelation zwischen MIBI und FDG beim Schilddrüsenkarzinom beobachtet?

Feine:
Wir haben wenige MIBI- und einige Thalliumuntersuchungen gemacht und festgestellt, daß die Sensitivität des FDG weit höher ist. Wir haben negative Befunde beim MIBI und auch beim Thallium gehabt, die dann im FDG positiv waren. Höchste Sensitivität im Augenblick beim FDG.

Moser:
Wenn ich das noch ergänzen darf, daß bei diesen Fragestellungen die beste, räumliche Auflösung von PET gegenüber dem konventionellen szintigrafischen Verfahren voll zum Tragen kommt.

Lederbogen:
Kann es sein, daß die unterschiedlichen Darstellmöglichkeiten von medullären Karzinomen bei dieser Untersuchung darauf beruhen, daß eine sehr kleine Tumormasse mit niedrigen Tumormarkern vorlagen? Waren nur gering erhöhte Calcitoninkonzentrationen auffällig?

Platz:
Für die von uns untersuchte Gruppe können wir sagen: wir hatten von den medullären Karzinomen vier, die nur im Pentagastrintest positiv waren, und die Calcitoninspiegel lagen bei den übrigen vier, die nativ erhöht waren, im Mittel bei 600, wobei wir einen Patienten haben, der über 2000 gelegen hat. Das sind sicher kleine Tumormassen in frühen Tumorstadien.

Moser:
Gibt es noch andere Erfahrungen aus den Arbeitsgruppen?

Feine:
Unsere fünf medullären Karzinome, alle calcitonin- bzw. pentagastrin-positiv, waren alle FDG-negativ. Mit anderen Methoden war ebenfalls kein Herd zu finden gewesen.

Joseph:
Da die 18F-FDG-Aufnahme doch wohl mit dem Grad der Entdifferenzierung der Tumorzellen zusammenhängt, könnte man beim medullären Schilddrüsenkarzinom erwarten, daß FDG-Aufnahme im Tumor und Nachweis des Tumormarkers CEA im Serum korrelieren könnten. Haben Sie CEA gemessen?

Niesen:
In Frankfurt – das habe ich ja gezeigt – waren das alles CEA-positive Befunde, und zwar eindeutig. Der niedrigste CEA-Wert war bei 27.

Platz:
Nur ein in Hamburg untersuchter Patient hatte einen erhöhten CEA-Wert.

Mann:
Hatten Sie Gelegenheit, den Verlauf von Patienten mit differenziertem Karzinom zu verfolgen, die Radiojod-negativ, FDG-positiv waren? Haben Sie Erfahrungen, wie sich die Chemotherapie auf FDG-positive Metastasen auswirkt?

Platz:
Wir haben die Patienten nicht chemotherapiert.

Mann:
Sie haben also keinen Patienten behandelt?

Platz:
Wir haben versucht, die Patienten mit fokalem Befund operieren zu lassen. Wir werden im Verlauf sehen, wie spezifisch das war. Die Histologie haben wir nur bei einem Teil der Patienten gewinnen können, und bei dem anderen wird uns vielleicht der Verlauf mit steigenden TG-konstanten Befunden recht geben, daß PET wirklich Tumor gesehen hat, aber das ist keinesfalls sicher. Bei den disseminierten Befunden ist es oft so, daß wir jetzt erst einmal warten, wie rasch progredient diese Erkrankung grundsätzlich ist. Bei TG-Werten,

die im Hormonentzug bei 38 liegen, die unter einer hormonellen Behandlung zum Teil normale TG-Spiegel aufweisen und bei denen der TG-Spiegel unter 5 liegt, sehe ich die Indikation für eine Chemotherapie nicht.

Mann:
Sie haben insgesamt noch keine Verläufe studieren können?

Platz:
Wir haben postoperativ fünf Patienten gesehen, und bei einem Patienten war die Operation nicht kurativ.

Die 99mTc-Mibi-Szintigraphie der Schilddrüse: erste Erfahrungen

M. Klaua, H.-J. Neumann, C. Dietel, K. Hampel, T. Mende

Einleitung

99mTc-Methoxyisobutylisonitril (Mibi) ist ein seit Jahren bewährtes Radiopharmakon zur Szintigraphie des Myocards, in den letzten Jahren auch der Nebenschilddrüsen. Sein Wert in der Onkologie ist noch in der Diskussion [1, 2]. Ziel unserer Studie war es zu prüfen, ob sich ein im 99mTc-Pertechnetatszintigramm kalter Knoten mit diesem Radiopharmakon weiter differenzieren läßt.

Material und Methode

Bei 28 Patienten mit einem kalten Knoten erfolgte im Anschluß an die Erstszintigraphie oder an einem der nächsten Tage die Zweitszintigraphie 15 bis

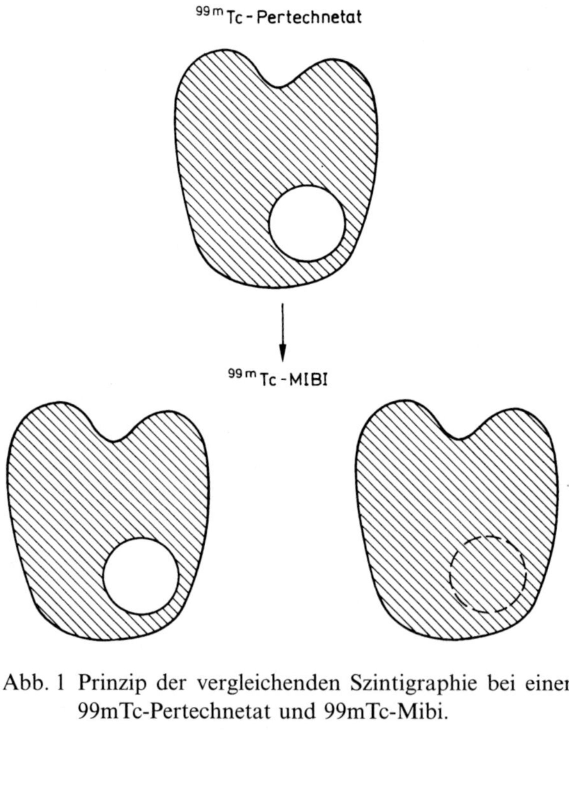

Abb. 1 Prinzip der vergleichenden Szintigraphie bei einem kalten Knoten der Schilddrüse mit 99mTc-Pertechnetat und 99mTc-Mibi.

20 Minuten p.i.von 150 MBq 99mTc-Mibi. Beide planare Szintigramme wurden an demselben Gerät (Gaede-Schilddrüsenspezialkamera) in sitzender Position durchgeführt. Die Strahlenbelastung beträgt etwa 1 mSv. Zur Auswertung erfolgte die vergleichende Beurteilung der Aktivitätsspeicherung im Knoten in den beiden Szintigrammen (Abb. 1) und des histologischen Ergebnisses.

Ergebnis

Bei 10 Patienten mit übereinstimmendem Speicherdefekt in beiden Szintigrammen (Abb. 2) fanden sich histologisch bei 8 Patienten zystisch-regressive Veränderungen, bei 2 Patienten neben den regressiven Strukturen auch follikuläre Anteile. Bei keinem Patienten ergaben sich Hinweise für Malignität.

Von 18 Patienten mit einem Mismatch der Speicherung (Abb. 3) fand sich histologisch bei 5 Patienten ein Malignom, bei 9 Patienten ein mikrofollikuläres, bei 2 Patienten ein normfollikuläres, bei je 1 Patienten ein onkozytäres Adenom bzw. eine lymphozytäre Thyreoiditis.

Diskussion

Die Ergebnisse der vergleichenden Szintigraphie lassen sich durch die Biokinetik der Radiopharmaka erklären. 99mTc-Mibi, ein lipophiles Kation, wird nach passivem Transport durch die Zellmembran in den Mitochondrien gespeichert. Die Aktivitätsaufnahme hängt also von der Perfusion des Organs und seiner mitochondralen Aktivität ab, d. h. von seiner Zellzahl. Hohe Aktivitätsanreicherungen sind in proliferations-, d. h. zellreichen Prozessen zu erwarten, geringere dagegen in narbigen, zystischen, zellarmen Strukturen. Die 99mTc-Mibi-Speicherung spiegelt neben der Perfusion also die Zellularität eines Gewebes wider, sie ist nicht spezifisch.

Sowohl bei malignen als auch benignen epithelialen Tumoren der Schilddrüse ist das Verhältnis von Zellen zu Lumen zugunsten des ersteren verschoben [3]. Die hohe Zellzahl in der Neoplasie führt zur 99mTc-Mibi-Speicherung, während die im 99mTc-Pertechnetatszintigramm verminderte Speicherung Ausdruck der durch den Tumor gestörten Jodidclearance ist.

Die vergleichende 99mTc-Pertechnetat und 99mTc-Mibi-Szintigraphie kann zwar nicht zwischen benignen und malignen Neoplasien differenzieren, sie scheint aber eine zellreiche, follikuläre Neoplasie, d. h. Karzinome und follikuläre Adenome, von einem zellarmen, bindegewebs- oder flüssigkeitsreichen Prozeß abgrenzen zu können. Zu diesem Ergebnis kommen auch Szybinski

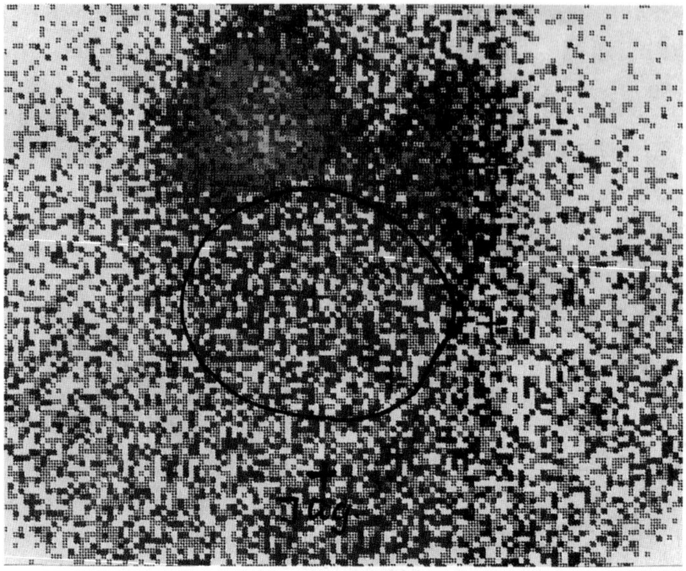

99m Tc O_4^-

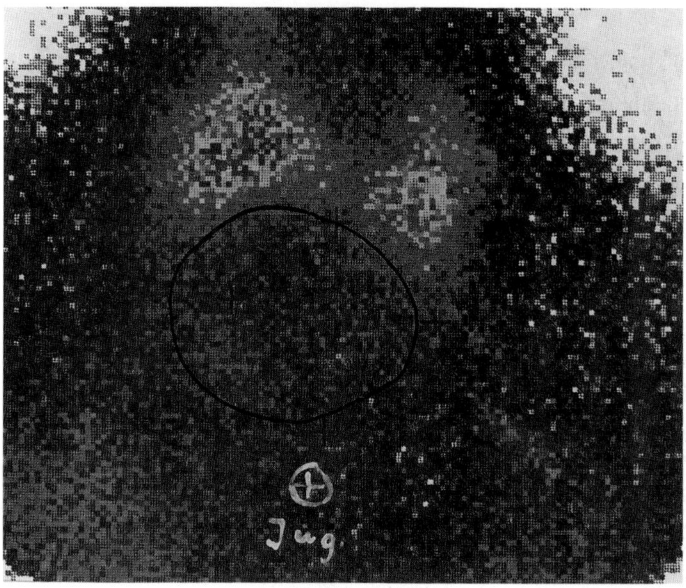

99m Tc–MiBi

Abb. 2 Übereinstimmender Speicherdefekt im 99mTc-Pertechnetat- und 99mTc-Mibi-Szintigramm.

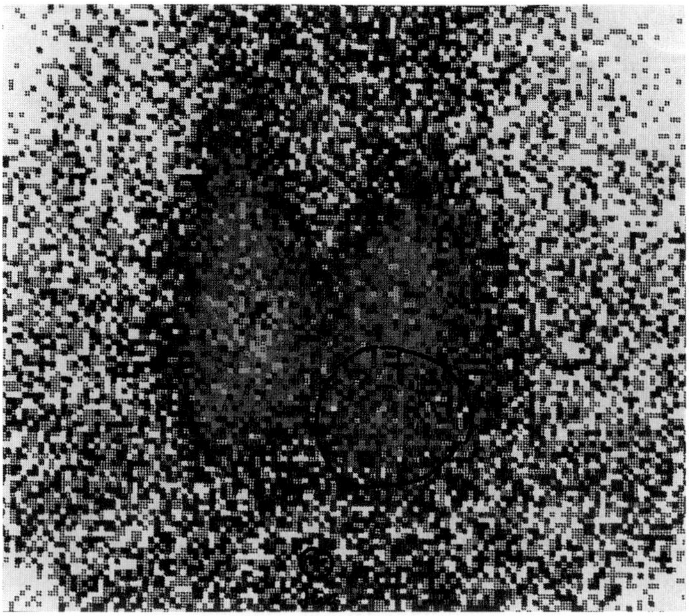

99m Tc 0_4^-

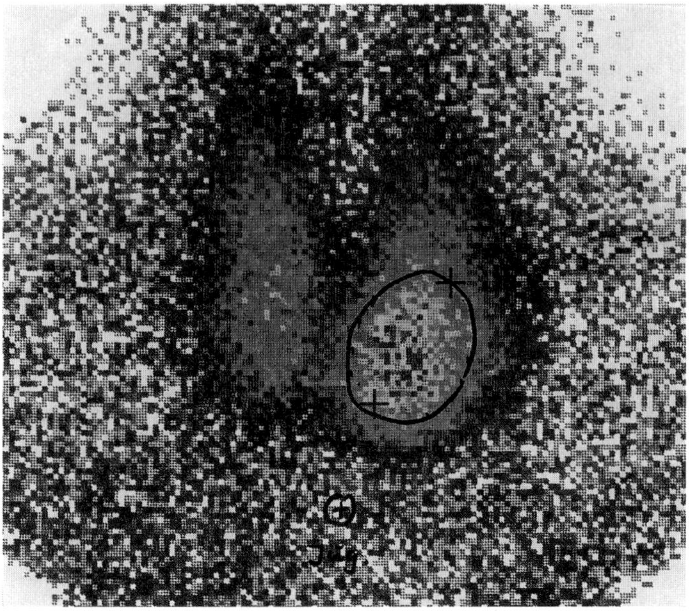

99m Tc–MiBi

Abb. 3 Mismatch zwischen 99mTc-Pertechnetat- und 99mTc-Mibi-Szintigramm.

und Mitarbeiter [7]. Zu falsch positiven Ergebnissen kann es kommen, wenn sich neben kalten Knoten auch polyklonale autonome Adenome in der Schilddrüse finden.

Die Differentialdiagnose der monoklonalen follikulären Adenome von den follikulären Karzinomen ist nur histologisch durch den Nachweis der Kapsel- und Gefäßinvasion möglich [3–6], nicht jedoch durch die Zytologie [5]. Der Verdacht auf eine follikuläre Neoplasie ist also eine Indikation zur Operation. Daraus ergibt sich die

Schlußfolgerung

Wenngleich durch die beschriebene Methodik eine Abgrenzung Malignität/ Benignität nicht möglich ist, erscheint bei kalten Knoten im 99mTc-Szintigramm die anschließende 99mTc-Mibi-Szintigraphie eine wertvolle, nicht invasive Untersuchung in der präoperativen Diagnostik zu sein, die die Feinnadelbiopsie und Sonographie nicht ersetzt, sondern ergänzt. Im Falle eines Mismatches zwischen beiden Szintigrammen ist die baldige Operation mit Schnellschnitt in einem Schilddrüsenzentrum zu empfehlen, damit im Falle eines Karzinoms die einzeitige adäquate Operation durchgeführt werden kann.

Literatur

[1] Hussein, M., A. M. Abdel-Dayem, H. A. Scott et al.: Role of 201-T1 chloride and 99mTcsestamibi in tumor imaging. In: L. M. Freeman (Ed.): Nuclear medicine annual 1994, S. 181–234. Raven Press, New York 1994.

[2] Knapp, W. H.: Highlights of the annual meeting of the European Association of Nuclear Medicine, Düsseldorf 1994. Eur. J. Nucl. Med. *22* (1995) 69–80.

[3] Rosai, I. A., M. L. Carcangin: Tumors of the thyroid gland. AFIP, Washington 1990.

[4] Schmid, K. W., B. Dockhorn-Dworniczak, W. Böcker: Gibt es echte Präkanzerosen der Schilddrüse? In: W. Pimpl, G. Galvan, H. D. Kogelnik et al. (Hrsg.): Struma maligna, S. 67–76. Springer Verlag Berlin 1993.

[5] Schmid, K. J.: Tumoren der Schilddrüse. In: W. Meng: Schilddrüsenerkrankungen, S. 288–308. Fischer-Verlag, Jena 1992.

[6] Schröder, S.: Histological classification of thyroid tumours: a Review. Exp. Clin. Endocrinol. *101* (1993) 1–6.

[7] Szybinski, Z., B. Huszno, F. Gol. Kowski et al.: Technetium 99m Methoxyisobutylisonitril in early diagnosis of thyroid. Endokrynol. Pol. (Poland) *44* (1993) 427–433.

Diskussion

Moser:
Ich meine, daß man in jeden kalten Knoten hineinsticht. Wenn man sich überlegt, um wieviel teurer die Untersuchung mit Mibi ist – schon allein aufgrund der Radiopharmazeutikakosten im Vergleich zum Technetium.

Klaua:
Bei uns wurden die Feinnadelbiopsien erst mit dem nötigen Druck empfohlen und gemacht. Nicht jeder kalte Knoten kann bei uns feinnadelbiopsiert und weiter diagnostiziert werden.

Joseph:
Ein „kalter" Knoten in der Schilddrüse gehört punktiert, gleichgültig, ob er 99mTc-Sestamibi aufnimmt oder nicht. Die Mibi-Aufnahme sagt lediglich etwas über die Mitochondiendichte pro Gewebsvolumen aus, nichts jedoch über die Dignität eines solchen Prozesses.

Prognosefaktoren für das anaplastische Schilddrüsenkarzinom – eine multivariate Analyse von 126 Patienten

N. Bešić, M. Auersperg, R. Vrecl, M. Us-Krašovec, J. Stare, R. Golouh

Einführung

Das anaplastische Schilddrüsenkarzinom ist ein sehr aggressiver Tumor mit schlechter Prognose [1, 9]. Die mittlere Überlebenszeit liegt zwischen 2,5 [9] und 7 Monaten [16]. Nur in Ausnahmefällen leben Patienten länger als fünf Jahre [1, 2, 15, 17]. Viele Prognosefaktoren beeinflussen die Überlebenszeit, unter ihnen folgende: fokales anaplastisches Schildrüsenkarzinom zum Diagnosezeitpunkt [1], frühes Lebensalter [16] und Abwesenheit von Fernmetastasen [16]. Diese Prognosefaktoren wurden bisher nur durch die univariate Analyse ermittelt. Deshalb führten wir eine multivariate Analyse von 13 Prognosefaktoren durch, um festzustellen, welche Faktoren die Überlebenszeit von Patienten mit anaplastischem Schilddrüsenkarzinom beeinflussen.

Patienten und Methoden

Patienten

Zwischen 1972 und 1992 wurden am „Institute für Onkologie" (IO), Ljubljana 137 Patienten mit anaplastischem Schilddrüsenkarzinom behandelt (Daten laut nationalem Register für maligne Erkrankungen). Für 126 dieser Patienten waren die gesamte Dokumentation, die „Follow-up-Daten" sowie die zyto- und/oder histomorphologischen Präparate verfügbar. Diese 126 Patienten wurden in die gegenwärtige Studie aufgenommen. Die Studie umfaßt 90 Frauen und 36 Männer im Alter zwischen 35 und 84 Jahren (Mittel 66,7 Jahre). Nur 3 Patienten waren jünger als 50 Jahre. Zusammen wurden 93 Begleiterkrankungen bei 88 von 126 Patienten diagnostiziert (70 Patienten kardiale Erkrankungen, 11 Patienten Diabetes mellitus, 11 Patienten Lungenerkrankungen, 4 Patienten Hyperthyreose).

Methoden

Das anaplastische Schilddrüsenkarzinom wurde bei allen Patienten durch die zyto- und/oder die histopathologische Diagnose bestätigt. Ohne das Therapieergebnis zu kennen, wurden alle zyto- und histologischen Präparate von den Autoren (M. U.-K. und/oder R. G.) reevaluiert. Bei 75 Patienten wurde die Diagnose durch beide Diagnoseverfahren (Zyto- und Histomorphologie) bestätigt. Ausschließlich die zytomorphologische Diagnostik wurde bei 37 Patienten durchgeführt, während bei 14 Patienten nur die histomorphologische Diagnostik durchgeführt wurde. Bei 43 Patienten wurde eine Autopsie veranlaßt.

Einteilung der Patienten in Gruppen

Die Einteilung der Patienten erfolgte in 13 Gruppen nach Geschlecht, Alter, Anamnese, Status, Wachstumsgeschwindigkeit des Tumors, Ausbreitungsgrad der Erkrankung bei der Erstaufnahme, Tumormorphologie und Therapie (Tab. 1).

In die Gruppe mit „rascher *Wachstumsgeschwindigkeit*" wurden Patienten mit einem Tumorwachstum kürzer als drei Monate aufgenommen. Patienten mit einem Tumorwachstum länger als drei Monate fielen in die Gruppe der „langsamen Wachstumsgeschwindigkeit".

Bei der Erstaufnahme wurden die Patienten auch im Hinblick auf Fernmetastasen untersucht. Diagnoseverfahren waren Thorax- und Knochenröntgen, Szintigraphie, Ultraschall und/oder Computertomographie. Nach dem *Ausbreitungsgrad* wurden die Tumoren in fokal oder massiv eingeteilt. Inoperable anaplastische Schilddrüsenkarzinome – durch die Feinnadelaspirationsbiopsie aus verschiedenen Bereichen des Tumors als anaplastisches Schilddrüsenkarzinom diagnostiziert – wurden der Gruppe des massiven Ausbreitungsgrades zugeteilt.

Mittels der *Zytomorphologie* konnte in 89% der Fälle die Diagnose bestätigt werden. Die zytomorphologische Einteilung in Typen erfolgte folgendermaßen: (1) riesenzelliger Typ, (2) spindelzelliger Typ, (3) pleomorphzelliger Typ und (4) andere Typen.

Da sich in der Zeitspanne von zwanzig Jahren (1972–1992) das Therapiekonzept geändert hat, wurde *therapeutisch* unterschiedlich vorgegangen (Tab. 2). Zwanzig Patienten erhielten aufgrund des fortgeschrittenen Stadiums und des schlechten Allgemeinzustandes nur eine symptomatische Therapie. Die Chemotherapie, die perkutane Strahlentherapie oder die chirurgische Therapie bzw. die Kombinationstherapie wurde bei 106 Patienten angewandt. Ein bis zwölf Wochen (Median vier Wochen) vor der Erstaufnahme in unserem Institut waren 25 Patienten bereits operiert. In bezug auf die Therapie erfolgte die Einteilung in drei Kategorien: (1) *ohne Therapie* (= nur symptomatisch), (2) *Monotherapie:* Chemotherapie oder perkutane Strahlentherapie und/oder Operation, (3) *Kombinationstherapie:* Kombination der Chemotherapie und

Tabelle 1 Geschlecht, Alter, Anamnese, Status, Wachstumsgeschwindigkeit, Ausbreitungsgrad bei der Erstaufnahme, Tumormorphologie und Therapie bei 126 Patienten mit anaplastischem Schilddrüsenkarzinom in den Jahren 1972–1992

Geschlecht	Männer	n = 36
	Frauen	n = 90
Alter	35–60	n = 37
	61–70	n = 44
	71–80	n = 36
	81–84	n = 9
Wachstumsgeschwindigkeit	rasch (<3 Monate)	n = 95
	langsam (>3 Monate)	n = 31
Schilddrüsenvergrößerung in der Anamnese	ja	n = 69
	nein	n = 25
	fehlende Daten	n = 32
vorausgegangene Radiojodtherapie	ja	n = 8
	nein	n = 118
Tumorgröße (Durchmesser in cm)	0,00– 5	n = 23
	5,01–10	n = 52
	10,1–15	n = 37
	15,01 oder größer	n = 14
Tumor auf die Schilddrüse begrenzt	ja	n = 9
	nein	n = 117
vergrößerte Halslymphknoten	ja	n = 65
	nein	n = 61
Fernmetastasen	ja	n = 68
	nein	n = 58
fokales anaplastisches Karzinom	ja	n = 5
	nein	n = 121
zytomorphologischer Typ	riesenzellig	n = 49
	spindelzellig	n = 17
	pleomorphzellig	n = 30
	andere	n = 30
Operation als Ersttherapie	ja	n = 31
	nein	n = 95
Therapie	symptomatisch	n = 20
	Monotherapie: Chemo- oder Strahlentherapie	n = 28
	Kombinationstherapie: Chemo- und Strahlentherapie	n = 78

perkutanen Strahlentherapie. In diese Gruppe gehören auch jene Patienten, bei denen nach der Chemotherapie der Tumor operabel wurde und chirurgisch vorgegangen werden konnte.

Zur Berechnung der *Überlebenszeit* wurde das Datum der Erstaufnahme auf unserem Institut herangezogen. Die mediane Überlebenszeit aller Patienten unserer Serie betrug drei Monate und variierte abhängig von der Therapie (Abb. 1). Die mediane Überlebenszeit der unbehandelten Patienten war kür-

Tabelle 2 Modalität der Therapie und Überlebenszeit (ÜLZ) von Patienten mit anaplastischem Schilddrüsenkarzinom, behandelt in den Jahren 1972–1992 am Institut für Onkologie (Ljubljana)

Therapie	Patienten	Median der Überlebenszeit
symptomatisch*	20	0
spezifisch	106	4
nur Strahlentherapie**	23	2
nur Chemotherapie	2	0,5
nur Operation	1	0
Kombination: Strahlentherapie + Operation	2	14
Kombination: Strahlentherapie + Chemotherapie***	64	4
Kombination: Strahlentherapie + Chemotherapie + Operation****	14	17,5

* 3 Patienten aus dieser Gruppe wurden vor der Erstaufnahme auf unserem Institut bereits operiert (Median der ÜLZ = 1 Monat)

** 8 Patienten aus dieser Gruppe wurden vor der Erstaufnahme auf unserem Institut bereits operiert (Median der ÜLZ = 4,5 Monate)

*** 14 Patienten aus dieser Gruppe wurden vor der Erstaufnahme auf unserem Institut bereits operiert (Median der ÜLZ = 5 Monate)

**** 6 Patienten aus dieser Gruppe wurden auf dem Institut für Onkologie operiert

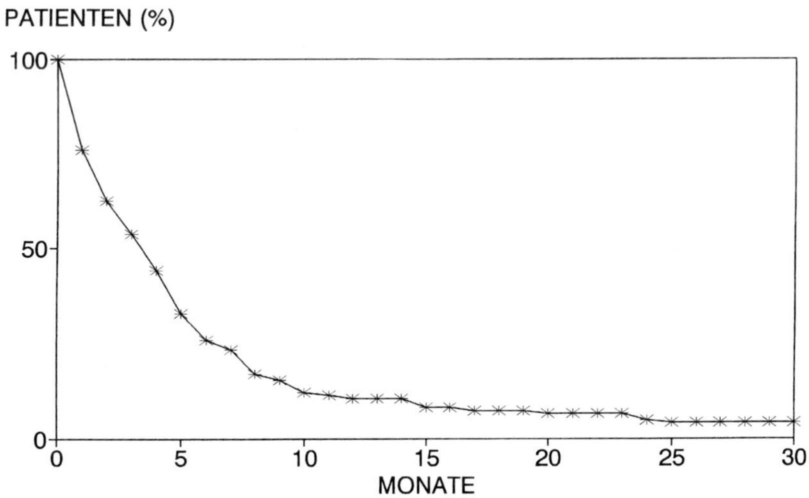

Abb. 1 Patienten und Überlebenszeit bei 126 Patienten.

zer als ein Monat. Die mediane Überlebenszeit der mit einer kombinierten Chemotherapie und perkutanen Strahlentherapie behandelten Patienten war vier Monate. Die längste Überlebenszeit (Median 19 Monate) erreichten Patienten, die zuerst mit einer kombinierten Chemotherapie und perkutanen

Strahlentherapie behandelt und später nach Tumorverkleinerung operiert wurden.

Bis auf drei Patienten verstarben alle. Die Überlebenszeit der drei Patienten, die zur Zeit dieser Analyse noch am Leben waren, beträgt 30, 31 und 35 Monate. Todesursachen waren: lokoregionaler Tumor 31 Patienten; Fernmetastasen 68 Patienten; lokoregionaler Tumor und Fernmetastasen 14 Patienten; unbekannte Todesursache 7 Patienten; ein Patient mit Tumor verübte Selbstmord; ein Patient ohne Tumor verstarb an einer akzidentiellen Vergiftung und ein Patient verstarb aufgrund eines Blastenthrombus während der radikalen Tumorresektion.

Statistische Methoden

Jeder Prognosefaktor wurde zuerst in Kategorien eingeteilt und danach mittels der univariaten statistischen Analyse evaluiert. Die Überlebenskurven der einzelnen Kategorien wurden durch den Log-rank-Test verglichen. Die relative Relevanz der Prognosefaktoren für die Überlebenszeit wurde multivariat mittels „Cox proportional hazard model“ [6] analysiert. Alle statistisch signifikanten Faktoren der univariaten Analyse wurden im Cox-Model multivariat bearbeitet. Die Berechnungen wurden durch das statistische Computerprogramm SOLO und BMDP2L (BMDP Statistical Software Inc, 1992) an einem Personalcomputer und einem Microwax II-Computer durchgeführt.

Resultate

Univariate Analyse (Tab. 3): Die univariate Analyse identifiziert mögliche Prognosefaktoren. Unter 13 Faktoren ermittelten wir acht Prognosefaktoren: (1) Therapie, (2) Fernmetastasen, (3) Wachstumsgeschwindigkeit, (4) Tumorgröße, (5) fokales anaplastisches Karzinom, (6) Tumorbegrenzung auf die Schilddrüse, (7) Operation als Ersttherapie und (8) Alter des Patienten. Das Geschlecht, eine Schilddrüsenvergrößerung in der Anamnese, vorausgegangene Radiojodtherapie und klinisch vergrößerte regionale Lymphknoten korrelierten statistisch nicht signifikant mit der Überlebenszeit.

Multivariate Analyse (Tab. 4): Fünf der acht Faktoren, ermittelt durch die univariate Analyse, wurden auch durch die multivariate Analyse als Prognosefaktoren verifiziert: (1) Therapie, (2) Fernmetastasen, (3) Wachstumsgeschwindigkeit, (4) Tumorgröße und (5) fokales anaplastisches Schilddrüsenkarzinom. Günstige Prognosefaktoren waren Kombinationstherapie, Abwesenheit von Fernmetastasen, langsame Wachstumsgeschwindigkeit, Tumorgröße 5 cm oder kleiner und fokales anaplastisches Schilddrüsenkarzinom.

Tabelle 3 Anaplastisches Schilddrüsenkarzinom – univariate Analyse: Einfluß der Prognosefaktoren auf die Überlebenszeit, 126 Patienten/1972 bis 1992/„Institut für Onkologie", Ljubljana

	p
Therapie*	<0,001
Fermetastasen*	<0,001
fokales anaplastisches Schilddrüsenkarzinom*	<0,001
Operation als Ersttherapie*	<0,001
Tumor auf die Schilddrüse begrenzt*	0,002
Wachstumsgeschwindigkeit*	0,005
Patientenalter*	0,045
Tumorgröße*	0,05
klinisch vergrößerte Halslymphknoten	0,082
Geschlecht	0,36
Schilddrüsenvergrößerung in der Anamnese	0,365
vorausgegangene Radiojodtherapie	0,549
zytomorphologischer Typ	0,55

* in die multivariate Analyse aufgenommen

Tabelle 4 Anaplastisches Schilddrüsenkarzinom – multivariate Analyse: Einfluß der Prognosefaktoren auf die Überlebenszeit, 126 Patienten/1972 bis 1992/„Institut für Onkologie", Ljubljana

Variable	Koeffizient	Standardfehler	Exponentialkoeffizient
Therapie: Chemo- + perkutane Strahlentherapie/unbehandelt	−2,5302	0,3734	0,0796
Therapie: Chemo- + perkutane Strahlentherapie/Chemo- oder perkutane Strahlentherapie	−0,5186	0,3272	0,5954
Fernmetastasen	−1,2843	0,2391	0,2768
Wachstumsgeschwindigkeit	−0,4169	0,258	0,6591
Tumorgröße >15,01 cm/5 cm oder <	−0,8426	0,4373	0,4306
Tumorgröße 10,01−15 cm/5 cm oder <	0,0744	0,288	1,0773
Tumorgröße 5,01−10 cm/5 cm oder <	−0,0638	0,283	0,9382
fokales anaplastisches Schilddrüsenkarzinom	−0,2527	0,1261	0,7767

Das Risiko einer kürzeren Überlebenszeit verringerte sich bei folgenden Patienten:

- Mit der Kombinationstherapie behandelte Patienten hatten ein 5,4fach geringeres Risiko als unbehandelte Patienten.
- Mit der Monotherapie behandelte Patienten hatten ein 3,3fach geringeres Risiko als unbehandelte Patienten.

- Patienten ohne nachweisbare Fernmetastasen bei der Erstaufnahme hatten ein 3,0fach geringeres Risiko als jene mit nachweisbaren Fernmetastasen bei der Erstaufnahme.
- Patienten in der „Gruppe des langsamen Tumorwachstums“ (länger als drei Monate) hatten ein 1,8fach geringeres Risiko als jene mit „raschem Tumorwachstum“ (kürzer als drei Monate).
- Patienten, deren Tumordurchmesser 5 cm oder weniger betrug, hatten ein 1,6fach geringeres Risiko als jene mit einem Tumordurchmesser von 16 cm oder größer.
- Patienten mit fokaler, auf die Schilddrüse begrenzter Tumorausbreitung hatten ein 1,3fach geringeres Risiko als jene mit massiver, auf die Schilddrüse begrenzter Tumorausbreitung.

Diskussion

Die Überlebenszeit von Patienten mit anaplastischem Schilddrüsenkarzinom wird durch viele Faktoren beeinflußt. Unsere multivariate Analyse zeigt, daß Therapie, Fernmetastasen, Wachstumsgeschwindigkeit des Tumors, Tumorgröße sowie das fokale anaplastische Schilddrüsenkarzinom Prognosefaktoren sind, die die Überlebenszeit beeinflussen.

Prognosefaktoren für die Überlebenszeit wurden bereits ermittelt [1, 4, 10, 12, 16]. Da viele dieser Faktoren miteinander korrelieren, ist eine multivariate statistische Analyse [6] erforderlich. Die multivariate Analyse erlaubt eine simultane Erfassung aller Faktoren. Sie zeigt, welche dieser Faktoren für die Überlebenszeit ausschlaggebend sind, und gibt Aufschluß über die relative Relevanz der einzelnen Faktoren für die Überlebenszeit [14].

Das anaplastische Schilddrüsenkarzinom ist ein seltener Tumor [9]. Deshalb sind bis heute nur wenige Studien, deren Patientenzahl groß genug wäre, um eine multivariate statistische Analyse zuzulassen, veröffentlicht worden [1, 2, 9, 10, 12, 16]. Nel ist unseres Wissens der einzige Autor, der Ergebnisse einer multivariaten statistischen Analyse über Prognosefaktoren für das anaplastische Schilddrüsenkarzinom veröffentlicht hat [12]. Jedoch beinhaltet seine Studie auch das kleinzellige Schilddrüsenkarzinom, das eine bessere Prognose hat [13]. Diese Entität wird heute nicht mehr zu den anaplastischen Schilddrüsenkarzinomen gezählt [8]. Deshalb ist Nels Studie nicht vergleichbar mit jenen Studien, die ausschließlich Patienten mit anaplastischem Schilddrüsenkarzinom beschreiben.

Die Therapie ist bei der Erstaufnahme noch nicht eingeleitet, und es ist vielleicht umstritten, sie als Prognosefaktor zu bezeichnen. Trotzdem meinen wir, daß die Therapie aufgrund ihres Einflusses auf die Überlebenszeit in die multivariate Analyse als Prognosefaktor aufgenommen werden soll. Die Ergebnisse dieser Studie zeigen, daß die Patienten mit einer kombinierten Chemotherapie und perkutaner Strahlentherapie behandelt werden sollen. Eine alleinige Chemotherapie oder perkutane Strahlentherapie und/oder Operation ist nicht ausreichend. Weiterhin soll die Therapie nicht mit einer Operation eingeleitet werden. Die Kombination Chemotherapie und Strahlentherapie zur Tumorverkleinerung soll am Beginn der Behandlung stehen. Erst danach soll operiert werden [5]. Andere Autoren, die das anaplastische Schilddrüsenkarzinom sofort operieren, schließen sich unserer Meinung nicht an [11].

In Übereinstimmung mit Aldinger meinen wir, daß das anaplastische Schilddrüsenkarzinom von Beginn an systemisch auftritt [1]. Deshalb sollte die primäre Therapie systemisch sein. Auf Grundlage unserer Erfahrungen behandeln wir das lokal begrenzte anaplastische Schilddrüsenkarzinom mit der Kombination einer niedrig dosierten Chemotherapie und perkutanen Strahlentherapie [3]. Diese wird, wenn möglich, lebenslang und in kurzen Abständen gegeben. Das anaplastische Schilddrüsenkarzinom kann sich nach der Applikation des Zytostatikums ungeachtet der Dosis verkleinern. Jedoch beginnt das Karzinom nach wenigen Tagen wieder zu wachsen. Niedrige Zytostatikadosen erlauben die wöchentliche Applikation in Form einer Erhaltungschemotherapie.

Venkatesh führte eine univariate Analyse der Prognosefaktoren für die Überlebenszeit von 121 Patienten durch. Patienten im Frühstadium der Erkrankung zum Diagnosezeitpunkt lebten länger als jene mit Fernmetastasen zum Diagnosezeitpunkt. Unsere Studie bestätigt, daß Patienten ohne Fernmetastasen länger leben als Patienten mit Fernmetastasen. Die mediane Überlebenszeit der Patienten mit Fernmetastasen war ein Monat.

Venkatesh veröffentlichte auch, daß jüngere Patienten länger leben als ältere [16]. Die univariate Analyse zeigte, daß auch unsere jüngeren Patienten länger leben als die älteren. Die multivariate Analyse konnte dies nicht beweisen. Mehr Bedeutung als das biologische Alter haben der Allgemeinzustand des Patienten, Begleiterkrankungen, Ausbreitungsgrad des anaplastischen Schilddrüsenkarzinoms und die Therapie. Im allgemeinen sind jüngere Patienten in einem besseren Allgemeinzustand und können deshalb aggressiver behandelt werden. Daraus resultiert eine längere Überlebenszeit.

Auch die Wachstumsgeschwindigkeit des Tumors ist ein unabhängiger Prognosefaktor. Rasches Tumorwachstum (kürzer als drei Monate) in der Anamnese zeigten 75% unserer Patienten. Andere Studien beschreiben ein rasches Tumorwachstum nur bei 45% [9] und 64% der Patienten [16]. Fernmetastasen hatten 28% der Patienten in Jerebs Studie [9]. Im Vergleich zu Jerebs Studie [9] haben unsere Patienten häufiger ein rasches Tumorwachstum und weisen häufiger Fernmetastasen (54%) auf. Trotzdem haben unsere Patienten eine längere Überlebenszeit. Diese längere Überlebenszeit resultiert wahrscheinlich aus einer effektiveren Therapie.

Unsere Ergebnisse bestätigen die Beobachtungen Aldingers: Der Ausbreitungsgrad des anaplastischen Karzinoms innerhalb der Schilddrüse beeinflußt die Dauer der Überlebenszeit [1]. Patienten mit fokaler, auf die Schilddrüse begrenzter Tumorausbreitung leben länger als jene mit massiver, auf die Schilddrüse begrenzter Tumorausbreitung. Hadar veröffentlichte in seiner Studie, daß 12 von 48 Patienten ein fokales anaplastisches Karzinom im differenzierten Schilddrüsenkarzinom aufwiesen [7]. Das könnte ein Grund sein, weshalb 28% seiner Patienten länger lebten als zwei Jahre [7].

Schlußfolgerungen

Die Prognose für Patienten mit anaplastischem Schilddrüsenkarzinom bleibt weiterhin schlecht. Günstige Prognoseverfahren sind: die Kombinationstherapie aus Chemo- und perkutaner Strahlentherapie und/ohne Operation, die Abwesenheit von Fernmetastasen, das langsame Tumorwachstum, die Tumorgröße 5 cm oder kleiner und das fokale anaplastische Schilddrüsenkarzinom.

Literatur

[1] Aldinger, K. A., N. A. Samaan, M. Ibanez et al.: Anaplastic carcinoma of the thyroid. A review of 84 cases of spindle and giant cell carcinoma of the thyroid. Cancer *41* (1987) 2267–2275.

[2] Auersperg, M., M. Us-Krašovec, G. Petrič et al.: Results of combined modality treatment in poorly differentiated and anaplastic thyroid carcinoma. Wien. Klin. Wochenschr. *9* (1990) 267–270.

[3] Auersperg, M., M. Us-Krašovec, N. Bešić et al. Flow-cytometric DNA measurements for monitoring and planning chemotherapy in anaplastic thyroid carcinoma. In: W. Pimpl, G. Galvan, H. D. Kogelnik et al. (Hrsg.): Struma maligna, S. 107–113. Springer Verlag, Berlin–Heidelberg–New York 1993.

[4] Bešić, N.: The role of treatment on survival of patients with anaplastic thyroid cancer. Master's thesis, University of Ljubljana, Ljubljana 1991.

[5] Bešić, N., M. Auersperg: The role of surgery in multimodal treatment of anaplastic thyroid carcinoma. In: W. Pimpl, G. Galvan, H. D. Kogelnik et al. (Hrsg.): Struma maligna, S. 300–306. Springer Verlag, Berlin–Heidelberg–New York 1993.

[6] Cox, D. R.: Regression models and life tables. J. R. Stat. Soc. (B) *34* (1972) 187–220.

[7] Hadar, T., C. Mor, J. Shvero et al.: Anaplastic carcinoma of the thyroid. Eur. J. Surg. Oncol. *19* (1993) 511–516.

[8] Hedinger, C., E. D. Williams, L. H. Sobin: The WHO histological classification of the thyroid tumors: A commentary on the second edition. Cancer *60* (1989) 908–911.

[9] Jereb, B., J. Stjernsward, T. Lowhagen: Anaplastic giant – cell carcinoma of the thyroid. Cancer *35* (1975) 1293–1295.

[10] Junor, E. J., J. Paul, N. S. Reed: Anaplastic thyroid carcinoma: 91 patients treated by surgery and radiotherapy. Eur. J. Surg. Oncol. *18* (1992) 83–88.
[11] Kim, J. H., R. D. Leeper: Treatment of locally advanced thyroid carcinoma with combination Doxorubicin and Radiation therapy. Cancer *60* (1987) 2372–2375.
[12] Nel, C. J. C., J. A. Van Heerden, J. R. Goellner et al.: Anaplastic carcinoma of the thyroid: A clinicopathologic study of 82 patients. Mayo Clin. Proc. *1–2* (1985) 51–58.
[13] Shvero, J., R. Gal, I. Avidor et al.: Anaplastic thyroid carcinoma – a clinical, histologic and immunohistochemical study. Cancer *62* (1988) 319–325.
[14] Stare, J.: Statistical analysis of survival and its aplication in patients after acute myocardial infarction. Master's thesis, University of Ljubljana, Ljubljana 1989.
[15] Tallroth, E., G. Wallin, G. Lundell et al.: Multimodality treatment in anaplastic giant cell thyroid carcinoma. Cancer *60* (1987) 1428–1431.
[16] Venkatesh, Y. S. S., G. Nelson Ordonez, P. N. Schultz et al.: Anaplastic carcinoma of the thyroid. A clinicopathologic study of 121 cases. Cancer *66* (1990) 321–330.
[17] Werner, B., J. Abele, A. Alveryd et al.: Multimodal therapy in anaplastic giant cell thyroid carcinoma. World J. Surg *8* (1984) 64–70.

Diskussion

Moser:
Ich glaube, ein Prognosefaktor ist nicht genannt worden: die histologische Diagnose.

Vrecl:
Etwa 30% der Patienten verfügten über eine isolierte zytologische Diagnose ohne Histologie, so daß wir Prognosefaktoren in Bezug auf die histologische Diagnose nicht analysiert haben.

Tiemann:
Wie messen Sie die Wachstumsgeschwindigkeit der Tumoren?

Vrecl:
Die Wachstumsgeschwindigkeit wird so gemessen, daß man anamnestische Fragen an die Patienten stellt, wie lange der Tumor gewachsen ist. Wenn der Tumor innerhalb von drei Monaten gewachsen ist, dann war das ein rasches Wachstum oder andererseits, wenn er länger wuchs, war es ein langsames Wachstum.

Tiemann:
Würde es Ihrer Meinung nach einen Sinn machen, um exakter zu beobachten, histologisch mit Proliferationsmarkern zu untersuchen?

Vrecl:
Teilweise wurden DNA-Analysen gemacht, jedoch sind die nicht in die Studie eingeschlossen.

4.4 Schilddrüsenfunktion bei Schwerkranken

Untersuchung der Schilddrüsenfunktion bei multimorbiden und schwerkranken Patienten

J. R. Stockigt

Das Hauptziel von Schilddrüsenhormonbestimmungen bei Schwerkranken ist die Feststellung von Änderungen, die therapeutisch zu beeinflussen sind. Im Gegensatz dazu ist die Darstellung von vorübergehenden, unspezifischen Änderungen des Hormonspiegels an sich von keiner großen Bedeutung, obwohl diese Ergebnisse eine prognostische Relevanz haben können. Das Problem besteht darin, daß bei Schwerkranken die meisten klinischen Befunde von Schilddrüsenstörungen unzuverlässig sind, während Laborbefunde, die außerhalb der üblichen Referenzbereiche liegen, einen niedrigen positiven Voraussagewert haben.

Die normale endokrinologische Antwort auf schwere Erkrankung führt zu einer zentralen Stimulierung der Nebennierenrinde und zu einer Hemmung der Hypophysen-Gonaden- und Hypophysen-Schilddrüsen-Achse (Tab. 1). Niedrige T_3-Werte sind Teil der normalen Reaktion auf Krankheit und Ernährungsmangel. Diese Veränderungen werden meist als vorteilhaft eingeschätzt, obwohl langfristige Nachteile nicht auszuschließen sind [3, 25]. Immunoreaktives TSH fällt ab, vermutlich als Folge von Ernährungsveränderungen [9], Cytokinen [15], Glukokortikoiden [14] und Dopamin [24]. Abnormalitäten des freien T_4 (fT_4), entweder erhöht oder erniedrigt, kommen in Abhängigkeit von der Bestimmungsmethode oft vor. Wegen methodischer

Tabelle 1 Endokrinologische Änderungen bei schwerer Erkrankung

A. Hypophysen-Nebennieren-Achse:	Stimulierung
B. Hypophysen-Gonaden-Achse:	Hemmung
C. Hypophysen-Schilddrüsen-Achse:	Hemmung – T_3 erniedrigt, rT_3 erhöht – TSH erniedrigt methodische Details – fT_4-Änderungen Medikamente

Schwächen und In-vitro-Artefakten führen fast alle fT_4-Bestimmungen zu einer unzuverlässigen Widerspiegelung der wahren In-vivo-fT_4-Konzentration. Das Gesamt-T_4 bleibt meist unverändert, obwohl eine größere Anzahl an erhöhten oder erniedrigten Werten vorkommt.

In diesem Review werden die folgenden Themen aufgegriffen:
1. die Häufigkeit von T_4- oder TSH-Veränderungen unter bestimmten Gruppen von Schwerkranken;
2. die Spezifität dieser Befunde für primäre Schilddrüsenstörungen;
3. methodische Erklärungen für falsch positive Werte;
4. der Einfluß von Medikamenten.

Schließlich und am wichtigsten für den Kliniker ist die Frage, ob eine routinemäßige Schilddrüsenhormonbestimmung bei Schwerkranken durchgeführt werden sollte.

Klinische Studien

Die Häufigkeit von T_4- und TSH-Werten außerhalb ihrer Normalbereiche ist abhängig von der untersuchten Patientengruppe und auch von der Methodik. Weil manche frühere Untersuchungen den Nachteil haben, daß sie auf TSH-Methoden ohne genaue untere Grenze des Normalbereichs basieren, werden nur repräsentative Untersuchungen aus letzter Zeit berücksichtigt.

Die Befunde sind unterschiedlich bei Krankenhaus- und Intensivstationaufnahmen. Eine Studie von De Groot und Mayor [2] zeigte abnorme Werte für T_4, TSH oder bei den Hormonen zur Zeit der akuten Krankenhausaufnahme bei 87 von 364 Patienten, das sind 24%. Niedrige FT_4Index(FT_4I)-Werte kamen bei 12% vor, und 11% hatten erhöhte TSH-Werte. Fraglich ist es, ob diese Ergebnisse auf eine Häufigkeit für Hypothyreose von 11–12% deuten oder ob die abnormen TSH- und FT_4I-Werte meist voneinander unabhängig waren. Diese Fragestellung ist aus dem Verhältnis von T_4 und TSH zueinander zu beantworten (Abb. 1). Die weitere Einschätzung der TSH-Werte unter 0,3 und über 5 mE/l zeigte, daß nur 24% der abnormen TSH-Werte ein übereinstimmendes Verhältnis mit dem T_4-Spiegel aufwiesen. Bei abnormen Ergebnissen lag der positive Voraussagewert für eine primäre Schilddrüsenstörung nur bei 25%, d. h., dreiviertel davon waren unspezifisch. Die Bewertung der abnormen FT_4I-Werte im Verhältnis zu TSH zeigte eine ähnliche Häufigkeit von unspezifischen Änderungen. Wenn man den TSH-Normalbereich von 0,4–4 mE/l auf 0,1–8 mE/l umdefinierte, stieg der positive Voraussagewert auf 38%, ohne wesentlich an Sensitivität zu verlieren.

Als Anmerkung auf diese Untersuchung hat Ross [16] vorgeschlagen, daß die Routinesuche nach unerkannten Schilddrüsenstörungen am besten auf

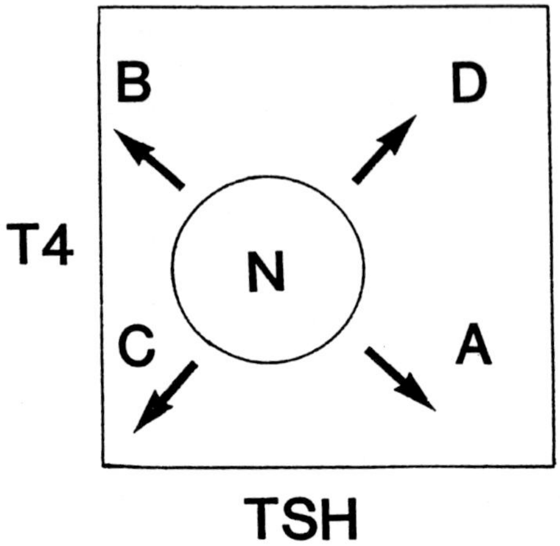

Abb. 1 Das Verhältnis zwischen TSH und T_4 zeigt diagonale Abweichungen vom Normalbereich bei den üblichen primären (A, B) und sekundären (C, D) Störungen der Schilddrüsenfunktion [20]. Diese Interpretation ist von mehreren Voraussetzungen abhängig, die manchmal bei Schwerkranken nicht bestätigt werden können.

ambulante Patienten begrenzt werden sollte, weil sie eine niedrigere Prävalenz von unspezifischen Veränderungen zeigen.

Bei Patienten auf Intensivstationen ist die Häufigkeit von abnormen T_4- oder TSH-Werten noch höher. Unter 200 aufeinanderfolgenden Aufnahmen haben Rothwell et al. [17] gefunden, daß 56% der Patienten abnorme Werte von entweder T_4 oder TSH zeigten. Davon lagen 22% der TSH-Werte außerhalb des Bereiches 0,3–5 mE/l, obwohl nur 2% die entsprechenden T_4-Werte hatten, die auf eine primäre Schilddrüsenstörung hindeuteten. Wenn man diese Befunde in Beziehung zu einem erweiterten TSH-Normalbereich von 0,2–8 mE/l setzte, zeigte kein einziger Fall ein T_4-TSH-Verhältnis, das eine primäre Hypo- oder Hyperthyreose bestätigte.

Diese Untersuchung wie mehrere andere [1, 7, 11] zeigte, daß erniedrigte TSH-Werte mit gleichzeitig erniedrigten T_4-Werten eine starke Korrelation zu einer ungünstigen Prognose haben. Es ist wichtig zu erkennen, daß niedrige T_4- und TSH-Werte auch als Folge von Medikamenten auftreten können (z. B. die Kombination von Dopamin mit Furosemid). Daher gibt es keinen Grund, die Behandlung einzelner Patienten durch solche unspezifischen Befunde beeinflussen zu lassen.

Gründe unspezifischer Werte: klinisch

Daß so viele T_4- und TSH-Werte außerhalb ihres normalen Rückkopplungsverhältnisses liegen, ist auf klinische und analytische Gründe zurückzuführen.

In diesem Zusammenhang sind die Voraussetzungen [20] zu berücksichtigen, die hinter der diagnostischen Verwendung des T_4-TSH-Verhältnisses stehen (Abb. 1). Am wichtigsten in bezug auf Schwerkranke ist die Frage, ob ein Gleichgewichtszustand (steady-state relationship) besteht. In dieser Beziehung sind die sehr unterschiedlichen normalen Halbwertszeiten von TSH (eine Stunde) und T_4 (eine Woche) von großer Bedeutung. Wenn kein Gleichgewichtszustand besteht, können T_4- und TSH-Werte sowie das T_4-TSH-Verhältnis bei Einzelproben falsch interpretiert werden.

Oft führen Medikamente zu einer Störung des Gleichgewichtszustandes [22]. Als Beispiel ist Dopamin bedeutend [24], weil die TSH-supprimierende Wirkung von diesem Medikament schnell beginnt und schnell endet [24]. In Zusammenwirkung mit Furosemid [21] kann Dopamin die Befunde einer scheinbaren Hypophyseninsuffizienz nachahmen. Aufgrund kompetitiver Verdrängung des T_4 von T_4-bindendem Globulin (TBG) führt hochdosiertes Furosemid zu einer raschen Abnahme des Gesamt-T_4-Spiegels. Wegen gleichzeitiger Dopaminbehandlung gibt es keine TSH-Antwort. Nachdem beide Medikamente abgesetzt worden sind, steigt langsam T_4 an; während dieser Phase ist TSH oft vorübergehend erhöht, manchmal bis auf 20 mE/l [6].

Gründe unspezifischer Werte: methodisch

Die Bestimmung von fT_4 bei Schwerkranken ist so stark von der Methodik abhängig, daß es nicht sinnvoll ist, auf fT_4-Werte bei Krankenhauspatienten einzugehen, ohne auf die genaue Methode zu achten. Gleichgewichtsdialyse, Ultrafiltration und die Zweischrittmethoden zeigen einen großen Anteil an erhöhten fT_4-Werten bei Schwerkranken [10, 26]. Im Gegensatz dazu kommen erniedrigte Werte bei den Analog- und den sogenannten Einschrittmethoden häufig vor [4, 10]. Wahrscheinlich ist es, daß ein Anteil dieser Veränderungen als In-vitro-Artefakt aufgrund Heparinbehandlung auftritt.

Es ist seit langem bekannt, daß Heparin zu einer Verdrängung des T_4 von TBG führt [18]. In unverdünnten Seren haben freie Fettsäuren über 2 mmol/l eine signifikante Hemmwirkung auf die T_4-Bindung [13].

Erst 1987 haben Mendel et al. gezeigt [13], daß diese Wirkung von Heparin auf fT_4-Werte durch Freisetzung in vitro von Fettsäuren wegen Heparin-induzierter Lipasen entsteht. In Proben, die von heparinbehandelten Patienten stammen, können die Konzentrationen der freien Fettsäuren während Aufbewahrung oder Inkubation der Proben bei 37°C und auch bei 4°C bis auf 2–4 mmol/l ansteigen [27].

Bei Analogmethoden und der Gleichgewichtsdialyse gibt es entgegengesetzte Wirkungen auf die scheinbaren fT_4-Werte. Bei Gleichgewichtsdialyse verursachen in vitro produzierte freie Fettsäuren eine Erhöhung der scheinbaren fT_4-Werte. Im Gegensatz führen freie Fettsäuren bei den Analog-Tracer-Methoden zu erniedrigten fT_4-Werten [4]. Wegen Verdrängung des T_4-Tracers von seiner Bindung an Albumin steht in den Proben mehr Tracer zur Verfügung als im Standard. Daher kommen erniedrigte fT_4-Werte durch erhöhte Bindung der Radioaktivität an den Antikörper vor.

TSH-Werte

Im Kontrast zu Abweichungen des fT_4-Spiegels sind TSH-Änderungen meist analytisch richtig. Jedoch sind leicht erhöhte TSH-Werte während der Genesungsphase öfter eine vorübergehende Antwort auf erniedrigte T_4-Werte. Solche Ergebnisse haben keinen positiven Voraussagewert für eine primäre Hypothyreose.

Es ist fraglich, ob scheinbar supprimierte TSH-Werte bei Schwerkranken auf eine wahre Hyperthyreose hinweisen. In dieser Beziehung spielt die Empfindlichkeit der TSH-Methode eine wichtige Rolle. Bei TSH-Methoden der sogenannten dritten Generation mit einer unteren Sensitivitätsgrenze um 0,01 mE/l ist der Voraussagewert viel höher als bei Methoden der zweiten Generation, die eine Empfindlichkeit von 0,1 mE/l haben (Abb. 2) [10, 19]. Es ist jedoch wichtig, daß laut Franklyn et al. [5] bis zu 4% von Schwerkranken TSH-Werte niedriger als 0,01 mE/l haben können.

Referenzbereiche

Wegen mangelhafter Spezifität wird die Frage relevant, ob bei Schwerkranken modifizierte Referenzbereiche für TSH und T_4 von Vorteil wären. In diesem

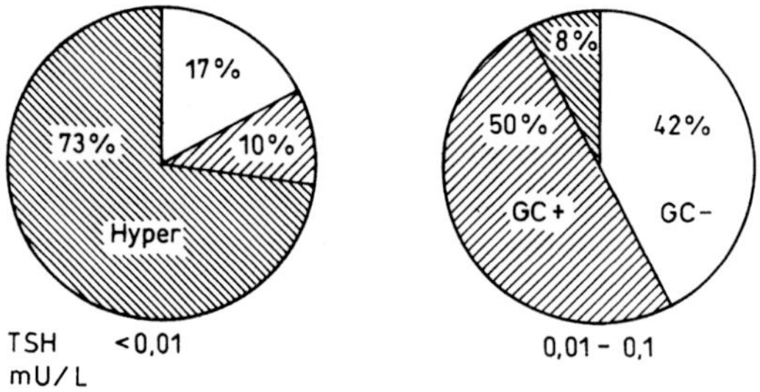

Abb. 2 Einteilung von erniedrigten TSH-Werten unter 0,1 mE/l bei Krankenhauspatienten mittels eines TSH-Assays dritter Generation mit „functional sensitivity" von 0,01–0,02 mE/l. Hyper: Hyperthyreoidismus; GC: Glucocorticoidbehandlung. Ergebnisse von [19], Abb. modifiziert nach Kaptein [10].

Zusammenhang ist zu vermuten, daß ein erweiterter TSH-Normalbereich von 0,1 – 12 mE/l bei Schwerkranken zu einem erhöhten positiven Voraussagewert führen könnte, ohne wesentlich an diagnostischer Sensitivität zu verlieren.

Gleichzeitige kritische Erkrankungen und Schilddrüsenerkrankung

Die typischen Befunde einer Schilddrüsenstörung können durch simultane kritische Krankheiten verschleiert werden. Bei gleichzeitig auftretender Ketoazidose können die typisch erhöhten TSH-Werte einer Hypothyreose fehlen [8]. Die erhöhten T_3-Werte und auch gelegentlich die typischen T_4-Werte einer Hyperthyreose können während anderer Krankheiten normalisiert werden [12]. Solche Anomalien sind am besten durch klinische Wachsamkeit und Verlaufsuntersuchungen aufzudecken.

Empfehlungen

Die folgenden Empfehlungen für Schilddrüsenhormonbestimmungen bei Schwerkranken sind in letzter Zeit in Zusammenarbeit mit der National Academy of Clinical Chemistry (USA) erarbeitet worden [23].

1. Es gibt keine Basis für die Routinebestimmung von Schilddrüsenhormonen bei Krankenhaus- oder Intensivstationaufnahmen.

Tabelle 2 Patientengruppen mit erhöhter Wahrscheinlichkeit von primären Schilddrüsenstörungen während kritischer Krankheit

frühere Schilddrüsenerkrankungen
Struma
Autoimmunerkrankung(en)
Bestrahlung
Niereninsufficienz
Amiodaron, Lithium
Kontrastmittel, Jod
Interferon a, Interleukin-2
Mongolismus
Frühgeborene
Schwangerschaft

Voraussetzungen:

Gleichgewichtszustand (Steady-State)	normale Antwort der Gewebe
Messung des aktiven Hormons	passende Normalbereiche
ausreichende Empfindlichkeit	unverändertes TSH-fT_4-Verhältnis

2. TSH- und T_4-Bestimmungen sollten leicht verfügbar sein bei Patienten, die den klinischen Verdacht einer Schilddrüsenerkrankung erregen oder bei denen eine erhöhte Wahrscheinlichkeit von Schilddrüsenstörung besteht (Tab. 2).
3. Falls entweder T_4 oder TSH abnorm sind, sollten stets beide gemessen werden. Das Verhältnis zwischen T_4 und TSH sollte immer berücksichtigt werden.
4. Bevor mit einer Behandlung begonnen wird, sollte eine dauernde Abnormalität durch wiederholte Untersuchung bestätigt werden.

Literatur

[1] Born, B., U. Schweigart, T. Delfs et al.: Konstellation der Schilddrüsenhormone als Parameter für die Prognose von Schwerkranken. Intensivmed. *32* (1995) 276–280.
[2] De Groot, L. J., G. Mayor: Admission screening by thyroid function tests in an acute general care teaching hospital. Am. J. Med. *93* (1992) 558–564.
[3] Docter, R., E. P. Krenning, M. de Jong et al.: The sick euthyroid syndrome: changes in thyroid hormones serum parameters and hormone metabolism. Clin. Endocrinol. (Oxf.) *39* (1993) 499–518.
[4] Ekins, R.: Measurement of free hormones in blood. Endocr. Rev. *11* (1990) 5–46.
[5] Franklyn, J. A., E. G. Black, J. Betteridge et al.: Comparison of second and third generation methods for measurement of serum thyrotropin in patients with overt hyperthyroidism, patients receiving thyroxine therapy, and those with nonthyroidal illness. J. Clin. Endocrinol. Metab. *78* (1994) 1368–1371.
[6] Hamblin, P. S., S. A. Dyer, V. S. Mohr et al.: Relationship between thyrotropin and thyroxine changes during recovery from severe hypothyroxinemia of critical illness. J. Clin. Endocrinol. Metab. *62* (1986) 717–722.
[7] Heinen, E., J. Herrmann, Th. Königshausen et al.: Sekundäre Hypothyreose und ihre Beziehung zur Prognose bei Schwerstkranken einer Intensivstation. Intensivmed *17* (1980) 90–93.
[8] Hooper, M. J.: Diminished T. S. H. secretion during acute non-thyroidal illness in untreated primary hypothyroidism. Lancet *I* (1976) 48–49.
[9] Hughes, J., A. G. Burger, A. E. Pekary et al.: Rapid adaptations of serum thyrotropin, triiodothyronine and reverse triiodothyronine levels to short term starvation and refeeding. Acta. Endocrinol. (Copenh.) *105* (1984) 194–199.
[10] Kaptein, E. M.: Thyroid in vitro testing in non-thyroidal illness. Exp. Clin. Endocrinol. *102* (Suppl 2) (1994) 92–101.
[11] Kaptein, E. M., J. M. Weiner, W. J. Robinson et al.: Relationship of altered thyroid hormone indices to survival in non-thyroidal illnesses. Clin. Endocrinol. *16* (1982) 565–574.
[12] Lum, S. M. C., E. M. Kaptein, J. T. Nicoloff: Influence of nonthyroidal illnesses on serum thyroid hormone indices in hyperthyroidism. West. J. Med. *128* (1983) 670–675.
[13] Mendel, C. M., P. H. Frost, S. T. Kunitake et al.: Mechanism of the heparin-induced increase in the concentration of free thyroxine in plasma. J. Clin. Endocrinol. Metab. 65 (1987) 1259–1264.
[14] Re, R. N., I. A. Kourides, E. C. Ridgway et al.: The effects of glucocorticoid administration on human pituitary secretion of thyrotropin and prolactin. J. Clin. Endocrinol. Metab. *43* (1976) 338–346.
[15] Reichlin, S.: Neuroendocrine-immune interactions. N. Engl. J. Med. *329* (1993) 1246–1253.

[16] Ross, D. S.: Screening thyroid function tests in an acute care hospital. Am. J. Med. *96* (1994) 393–394.
[17] Rothwell, P. M., Z. F. Udwadia, P. G. Lawler: Thyrotropin concentration predicts outcome in critical illness. Anaesthesia *48* (1993) 373–376.
[18] Schatz, D. L., R. H. Sheppard, G. Steiner et al.: Influence of heparin on serum free thyroxine. J. Clin. Endocrinol. Metab. *29* (1969) 1015–1022.
[19] Spencer, C. A., J. S. LoPresti, A. Patel et al.: Applications of a new chemiluminometric thyrotropin assay to subnormal measurement, J. Clin. Endocrinol. Metab. *70* (1990) 453–460.
[20] Stockigt, J. R.: Serum TSH and thyroid hormone measurements and assessment of thyroid hormone transport. In: L. E. Braverman, R. G. Utiger (Hrsg.): Werner and Ingbar's The Thyroid, 7th Edition, S. 377–396. J. B. Lippincott Co., Philadelphia 1996.
[21] Stockigt, J. R., C. F. Lim, J. W. Barlow et al.: High concentrations of furosemide inhibit plasma binding of thyroxine. J. Clin. Endocrinol. Metab. *59* (1984) 62–66.
[22] Stockigt, J. R., C. F. Lim, J. W. Barlow et al.: Drug-induced disturbances of in vitro thyroid testing: effects of circulating competitors for protein binding. Exp. Clin. Endocrinol. *102* (Suppl 2) (1994) 110–116.
[23] Stockigt, J. R.: Guidelines for the monitoring of thyroid disease: non-thyroidal illness. Clin. Chem: *47* (1996) 186–192.
[24] Van den Berghe, G., F. de Zegher, P. Lauwers: Dopamine and the sick euthyroid syndrome in critical illness. Clin. Endocrinol. *41* (1994) 731–737.
[25] Wartofsky, L., K. D. Burman: Alterations in thyroid function in patients with systemic illness: The „euthyroid sick syndrome“. Endocr. Rev. *3* (1982) 164–217.
[26] Wong, T. K., A. E. Pekary, G. S. Hoo et al.: Comparison of methods for measuring free thyroxine in nonthyroidal illness. Clin. Chem. *38* (1992) 720–724.
[27] Zambon, A., S. I. Hashimoto, J. D. Brunzell: Analysis of techniques to obtain plasma for measurement of levels of free fatty acids. J. Lipid Res. *34* (1993) 1021–1028.

Prognostischer Wert der Schilddrüsenparameter bei schwerkranken älteren Patienten

R. Gärtner, M. Angstwurm, A. Kittel

Einleitung

Bei schwerkranken Patienten mit und ohne primäre Schilddrüsenfunktionsstörung fällt im Verlauf der Erkrankung und in Abhängigkeit der Klinik regelhaft das Gesamt-T3 (TT3) und in geringerem Ausmaß auch das freie T3 (FT3) ab. Man bezeichnet dieses in seiner Ursache bisher nicht ausreichend erklärbare Phänomen als „Nieder-T3-Syndrom". Da auch TSH und Gesamt-T4 (TT4) je nach Schweregrad und Dauer der Erkrankung in Richtung einer sekundären Hypothyreose verändert sein können, ist die Bezeichnung NTI (non thyroidal illness) zu bevorzugen [12]. Schon lange ist bekannt, daß z. B. nach einem akuten Myokardinfarkt oder während eines katabolen Zustandes (Fasten) das TT3 im Serum abfällt, das reverse T3 (rT3) dagegen ansteigt [6, 8]. Eine Hemmung der 5'Dejodinase und damit eine verminderte T3-Produktion bei gleichzeitig erniedrigtem rT3-Abbau wird als Ursache für dieses Phänomen angesehen [7]. Die Veränderungen des Gesamt-T4 (TT4) oder freien T4 (FT4) werden aber teilweise unterschiedlich berichtet [9, 11]. Dies liegt einmal an den verwendeten Assaysystemen, aber auch an den eingesetzten Medikamenten, die entweder den Assay stören oder aber tatsächlich in vivo die Bindung an die Transportproteine inhibieren [8, 15]. Das dialysierbare, freie T4 ist meist jedoch normal oder gar erhöht, abhängig von der Schwere der Erkrankung. Auch für TSH gilt, daß die Veränderungen bei Schwerkranken nicht regelhaft sind, sondern einmal mit der Schwere und Länge der Erkrankung korrelieren, aber auch durch Medikamente wie Dopamin oder Glukokortikoide beeinflußt werden können [5, 12]. Die pulsatile und zirkadiane Sekretion des TSH ist aufgehoben [1]. Die hier kurz zusammengefaßten Veränderungen der Schilddrüsenparameter werden also mit während der Erkrankung endogen gebildeten Inhibitoren des Schilddrüsenhormontransportes, Zytokinen bzw. deren löslichen Rezeptoren und zusätzlich mit interferierenden Medikamenten während der Behandlung in Zusammenhang gebracht [3, 9, 15]. Diese Vielfalt der Einflußgrößen läßt schon erkennen, daß ein prognostischer Wert der Schilddrüsenhormonparameter für den Einzelfall schwierig ist.

Wir haben eine eigene retrospektive Studie mit dem Ziel durchgeführt zu untersuchen, ob es dennoch gelingt – und wenn ja, mit welchen Schilddrüsenhormonparametern –, einen prognostischen Hinweis für die Schwere und den Verlauf der Erkrankung zu erhalten. Die Schwere der Erkrankung wurde mit dem APACHE II-Score ermittelt. Der APACHE II-Score ist einer der am meisten akzeptierten Scores bei Schwerkranken, der die Multimorbidität mit erfaßt und mit der Inzidenz der Mortalität korreliert ist [10].

Methoden

Bei Patienten, die während eines Zeitraumes von 10 Monaten auf unsere internistische Intensivstation eingeliefert worden waren, wurde FT3, (teilweise auf TT3), FT4 und das basale TSH mittels kommerzieller Immunoassays (Ciba-Corning Chemiluminiszenz Assay) bestimmt. Lagen die Patienten länger als 3 Tage, so wurde im Verlauf etwa jede Woche bzw. bei Verbesserung oder Verschlechterung des Zustandes die Bestimmung wiederholt. Insgesamt wurden 446 Patienten in die Studie eingeschlossen. Reanimationen oder Patienten mit bekannten Schilddrüsenerkrankungen wurden von der Studie ausgeschlossen. Der APACHE II-Score wurde zur Definition der Schwere der Erkrankung herangezogen. Die primär führenden Aufnahmekrankheiten wurden nach den betroffenen Organsystemen eingeteilt und sind in Tab. 1 dargestellt.

Tabelle 1 Einteilung der Erkrankungen von 446 intensivpflichtigen, schwerkranken Patienten nach den primär betroffenen Organsystemen

Diagnosen	Anzahl	Prozent
kardial	291	65,2
Infektionen	62	13,9
metabolisch	16	3,5
renal	6	1,3
gastrointestinal	24	5,3
postoperativ	47	10,5

Ergebnisse

Der Verlauf der TT3-Spiegel war in der Summe bei allen untersuchten Patienten typisch mit einem signifikanten Abfall bereits in den ersten Tagen. Der tiefste Wert wurde am Tag 7–10 erreicht, um dann wieder kontinuierlich anzusteigen (Abb. 1). Bei einigen Patienten konnte der TT3-Wert vor und nach Aufenthalt auf der Intensivstation ermittelt werden, er lag nach Ausheilung der akuten Erkrankung wieder im Bereich des Ausgangswertes (Abb. 1).

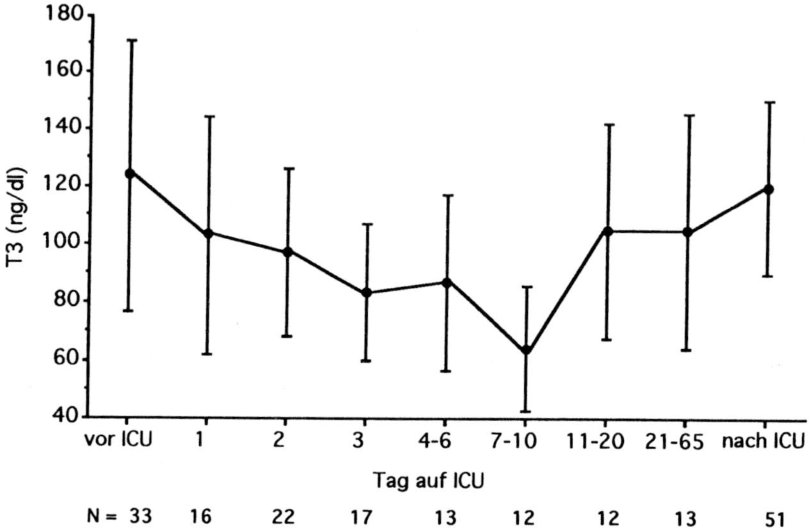

Abb. 1 Verlauf der Gesamt-T3-Spiegel (± SD) bei Patienten vor, während und nach der Behandlung auf der Intensivstation. Der T3-Abfall bzw. Wiederanstieg ist nach Multivarianz ANOVA signifikant ($p = 0{,}0108$).

Während der TT3-Abfall zu Beginn der Erkrankung mit dem APACHE II-Score umgekehrt proportional ist, ist dies im weiteren Verlauf nicht mehr der Fall. Die FT3-Spiegel zeigen deutlich größere Schwankungen im Verlauf (Abb. 2) und zeigen nicht den typischen Abfall wie das TT3. Die FT3-Spiegel bei Aufnahme korrelieren im Gegensatz zum TT3 mit dem APACHE II-Score und damit mit der Schwere der Erkrankung ($p < 0{,}05$). Noch im Normbereich liegende FT3-Werte fanden wir nur bei 42% der Patienten, wohingegen 52,5% unterhalb des Normbereiches lagen und nur 2,5% oberhalb der Norm.

Das FT4 zu Beginn der Erkrankung ist ebenfalls umgekehrt proportional zur Schwere der Erkrankung ($p < 0{,}0005$). Erhöhte FT4-Werte, wie in der Literatur beschrieben, fanden wir bei unseren Intensivpatienten nicht. Von den über 400 untersuchten, schwerstkranken Patienten war das FT4 bei 72% der Patienten im unteren Normalbereich, bei 5% war es erhöht und beim Rest lag es unterhalb der Norm. Bei Entlassung auf die Allgemeinstation stieg der FT4-Spiegel signifikant, aber noch innerhalb des Normbereiches an (Abb. 3).

Der basale TSH-Spiegel korreliert ebenfalls umgekehrt proportional mit der Schwere der Erkrankung sowohl zu Beginn als auch im Verlauf der Erkrankung ($p < 0{,}05$). Von den Patienten, die ein TSH < 0,4 U/L bei der Aufnahme hatten, verstarben 20,8%, bei den übrigen Patienten lag die Mortalität bei 4,6%. Im Verlauf ist eine Verschlechterung des Allgemeinzustandes und damit ein Anstieg des APACHE II-Scores mit einem TSH-Abfall, eine Verbesserung

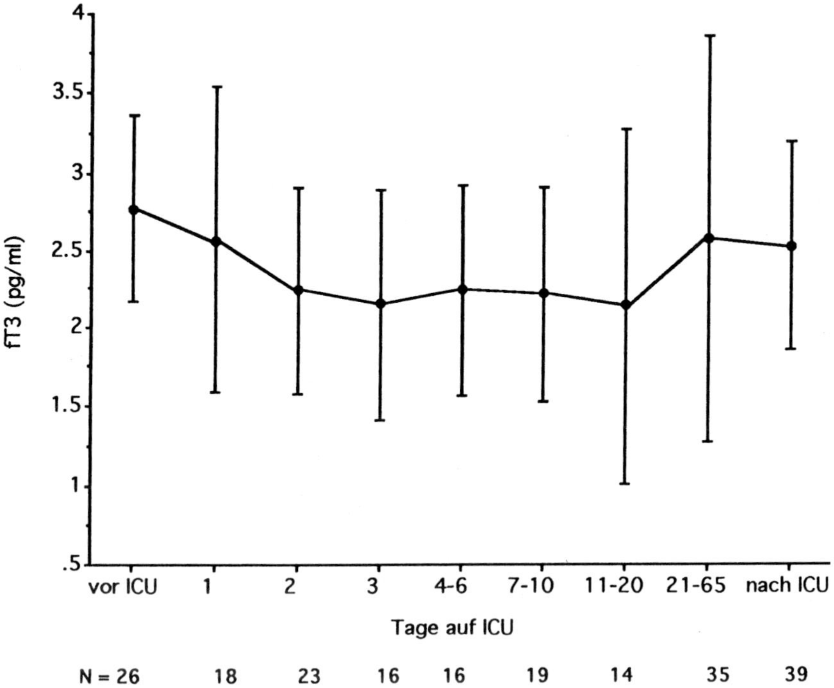

Abb. 2 Verlauf der FT3-Werte (± SD) bei Patienten vor, während und nach der Behandlung auf der Intensivstation. Die Anfangswerte sind signifikant niedriger als Normalkollektiv (siehe Text), keine signifikanten Änderungen im Verlauf.

des Gesamtzustandes und damit Abfall des APACHE II-Scores mit einem TSH-Anstieg korreliert (Abb. 4). So steigt der TSH-Spiegel dementsprechend bei Entlassung auf die Allgemeinstation signifikant in teilweise hypothyreote Bereiche an.

Bei den Patienten, die im Verlauf verstarben (n = − 37), fielen alle Schilddrüsenhormonparameter ab. So hatten alle während der stationären Behandlung innerhalb eines Jahres auf unserer Intensivstation verstorbenen Patienten einen mittleren FT3-Spiegel von 1,58 ± 0,327 pg/ml, ein FT4 von 1,16 ± 0,6 ng/dl und ein TSH von 0,7 ± 1,1 mU/L. Umgekehrt aber verstarben nur 30% von den Patienten, die während des stationären Aufenthaltes zu irgendeinem Zeitpunkt dieselbe Konstellation (niedrig-normales TSH, erniedrigtes FT3 und FT4) hatten.

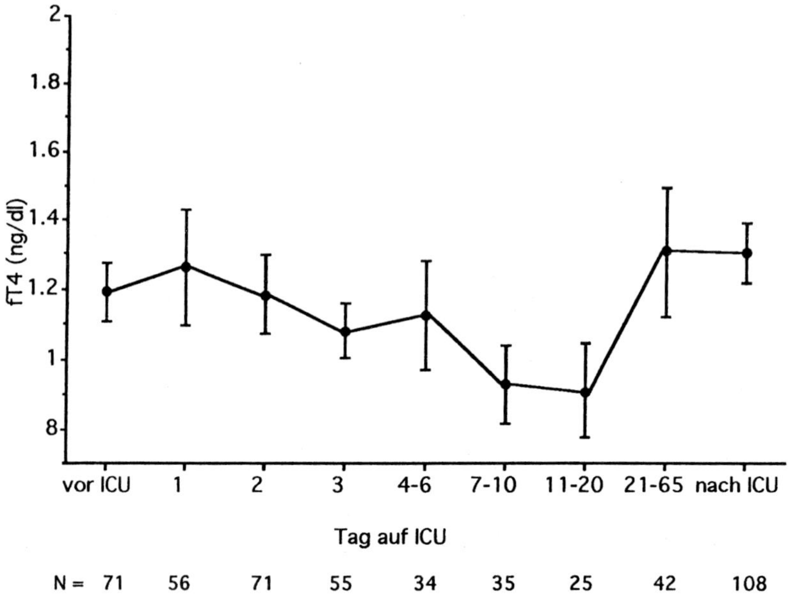

Abb. 3 Verlauf der FT4-Werte (± SD) bei Patienten vor, während und nach der Behandlung auf der Intensivstation. Die Anfangswerte sind signifikant niedriger als Normalkollektiv (siehe Text). Unterschied der Anfangswerte zu Tag 7–10, 11–20 und 21–265 sind signifikant ($p < 0{,}05$).

Diskussion

Erhöhte FT4-Werte bei Schwerkranken werden in der Literatur beschrieben [1], dies konnten wir mit dem von uns verwendeten Zweischrittassay nicht nachvollziehen. Während sich für FT4 keine Korrelation zum Verlauf der Erkrankung ergab, ließ sich dies zu Beginn der Erkrankung bzw. bei Einlieferung auf die Intensivstation für FT4 und auch für FT3 zeigen. Ein prognostischer Index bezüglich der Mortalität der TSH-Werte zu Beginn des stationären Aufenthaltes auf einer Intensivstation wird beschrieben [13], dieser war bei unseren Untersuchungen ebenfalls gegeben. Versucht man, eine Untergruppe aus den Patienten mit Sepsis zu bilden, so zeichnet sich ab, daß die TSH-Werte bei Sepsis eindeutig niedriger liegen als bei den Patienten mit kardialer Erkrankung. Es kann angenommen werden, daß Zytokine hier eine zusätzliche Rolle spielen [3].

Im Verlauf ist der TSH-Wert im Gegensatz zu FT4 und FT3 bzw. auch TT3 signifikant mit der Verbesserung bzw. Verschlechterung des Allgemeinzustandes korreliert. Das Problem der Interpretation der Schilddrüsenhormonparameter bei Schwerkranken liegt aber darin, daß der Einfluß von Medikamen-

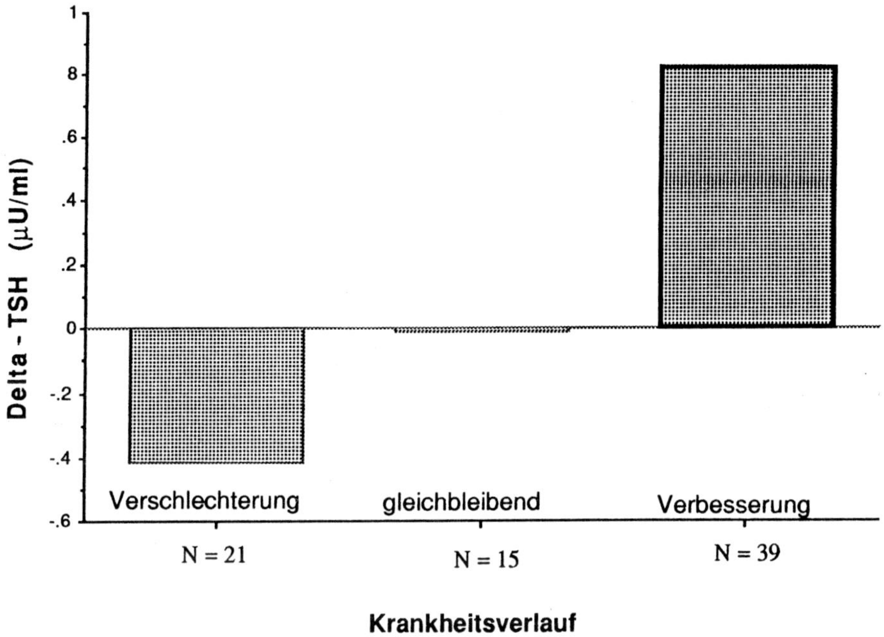

Abb. 4 Korrelation der TSH-Spiegel-Änderungen mit dem klinischen Verlauf, definiert am APACHE II-Score. TSH-Änderungen sind nach ANOVA signifikant (p = 0,001).

ten nicht zu trennen ist von dem Einfluß der Erkrankung auf diese Werte. So ist bekannt, daß Dopamin und Cortisol die TSH-Spiegel beeinflußt [12]. Nahezu alle Patienten mit schweren internistischen Erkrankungen haben natürlich in unterschiedlicher Dosierung fast immer Dopamin, die Cortisolspiegel sind in Abhängigkeit von der Sedierung bzw. dem Streß der Patienten unterschiedlich hoch. So kann nicht schlüssig gefolgert werden, daß tatsächlich die Schwere der Erkrankung allein zu diesen TSH-Änderungen führt. Es muß zumindest partiell auch die Medikation bedacht werden. Der Versuch, nur die Patienten ohne bzw. mit einer definierten konstanten Dopamindosierung als Untergruppen darzustellen, ist wegen der dann zu geringen Fallzahl nicht möglich.

Zusammenfassend läßt sich auch in Zusammenschau mit den in der Literatur beschriebenen Zahlen sagen, daß die Schwere der Erkrankung und damit die ungünstige Prognose umgekehrt proportional zum FT4- und FT3-Spiegel ist, wenn dieser zu Beginn der Erkrankung gemessen wird. In einer Studie mit Patienten einer anästhesiologischen Intensivstation konnte ein signifikanter Zusammenhang des basalen TSH zu Beginn der Erkrankung mit der Prognose, gemessen am APACHE II-Score, gezeigt werden [13]. Auch wir konnten dies in unseren Untersuchungen bestätigen. Aber zusätzlich ist das TSH ein sehr guter Verlaufparameter. Im Verlauf ungünstig ist ein Abfall der TSH, FT4- und FT3-Werte, wie auch in einer anderen retrospektiven Studie kürzlich gezeigt wurde [4]. Hieraus ergibt sich, daß alle drei genannten Schilddrüsenparameter einen prognostischen Hinweis für die Inzidenz der Mortalität abgeben. Sie sind aber einem allgemeinen Score wie dem APACHE II-Score nicht überlegen. Sie geben lediglich eine zusätzliche Information ab. Eine Indikation für die Bestimmung der Schilddrüsenparameter ergibt sich somit vorwiegend aus der klinischen Fragestellung nach einer Schilddrüsenfunktionsstörung. Diese Frage ist aber nicht mit den üblichen Normalbereichen zu lösen, denn natürlich verändern sich auch bei zusätzlich schwerer Allgemeinerkrankung die Schilddrüsenhormonparameter entsprechend den schilddrüsengesunden schwerkranken Patienten [12, 14]. Ein supprimiertes TSH bei Schwerstkranken bedeutet im Rahmen des NTI eine schlechte Prognose, kann aber auch zusätzlich Hinweis für das gleichzeitige Vorliegen einer Hyperthyreose sein. Hier ist dann ausnahmsweise die Indikation für einen TRH-Test gegeben [14], denn beim supprimierten TSH im Rahmen eines NTI ist TSH durch TRH niedrig-normal stimulierbar. Die peripheren Schilddrüsenhormonparameter müssen bei Hyperthyreose nicht erhöht sein, sie können auch nur im oberen Normalbereich liegen. Umgekehrt wäre ein hoch-normales TSH beim schwerstkranken, katabolen Patienten ein Hinweis auf eine Hypothyreose [12].

Literatur

[1] Adriaanse, R., J. A. Romijn, G. Brabant et al.: Pulsatile thyrotropin secretion in nonthyroidal illness. J. Clin. Endocrinol. Metab. *77* (1993) 1313–1317.

[2] Arem, R., G. J. Wiener, S. G. Kaplan et al.: Reduced tissue thyroid hormone levels in fatal illness. Metabolism *42* (1993) 1102–1108.

[3] Boelen, A., M. C. Platvoet-Ter Schphorst, W. M. Wiersinga: Soluble cytokine receptors and the low 3,5,3'-triiodothyronine syndrom in patients with nonthyroidal disease. J. Clin. Endocrinol. Metab. *80* (1995) 971–976.

[4] Born, B., U. Schweigart, T. Delfs et al.: Konstellation der Schilddrüsenhormone als Parameter für die Prognose von Schwerkranken. Intensivmedizin und Notfallmedizin *32* (1995) 276–280.

[5] Franklyn, J. A., E. G. Black, J. Betteridge et al.: Comparison of second and third generation methods for measurement of serum thyrotropin in patients with overt hyperthyroidism, patients receiving thyroxine therapy, and those with nonthyroidal illness. J Clin. Endocrinol. Metab. *78* (1994) 1368–1371.

[6] Heinen, E., J. Herrmann, Th. Königshausen et al.: Sekundäre Hypothyreose und ihre Beziehung zur Prognose bei Schwerstkranken einer Intensivstation. Intensivmedizin *17* (1980) 90–93.

[7] Kakucska, I., L. I. Romero, B. D. Clark et al.: Suppression of thyrotropin-releasing hormone gene expression by interleukin-1-beta in the rat: implications for nonthyroidal illness. Neuroendocrinology *59* (1994) 129–137.

[8] Kaptein, E. M., W. J. Robinson, D. A. Grieb et al.: Peripheral serum thyroxine, triiodothyronine, and reverse triiodothyronine kinetics in the low thyroxine state of nonthyroidal illness. J. Clin. Invest. *69* (1982) 526–535.
[9] Kaptein, E. M.: Thyroid in vitro testing in non-thyroidal illness. Exp. Clin. Endocrinol. *102* (1994) 92–101.
[10] Knaus, W. A., E. A. Draper, D. P. Wagner et al.: APACHE II: A severity of disease classification system. Crit. Care Med. *13* (1985) 818–826.
[11] Nelson, J. C., R. M. Weiss, R. B. Wilcox: Underestimation of serum free thyroxine (T4) concentrations by free T4 immunassays. J. Clin. Endocrinol. Metab. *79* (1994) 76–79.
[12] Nicoloff, J. T., J. S. LoPresti: Nonthyroidal Illnesses. In: J. Leslie, DeGroot (Hrsg.): Endocrinology, pp. 665–675. W. B. Saunders Comp., Third Edition. Philadelphia 1995.
[13] Rothwell, P. M., Z. F. Udwadia, P. G. Lawler: Thyrotropin concentration predicts outcome in critical illness. Anaesthesia *48* (1993) 373–376.
[14] Spencer, C. A.: Clinical utility and cost-effectiveness of sensitive thyrotropin assays in ambulatory and hospitalized patients. Mayo Clin. Proc. *63* (1988) 1214–1222.
[15] Stockigt, J. R., C. E. Lim, J. W. Barlow et al.: Drug-induced disturbances of in vitro thyroid testing: Effects of circulating competitors for protein binding. Exp. Clin. Endocrinol. *102* (1994) 110–116.

Diskussion

Wahl:
Eine Frage an Herrn Stockigt: das Schilddrüsenhormon-Bindungsprotein Präalbumin (Transthyretin) ist ja ein negatives Akutphase-Protein. Welchen Einfluß hat es auf das Low-T3-Syndrom und Low-T4-Syndrom?

Stockigt:
Nur etwa 20% des Gesamt-T4 sind an diesem Protein gebunden, etwa 70% dagegen an TBG. Bei erniedrigten Transthyretin-Werten teilt sich das freigesetzte T4 unter den anderen Proteinen auf. Meiner Meinung nach ist die Auswirkung der TTR-Änderungen auf die freie T4-Konzentration relativ gering.

Usadel:
Reflektieren die Schilddrüsenparameter nicht ausschließlich die Begleittherapie?

Gärtner:
Es wäre schön, wenn man die Beeinflussung der Begleitmedikation auf die Schilddrüsenparameter und den Einfluß der endogenen Cytokine auf die Schilddrüsenfunktion trennen könnte. Sie können aber natürlich nicht die notwendige Therapie eliminieren, so daß man leider Ihre Frage nicht eindeutig beantworten kann. Man weiß nur aus Tierversuchen, daß Cytokine selbst auch die Schilddrüsenfunktion beeinflussen können, ebenso wie dies auch für Dopamin bekannt ist, wie ich erwähnt hatte. Deshalb ist es schwierig, die

Schilddrüsenparameter zu interpretieren. Wenn kein Hinweis für eine Schilddrüsenerkrankung gegeben ist, gibt es – wie gesagt – keine Indikation zur Bestimmung der Schilddrüsenparameter.

Badenhoop:
In der Regel ist das Schicksal der schwerkranken Patienten auf der Intensivstation innerhalb weniger Tage entweder zum Guten oder zum Schlechten entschieden. Es gibt aber zunehmend langzeitbeatmete und über längere Zeit intensivpflichtige Patienten, bei denen ein Low-T3- bzw. Low-T4-Syndrom über einen Zeitraum besteht, so daß ein Schilddrüsenhormonmangel angenommen werden muß und vielleicht im Zusammenhang mit dem neurologischen „severe illness syndrome" stehen kann. Sind Ihnen Untersuchungen bekannt, ob eine niedrigdosierte Schilddrüsenhormontherapie bei diesen Patienten vorteilhaft ist?

Stockigt:
Eine schwere und sehr wichtige Frage. Ich glaube, es ist möglich, daß es endgültig zu einem Mangel an Schilddrüsenhormonwirkung an den Geweben kommen könnte, aber es gibt bis jetzt keine Methoden, die diesen Effekt feststellen können. Daher ist es nicht möglich, eine kontrollierte Behandlungsuntersuchung durchzuführen. Jedoch sollten wir bei langzeitig kritisch Kranken auf klinische Zeichen von T3-Mangel achten.

Gärtner:
Es sind natürlich relativ wenig Patienten, die wir überblicken, und die mehr als 30–40 Tage schwerstkrank und beatmet sind. Wir selbst haben keine Erfahrung, und ich kenne auch keine Untersuchung, die zeigen könnte, ob dieses „severe illness syndrom" oder auch „critical ill polyneuropathy" im Zusammenhang mit dem Nieder-T3-Syndrom steht.

Köhrle:
Eine Frage an Herrn Gärtner und möglicherweise an Herrn Stockigt: es wurde von den Pionieren des Nieder-T3-Syndroms (Hesch z. B.) früher immer propagiert, daß uns Quotienten zwischen T3, RT3 und T4 sehr viel weiterhelfen als Einzelwerte – würden Sie dem zustimmen? Oder können Sie das aus Ihren Daten jetzt nicht sehen?

Gärtner:
Wir haben das RT3 leider nicht bestimmt, so daß ich hierzu nichts sagen kann.

Köhrle:
Eine Frage an Herrn Stockigt: du hattest eben gesagt, daß Furosemid zu einer schnellen Elimination von T4 aus der Zirkulation durch die TBG-Verdrängung führt. Muß man annehmen, daß es nicht nur zu einer Elimination, sondern auch zu einer Überflutung der Gewebe und der Zielzellen kommt und damit dort zu Induktion von Hyperthyreose auf lokaler Ebene?

Stockigt:
Ob das verdrängte T4 und auch T3 eine Schilddrüsenhormonwirkung haben, ist nicht genau festzustellen. Patienten, die zweimal pro Tag 250–500 mg Furosemid nehmen, bekommen wahrscheinlich jedes Mal eine vorübergehende Erhöhung der freien T4 und T3-Konzentration, aber die Wirkung auf die Gewebe ist bis jetzt nicht meßbar. Interessant ist es, daß die vergleichbaren Dosierungen von Bumetanid und Piretanid diesen Effekt nicht zeigen.

Kahaly:
Kürzlich wurde über eine kontrollierte Studie bei Patienten mit Herzoperation von der Arbeitsgruppe um Erwin Klein in New York beschrieben. Es handelt sich um eine prospektiv durchgeführte Studie über Patienten mit Low-T3-, auch Low-T4-Syndrom. Bei diesen Patienten hat die kurzfristige Thyroxintherapie eine eindeutige Abnahme der Zeit der Reanimation und eine Abnahme der Mortalität gezeigt.
Frage an Herrn Stockigt: sowohl die Studie von DeGroot und Meier vor drei Jahren als auch die Arbeitsgruppe um Toft und Kaldwill haben gezeigt, daß bei Patienten mit Low-T3-Low-T4-Syndrom passagere TSH-Erhöhungen nachweisbar waren. Gibt es eine Erklärung für diese TSH-Erhöhung? Ist das eine passagere Hypothyreose, oder warum kommt es zu einer passageren TSH-Erhöhung?

Stockigt:
Unter diesen Umständen ist die vorübergehende TSH-Erhöhung vermutlich eine Antwort auf zeitweilig erniedrigte T4-Werte. Es gibt keinen Hinweis darauf, daß diese Änderungen auf einen hypothyreosen Zustand der Gewebe deuten. Auf die Frage von T3-Behandlung bei Herzchirurgie zurückzukommen: vor kurzem ist eine ganz wichtige Untersuchung von Klemperer et al. veröffentlich worden (N. Engl. J. Med. 333 (1995) 1522–7). 142 Patienten sind in der Herzgefäßchirurgie untersucht. Die Hälfte davon sind mit T3 behandelt worden. Vasodilitation war merkwürdig, aber Sterberate, Abhängigkeit an Pressorsubstanzen und Intensivstationsdauer sind nicht beeinflußt worden.

Gärtner:
Bei unseren Verläufen erhalten wir durchaus TSH-Werte, die zwischen 5 und 10 liegen und die innerhalb eines Tages auftreten können, wenn es dem Pati-

enten wieder kurzfristig einmal besser geht, d. h., wenn offensichtlich der katabole oder septische Zustand unterbrochen ist. Nach zwei oder drei Tagen ist TSH wieder normal. Also ich glaube, das ist alles etwas, was wirklich nur passager ist und mit einer tatsächlichen Schilddrüsenfunktionsstörung überhaupt nichts zu tun hat.

Sexualhormonbindendes Globulin (SHBG) und Osteocalcin als Parameter der peripheren Schilddrüsenhormonwirkung bei Schwerkranken mit Low-T3- und Low-T4-Syndrom

T. Seppel, A. Becker, J. Feldkamp, F. Lippert, R. Schlaghecke

Einleitung

Patienten mit schweren, schilddrüsenunabhängigen Allgemeinerkrankungen (non thyroidal illness = NTI) weisen mehrheitlich Abweichungen der Schilddrüsenhormonparameter vom Normbereich auf. Die pathophysiologischen Grundlagen hierfür sind komplex und bisher nur unzureichend aufgeklärt [7, 16]. Am häufigsten werden im Serum verminderte Trijodthyronin-T3-Spiegel bei normalen Tetrajodthyronin-T4- und Thyreotropin-TSH-Konzentrationen gefunden (sog. Low-T3-Syndrom). Mit zunehmender Krankheitsschwere können auch die T4-Konzentrationen in den subnormalen Bereich absinken (sog. Low-T4-Syndrom).

Es besteht ein weitgehender Konsenz dahingehend, daß Patienten mit einem Low-T3- oder auch Low-T4-Syndrom auf peripherer Ebene eine euthyreote Stoffwechsellage aufweisen und daher im allgemeinen keiner spezifischen Substitutionstherapie bedürfen. Diese Annahme stützt sich zum einen auf klinische Beobachtungen, die eine behandlungsbedürftige Hypothyreose bei betroffenen Patienten unwahrscheinlich machen, und zum anderen auf die in aller Regel normalen Serum-TSH-Konzentrationen. Im klinischen Alltag kann jedoch gerade bei Schwerkranken die Sicherung einer Hypothyreose alleine aufgrund der klinisch erfaßbaren Symptomatologie außerordentlich schwierig, wenn nicht sogar unmöglich sein, so daß biochemische Parameter zwangsläufig mit in die Diagnostik einbezogen werden müssen. Da die Schilddrüsenhormone selbst kein verläßliches Bild der peripheren Stoffwechsellage ergeben und auch TSH in Abhängigkeit von der Medikation (z. B. Dopamin, Steriode) oder durch die schwere Grunderkrankung selbst artifiziell verändert sein kann, bieten sich indirekte Serumparameter an, von denen bekannt ist, daß sie die Schilddrüsenhormonsituation auf Gewebeebene reflektieren.

In einer prospektiven Studie wurde untersucht, ob das Verhalten der gewebespezifischen Serumproteine sexualhormonbindendes Globulin (SHBG) und Osteocalcin (OC) bei NTI-Patienten mit Low-T3- oder Low-T4-Syndrom auf einen Schilddrüsenhormonmangel von Hepatocyten bzw. Osteoblasten im

Sinne einer peripheren Hypothyreose hinweist. Grundlage waren frühere Untersuchungen, in denen gezeigt werden konnte, daß die SHBG- und Osteocalcin-Konzentrationen im peripheren Blut bei Hyperthyreose ansteigen und im Falle einer Hypothyreose entsprechend abfallen. Beide Phänomene scheinen durch eine schilddrüsenhormonabhängige Beeinflussung der Proteinbiosynthese in den Zielgeweben Leber und Knochen zustande zu kommen [1–3, 6, 9–15].

Patienten und Methoden

Einundsechzig konsekutive Patienten (38 Frauen, 23 Männer; alter: 27–96 Jahre, MW: 69,8 ± 16,5 Jahre) mit schwerer Allgemeinerkrankung und subnormalen Schilddrüsenhormonkonzentrationen im Serum wurden in die Studie einbezogen. Die Auswahl der Patienten erfolgte auf der Basis eines generellen Schilddrüsenhormonscreenings, dem alle Neuaufnahmen der Medizinischen Klinik unterzogen wurden. Gesamt-T3 (T3) und freies T4 (FT4) wurden mit Hilfe kommerzieller RIA-Kits bestimmt, die Messung der TSH-Konzentration erfolgte radioimmunometrisch mit einem Assay der 3. Generation (alle: Ciba Corning magic, Medfield, USA). Der Referenzbereich für T3 lag bei 0,92–3,08 nmol/l, der Referenzbereich für FT4 bei 11,6–32,3 nmol/l und der für das basale TSH bei 0,4–3,5 mU/l. Die Patienten der Studiengruppe wurden entsprechend ihrer Hormonkonstellation in zwei Gruppen eingeteilt; Gruppe I: Patienten mit erniedrigter T3-Konzentration und normalem FT4 (Low T3-Syndrom, n = 47), Gruppe II: Patienten mit erniedrigter T3- und FT4-Konzentration (Low T4-Syndrom, n = 14). Vor Aufnahme in die Studie wurde bei allen Patienten eine primäre Schilddrüsenerkrankung durch Anamnese, klinische Untersuchung und Sonographie der Schilddrüse ausgeschlossen. Der basale TSH-Wert sollte in allen Fällen im Normbereich liegen. Ferner durfte keine Medikation bestehen, die zu einer potentiellen Alteration der Hypothalamushypophysenschilddrüsenachse oder zu einer Beeinflussung der SHBG bzw. OC-Konzentration im Serum führt. Intensivpflichtigkeit war deshalb ein ausdrückliches Ausschlußkriterium. SHBG- und OC wurden ebenfalls mit Hilfe kommerzieller Kits bestimmt (SHBG: RIA bio Merieux, Nürtingen, D; OC: IRMA Nichols Institute Diagnostics, San Juan Capistrano, USA). Wegen der zirkadianen Rhythmik besonders von OC wurden alle Blutproben morgens zwischen 8.00 und 9.00 Uhr entnommen und nach Zentrifugation bei −20°C bis zur Analyse aufbewahrt. Die SHBG- und OC-Werte der Studienpatienten wurden mit denen einer Kontrollgruppe verglichen, die aus 61 ebenfalls hospitalisierten Patienten (39 Frauen, 22 Männer; Alter: 25–93 Jahre; MW: 69,6 ± 15,7 Jahre) rekrutiert war. Die Kontrollpatienten waren gematcht im Hinblick auf die Merkmale: Geschlecht, Alter und

Menopausenstatus, und wiesen eine ähnliche Verteilung von Grundkrankheiten wie die Studienpatienten auf (bei allerdings durchweg geringerem Schweregrad). Die Schilddrüsenhormonkonzentrationen bei den Kontrollpatienten lagen im Referenzbereich.

Alle Ergebnisse sind als Mittelwert ± Standardabweichung angegeben. Für die statistische Auswertung der Untersuchungsergebnisse kamen verschiedene nichtparametrische Verfahren (Kruskal-Wallis-Test, Spearman'scher Rangsummen-Test) zur Anwendung. Statistische Signifikanz wurde bei einem p-Wert $<0,05$ angenommen.

Ergebnisse

Die Alters- und Geschlechtsverteilung der untersuchten NTI-Patienten geht aus Abb. 1 hervor. Das Krankheitsspektrum der Studiengruppe ist in Tab. 1 zusammengefaßt. Die Schilddrüsenhormonparameter der Studiengruppe und der Kontrollgruppe sind in Tab. 2 aufgeführt. Die Kontrollgruppe wies normale T3-Werte auf (1,66 nmol/l ± 0,54), während T3 bei den Patienten mit Low T3- bzw. Low T4-Syndrom definitionsgemäß erniedrigt war (0,74 nmol/l ± 0,14 bzw. 0,59 nmol/l ± 0,22). Das freie T4 lag bei den Kontrollen und bei den Low T3-Patienten im Normbereich (18,1 pmol/l ± 3,9 bzw. 15,5 pmol/l ± 2,6). Bei den Patienten mit Low T4-Syndrom war es erniedrigt (9,0 pmol/l ± 1,3). Die basalen TSH-Konzentrationen lagen sowohl in den Studiengruppen als auch

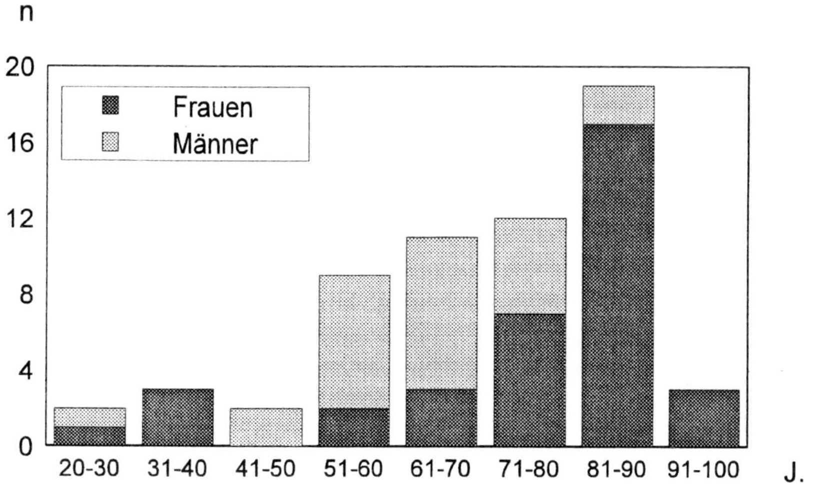

Abb. 1 Alters- und Geschlechtsverteilung bei 61 NTI-Patienten mit Low-T3- oder Low-T4-Syndrom.

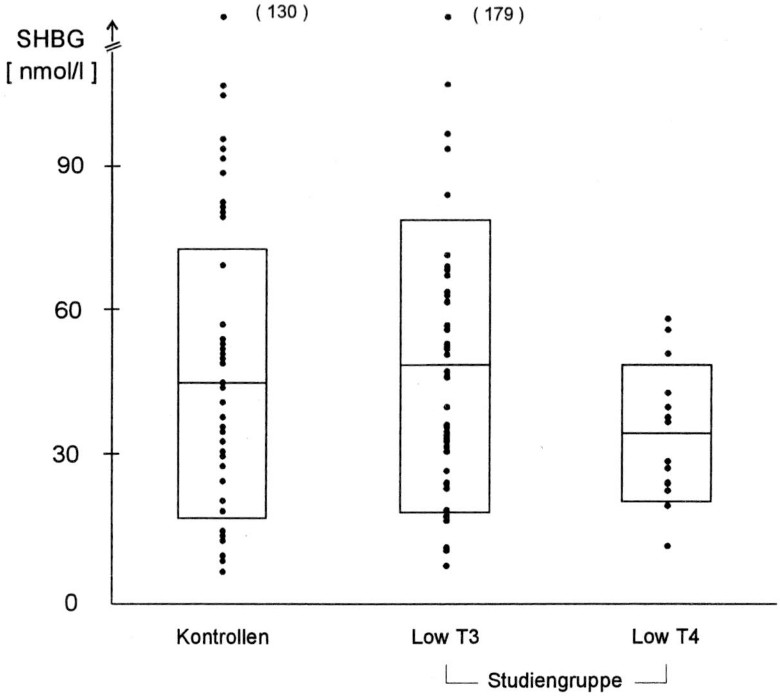

Abb. 2a

Tabelle 1 Krankheitsspektrum der 61 NTI-Patienten aus der Studiengruppe (mehr als eine Zuordnung möglich)

	n
Herz- und Gefäßkrankheiten	24
Erkrankungen des Gastrointestinaltraktes/Lebererkrankungen	21
Infektionen	15
Erkrankungen des blutbildenden Systems/solide Tumoren	12
Lungen- und Atemwegserkrankungen	11
neurologische Erkrankungen	1

Tabelle 2 Schilddrüsenhormonparameter in den Studiengruppen und in der Kontrollgruppe.

	Studienpat. (alle) n = 61	Low T3 n = 47	Low T4 n = 14	Kontrollen n = 61	Normbereich
T3	0,71 ± 0,17	0,74 ± 0,14	0,59 ± 0,22	1,66 ± 0,54	0,92 – 3,08 nmol/l
FT4	14,2 ± 3,9	15,5 ± 2,6	9,0 ± 1,3	18,1 ± 3,9	11,6 – 32,3 pmol/l
TSH	1,3 ± 1,2	1,2 ± 1,0	1,7 ± 1,8	1,2 ± 1,0	0,4 – 3,5 mU/l

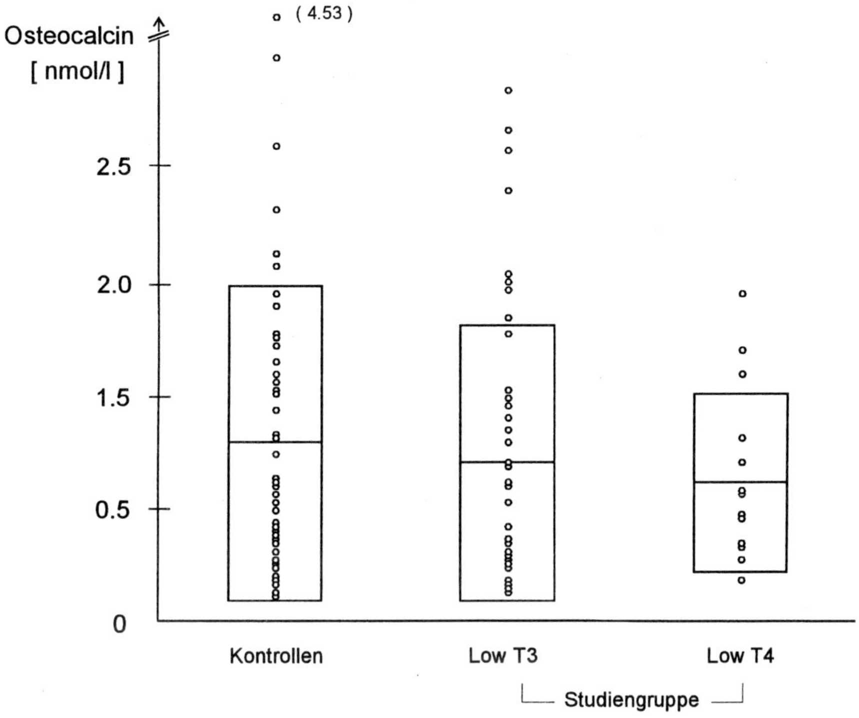

Abb. 2b

Abb. 2 a, b: SHBG und Osteocalcin im Vergleich: Studiengruppen – Kontrollgruppe. (Low-T3-Syndrom, n = 47; Low-T4-Syndrom, n = 14; Kontrollen, n = 61.) Die Balken repräsentieren die Mittelwerte ± SD. Den individuellen Meßwerten entsprechen die offenen bzw. ausgefüllten Symbole. Die Unterschiede zwischen den Gruppen sind nicht signifikant.

in der Kontrollgruppe im Referenzbereich ($TSH_{Kontr.}$: 1,0 mU/l ± 0,8; $TSH_{Low\ T3}$: 1,2 mU/l ± 1,0; und $TSH_{Low\ T4}$: 1,7 mU/l ± 1,8). Ein signifikanter Unterschied zwischen den einzelnen Gruppen bestand nicht (p = 0,42). Der Vergleich der SHBG-Konzentrationen zwischen Studien- und Kontrollpatienten ergab lediglich einen diskreten Trend zu niedrigeren Werten in der Low T4-Gruppe, es war aber kein statistisch signifikanter Unterschied zwischen den Gruppen nachweisbar. ($SHBG_{Kontr.}$: 45 nmol/l ± 28; $SHBG_{Low\ T3}$: 49 nmol/l ± 30; und $SHBG_{Low\ T4}$: 35 nmol/l ± 14; p = 0,26) (Abb. 2a). Ähnliche Resultate fanden sich beim OC ($OC_{Kontr.}$: 0,09 nmol/l ± 0,87 nmol/l; $OC_{Low\ T3}$: 0,87 nmol/l ± 0,75; $OC_{Low\ T4}$: 0,75 nmol/l ± 0,71 nmol/l; p = 0,67) (Abb. 2b). Zwischen den Hormonparametern T3, FT4 und TSH und SHBG bzw. OC konnte keine signifikante Korrelation nachgewiesen werden.

Ingesamt 9 NTI-Patienten (14,7%) sind während des Krankenhausaufenthaltes verstorben, während in der Kontrollgruppe im gleichen Zeitraum keine

Todesfälle beobachtet wurden. Fünf der verstorbenen Patienten hatten zum Untersuchungszeitpunkt ein Low T3-Syndrom (entsprechend einer Mortalität von 11%), bei 4 Patienten bestand ein Low T4-Syndrom (Mortalität von 28%).

Diskussion

Ziel unserer Studie war es, den Schilddrüsenhormonstatus auf peripherer Ebene bei NTI-Patienten mit Low T3- oder Low T4-Syndrom anhand der schilddrüsenhormonabhängigen Serumparameter SHGB und OC zu untersuchen. Weder beim SHBG noch beim OC konnte ein Unterschied zwischen den Studiengruppen und der Kontrollgruppe nachgewiesen werden. Unsere Daten bestätigen somit die Annahme eines euthyreoten Gewebestatus trotz erniedrigter Schilddrüsenhormonkonzentrationen im peripheren Blut. Die Zusammenfassung des Low T3- und des Low T4-Syndroms unter der Bezeichnung „Euthyroid sick syndrom" erscheint somit auch weiterhin korrekt und angemessen, zumindest auf der Ebene der Hepatocyten und Osteoblasten. Bei Patienten mit Low T4-Syndrom fand sich zwar ein nicht signifikanter Trend zu niedrigeren SHBG-Konzentrationen als in der Kontrollgruppe, im Mittel lagen die Werte aber eindeutig höher als bei an anderer Stelle beschriebenen Patienten mit manifester oder auch subklinischer Hypothyreose [6, 11, 12]. Entsprechende Beobachtungen wurden beim OC gemacht [3, 10, 13]. Bei isolierter Betrachtung der Low T3-Gruppe sind die Ergebnisse mit Studien anderer Arbeitsgruppen vereinbar, in denen das Angiotensin converting enzyme (ACE) als Parameter der peripheren Schilddrüsenhormonsituation bei NTI-Patienten untersucht wurde. Diskrepanzen ergeben sich jedoch im Hinblick auf die Low T4-Gruppe: In diesem Patientenkollektiv wurden signifikant niedrigere ACE-Aktivitäten im Serum gefunden als bei entsprechenden Kontrollen, was als Hinweis für eine periphere Hypothyreose gedeutet wurde [4]. Man hat diese Daten zum Anlaß genommen, eine Gruppe von Low T4-Patienten einer probatorischen Schilddrüsenhormontherapie zu unterziehen, konnte aber bei den behandelten Patienten im direkten Vergleich mit unbehandelten keine Prognoseverbesserung erzielen [5]. Andererseits konnte die Arbeitsgruppe um Dyke zeigen, daß die Gabe von T3 bei bypassoperierten Schweinen zu einer schnelleren Erholung der ischämisch bedingten linksventrikulären Funktionseinschränkung führt [8].

Zusammenfassend stellt sich die Frage, ob der periphere thyreometabolische Status bei NTI-Patienten einheitlich definiert werden kann oder ob auf Gewebeebene unterschiedliche Grade der Schilddrüsenhormonversorgung existieren, ähnlich wie sie aufgrund klinischer und laborchemischer Befunde bei einigen Patienten mit gesicherter Schilddrüsenhormonresistenz postuliert werden. Gleichwohl scheinen dann SHBG und OC repräsentativer für den Gesamtorganismus zu sein als beispielsweise ACE, ansonsten hätten die am ACE ausgerichteten Therapieversuche ein positiveres Ergebnis erwarten lassen müssen. Die Bestimmung von SHBG und Osteocalcin mag in Zukunft hilfreich sein, wenn bei NTI-Patienten mit Low T3- oder Low-T4-Syndrom Zweifel bestehen, ob wirklich eine euthyreote Stoffwechsellage vorliegt. Einschränkend muß jedoch berücksichtigt werden, daß die Überlappung sowohl beim SHBG als auch beim OC zwischen NTI-Patienten und hospitalisierten Kontrollen relativ groß ist. Zu diskutieren wäre ferner die Initiierung einer Studie, die den Effekt einer Schilddrüsenhormonbehandlung bei solchen Patienten untersucht, die neben einem Low T4-Syndrom eindeutig erniedrigte SHBG- und OC-Spiegel im Serum aufweisen.

Literatur

[1] Anderson, D. C.: Sex hormone binding globulin. Clin. Endocrinol. *3* (1974) 69–96.

[2] Bartalena, L., E. Mertino, A. Pacchiarotti et al.: Factors affecting suppression of endogeneous thyrotropin secretion by thyroxine treatment: retrospective analysis in athyreotic and goitrous patients. J. Clin. Endocrinol. Metab. *64* (1987) 849–855.

[3] Bergmann, P., A. Dediste, N. Dermeester-Mirkine et al.: Serum bone gla protein (BGP) in primary hypothyroidism before and during treatment with thyroid hormones. Horm. Metab. Res. *21* (1989) 47–48.

[4] Brent, G. A., J. M. Hershman, A. W. Reed et al.: Serum angiotensin converting enzyme in severe nonthyroidal illness associated with low serum thyroxine concentration. Ann. Intern. Med. *100* (1984) 680.

[5] Brent, G. A., J. M. Hershman: Thyroxine therapy in patients with severe nonthyroidal illness and low serum thyroxine concentration. J. Clin. Endocrinol. Metab. *63* (1988) 1–8.

[6] Cavaliere, H., N. Abelin, N. G. Medeiros: Serum levels of total testosterone and sex hormone binding globulin in hypothyroid patients and normal subjects treated with incremental doses of L-T4 and L-T3. J. Androl. *9(3)* (1988) 215–219.

[7] Docter, R., E. P. Krenning, M. de Jong et al.: The euthyroid sick syndrome: changes in thyroid hormone serum parameters and hormone metabolism. Clin Endocrinol. *39* (1993) 499–518.

[8] Dyke, C. M. M. Ding, A. S. Abd-Elfattah: Effects of triiodothyronine supplementation after myocardial ischemia. Ann. Thorac. Surg. *56* (1993) 215–222.

[9] Faber, J., H. Perrild, J. S. Johansen: Bone gla protein and sex hormone binding globulin in non toxic goiter: parameters for metabolic status at the tissue level. J. Clin. Endocrinol. Metab. *70* (1990) 49–55.

[10] Faber, J., H. Perrild, J. S. Johansen: Serum bone gla protein (BGP) during treatment of hyperthyroidism and hypothyroidism. J. Endocrinol. Metab. *23* (1991) 135–138.

[11] Foldes, J., S. Vana, C. Banos et al.: The measurement of sex hormone binding globulin in various thyroid diseases. Acta Med. Hung. *47* (1990) 81–90.

[12] Leger, J., M. G. Forest, P. Czernichow: Thyroid hormone influences sex steroid binding protein levels in Infancy: study in congenital hypothyroidism. J. Clin. Endocrinol. Metab. *71* (1990) 1147–1150.

[13] Martinez, M. E., L. Herranz, C. de Pedro et al.: Osteocalcin levels in patients with hyper- and hypothyroidism. Horm. Metab. Res. *18* (1986) 212–214.

[14] Nayer, P., M. P. de Lambot, M. C. Desmons et al.: Sex hormone binding protein in hyperthyroxinemia patients: a discriminator for thyroid status in thyroid hormone resistance and familial dysalbuminemic hyperthyroxinemia. J. Clin. Endocrinol. Metab. *62* (1986) 1309–1312.

[15] Sarne, D. H., S. Refetoff, R. L. Rosenfield et al.: Sex hormone binding globulin in the diagnosis of peripherial tissue resistance to thyroid hormone: the value of changes after short term triiodothyronine administration. J. Clin. Endocrinol. Metab. *66* (1988) 740–746.

[16] Wartofsky, L., K. D. Burman: Alterations in thyroid function in patients with systemic illnesses: the euthyroid sick syndrome. J. Endocrinol. Metab. *3* (1982) 164–217.

Diskussion

Reuter:

Ich möchte Ihrer These, daß eine T3-Substitution nicht begründet ist, zumindest nicht in Ihrer Gruppe des Nieder-T3-Syndroms beipflichten. Sie wird gestützt durch die Beobachtung, daß im Alter, welches ja auch in Ihrem Kollektiv eine Rolle spielt, auch ohne Erniedrigung der Metabolic-Clearance-Rate die Konzentrationen von Gesamt-T3 zurückgehen können. Ursache hierfür ist eine mit dem Alter abnehmende Albuminkonzentration als relevanter Bindungsparameter. Die gleichzeitige Messung der freien T3-Konzentrationen zeigt in diesem Fall keine Erniedrigung an und somit die Nichtexistenz eines Hormonmangels.

Seppel:

Wir haben das freie T3 nicht gemessen, aber die Albuminkonzentration in beiden Gruppen, und die unterschieden sich nicht signifikant. Man muß sagen, auch die Kontrollgruppe bestand ja nicht aus Gesunden, sondern ebenfalls aus hospitalisierten Patienten mit ähnlichem Erkrankungsmuster, die allerdings im Mittel weniger schwer krank waren und deshalb keine Auffälligkeiten der Schilddrüsenhormonkonzentration zeigten. Aber die Kontrollen waren natürlich alters- und geschlechtsgemischt.

Kallee:

Selbst bei Thyreotoxikose-Patienten kann das Low-T3- und T4-Syndrom auftreten, beispielsweise bei Pneumonien (Embolien) oder anderen schweren Infektionen (infolge Leukopenie). Die sinkenden T4- und T3-Spiegel können dann eine Besserung der Hyperthyreose vortäuschen. Nach Abklingen der komplizierenden Infektion steigen aber die T3- und T4-Spiegel wieder an. Entscheidend ist in solchen Fällen der klinische Befund, nicht der Laborwert.

5 Ärztliche Fortbildung: Struma

Moderation: F. Raue, K. H. Usadel

Inhalt

1 Pathophysiologie der Struma

R. Gärtner

Einleitung

Eine Schilddrüsenvergrößerung wird in Deutschland bei mehr als einem Drittel der Erwachsenen gefunden [10]. Die häufigste Ursache dieser Schilddrüsenvergrößerung ist der endemische Jodmangel. Es soll hier im weiteren nur auf die Pathogenese der Jodmangelstruma eingegangen werden. Andere Ursachen für eine Schilddrüsenvergrößerung werden nicht diskutiert. Aus klinischer Sicht muß berücksichtigt werden, daß eine Jodmangelstruma immer eine Ausschlußdiagnose ist. Nur nach eingehender Abklärung entsprechend den Richtlinien der „Deutschen Gesellschaft für Endokrinologie“ [19] des polyätiologischen Symptoms „Struma“ dürfen wir von einer Jodmangelstruma ausgehen und als solche auch bezeichnen und behandeln.

Zusammen mit einigen neuen Erkenntnissen bezüglich der Entstehung einer Jodmangelstruma hat sich auch das therapeutische Konzept in den letzten Jahren geändert. Es soll hier nur auf die für das Verständnis wichtigen Punkte eingegangen werden. Zum tieferen Verständnis der molekularbiologischen und zellbiologischen Erkenntnisse sei auf die Literaturangaben verwiesen.

TSH und Strumagenese

Tierexperimentelle Untersuchungen, in denen ein künstlicher Jodmangel in der Schilddrüse und damit eine Hypothyreose durch Gabe von antithyreoidalen Medikamenten induziert worden war, zeigten eine inverse Korrelation zwischen Jodmangel in der Schilddrüse und einen Anstieg von TSH im Serum. Die Untersuchungsergebnisse ließen den Schluß zu, daß TSH durch Stimulation der Thyreozyten für die Strumaentstehung verantwortlich zu machen ist [1]. Dies ist nach den vorliegenden experimentellen Daten gut nachvollziehbar, allerdings wäre es genauso gut möglich, daraus den Schluß zu ziehen, daß der Jodmangel per se zu einer vermehrten Proliferation der Thyreozyten und damit zu einer „kompensatorischen Hyperplasie" führt, die bereits 1908 von Marine [13] postuliert wurde. Dem zufolge wäre die TSH-Erhöhung ein Begleitphänomen, bedingt durch die gleichzeitig vorhandene Hypothyreose und zuständig für die Funktionssteigerung der Zelle. In den 80er Jahren gab es erstmals experimentelle Untersuchungen, in denen nachgewiesen werden konnte, daß TSH möglicherweise kein direkter Wachstumsfaktor für Thyreozyten ist [6, 8, 18]. Ein klinisches Argument dafür, daß TSH allein nicht verantwortlich für die Strumagenese sein kann, kommt aus epidemiologischen Studien, in denen kein direkter Zusammenhang von TSH und Strumainzidenz gefunden wird. Auch die Beobachtung, daß bei Patienten unter langjähriger TSH-Suppression die Schilddrüse nicht atrophiert – wie z. B. vergleichsweise die Nebenniere –, spricht ebenfalls gegen die Theorie, daß TSH der alleinige Wachstumsstimulus der Schilddrüse ist.

In eigenen tierexperimentellen Arbeiten haben wir daher versucht zu unterscheiden, ob der Jodmangel oder TSH im Serum entscheidender für die Strumaentstehung ist [15]. Es gelang uns zu zeigen, daß TSH im wesentlichen für die Hypertrophie der Schilddrüse, der intrathyreoidale Jodmangel aber für die kompensatorische Hyperplasie verantwortlich ist (Abb. 1). Bei Jodmangel und TSH-Erhöhung wird natürlich durch die Schilddrüsenhormonsekretion der intrathyreoidale Jodmangel verstärkt.

In-vitro-Untersuchungen mit isolierten Thyreozyten ergeben, daß diese unter TSH-Stimulation schneller wachsen als ohne TSH [5]. Dies wird immer wieder als Argument dafür benutzt, daß TSH doch ein wesentlicher Wachstumsfaktor für die Schilddrüse darstellt. Epitheliale Einzelzellen bzw. sogenannte „monolayer" Kulturen sind nicht mit Gewebe vergleichbar, denn diese Zellen wachsen unabhängig von einer exogenen Stimulation, bis sie einen Zell-zu-Zell-Kontakt haben und sie haben auch keinen, normalen Schilddrüsenfollikeln vergleichbaren Jod- und Schilddrüsenhormonstoffwechsel. Verwendet man aber an Stelle von Einzelzellen intakte Schilddrüsenfollikel, so führt TSH nur dann zur Zellproliferation, wenn der Jodgehalt in den Follikeln sinkt;

wird er konstant gehalten, wird keine Zellproliferation induziert [8]. Auch in humanen Schilddrüsenfollikeln – im Gegensatz zu Einzelzellkulturen – läßt sich durch TSH-Stimulation allein kein Wachstum induzieren [12].

Wachstumsfaktoren

Die bedeutende Rolle von Wachstumsfaktoren in der Regulation der Proliferation epithelialer Zellen in anderen Geweben gab den Anstoß dazu, auch im Schilddrüsengewebe und in den Thyreozyten selbst nach diesen Wachstumsfaktoren zu suchen [5, 9, 11]. Alle Wachstumsfaktoren, die in anderen epithelialen Geweben nachgewiesen worden sind, findet man auch in der Schilddrüse. Eine wesentliche wachstumsstimulierende Bedeutung haben dabei der insulin-like growth factor I (IGFI), der epidermal growth factor (EGF), der transforming growth factor α (TGFα) sowie der fibroblast growth factor (FGF), sowie der transforming growth factor β (TGFβ) als das Wachstum inhibierender Faktor. Diese stimulierenden und inhibierenden Wachstumsfaktoren scheinen entscheidend die Proliferation der Thyreozyten und der benachbarten Fibroblasten und Endothelzellen zu regulieren. Die Rolle von TSH ist eine modulierende, das heißt TSH ist wesentlich verantwortlich für die Schilddrüsenhormonsynthese und Sekretion und reguliert damit den intrathyreoidalen Jodgehalt. Sinkt dieser ab, so werden die lokalen Wachstumsfaktoren aktiviert – vor allem IGFI wird vermehrt exprimiert – und führen zur Proliferation und damit zur Hyperplasie. Steigt der intrazelluläre Jodgehalt an, wird die Expression von IGFI gehemmt [5, 8, 9, 11]. Die Wachstumsfaktoren und deren Rezeptoren sind auch in Schilddrüsenknoten vermehrt exprimiert und spielen eine wesentliche Rolle bei der Entwicklung der Schilddrüse [5].

Jod und Jodlipide

Jod spielt offenbar eine wesentliche Rolle in der Strumaentstehung, dies ist durch epidemiologische Daten ausreichend belegt [1, 10]. Jodverbindungen, speziell Jodlipide sind schon lange bekannt, eine Rolle bei der Funktions- und Wachstumsregulation war aber bisher nicht gesichert. In den letzten Jahren wurden aber einige Jodverbindungen und zwar Jodlipide identifiziert, die in der Zellmembran entstehen und in den Stoffwechsel eingreifen. Eine Gruppe dieser Jodlipide, Jodaldehyde scheinen nur für die bekannte Hemmung der spezifischen Funktion, also Jodorganifizierung und Schilddrüsenhormonsynthese verantwortlich zu sein [14]. Eine andere Gruppe, die Jodlactone aber hemmen spezifisch nur die Proliferation und verhindern damit das Strumawachstum [2, 4]. Diese Jodlactone konnten mittlerweile auch beim Menschen nachgewiesen werden [3]. Damit könnte nach nahezu fast einhundert Jahren die Hypothese von Marine [13] erklärt werden: Unter Jodmangelzuständen werden zunächst weniger dieser Jodaldehyde gebildet, die Schilddrüse reagiert sensitiver auf TSH (Funktionssteigerung) und bei fortschreitendem Jodmangel werden weniger Jodlactone gebildet, die lokalen Wachstumsfaktoren werden aktiviert und somit die „kompensatorische Hyperplasie“ der Schilddrüse induziert. Bei ausreichendem Jodangebot wird die Sensitivität auf TSH vermindert, und die Jodlactone verhindern eine Proliferation der Thyreozyten und damit die Strumaentstehung.

Heterogenität und Knotenbildung

Vor allem die Arbeitsgruppe um Studer [16, 17] hat sich mit der Frage beschäftigt, warum länger bestehende Jodmangelstrumen Zellen bzw. Zellverbände enthalten, die entweder kein Jodid mehr speichern, also szintigraphisch „kalt“ oder autonom und szintigraphisch „heiß“ sind. Man spricht von einer funktionellen Heterogenität der Zellen, aber auch eine Heterogenität in Bezug auf das Wachs-

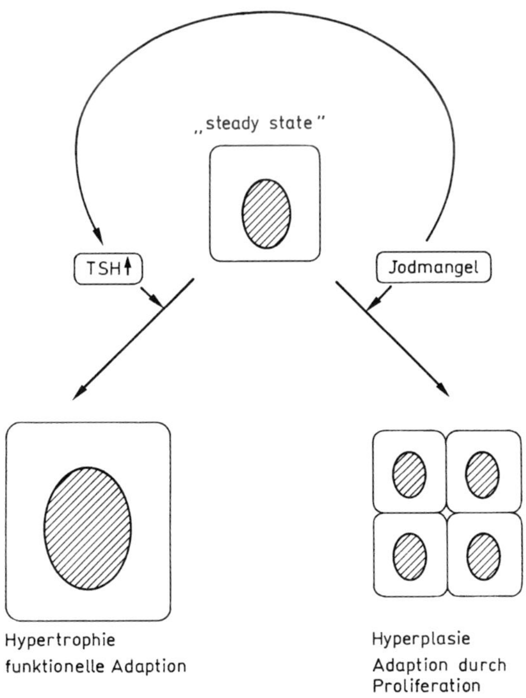

Abb. 1 Hypothese zur Strumaentstehung (Erklärung s. Text).

tum ist bekannt. Eine mögliche Erklärung wäre, daß der Proliferationsreiz während des Jodmangels zu unterschiedlichen Mutationen führt. Eine Reihe dieser Mutationen am TSH-Rezeptor, an regulatorischen Proteinen und Protoonkogenen wurde bereits aufgeklärt [5, 17]. Diese Mutationen sind wohl nicht mehr einer medikamentösen Therapie zugänglich. Eine andere Hypothese ist, daß schon primär unterschiedliche Thyreozyten in der Schilddrüse angelegt sind. Somit wäre die beschriebene Heterogenität Folge der Polyclonalität der Thyreozyten [17]. Auch hierfür gibt es eindeutige Belege, so daß wohl beide Möglichkeiten für die funktionelle und morphologische Heterogenität der Struma zutreffen. Wichtig erscheint nur auch hier, daß eine rechtzeitige, ausreichende Jodversorgung der Schilddrüse die Proliferation zum größten Teil verhindern kann.

Literatur

[1] Delange, F., A. M. Ermans: Iodine deficiency. In: L. E. Bravermann, R. D. Uttiger (eds):The Thyroid, S. 368–390. J. B. Lippincott Company, Philadelphia 1991.

[2] Dugrillon, A., G. Bechtner, W. M. Uedelhoven et al.: Evidence that an iodolactone mediates the inhibitory effect of iodide on thyroid cell proliferation but not on adenosine 3', 5'-monophosphate formation. Endocrinology *127* (1990) 337–343.

[3] Dugrillon, A., W. M. Uedelhoven, M: A. Pisarev et al.: Identification of d-iodolactone in iodide treated human goiter and its inhibitory effect on proliferation of human thyroid follicles. Horm. Metab. Res. *26* (1994) 465–469.

[4] Dugrillon, A., R. Gärtner: d-Iodolactones decrease epidermal growth factor-induced proliferation and inositol-1, 4, 5-trisphosphate generation in porcine thyroid follicles – a possible mechanism of growth inhibition by iodid. Europ. J. Endocrinol. *132* (1995) 735–743.

[5] Dumont, J. E., C. Maenhaut, I. Pirson et al.: Growth factors controlling the thyroid gland. In: Bailliere's Clinical Endocrinology and Metabolism: Growth factors in endocrinology (guest eds: D. M. Robertson, A. C. Herington), S. 727–754. Bailliere Tindall, London 1991.

[6] Gärtner, R., W. Greil, P. Demhardter et al.: Involvement of cyclic AMP, iodine and metabolites of arachidonic acid in the regulation of cell proliferation of isolated porcine thyroid follicles. Mol. Cell Endocrinol. *42* (1985) 145–155.

[7] Gärtner, R., C. R. Pickardt: Pathogenese der Struma. In: W. Gerock (Hrsg.): Innere Medizin der Gegenwart, Bd. 5, Endokrinologie, Teil B (R. D. Hesch, Hrsg.), S. 888–891. Urban und Schwarzenberg, München 1990.

[8] Gärtner, R., G. Bechtner: Advances in pathogenesis of goiter. Thyroidology Clin. Exp. *3* (1990) 93–98.

[9] Gärtner, R.: Growth factors of the thyroid. Exp. Clin. Endocrinol. *101* (1993) 83–91.

[10] Gutekunst, R., P. C. Scriba: Goiter and iodine deficiency in Europe. The European Thyroid Association report as updated in 1988. J. Endocrinol. Invest. *12* (1989) 209–220.

[11] Hofbauer, L. C., M. Rafferzeder, O. E. Janssen et al.: Insulin-like growth factor I messenger ribonucleic acid expression in porcine thyroid follicles is regulated by thyrotropin and iodine. Europ. J. Endocrinol. *132* (1995) 605–610.

[12] Kraiem, Z., O. Sadeh, M. Yosef et al.: Mutual antagonistic interaction between the thyrotropin (adenosine 3'5'-monophosphate) and protein kinase C/epidermal growth factor (tyrosine kinase) pathways in cell proliferation and differentiation of cultured human thyroid follicles. Endocrinology *136* (1995) 585–590.

[13] Marine, D., W. W. Williams: The relation of iodine to the structure of the thyroid gland. The Archivs of Internal Medicine *Vol. I* (1908) 349–383.

[14] Panneels, V., H. Van den Bergen, C. Jacoby et al.: Inhibition of H_2O_2 production by iodoaldehydes in cultured dog thyroid cells. Mol. Cell Endocrinol. *102* (1994) 167–176.
[15] Stübner, D., R. Gärtner, W. Greil et al.: Hypertrophy and hyperplasia during goitre growth and involution in rats – separate bioeffects of TSH and iodine. Acta Endocrinol. *116* (1987) 537–548.
[16] Studer, H., H. J. Peter, H. Gerber: Natural heterogeneity of thyroid cells: The basis for understanding thyroid function and nodular goiter growth. Endocrine Reviews *10* (1989) 125–135.
[17] Studer, H., M. Derwahl: Endocrine Reviews *16* (1995) 411–426.
[18] Westermark, B., F. A. Karlsson, O. Walinder: Thyrotropin is not a growth factor for human thyroid cells. Proc. Natl. Acad. Sci. USA *76* (1979) 2022–2026.
[19] Ziegler, R., C. R. Pickardt, R. P. Willig: Deutsche Gesellschaft für Endokrinologie (Hrsg.): Rationelle Diagnostik in der Endokrinologie, S. 42–78. Georg Thieme Verlag, Stuttgart 1993.

1.1 Diskussion

Ruppert:
Herr Gärtner, ich darf bei dem letzten Dia anschließen: Ich wollte fragen, ob Sie den Jodlactone-Gehalt in Zellen von Schilddrüsen-Karzinomen auch schon gemessen haben?

Gärtner:
Nein, das haben wir leider nicht gemacht. Aber das steht natürlich an.

Usadel:
Herr Gärtner, unter den Patienten mit Struma in einer großen Bevölkerung mit Jodmangel gibt es welche, die nicht auf Jodgabe ansprechen. Kann man dies auf die funktionelle Heterogenität mit genetischen Varianten der Punkt Variation des TSH-Rezeptors zurückführen.

Gärtner:
Die Natur ist leider nicht so einfach. Ich glaube, daß nicht alles auf den TSH-Rezeptor zu beziehen ist, sondern da sind natürlich eine ganze Reihe von Enzymen, Enzymsystemen verantwortlich. Aber ich denke, daß es schon so ist, daß man irgendwann einmal genetische Defekte finden wird, die erklären, warum es in einer Familie z. B. mehr Knotenkröpfe gibt, obwohl sie das gleiche Jod, die gleiche Nahrung zu sich nehmen wie die Familie nebenan, die überhaupt keine Knotenkröpfe hat. Aber ich glaube nicht, daß das alles auf den TSH-Rezeptor zu reduzieren ist, und wir haben ja auch gelernt, daß diese Euphorie, die primär von der Arbeitsgruppe aus Brüssel kam, daß alle autonomen Adenome mit TSH-Rezeptor-Veränderungen einhergehen, wohl nicht stimmt. Die Japaner haben das auch nachzuvollziehen versucht und haben

keine TSH-Rezeptor-Veränderungen gefunden. Das heißt, es ist also sicher so, daß man das Ganze relativieren muß.

2 Struma diffusa

2.1 Fallbeschreibung (1): 22jährige schwangere Frau mit Struma diffusa

A. Grauer

Anamnese: Eine 22jährige schwangere Patientin stellte sich in der 14. Schwangerschaftswoche ihrer ersten Schwangerschaft in der Endokrinologischen Ambulanz vor, nachdem bei einer Routineuntersuchung im Rahmen der Schwangerschaftsvorsorge eine Schilddrüsenvergrößerung aufgefallen war. Die Patientin gab bei ihrer Vorstellung keine lokalen Beschwerden und keine Hyperthyreosesymptome an. Der Schwangerschaftsverlauf war bis zu diesem Zeitpunkt unauffällig gewesen. Sie verneinte die Einnahme von Medikamenten, Schilddrüsenerkrankungen in der Familie seien ihr nicht bekannt.

Untersuchungsbefund: Der Allgemeinzustand der Patientin war altersentsprechend gut, bei einer Körpergröße von 172 cm war sie 56 kg schwer. Der Blutdruck wurde mit 110/70, der Puls mit 80/min bei regelmäßiger Schlagfolge gemessen. Die Schilddrüse der Patientin war sichtbar vergrößert und diffus vergrößert tastbar, gut schluckverschieblich und nicht schmerzhaft, der Halsumfang betrug 31 cm.

Labor: Die Schilddrüsenstoffwechsellage der Patientin war euthyreot mit einem TSH von 1,3 mU/l (0,2–4,0 mU/l), die Erhöhung des totalen T4 auf 170 ng/ml (53–126 ng/ml) bei einem normalen T3 von 1,5 ng/ml (0,5–2,1 ng/ml) ist durch die schwangerschaftsbedingte Erhöhung des Thyroxin-bindenden Globulins auf 46 µg/ml (11–29 µg/ml) erklärt.

Schilddrüsensonographie: Sonographisch fand sich eine rechtsbetonte Schilddrüse, die beidseits nach retrosternal abgrenzbar war. Das Schilddrüsenvolumen war auf insgesamt 48 ml (rechts 26,7 ml, links 21,3 ml) vermehrt (Norm bei Frauen bis 18 ml). Das Binnenmuster war beidseits homogen und echogleich ohne Nachweis umschriebener Areale.

Zusammenfassung: Es handelt sich um eine 22jährige Schwangere mit einer euthyreoten Struma diffusa II.

2.2 Schilddrüsensonographie

K. Frank-Raue

Die Ultraschalluntersuchung der Schilddrüse nimmt in der morphologischen Schilddrüsendiagnostik die erste Stelle ein. Zur Bestimmung der Schilddrüsengröße und damit zum Nachweis oder zum Ausschluß einer Struma ist die sonographische Volumetrie allen anderen Methoden überlegen. Die Größe beider Schilddrüsenlappen errechnet sich aus dem Produkt von Tiefe, Breite und Länge und dem vereinfachten Faktor 0,5 (Modell des Rotationsellipsoids); das Volumen beider Schilddrüsenlappen wird addiert, der Isthmusanteil wird vernachlässigt. Als Normwerte gelten für Erwachsene ein Gesamtvolumen von 18 ml bei Frauen und von 25 ml bei Männern (Tab. 1) [5].

Tabelle 1 Altersabhängige Normwerte des Schilddrüsenvolumens

Alter (Jahre)	Volumen (ml)
bis 5	< 6
6–10	< 8
11–14	<10
15–18	<15
Frauen	<18
Männer	<25

Bei Volumina zwischen 15 und 40 ml liegt der Meßfehler im Bereich von 10%, bei kleineren und größeren Schilddrüsen darüber [17]. Die Schilddrüsengröße ist abhängig von der Jodversorgung einer Bevölkerung. Das mittlere Schilddrüsenvolumen liegt z. B. bei schwedischen Kindern mit sehr guter Jodversorgung 5 ml niedriger als in Deutschland [6].

Maßgebend für das Echomuster der gesunden oder kranken Schilddrüse sind die Follikel. Normal große Follikel (0,25–0,5 mm) liefern das typische relativ dichte homogene Schallmuster der gesunden Schilddrüse. Kleinere oder zerstörte Follikel führen zu einem echoarmen Schallmuster, größere, dichtgepackte Follikel bilden mehr Grenzflächen und erzeugen ein echoreicheres Schallmuster.

Die Bestimmung des Schilddrüsenvolumens zusammen mit dem Nachweis eines echonormalen Binnenmusters ohne umschriebene Areale und eines im Normbereich liegenden TSH-Spiegels erlaubt die bei unserer Patientin gestellte Diagnose „euthyreote Struma diffusa". Nach Einleitung einer medikamentösen Therapie kann deren Effektivität im Abstand von 6 Monaten sonographisch kontrolliert werden, Volumenabnahmen von ca. 25–40% sind zu erwarten [15].

Neben der exakten Volumetrie und dem Nachweis eines echonormalen Binnenmusters kann die Sonographie zum Nachweis von Schilddrüsengewebe bei Verdacht auf Schilddrüsenaplasie sowie zum Ausschluß bzw. Nachweis von umschriebenen Läsionen [2] eingesetzt werden (Tab. 2). Außerdem kann durch eine ultraschallgesteuerte Feinnadelpunktion die Treffsicherheit der Punktion verbessert werden. Die Grenzen der Methode sind bei retrosternaler Strumaausdehnung oder extrem großer Struma multinodosa sowie bei dystopem Schilddrüsengewebe erreicht. Eine Beurteilung der Schilddrüsenfunktion ist darüberhinaus nicht möglich.

Tabelle 2 Vorteile bzw. besondere Einsatzmöglichkeiten der Schilddrüsensonographie

Diagnostik
– Volumenbestimmung
– Nachweis von Schilddrüsengewebe
– Nachweis/Ausschluß knotiger Veränderungen
– ultraschallgeführte Feinnadelpunktion
– einfache belastungsfreie Untersuchung im Kindesalter und in der Gravidität
Therapie
– Verlaufskontrolle der Struma diffusa unter medikamentöser Therapie
– Verlaufskontrolle von Schilddrüsenknoten mit und ohne medikamentöse Therapie
Grenzen der Schilddrüsensonographie
– dystopes Schilddrüsengewebe
– retrosternale Strumaanteile
– extrem große Struma multinodosa
– Funktionsbeurteilung

2.3 Therapie mit Jodid

W. Meng

Zur Therapie der Jodmangelstruma stehen drei medikamentöse Verfahren zur Verfügung:

- Monotherapie mit Levothyroxin in substitutiver oder TSH-suppressiver Dosierung
- Monotherapie mit Jodid
- Kombinationstherapie mit Levothyroxin plus Jodid.

Nach klinischen Studien führen alle Verfahren innerhalb von 6–12 Monaten zu einer Volumenreduktion von ca. 25–40%, bei Kindern bis zu 50% [8, 12, 13, 16, 18]. Ein optimales Therapieergebnis ist nur bei frühem Behandlungsbeginn, d. h. noch frischen Kröpfen, jungen Patienten, kleinen bis mittelgroßen (< 50 ml) und diffusen Strumen zu erwarten. Nodöse, regressiv veränderte Kröpfe und große Kröpfe älterer Patienten sprechen deutlich geringer an [14].

Die Erkenntnisse, daß der intrathyreoidale Jodmangel die entscheidenden Wachstumsprozesse auslöst [3] und eine alleinige Levothyroxintherapie zur weiteren Jodverarmung der Schilddrüse führt [10], hat die historisch älteste Strumatherapie – die Behandlung mit Jodid – wieder in den Vordergrund gerückt. Mit Jodid wird die Strumaursache beseitigt, der intrathyreoidale Jodgehalt normalisiert und damit das Wachstum (Hyperplasie) gestoppt. Gleichzeitig wird die Hypertrophie günstig beeinflußt.

Tierexperimentelle Untersuchungen zeigen, daß die kombinierte Gabe von Levothyroxin und Jodid Vorteile besitzt, da eine ausreichende Jodidaufnahmen der Schilddrüse auch dann gewährleistet ist, wenn eine TSH-Suppression vorliegt, und daß zur Rückbildung von Hyperplasie und Hypertrophie sowohl eine TSH-Suppression als auch eine Normalisierung des Jodgehaltes des Schilddrüsengewebes notwendig sind [11, 18, 21]. Ferner konnte gezeigt werden, daß jodidinduzierte Zellnekrosen durch gleichzeitige Levothyroxingaben verhindert werden können [11, 18, 19].

Unter diesen Aspekten wäre eine Monotherapie mit Jodid oder einer Kombinationstherapie mit Jodid plus Levothyroxin bei Jodmangelstrumen die Therapie der Wahl. Die Kombination erlaubt gewissermaßen den Einsatz relativ niedriger Dosen, so daß Nebenwirkungen einer Levothyroxinüberdosierung (Thyreotoxicosis facitia, kardiale Symptomatik, bei Langzeittherapie erhöhtes Osteoporoserisiko) oder höherer Joddosen (Exazerbation einer Hyperthyreose bei unerkannter Autonomie besonders in Strumen > 50 ml und Knoten sowie bei Patienten > 50 Jahren; Induktion einer Autoimmunthyreoditis) weitgehend vermieden werden können. Für eine allgemeine Levothyroxintherapie ergeben sich – berücksichtigt man zusätzlich noch den weiter bestehenden alimentären Jodmangel – keine ausreichenden Argumente mehr.

Indikationstellungen für Jodid oder eine Kombinationstherapie ergeben sich danach wie folgt: Kinder und Jugendliche: 100–200 μg Jodid/Tag, junge Erwachsene (bis 40 Jahre): 200–500 μg Jodid/Tag. Oft sind 200 μ/Tag ausreichend. Deshalb sollte man stets mit dieser Dosis beginnen. Bei unzureichendem Effekt empfiehlt sich an Stelle einer Steigerung der Joddosis die Gabe einer Kombination von 75–125 μg Levothyroxin plus 100–200 μg Jodid/Tag. Auch bei Patienten > 40 Jahren sollte die Kombination bevorzugt werden.

Die Therapiephase beläuft sich auf 12–18 Monate. Dann folgt in allen Fällen eine Prophylaxe mit 100–200 µg Jodid/Tag.

Kontrolluntersuchungen erstrecken sich auf das klinische Bild (lokale Beschwerden, Strumarückbildung, -konsistenz) und den TSH-Spiegel (unter Levothyroxin sollte TSH im unteren Normbereich liegen).

Im vorliegenden Fall handelt es sich um eine junge Patientein mit euthyreoter, diffuser Struma, so daß sich prinzipiell günstige Voraussetzungen für eine konservative Therapie mit 200 µg Jodid/Tag ergeben würden. Allerdings ist die Struma mit 48 ml schon relativ groß. Eine vollständige Rückbildung ist zwar nicht ausgeschlossen, kann aber in der Regel bei einem derartigen Ausgangsvolumen nicht mehr erreicht werden. Darüberhinaus besteht eine Gravidität, die der besonderen Beachtung bedarf. In der Schwangerschaft ist der Hormonbedarf um ca. 40% gesteigert. Die Erhöhung der an Trägerproteine gebundenen zirkulierenden Schilddrüsenhormonmenge, der ab 2. Trimester zunehmende Jodbedarf des Fetus, Jodverluste durch eine erhöhte renale Clearance und die Vergrößerung des extrathyreoidalen Jodpools belasten den Jodhaushalt erheblich. Der Jodmangel verschärft sich. Das hat zur Folge, daß bei ca. 2/3 der Schwangeren das Schilddrüsenvolumen bis zum 3. Trimester deutlich zunimmt, daß sich häufig eine Struma manifestiert oder ein bestehender Kropf an Größe zunimmt. Bei Erschöpfung der Kompensationsmechanismen resultiert eine subklinische Hypothyreose [1, 4, 7, 13]. Störungen des Schwangerschaftsverlaufes und im Wochenbett sind bis zu 10mal häufiger als bei schilddrüsengesunden Müttern [13]. Beim Feten führt der Jodmangel zur Struma connata, oft verbunden mit einer transienten Hypothyreose mit nachteiligen Folgen für die kindliche Entwicklung. Neugeborene von Müttern mit einem Kropf haben ein 2–3fach höheres Risiko für eine Struma connata als Kinder von schilddrüsengesunden Frauen [9].

Die jodmangelbedingten Veränderungen lassen sich durch eine Prophylaxe mit Jod vollständig verhindern [9, 20]. Der Jodbedarf während der Schwangerschaft und der Stillperiode wird auf 230–260 µg/Tag veranschlagt. Die aktuelle alimentäre Jodaufnahme liegt in Deutschland nach eigenen Untersuchungen bei 50–80 µg/Tag. Damit besteht in der Gravidität ein tägliches Joddefizit von ca. 150–200 µg. Jede schwangere und stillende Frau sollte deshalb auch bei Abwesenheit einer Struma prophylaktisch täglich 200 µg Jodid verordnet bekommen.

Eine laufende Strumabehandlung darf in der Schwangerschaft nicht abgebrochen werden, und bei jedem neu diagnostizierten Kropf wird unverzüglich eine Therapie eingeleitet. Es empfiehlt sich die Gabe von 200–300 µg Jodid/Tag. Da die Schwellendosis für die Entwicklung einer jodinduzierten fetalen Hypothyreose nicht eindeutig definiert ist, sollten Joddosen über 300 µg vermieden werden. Es besteht auch kein Bedarf für den Einsatz höherer Joddosen, da die empfohlenen Mengen ausreichen, um Mutter und Kind zu versorgen und es bei nur kleinen Strumen oft ausreichend ist, den Status quo zu erhalten. Bei größeren Strumen – wie im vorliegenden Fall – sollte therapeutisch die Kombination von 100 μg Levothyroxin mit 200 μg Jodid bevorzugt werden. Levothyroxin ist nur in Spuren plazentagängig und kann somit keinerlei unerwünschte Effekte auf den Fetus ausüben, während Jodid ungehindert die Plazentaschranke überwindet. Studien von Bohnet [1] und Glinoer [4] haben gezeigt, daß die Kombination beider Therapieprinzipien in der Gravidität besonders günstige Wirkungen entfaltet.

Darüberhinaus sollten die Patienten durch eine gesundheitsbewußte Ernährung unter Einbeziehung von Seefisch, Milch, Jodsalz und Nahrungsmitteln, die mit Jodsalz hergestellt wurden, für eine Verbesserung der Jodversorgung sorgen.

Literatur

[1] Bohnet, H. G.: Strumaprophylaxe und -therapie. Gynäkol. Prax. *16a* (1991) 1563–1566.

[2] Frank-Raue, K., A. Grauer, K. Lange et al.: Conservative management of thyroid nodules. Exp. Clin. Endocrinol. *101* (1993) 124–127.

[3] Gärtner, R.: Jod zur Therapie? In: Röher, H.-D., B. Weinheimer (Hrsg.): Schilddrüse 1991, S. 24–30. de Gruyter, Berlin–New York 1992.

[4] Glinoer, D.: Thyroid regulation during pregnancy. In: Delange, F., J. T. Dunn, D. Glinoer (eds.): Iodine deficiency in Europe, S. 181–188. Plenum Press, New York 1993.

[5] Gutekunst, R., W. Becker, R. Hermann et al.: Ultraschalldiagnostik der Schilddrüse. Dtsch. Med. Wschr. *113* (1988) 1109–1112.

[6] Gutekunst, R., H. Smolarek, W. Wächter et al.: Strumaepidemiologie. Dtsch. med. Wschr. *110* (1985) 50–54.

[7] Hehrmann, R.: Schilddrüsenerkrankungen in der Schwangerschaft. Therapiewoche *37* (1987) 1854–1862.

[8] Hintze, G., D. Emmrich, J. Köbberling: Treatment of endemic goitre due to iodine deficiency with iodine, levothyroxine or both: results of a muticentre trial. Eur. J. Clin. Res. *19* (1989) 527–534.

[9] Kellner, R.: Prophylaxe der endemischen transienten perinatalen Hypothyreose durch Jodapplikation während der Schwangerschaft. Dtsch. Gesundh.-wesen *37* (1982) 1997–2001.

[10] Leisner, B., B. Henrich, D. Knorr et al.: Effect of treatment on iodine concentration and volume of endemic nontoxic goitre in childhood. Acta Endocrinol. *108* (1985) 44–50.

[11] Many, M.-C., J.-F. Denef, S. Hamudi et al.: Effects of iodine and thyroxine on iodine-deficient mouse thyroid. A morphological and functional study. J. Endocr. *110* (1986) 203–210.

[12] Meng, W.: Effektivität und Risiken der medikamentösen Strumatherapie: Levothyroxin. In: Röher, H.-D., B. Weinheimer (Hrsg.): Schiddrüse 1991, S. 70–82. de Gruyter, Berlin–New York 1992.

[13] Meng, W.: Schilddrüsenerkrankungen. Fischer, Jena und Stuttgart 1992.

[14] Meng, W., S. Meng, R. Hampel et al.: Ergebnisse der Schilddrüsenhormontherapie bei blander Struma. Z. gesamte Inn. Med. *37* (1982) 540–542.

[15] Olbricht, Th., H.-G. Hoff, G. Benker et al.: Sonographische Volumetrie der Schilddrüse zur Verlaufskontrolle bei der Thyroxin- und Jodidbehandlung der blanden Struma. Dtsch. Med. Wschr. *110* (1985) 863–866.
[16] Pfannenstiel, P., B. Saller: Schilddrüsenkrankheiten – Diagnose und Therapie. Berliner Medizinische Verlagsanstalt, Berlin 1991.
[17] Scheler, S., W. Becker, Ch. Reiners et al.: Physiologische Schwankungen und meßtechnische Variabilität des songraphisch bestimmten Schilddrüsenvolumens. Akt. Endokrinol. Stoffw. *7* (1986) 40–41.
[18] Schumm-Draeger, P.-M.: Medikamentöse Strumatherapie. Jodid, Schilddrüsenhormone oder kombinierte Therapie. Innere Medizin *48* (1993) 592–598.
[19] Schumm-Draeger, P.-M., H. J. C. Wenisch, K. Schöffling: Xenotransplantation of human thyroid tissue on athymic nude mice. Front. Horm. Res. *18* (1089) 123–136.
[20] Stüber, D., R. Gärtner, W. Greil et al.: Hypertrophy and hyperplasia during growth and involution in rats – separate bioeffects of TSH and iodine. Acta Endocrinol. *116* (1987) 537–548.
[21] Teller, W. M., J. Homoki: Langzeiteffekte der Jodmangelprophylaxe auf die Schilddrüse im Neugeborenen- und Kindesalter. In: Röher, H.-D., B. Weinheimer (Hrsg.): Schilddrüse 1991, S. 66–69. de Gruyter, Berlin–New York 1992.

2.4 Diskussion zu Fall 1

Schwarzrock:
Wie messen wir das Volumen sonographisch bei Strumen mit retrosternalen Anteilen?

Frank-Raue
Da ist die Grenze der Volumetrie erreicht, retrosternal kann man nicht sonographieren und volumetrieren. Dies muß auch im Befund klar zum Ausdruck kommen.

Wittermann:
Ich möchte eine grundsätzliche Frage zur Volumetrie und dem sogenannten Normvolumen stellen: Wenn man in Deutschland schwedische Normvolumina zugrunde legen würde, dann müßte man doch konstatieren, daß mindestens 80% aller Deutschen oder in Deutschland Aufgewachsenen Strumen haben. Bagatellisiert man das Problem Struma nicht dadurch, daß man ein deutsches Normvolumen anlegt, was sehr viel höher liegt und dadurch die Zahl der Strumen nur bei 30% liegt?

Frank-Raue:
Die Normwerte in Deutschland, Frauen bis 18 ml, Männer bis 25 ml, sind ein Kompromiß, um nicht 80% der Bevölkerung „krank“ zu machen. Dieses Problem ließe sich durch eine ausreichende Jodsalzprophylaxe lösen.

Wittermann:
Die Anwendung der schwedischen Normwerte würde natürlich den Druck, grundsätzlich Jod zu geben oder das Kochsalz zu jodieren, wesentlich verstärken.

Meng:
Ich glaube, der Druck kann eigentlich gar nicht groß genug sein. Wenn wir bei Schülern zwischen 13 und 17 Jahren nach unseren geltenden Normwerten in bis zu 70% der Fälle vergrößerte Schilddrüsen finden, ist das schon erschreckend genug.

Müller:
Ich habe noch eine Frage zur Volumetrie: Man kann ja den Tiefendurchmesser der Schilddrüse sowohl aus dem Längsbild, wie aus dem Querschnittsbild entnehmen. Ich habe den Eindruck, daß beide Verfahren deutlich unterschiedliche Meßergebnisse erbringen würden. Gibt es eine Einigung, welchen Durchmesser man nimmt?

Frank-Raue:
Ja, man soll den Tiefendurchmesser immer im Längsschnitt messen, im Querschnitt ist es sehr schwierig, den optimalen Meßpunkt festzulegen.

Müller:
Dann sollten aber alle Untersucher in Deutschland den Tiefendurchmesser aus dem Längsschnitt entnehmen, wenn sie die Schülddrüsenvolumina unter Therapie im Verlauf beobachten wollen. Aber Sie haben vollkommen recht, ich halte die Bestimmung des Tiefendurchmessers im Längsbild auch für besser.

Mann:
Nur im Längsschnitt kann man sicher die maximale Tiefe der Schilddrüse beurteilen und einen relevanten Meßwert erhalten.

Usadel:
Ich möchte eine Frage an Herrn Gärtner und Herrn Meng stellen: Wir müssen konstatieren, daß wir weiterhin ein Jodmangelgebiet sind, auch wenn dies inzwischen von einigen bestritten wird. Ich würde Sie herzlich bitten, dazu eine klare Stellungnahme abzugeben und zum zweiten, wenn wir ein Jodmangelgebiet sind, dann müssen wir eigentlich jeden Jugendlichen mit 200 µg Jodid behandeln. Lebenslang?

Gärtner:
Auf dem internationalen Schilddrüsen-Kongreß in Toronto wurde von Herrn Delange, dem Vorsitzenden der ICCDD festgestellt, daß in Deutschland kein

Jodmangel mehr besteht – aufgrund von Messungen in zwei deutschen Städten. Dies ist unwissenschaftlich, epidemiologisch nicht haltbar und auch politisch gefährlich. Wir brauchen eine epidemiologische Überwachung der Jodversorgung und endlich eine ausreichende Jodprophylaxe.

Zur zweiten Frage: Natürlich wäre eine lebenslange Substitution mit 200 μg Jodid sinnvoll, sie ist leider nicht realistisch. Eine Mindestforderung ist jedoch, daß jede Frau im Jodmangelgebiet mit 200 μg Jodid substituiert wird, solange sie Kinder bekommen oder stillen will. Bei Männern empfehlen wir eine Prophylaxe bis mindestens zum 25. oder 30. Lebensjahr, danach ist es unrealistisch, da man niemandem zumuten kann, ein Leben lang Tabletten zu schlucken, seien es auch nur Spurenelemente. Ich denke darüberhinaus, daß das auch ausreichend sein wird.

Meng:
Im Prinzip könnte ich schon zustimmen, aber die Frage, wie lange man das machen muß, ist offen. Solange der Jodmangel existiert, hat eigentlich jeder das Recht darauf, vernünftig mit Jod versorgt zu werden, logisch wäre demnach eine Dauersubstitution. Wir kennen schließlich viele Probleme im Alter, auch die subklinische Hypothyreose, deren Häufung vielleicht auch zum Teil durch den Jodmangel bedingt ist. Hier bleiben Fragen offen, die noch nicht endgültig entschieden werden können.

Weinheimer:
Ich kann es eigentlich schwer verstehen, daß man sich vor etwas drücken will, was eigentlich zwangsläufig notwendig ist. Und ich habe schon häufiger an dieser Stelle gesagt, warum versuchen wir nicht doch gemeinsam, die Menschen davon zu überzeugen, daß sie dieses Jod nicht auf einem anderen Weg bekommen als über etwas medikamentenähnliches. Wenn es uns nicht gelingt, die Kochsalz-Jodierung oder die Verbreitung von Jodsalz weiter zu steigern oder anders sicherzustellen, daß wir genug Jod bekommen, dann müssen wir uns eigentlich nur überlegen, ob die Gefahr besteht, daß wir eine größere Anzahl von Menschen durch zu viel Jod gefährden. Grundsätzlich wissen wir ganz genau, daß man mit 200–400 μg Jodid keinen Schaden anrichtet, das müßte man eigentlich verabreichen können.

Heuchemer:
In der Praxis werden wir täglich mit der Frage kropfkranker Mütter konfrontiert: Was ist mit meinen Kindern, soll ich mit denen auch einmal vorbei kommen? Bei der Untersuchung der Kinder stellt man häufig bereits leicht vergrößerte Schilddrüsen fest. Die Frage ist jetzt, wann soll die Strumaprophylaxe mit Jod bei Kindern beginnen? Soll man sie generell durchführen oder soll sie nur bei Kindern durchgeführt werden, die eine familiäre Bela-

stung haben? Ist es vertretbar, einer 40- oder 45jährigen Frau zu sagen, daß sie jetzt mit den Jodtabletten aufhören kann, weil das Kropfrisiko rückläufig sei? Muß man nicht damit rechnen, daß die Patientin 5–10 Jahre später eine Struma nodosa hat und sie mit dem Vorwurf konfrontiert, daß dies bei Weiterführung der Jodprophylaxe vermeidbar gewesen wäre.

Meng:
Das wichtigste ist, das das Kind der kropfkranken Frau behandelt wird, so früh wie möglich.

Heuchemer:
Soll prophylaktisch bei Kindern Jod gegeben werden und wenn ja, ab wann?

Meng:
Das wäre die 2. Frage: Soll man das grundsätzlich tun? Diese Frage muß man eigentlich mit „ja" beantworten. Wir wissen, daß gerade in der Pubertätsphase die Manifestation des Kropfes erfolgt. Ich sagte vorhin, wir finden in Deutschland vergrößerte Schilddrüsenvolumina in dieser Phase bei bis zu 70% der Untersuchten. Wenn die Mutter gut versorgt ist, bekommt das Kind über die Muttermilch Jodid, auch wenn Sie Kindernahrung geben, ist diese jodangereichert. Das Jodmangelproblem beginnt, wenn das Kind an den Tisch der Eltern kommt. Da gehört eigentlich schon die Jodidpille hin. Wir wissen aus Erfahrungen aus Süddeutschland, aus dem Ravensburger Raum, daß da die Kinder in der 1. bis 3. Klasse Jodidtabletten bekommen und das Strumaproblem dadurch sehr gut reduziert werden konnte. Das heißt: Das Defizit von 100 µg Jodid, das in dieser Zeit besteht, sollte generell ausgeglichen werden.

Georgi:
Herr Meng, als Kontraindikation der Jodidgabe haben Sie in Ihrem Vortrag die Thyreoditis genannt. Ist das wirklich eine Kontraindikation oder ist es nur keine Indikation?

Meng:
Sowohl als auch. Zum einen erreichen Sie bei einer Autoimmun-Thyreoiditis durch Jod nichts und würden mit Thyroxin behandeln, sofern eine hypothyreote Tendenz da ist. Wenn sie Jod geben, können Sie unter Umständen eine gewisse Aktivierung des Prozesses und damit eine Beschleunigung erreichen.

Usadel:
Ich glaube, wir sollten zusammen mit Ihnen, Herr Prof. Mann, als Sprecher der Sektion Schilddrüse der Deutschen Gesellschaft für Endokrinologie fordern: Ein Kind, das von einem Kinderarzt gesehen wird, darf ohne ein Jodidrezept überhaupt nicht wieder aus der Praxis.

3 Struma uninodosa

3.1 Fallbeschreibung (2): 34jähriger Patient mit Struma uninodosa

T. Schilling

Anamnese: Wegen dem subjektiven Gefühl einer Halsenge wird vom Hausarzt ein Schilddrüsensonogramm durchgeführt. Es bestehen keine weiteren spezifischen Beschwerden oder Vorerkrankungen.

Befund: 34jähriger Patient in gutem AZ und EZ. Schilddrüse inspektorisch nicht vergrößert, keine Knoten palpabel. Herz, Lungen und Abdomen unauffällig. Keine Lymphadenopathie.

Labor: Euthyreote Stoffwechsellage mit basalem TSH von 1,2 mU/l (Norm: 0,3–4).

Schilddrüsensonographie: Grenzgradig große SD von 26 ml (Norm: < 25 ml). Echogleiches, homogenes Binnenmuster. Im li. kaudalen SD-Lappen echoarmer, scharf begrenzter Knoten von 10 × 22 mm Durchmesser.

Schilddrüsenszintigramm: Homogene Nuklidanreicherung ohne abgrenzbare warme Areale.

Schilddrüsenpunktion des Knotens: Normales Schilddrüsengewebe ohne Anhalt für Malignität.

3.2 Stellenwert von Sonographie, Szintigraphie und Feinnadelpunktion

K. Mann

Sonographie

Die apparative Voraussetzung besteht in einem Linearschallkopf (5–7,5 MHz) zur regulären Untersuchung der Schilddrüse sowie ein curved array- oder Sektorschallkopf (3,5–5 MHz) für große Strumen oder retrosternale Anteile. Neben der Abschätzung der Schilddrüsengröße hat die Schilddrüsen-Sonographie vor allem ihren Wert in der morphologischen Beurteilung fokaler Veränderungen (Knoten, Zysten, Verkalkungen) einschließlich der Verlaufskontrolle. Die Sensitivität des Nachweises fokaler Veränderungen hängt nicht nur von ihrer Größe, sondern auch vom Impendanzunterschied gegen die Umgebung ab. Ferner ist eine normierte Geräteeinstellung wichtig. Läsionen über 3 mm sollten dem Nachweis nicht entgehen. Echofreie, echogleiche und echodichte Knoten haben ein Karzinom-Risiko von < 0,1%. Die Karzinom-Häufigkeit echoarmer Knoten liegt dagegen je nach untersuchtem Kollektiv zwischen 5 und 10%. Die Spezifität der Methode ist zwar insgesamt eingeschränkt, dennoch findet im chirurgischen Krankengut eine richtige Zuordnung – benigne und maligne – anhand der Sonographie in etwa 80% statt. Ferner kann mit Hilfe der Sonographie eine gezielte Feinnadelpunktion auch kleiner Läsionen durchgeführt werden. Die Spitze der Nadel kann im Knoten exakt geortet und Material aspiriert werden. Die Trefferwahrscheinlichkeit von Läsionen über 10 mm liegt bei über 90%. Die Abgrenzung intra- und extrathyreoidaler Prozesse, die Beschreibung der Lagebeziehung zu Nachbarorganen und eine exakte Größenvermessung von Halslymphknoten sind ergänzend wichtig. Allerdings ist die Qualität der Untersuchung wesentlich von der Erfahrung des Arztes auf diesem Gebiet abhängig.

Szintigraphie

Die Schilddrüsen-Szintigraphie mit Technetium-Pertechnetat ist bei allen fokalen Läsionen obligat. Kleine Herde unter 10 mm stellen sich häufig nicht dar. Die Anreicherung des Isotops ergibt keinen sicheren Hinweis auf die Größe des Knotens. Man unterscheidet bei fokalen Mehranreicherungen eine uni- und multifokale Autonomie. Die funktionelle Relevanz wird im Suppressions-Szintigramm durch eine quantitative Auswertung des Tc-99m-Uptakes (> 2,5%) ermittelt. Heiße Knoten sind sehr selten maligne (unter 1%). Kalte insbesondere sonographisch echoarme Knoten haben ein deutlich erhöhtes Malignomrisiko und müssen durch Punktionszytologie grundsätzlich weiter abgeklärt werden.

Feinnadelpunktion

Die Feinnadelpunktion der Schilddrüse ist eine einfache, effiziente und ökonomische, den Patienten wenig belastende Untersuchung. Prinzipiell sollte jeder szintigraphisch kalte Knoten, aber auch andere echoarme solide Läsionen punktiert werden. Palpable Knoten können direkt unter Sicht, nicht palpable Knoten ultraschallgesteuert punktiert werden. Der Ausstrich wird per Luft getrocknet und in der Regel nach May-Grünwald-Giemsa gefärbt. Zystenpunktate werden mit 1000 U/Min. 10 Minuten zentrifugiert und das Sediment ausgestrichen. Die zytologische Untersuchung wird klassifiziert als negativ, verdächtig, positiv und unzureichendes Material. Ausreichend beurteilbar sind Ausstriche, die aus mehr als 5 Zellverbänden, bestehend aus mehr als 10 Follikelzellen, zusammengesetzt sind. Ein kolloidhaltiges Punktat ohne Follikelzellen ist nicht klassifizierbar. Die Sensitivität zytologischer Befunde liegt bei Schilddrüsenknoten zwischen 75 und 95%, die Spezifität bei ca. 95%. Falschnegative Befunde ergeben sich in 1,5 bis 9%. Bei Knotenwachstum ist eine Kontrollpunktion erforderlich. Falschpositive Befunde finden sich in 0 bis 1%. Eine Differenzierung zwischen follikulärem Adenom und minimal invasivem follikulärem Karzinom ist nicht möglich. Die oxyphile Variante des follikulären Adenoms/Karzinoms kann nur histologisch definitiv beurteilt werden. Bei follikulärer Neoplasie finden sich in 15 bis 30% Karzinome im Resektat. Die klinische Zytodiagnostik vermag in den meisten Fällen zwischen entzündlichen, degenerativen und neoplastischen Schilddrüsenläsionen zu unterscheiden. Die Feinnadelpunktion ist die beste Methode zum Ausschluß oder Beleg von Malignität. Durch ihre Anwendung kann die Operationsindikation um ca. 50%, zusammen mit der Sonographie um 80% verringert werden. Kontraindikationen sind hämorrhagische Diathese, selten sind folgende Komplikationen beobachtet worden: intraglanduläre Hämatome, passagere Bradykardien und passagere Rekurrenzläsionen. Eine kutane Implantationsmetastase eines papillären Schilddrüsenkarzinoms wurde bisher einmal beschrieben. Sehr selten kann es zur Nekrose der punktierten Läsion kommen.

3.3 Krebsrisiko eines Schilddrüsenknotens

F. Raue

Das Schilddrüsenkarzinom gehört zu den seltenen Tumoren, es macht nur 0,5% aller Malignome aus. Frauen sind von dieser Erkrankung 2–3mal häufiger betroffen als Männer. Die Häufigkeit der Neuerkrankung beträgt 3 pro 100.000 pro Jahr. Der größte Teil der Patienten kann geheilt werden. Dies liegt zum einen an der günstigen Tumorbiologie, mit häufigeren differenzierten Schilddrüsenkarzinomen und damit nur langsamem Wachstum und zum anderen an den günstigen diagnostischen und therapeutischen Möglichkeiten (Sonographie, Szintigraphie und Feinnadelpunktion sowie Operationstechnik und Radiojodtherapie). Erstaunlich hoch ist dagegen der Prozentsatz (über 10%) der bei der Sektion gefundenen Mikrokarzinome; die klinische und biologische Relevanz dieser Befunde ist bisher ungeklärt.

Pathologisch-anatomisch unterscheidet man die differenzierten Karzinome (papillär, folliculär und medullär) mit günstiger Prognose von dem glücklicherweise selten auftretenden undifferenzierten (anaplastischen) Karzinom mit sehr schlechter Prognose.

Vor dem Hintergrund einer mit dem Alter steigenden Schilddrüsenknotenprävalenz von bis zu 20% und einer Schilddrüsenkarzinomprävalenz von ca. 0,2%

gestaltet sich die Diagnostik der Struma maligna schwierig, da jede knotige Veränderung in der Schilddrüse per se zunächst einmal malignomverdächtig ist. Um unnötige Operationen zu vermeiden, sind die Kenntnisse von Risikofaktoren und die diagnostische Aussage der einzelnen Untersuchungsschritte bezüglich des Karzinomrisikos unverzichtbare Voraussetzungen für eine sichere Therapieentscheidung. Die meisten Schilddrüsenkarzinome werden deshalb auch heutzutage in der differentialdiagnostischen Abklärung von Schilddrüsenknoten oder als Zufallsbefund bei der Operation einer Struma entdeckt.

Anamnese: Die Anamnese von Schilddrüsenkarzinompatienten ist meist unergiebig, bis auf zwei Ausnahmen: Bei in der Kindheit im Halsbereich bestrahlten Patienten entwickelte sich häufig ein papilläres Schilddrüsenkarzinom und bei einer Familienanamnese mit Schilddrüsenkarzinom und/oder Phäochromozytomen besteht der Verdacht auf ein medulläres Schilddrüsenkarzinom im Rahmen der multiplen endokrinen Neoplasie Typ II. Schnell sich entwickelnde, wenig verschiebliche Schilddrüsenknoten mit evtl. Nachweis von zervikalen Lymphknotenmetastasen deuten insbesondere bei älteren Patienten auf ein anaplastisches Schilddrüsenkarzinom hin.

Symptome: Die als klassisch angegebenen Symptome der Struma maligna, wie Recurrensparese, Stridor, Schluckbeschwerden, Horner'scher Symptomenkomplex oder obere Einflußstauung sind durchweg Spätsymptome eines fortgeschrittenen Tumorleidens. Da differenzierte Schilddrüsenkarzinome meist sehr langsam wachsen, manifestieren sie sich als Strumaknoten, meist mit fehlender oder geringer Lokalsymptomatik. Klinisch existiert kein Zeichen, das sicher auf ein Schilddrüsenmalignom hinweist; eine Reihe von klinischen Befunden können jedoch die Wahrscheinlichkeit auf eine Struma maligna erhöhen oder abschwächen. Vor dem Hintergrund einer mit dem Alter steigender Prävalenz von benignen Schilddrüsenknoten besonders bei Frauen, ist der Solitärknoten eines jungen Mannes malignomverdächtiger als der Knoten in einer Struma multinodosa bei einer älteren Frau. Ein solitärer Knoten ist malignomverdächtiger als ein Knoten in einer Struma multinodosa. Konsistenz und Verschieblichkeit des Knotens sind wenig hilfreich, da harte und wenig verschiebliche Knoten auch durch eine Verkalkung oder eine Thyreoiditis hervorgerufen werden können. Vergrößerte zervikale Lymphknoten sind das häufigste Zeichen eines malignen Schilddrüsenknotens.

Bildgebende Verfahren: Sonographisch stellt sich das Schilddrüsenkarzinom überwiegend echoarm dar. Hat der Knoten einen Durchmesser von mehr als 1 cm, sollte er szintigraphisch kontrolliert werden, kleinere Knoten sind häufig szintigraphisch schlecht oder nicht zu erfassen. Stellt der Knoten sich szintigraphisch hypofunktionell (kalt) heraus, steigt das Malignitätsrisiko, hyperfunktionelle (warme oder heiße) Knoten sind sehr selten maligne. Der sonographisch echoarme und szintigraphisch kalte Knoten sollte punktionszytologisch abgeklärt werden.

Punktionszytologie: Ist der zytologische Befund als unauffällig befundet worden, kann der Knoten beobachtet und ggf. mit Schilddrüsenhormonen oder Jod behandelt werden. Solitäre Knoten bei jüngeren Menschen (< 30 Jahre) sollten jedoch möglichst operativ behandelt werden. Auch bei Wachstumstendenz im weiteren Verlauf, insbesondere unter Thyroxin-Einnahme oder bei Tumorangst sollte operiert werden.

Labor: Blutuntersuchungen sind für den Ausschluß einer Struma maligna wenig hilfreich. Eine Ausnahme ist die Calcitonin- oder CEA-Bestimmung bei Verdacht auf ein medulläres Schilddrüsenkarzinom. Darüber hinaus können durch molekulargenetische Untersuchungen mit Nachweis der Mutation im Ret-Protoonkogen alle Risikopatienten mit familiärem medullären Schilddrüsenkarzinom erfaßt werden. Das Thyreoglobulin (TG) ist der Marker für das postoperative „follow up" der differenzierten von Thyreozyten abstammenden Karzinome. Präoperativ kann mit Hilfe der Thyreoglobulinbestimmung nicht zwischen einem benignen oder malignen Schilddrüsenknoten differenziert werden. Ein extrem erhöhter TG-Spiegel kann bei einem metastasierendem Leiden mit unbekanntem Primärtumor auf ein Schilddrüsenkarzinom hinweisen. Der Nachweis einer hypo- oder hyperthyreoten Stoffwechsellage geht mit einem verminderten Krebsrisiko einher, da es sich bei dem Knoten eher um ein entzündliches Areal oder um ein autonomes Adenom handelt.

Operationsvorbereitung: Entschließt man sich zur Operation, sollten präoperativ neben der Laboruntersuchung (Definition der Stoffwechsellage), Sonographie, Szintigraphie und Feinnadelpunktion auch eine Röntgenaufnahme der Lunge (Metastasen?), evtl. ein Computertomogramm ohne Kontrastmittel durchgeführt werden. Die Gabe von jodhaltigem Kontrastmittel sollte unter allen Umständen vermieden werden, um die postoperativ evtl. notwendige Radiojodtherapie nicht zu gefährden. Eine Laryngoskopie ergibt Aufschluß über die präoperative Recurrensfunktion. Bei Verdacht auf ein medulläres Schilddrüsenkarzinom ist präoperativ ein begleitendes Phäochromozytom durch Catecholaminbestimmung auszuschließen. Durch die heute zur Verfügung stehenden diagnostischen Maßnahmen und deren gezielten Einsatz können unnötige Operationen wegen Verdacht auf Struma maligna vermieden werden. Dadurch hat sich die Anzahl der Schilddrüsenkarzinome unter den wegen Verdacht auf Malignom operierten Patienten erhöht.

3.4 Diskussion zu Fall 2

Georgi:

Ich kann nur hoffen, daß das Szintigramm nicht von uns kommt bzw. nicht so Ihnen gegeben wurde. Ein Szintigramm, das keine Stellung zum Knoten nimmt, ist unvollständig. Ein Szintigramm kann man nur beurteilen unter gleichzeitiger Kenntnis des Sonogramms. Der Knoten hätte außerhalb des dargestellten Szintigramms liegen können, dann wäre er szintigraphisch kalt. Er hätte aber auch innerhalb des Parenchym liegen können, dann wäre es vielleicht ein warmer Knoten. Ohne Kenntnis des sonographischen Befundes ist ein Schilddrüsen-Szintigramm nicht zu beurteilen. Leider muß ich sagen, daß wir sehr viele solcher unzureichenden szintigraphischen Befunde bekommen. Vielleicht ist das hier der richtige Rahmen, um darauf hinzuweisen.

Wahl:
Einen Teil hat Herr Georgi schon vorweggenommen, ich wollte die gleichen Bedenken anmelden hinsichtlich des Szintigramms: Ob ein Knoten, der knapp 2 cm Durchmesser hat, in einem nicht weiter markierten Szintigramm überhaupt als kalt, warm oder heiß erkennbar ist, wollen wir dahingestellt sein lassen. Dieser Patient hat eine Neoplasie, die man im Ultraschall ganz eindeutig als echoarme, umschriebene Formation erkennt. Sie ist entweder benigne oder maligne. Natürlich kann man das so machen, wie Sie vorschlagen: Zunächst beobachten, wie die Dynamik ist und gegebenenfalls operieren, wenn sie wächst. Wenn man sie auf eine Verlaufsbeobachtung einläßt, würde ich vorschlagen, daß man vielleicht zur Sicherheit doch noch einmal eine zweite Punktion durchführt, um das Malignitätsrisiko weiter zu senken.

Man kann aber auch direkt operieren und vermeidet diese mehr oder weniger unbefriedigende Wachstumsbeobachtung. Denn wenn es sich um ein grob invasives papilläres Karzinom handelt, das ebenfalls gut begrenzt im Ultraschall sein kann, ist es in einem Jahr wesentlich fortgeschrittener, und die Wahrscheinlichkeit von Lymphknoten-Metastasen ist höher.

Usadel:
Ich schlage vor: Herr Schilling, Sie sagen jetzt, wie Sie mit dem Knoten bei diesem 34jährigen Patienten verfahren würden.

Schilling:
Nach den vorgetragenen Kriterien, der Patient ist jünger als 40 Jahre, er hat einen solitären echoarmen Knoten, würde man ihm zur Operation raten. Dieser Vorschlag wurde dem Patienten im Gespräch, in dem auch die Alternative, diesen Knoten zu kontrollieren (Sonographie-Kontrolle nach drei Monaten, gegebenenfalls eine zweite Punktion), angeboten. Der Patient hatte sich für die Verlaufsbeobachtung entschieden.

Mann:
Ich würde bei diesem Patienten auch nach drei Monaten oder spätestens nach sechs Monaten sonographisch exakt das Volumen nochmals bestimmen, die-

sen Knoten nochmals punktieren und nur dann, wenn der zytologische Befund ganz unauffällig ist, könnte man verantworten, dieses weiter zu kontrollieren. Die Wahrscheinlichkeit, daß der Knoten maligne ist, ist unter diesen Voraussetzungen minimal. Darüberhinaus ist der Wunsch des Patienten zu berücksichtigen. Wenn der Patient sagt „mich stört das, ich habe Bedenken“, dann würde ich ihn ohne weiteres operieren lassen. Nur wir erleben viel häufiger, daß die Patienten sagen: „Muß es denn unbedingt operiert werden?“ Unter den o. g. Voraussetzungen könnte man es verantworten, den Knoten zu beobachten.

Raue:
Auch das Operationsrisiko spielt eine Rolle, wenn der Patient von Beruf Lehrer oder Sänger ist, seine Stimme braucht und mich fragt, wie hoch denn das Risiko einer Rekurrenzparese sei, dann sage ich: je nach Eingriff und Chirurgen ca. 1%. Dies kann im individuellen Fall ein zu hohes Risiko sein. Ich würde ihn nicht operieren und ihn dann z. B. mit Schilddrüsenhormonen behandeln und ihn beobachten. Die Diskussion, ob Operation oder nicht, wird möglicherweise um 10 Jahre verschoben.

Usadel:
Herr Wahl, der gute Chirurg hat ein 1%-Risiko einer Rekurrenzparese bei der Schilddrüsenoperation zu setzen.

Wahl:
Ja, er hat das 1%-Risiko. Es stellt sich eher die Frage: Ist es sinnvoll, eine benigne Neoplasie zu entfernen, oder soll man sie eine zeitlang beobachten, bis sie wächst. Ich halte es für vertretbar, in diesem Fall noch abzuwarten, evtl. ein halbes Jahr später nochmal zu punktieren. Es ist aber besser und vernünftiger, dem Patienten zu sagen, die Operation sei ohne Dringlichkeit, er solle sich operieren lassen, wenn es ihm zeitlich passe.

Müller:
Ich habe zwei kurze Fragen: Die eine betrifft die Beschreibung des Befundes einer normalgroßen Schilddrüse mit einem oder mehreren kleinen Knoten. Ist das eine Struma oder eine beginnende Struma oder eine normale Schilddrüse mit Knoten? Die zweite Frage ist: Wie behandelt man eine normal große Schilddrüse mit einem wahrscheinlich benignen Knoten, also Malignität ausgeschlossen, auch mit Schilddrüsenhormonen oder nicht?

Raue:
Erstens, eine normal große Schilddrüse mit einem Knoten ist ein pathologischer Befund, eine Struma nodosa (Volumenangabe, normal große Schild-

drüse mit einem Knoten). Zweitens, wie behandeln wir? Ich würde entweder mit Jodid, z. B. 400 μg/die oder mit Schilddrüsenhormon, z. B. 100 μg/die behandeln und beobachten.

Csillag:
Vorgestellt wurde ein Patient mit wenig Beschwerden und normalem Tastbefund. Trotzdem wurde eine Schilddrüsen-Sonographie durchgeführt.

Raue:
Wenn ein Patient in unsere Spezialsprechstunde kommt und über Beschwerden am Hals klagt, machen wir regelmäßig Schilddrüsen-Sonographie. Wir verlassen uns da nicht nur alleine auf unseren Tastbefund. Der Endokrinologe ist bei gezielter Frage nach der Schilddrüse verpflichtet, die Schilddrüse gründlich zu untersuchen, und dazu gehört heute die Schilddrüsen-Sonographie.

4 Struma multinodosa/Rezidivstruma

4.1 Fallbeschreibung (3): 58jährige Frau mit Struma multinodosa

G. Leidig-Bruckner

Aktuelle Anamnese: Eine 58jährige Patientin sucht ihren Hausarzt auf, da sie seit März 1995 wiederholt Pulsunregelmäßigkeiten mit plötzlichem Herzrasen bemerkt hat. Weiterhin klagt sie über eine vermehrte Neigung zum Schwitzen sowie gelegentliches Globusgefühl und Schluckbeschwerden. Vorausgegangen war ein schwerer fieberhafter grippaler Infekt im Februar 1995, wovon sich die Patientin jedoch zwischenzeitlich gut erholt hatte.

Vorerkrankungen: An Vorerkrankungen ist seit 3 Jahren eine arterielle Hypertonie bekannt. Ein vor 6 Monaten durchgeführtes Belastungs-EKG war unauffällig. Der Hypertonus ist medikamentös gut eingestellt. Weiterhin ist bei der Patientin seit ca. 10 Jahren eine Struma bekannt. Nach dem subjektiven Empfinden hat die Größe nicht zugenommen. Eine Behandlung der Struma oder weitere Funktionsdiagnostik wurde in der Vergangenheit nicht durchgeführt.

Klinischer Untersuchungsbefund: Klinisch befindet sich die Patientin in gutem Allgemein- und Ernährungszustand (165 cm, 68 kg). Der Blutdruck lag bei 150/80 mmHg, der Puls betrug 72/'. und war regelmäßig. Der Auskultationsbefund von Herz und Lunge war unauffällig. Die Schilddrüse war beidseits vergrößert und gut schluckverschieblich tastbar. Re. kaudal war ein ca. 2–3 cm großer derber Knoten palpabel. Der Halsumfang betrug 41 cm.

Das *EKG* zeigte einen regelmäßigen Sinusrhythmus mit einzelnen supraventrikulären Extrasystolen. Die Erregungsausbreitung und -rückbildung war unauffällig, kein Anhalt für Veränderungen i. S. einer Myokarditis.

Labor: Blutsenkung (12/29) und Differentialblutbild ergaben keinen Hinweis für einen Infekt. Die Überprüfung der Schilddrüsenfunktion ergab peripher euthyreote Werte (T3, 1,9 μg/l (0,8–2,1); T4 130 μg/l (54–126) bei supprimiertem basalem TSH (TSH 0,01 mU/l (0,1–4). Es liegt eine latent hyperthyreote Stoffwechsellage vor.

Die *Röntgenuntersuchung von Trachea und Oesophagus* zeigte eine geringe Verlagerung des Oesophagus nach rechts und eine mäßige Trachealeinengung (ca. 20–30%) ohne Anhalt für eine Tracheomalazie.

In der *Schilddrüsensonographie* fand sich eine linksbetonte, vergrößerte Schilddrüse mit einem Gesamtvolumen von ca. 94 ml. Rechts kaudal dorsal gelegen ist ein 8 ml großer inhomogener Knoten (echoärmere und echoreichere Anteile) abgrenzbar. Der linke Schilddrüsenlappen wird fast vollständig von einem ca. 45 ml großen komplexen echoreich-echogleichem Knoten ausgefüllt. *Beurteilung:* Struma multinodosa.

Die *Schilddrüsenszintigraphie* zeigt eine deutliche Mehrspeicherung in Projektion auf den linken Schilddrüsenlappen, hauptsächlich den kranialen Anteil des linken Lappens. Rechts und links kaudal findet sich nur eine minimale Nuklidanreicherung. Bei einem Uptake von 3,1% entspricht der Befund einem szintigraphisch dekompensierten autonomen Adenom links. Die Dignität des sonographisch nachgewiesenen Knotens rechts kaudal ist mit Hilfe dieses Szintigramms bei latent hyperthyreoter Stoffwechsellage (TSH $< 0{,}01$ U/l) nicht weiter einzuschätzen – d. h., es bleibt offen, ob es sich bei diesem Knoten rechts kaudal unter euthyreoten Stoffwechselbedingungen um normal speicherndes Schilddrüsengewebe oder um einen szintigraphisch kalten Knoten handelt.

Diagnose: Autonomisierte Struma multinodosa mit latent hyperthyreoter Stoffwechsellage.

Als therapeutische Optionen bieten sich die *Operation und die Radiojodtherapie* an. Der Patientin wurde ein operatives Vorgehen empfohlen. Für die Operation spricht die erhebliche Größe der Struma, die Multinodalität, wobei die Dignität des Knotens rechts kaudal nicht eindeutig eingeschätzt werden kann. Weiterhin ist die mäßige Trachealeinengung als relative zusätzliche Op.-Indikation zu werten. Bei gut eingestellter arterieller Hypertonie und keinen weiteren internistischen Vorerkrankungen besteht kein wesentlich erhöhtes Operationsrisiko.

4.2 Radiojodtherapie der autonomisierten Struma

P. Georgi

Durch eine Radiojodtherapie ist bei dieser Patientin vorwiegend eine Beseitigung der funktionellen Autonomie und nur eine geringe Verkleinerung der Schilddrüse zu erwarten. Eine regelmäßige Kontrolle der übrigen Knoten ist nach der Behandlung über Jahre hinaus erforderlich.

Fragen, die sich aus der Kasuistik ergeben:

1. *Welchen Stellenwert hat das Szintigramm bei Struma multinodosa und latent hyperthyreoter Stoffwechsellage – inwieweit ist eine Einschätzung zur Dignität (kalt, warm) von sonographisch nachgewiesenen Knoten möglich? Ist eine sinnvolle Beurteilung des Szintigramms ohne gleichzeitige sonographische und laborchemische Untersuchung möglich?*

   Der Stellenwert des Szintigramms ist in der Bewertung des Ausmaßes der funktionellen Autonomie zu sehen – in Hinblick auf die Entwicklung einer klinisch relevanten Hyperthyreose. Aussagen über die Dignität sind allein durch eine Punktionszytologie möglich, die im vorliegenden Fall neben klinischem Befund, Sonogramm, Labordiagnostik und Szintigramm indiziert ist. Inwieweit der Knoten links caudal auch unter euthyreoten Bedingungen kalt bleibt, ist nur nach einer kurzfristigen thyreostatischen Therapie oder auch nach erfolgter Radiojodtherapie zu erkennen.

2. *Wie sind die Erfolgsaussichten bei einer einmaligen Radiojodtherapie bei o. g. Patientin einzuschätzen?*

   Ziel einer einmaligen Radiojodtherapie sollte die Beseitigung der funktionellen Autonomie sein, um auch so ein Größenwachstum der autonomen Anteile zu begrenzen. Danach wäre eine 2. Radiojodtherapie mit dem Ziel einer Verkleinerung zu erwägen.

3. *Wie häufig und welche Verlaufskontrollen sind nötig bei der Radiojodtherapie?*

   Nach der Radiojodtherapie sind innerhalb des ersten Jahres etwa 5 Kontrollen und danach jährliche Untersuchungen (Palpationsbefund, ggf. Sonographie und TSH basal) durch den Hausarzt zu empfehlen.

4.3 Operation der autonomisierten Struma

Ch. Herfarth

Die multifokale diffuse Autonomie der Schilddrüse gehört zu den verschiedenen Formen der hyperthyreoten Stoffwechsellage und stellt die diffuse Form der regionären Erkrankung des autonomen Adenoms dar. Hiervon unabhängig ist der Morbus Basedow zu sehen.

Die multifokale diffuse Autonomie ist als strukturelle und funktionelle Heterogenität im Sinne einer multinodös veränderten Struma mit lokal umschriebener oder diffuser verteilter Autonomie anzusehen. Im Gegensatz hierzu handelt es sich beim autonomen Adenom allein um ein umschriebenes Areal mit Stoffwechselüberfunktion und mehr oder weniger ausgeprägter Suppression des umgebenden normalen Schilddrüsengewebes.

Das besondere am klinischen Bild der multifokal diffusen Autonomie ist die eher blande Symptomatik. Die Hyperthyreosesymptomatik äußert sich in häufig kardiovaskulären Reaktionen. Die nervöse Überreaktivität ist nicht so ausgeprägt wie beim M. Basedow. Charakteristisch die fleckige Verteilung in der Szintigraphie. Die Autonomieentwicklung in der multinodösen Struma beträgt in 5 Jahren ca. 5%. Dem sei noch einmal das autonome Adenom mit einem Altersgripfel von 30–45 Jahren einer eher blanden Hyperthyreosesymptomatik und einem geringen Karzinomrisiko mit unter 5% gegenübergestellt.

Bei der diffusen multifokalen autonomisierten Schilddrüse ist schon aufgrund der heterogenen Knoten in der Regel dem operativen Vorgehen der Vorzug gegenüber der Radio-Jodtherapie zu geben. Grundsätzlich unterscheidet sich die operative Strategie der autonomisierten Schilddrüse im Vergleich zur normalen Strumaoperation für die einzelnen Eingriffsschritte nicht: Exploration und Palpation beider Schilddrüsenlappen mit Definition der verschiedenen Knoten und der topographischen Lage zu den Nachbarstrukturen, Darstellung der Nervi recurrentes und der Epithelkörperchen gehören ebenso dazu wie die Ligatur der A. thyreoidea inferior. Nur das Resektionsausmaß differiert – während beim autonomen Adenom die Resektion funktionell angepaßt erfolgt, wird bei der diffusen Autonomie eine subtotale Schilddrüsenresektion beiderseits verfolgt. Die Schilddrüse wird auf beiden Seiten unter Mitnahme der nodullären Abschnitte auf ein jeweils ca. 2,5–3,0 g großen Rest reseziert. Gerade für die subtotale Resektion ist es notwendig, die Nervi recurrentes in ihrem Verlauf zu identifizieren und ggfs. zu verlagern, die Epithelkörperchen aus dem Resektionsgebiet herauszuhalten bzw. unter Erhaltung der Vaskularisation soweit von der Schilddrüse abzupräparieren, daß die subtotale Schilddrüsenresektion ohne Beeinträchtigung der Nebenschilddrüsen erfolgen kann.

Was die Komplikationen anbetrifft, so beobachteten wir im eigenen Krankengut, bei der Nachuntersuchung einer konsekutiven Operationsserie (Tab. 1 und 2) keine Recurrensparese und keine Hypocalciämie. Nur unmittelbar perioperativ waren bei der multifokalen diffusen Antonomie 3,8% passagere Recurrensparesen zu beobachten, ebenso 7,7% vorübergehende Hypocalciämien. Versucht man die Vorteile des chirurgischen Vorgehens bei der multifokalen diffusen Autonomie herauszustellen, so ist unter der Bedingung der kunstgerechten Operation die sichere Kontrolle der Hyperthyreose (therapeutische Hypothyreoseinduktion um 25%) die Sanierung der lokalen mechanischen Kompressionssymptomatik und das gute Langzeitergebnis herauszuheben. Dies sei noch einmal verglichen mit den Vorzügen der Chirurgie des solitären autonomen Adenoms mit ebenfalls niedriger Komplikationsrate bei gutem Langzeitergebnis. Die Hypothyreoseinduktion fällt gering aus. Langzeituntersuchungen ergeben eine Rezidivhyperthyreose von weniger als 1% nach 5 Jahren und eine latente Überfunktion um 2% im weiteren späteren Verlauf.

Tabelle 1 Chirurgie des autonomen Adenoms: Komplikationen (n = 40 Patienten)

	perioperativ	nach 2 Jahren (n = 31)
Recurrensparese	7,5%	0%
Calcium <2,0 mmol/l	5%	0%

Tabelle 2 Chirurgie multifokale/diffuse Autonomie: Komplikationen (n = 52 Patienten)

	perioperativ	nach 2 Jahren (n = 39)
Recurrensparese	3,8%	0%
Calcium <2,0 mmol/l	7,7%	0%

4.4 Diskussion zu Fall 3

Müller:
Herr Herfarth, Sie haben ein Dia gezeigt mit einer Häufigkeit der Rekurrenzparese von 7,5% bei den autonomen Adenomen und ungefähr der Hälfte bei der subtotalen Resektion. Das finde ich doch auffällig, man würde das eher umgekehrt erwarten, weil eine subtotale Resektion in der Regel beidseitig erfolgt und die Resektion des autonomen Adenoms immer nur einseitig.

Herfarth:
Ich muß jetzt erst noch einmal festhalten: Das sind Untersuchungen, die unmittelbar postoperativ zwischen dem 3. und 5. Tag durchgeführt wurden und nicht nur den Nachweis einer Stimmbandlähmung, sondern auch eine Funktionsstörung des Stimmbandes subsummieren. Wenn bei der Laryngoskopie eine Schwäche beobachtet wird, wird das bei uns als eine funktionelle Folge registriert. Die funktionelle Einschränkung führt zu einer vollkommenen Restitution in der Nachbeobachtung. Dieser Unterschied zwischen Operation eines autonomen Adenoms und einer subtotalen Resektion hat mich auch verblüfft. Ich kann Ihnen den Unterschied nicht genau erklären; evtl. führt die Mobilisierung eines großen autonomen Adenom zur Dehnung des Nervus recurrens mit einer Funktionsstörung. Wir haben dies im Tierversuch überprüft und festgestellt, daß minimale Bewegungen beim Luxieren der Schilddrüse etwas Dehnung, etwas Zug, eine Spur von Druck schon eine Auswirkung auf die Funktion des Nervus recurrens haben kann.

Tuschi:
Führen Sie eine Dosiemetrie vor Radiojodtherapie durch?

Georgi:
Eine klare Dosierung ist nur möglich, wenn Sie vorher die Jodkinetik durchführen, sonst können sie nicht die Greyzahl berechnen.

Ness:
Herr Georgi, wann sehen Sie die Indikation zur Radiojodtherapie bei einer funktionellen Autonomie und nicht-supprimiertem basalen TSH?

Georgi:
An und für sich sehe ich keine Indikation zur Radiojodtherapie, es sei denn, es besteht ein mechanisches Problem und eine Kontraindikation zur Operation.

Usadel:
Herr Georgi, bei der Operation der Struma findet man gelegentlich ein occultes Karzinom. Gesetzt den Fall, Sie radiojodtherapieren, bestrahlen Sie dann auch das occulte Karzinom?

Georgi:
Ob das occulte Karzinom therapeutisch durch die Radiojodtherapie sozusagen mittherapiert wird, weiß ich nicht. Das Thyreozyten-Karzinom speichert Radiojod erst nach Entfernung der normalen Schilddrüse. Die Dosis, die das

Karzinom speichert, solange normales Schilddrüsengewebe da ist, ist sehr gering. Die Reichweite der Strahlung, die über die Thyreozytengrenze hinweg geht, beträgt etwa 2 bis 3 mm.

Zoller:
Ab welcher Größe eines solitären autonomen Adenoms würde der Nuklearmediziner zur Operation raten?

Georgi:
Das würde ich dem Patienten überlassen.

Raue:
Man könnte auch sagen, je älter der Patient, je größer das Operationsrisiko, um so eher empfehlen wir die Radiojodtherapie.

Heuchemer:
Herr Herfarth, Sie hatten auf dem letzten Dia die Aussage gemacht, bei autonomem Adenom und nur latenter Hyperthyreose solle man abwarten. Es mehren sich aber Hinweise aus der Literatur darauf, daß auch bei diesen Fällen mit einem erhöhten Thromboembolie-Risiko und/oder Apoplex-Risiko gerechnet werden muß. Erhöhtes Apoplex-Risiko bei autonomen Adenomen und latenter Hyperthyreose – würde das nicht dafür sprechen, auch diese Fälle frühzeitig definitiv zu therapieren, also operieren oder radiojodtherapieren?

Herfarth:
Ja, ich stimme Ihnen zu.

Raue:
Gerade bei den Risikopatienten mit latenter Hyperthyreose ist die Radiojodtherapie die definitive Therapie der Wahl.

Reitter:
Es setzt sich in den letzten Jahren außer der Chirurgie und Radiojodtherapie die Alkoholinstillation in das autonome Adenom durch. Können Sie dazu etwas sagen?

Raue:
Wir machen es nicht. Vor dem Hintergrund einer kompetenten Chirurgie könnte ich mir nur ganz wenige Indikationen vorstellen, bei der die Alkoholinstillation gerechtfertigt ist, z. B. ein Patient der auf der Intensivstation liegt, ein toxisches autonomes Adenom hat und nicht operabel ist.

Herfarth:
Aus meinem Wissensstand heraus sehe ich im Moment keine klare Indikation, weil es dazu keine klaren Daten gibt. Ich kann nur kasuistisch beitragen, daß wir drei Patienten nach Alkoholinjektion in den Knoten chirurgisch therapiert haben. Die Patienten kamen, weil der Knoten sie weiterhin beunruhigte. Wir haben in allen drei Fällen operiert.

Anders:
Herr Herfarth, Sie hatten auf einem Ihrer Dias eine postoperative Hypocalciämie von 7,7% bei subtotaler Resektion gezeigt. Hängt es mit der Ligatur der A. Thyreoidea inferior zusammen?

Herfarth:
Nein, dazu gibt es eine sehr schöne Untersuchung aus der Marburger Klinik „prospektiv und kontrolliert“, mit und ohne Ligatur, es gibt keinen Unterschied in der Calcium-Homöostase. Wenn wir postoperativ ein Calcium unter 2,1 mmol/l messen, dann sagen wir, ein Hypoparathyreoidismus liegt for. Die Spätergebnisse zeigen, daß diese Hypoparathyreoidismus-Fälle passager sind und sich zurückbilden.

5 Rezidivstruma

5.1 Fallbeschreibung (4): 64jähriger Patient mit Rezidivstruma nodosa

A. Alenfeld

Anamnese: Ein 64jähriger Patient mit den Symptomen Globusgefühl, Schluckbeschwerden, Atemnot unter körperlicher Belastung (z. B. Treppensteigen) und Progredienz der Symptomatik innerhalb der letzten Jahre stellt sich vor. Vor über 30 Jahren wurde er subtotal strumareseziert. Eine Strumaprophylaxe mit 100 µg Levothyroxin postoperativ wurde seitens des Patienten nach ca. 1 Jahr abgebrochen. In den letzten Jahren kontinuierliche Zunahme des Halsumfanges. Sonstige allgemeine Anamnese blande, zum Zeitpunkt der Untersuchung keine Medikamenteneinnahme. Der Patient ist im Jodmangelgebiet Odenwald wohnhaft.

Körperlicher Untersuchungsbefund: 64jähriger Patient im guten AZ und EZ (182 cm, 85 kg), RR 160/90 mmHg, Puls 78/'. *Hals:* Reizloser Kocher'scher Kragenschnitt, palpatorisch deutlich vergrößerte Schilddrüse mit bds. gut schluckverschieblichen Knoten, Halsumfang 42 cm, Hals-LK o. B. Sonstige allgemeine internistische Untersuchung unauffällig.

Labor: T3 1,8 ng/ml, T4 120 ng/ml, TSH 0,9 mU/l, TBG 20,3 μg/ml. BB, Elektrolyte, Leberwerte, Retentionswerte im Normbereich.

Schilddrüsensonographie: Deutliche Vergrößerung der Schilddrüse mit einem Gesamtvolumen von ca. 85 ml, teils nicht einsichtbar bei retrosternal gelegenen Strumaanteilen. Echoinhomogenes Binnenmuster mit Verkalkungen und zystischen Veränderungen. Re. und li. mehrere knotige Strukturen, teils echoärmerer Textur, mit einem maximalen Volumen von 5 ml.

Röntgen-Thorax in 2 Ebenen: Altersentsprechender kardiopulmonaler Befund. Verbreiterung des oberen Mediastinums aufgrund retrosternaler Anteile einer Struma. Einengung der Trachea um ca. 40%.

Schilddrüsenszintigraphie: Technetium Uptake von 7,5%, kein Nachweis heißer Areale, Speicherverminderung re. kaudal.

Diagnose: Euthyreote Rezidivstruma nodosa II mit retrosternalen Anteilen.

5.2 Chirurgische Therapie der Rezidivstruma

R. A. Wahl

Bei dem dargestellten Fall handelt es sich weniger um eine „Rezidivstruma mit retrosternalen Anteilen" sondern – auf dem Thorax-Röntgenbild erkennbar – um eine weit und überwiegend retrosternal ausgedehnte Struma, also eine Rezidivstruma endothoracica falsa. In Anbetracht des großen, szintigraphisch weitestgehend kalten, intrathorakalen Anteils und der relativ kleinen cervical gelegenen, umschriebenen Mehrspeicherungen mit erhöhtem Uptake entsprechenden autonomen Areale, die alleine das Radiojod aufnehmen werden, kann vorausgesagt werden, daß eine Radiojodtherapie hinsichtlich einer wirksamen Verkleinerung ineffizient bleiben wird und die klare Indikation zur Operation besteht. Abzuschätzen sind die Dringlichkeit der Operation einerseits und das Operationsrisiko andererseits.

Zur Dringlichkeit der Operation: Es besteht offensichtlich eine erhebliche Belastungsdyspnoe, welche durch die große mediastinale Raumforderung ohne weiteres erklärt ist. Es verwundert eher, daß eine obere Einflußstauung nicht bemerkt wurde. Die Angabe einer lediglich 30–40%igen Trachealstenose ist mit dem Beschwerdebild nicht ganz kongruent. Eine gute Tracheazielaufnahme liegt nicht vor, diese ist wohl auch schwierig; wahrscheinlich könnten Trachea-Schichtaufnahmen das Ausmaß der Stenosierung der Trachea besser wiedergeben. Es fehlt ein Oesophagusbreischluck mit seitlicher Aufnahme:

Dieser könnte eine Deviation zwischen Trachea und Oesophagus mit Interposition von Strumaanteilen zeigen und zeigen, ob die Trachea evtl. von dorsal, also von ihrer weichen Pars membranacea her, imprimiert ist, was auf den AP-Zielaufnahmen nicht erkennbar ist. Die Feststellung, daß die mechanischen Symptome in den letzten Jahren progredient waren, soll ebenfalls weiter hinterfragt werden. Wachstumsautonomie ist ohnehin anzunehmen – es ist sehr unwahrscheinlich, daß es sich bei der großen retrosternalen Struma lediglich um regressive Veränderungen handelt. Eine beschleunigte Progredienz in letzter Zeit gibt zusätzlichen Anlaß zur Sorge, das plötzliche schnelle Wachstum einer zuvor über Jahre und Jahrzehnte „ruhenden" Struma ist pathognomisch für ein undifferenziertes Karzinom. Unter diesem Gesichtspunkt und aus operationstaktischen Erwägungen wäre die Durchführung eines Computertomogramms (natürlich ohne Kontrastmittel) oder eines Kernspintomogramms anzuraten.

Zum Operationsrisiko: Um dieses individuell besser abschätzen zu können, wäre eine Information über die Art des Ersteingriffs (beidseits subtotale Resektion? Unilaterale Resektion?) erforderlich. War bei der Erstoperation lediglich eine Seite operiert worden, so liegt auf der anderen Seite ein Pseudorezidiv ohne vermehrte Komplikationsgefährdung vor. Ferner wäre zu klären, ob die große intrathorakale Struma, welche ja offensichtlich breite Verbindung zum cervicalen Anteil hat, sich möglicherweise ausschließlich aus einem Schilddrüsenlappen entwickelt hat (Computertomographie, Kernspintomographie). Entscheidend für die Risikoabschätzung ist schließlich auch die Hals-Nasen-Ohren-ärztliche Laryngoskopie, deren Ergebnis anscheinend nicht vorliegt: Für den Fall, daß bereits eine unilaterale Recurrensparese besteht, kann in Bezug auf das Hauptrisiko „Recurrensparese" sowohl eine Höchstrisikosituation als auch eine Niedrigstrisikosituation bestehen: Besteht auf der Seite des jetzt dominierenden Rezidivlappens bereits eine Recurrensparese, so kann dieser Lappen ohne weiteres diesbezügliches Risiko vollständig entfernt werden. Ist andererseits der Nervus recurrens auf der das Rezidiv dominierenden Seite der einzige noch funktionierende, so ist für den Fall, daß es sich nicht um ein Pseudorezidiv handelt, das Risiko im Hinblick auf eine durch den Zweiteingriff resultierende doppelseitige Recurrensparese das höchste denkbare Risiko. Ohne eine so wesentliche Information sollte die Operation auf keinen Fall geplant werden.

Ob eine Sternotomie erforderlich ist, entscheidet sich erst intraoperativ. Die Wahrscheinlichkeit beträgt bei retrosternalen Strumen generell nur 1–2%. Es versteht sich von selbst, daß die Operation nur von einem in der Schilddrüsenchirurgie sehr erfahrenen Chirurgen durchgeführt werden darf, der erforderlichenfalls auch den thorakalen Zugang ohne inadäquat erhöhtes Risiko bewältigt.

Die in der älteren Literatur angegebenen hohen Risiken der Rezidivoperation, mit einer Komplikationsrate von Recurrensparesen von 20–30%, dabei 5% doppelseitige Recurrensparesen und einem Hypoparathyreoidismus-Risiko von 10–20%, sind heute nicht mehr zutreffend. Bei anatomiegerechter extrakapsulärer Präparation mit prinzipieller Darstellung des Nerven sollte heute die Rate von Recurrensparesen ebenso wie die Hypocalcämierate unter 5% liegen.

Anhand einer eigenen Studie an 157 konsekutiven Rezidivoperationen mit 237 „Nerves at risk“ kann gezeigt werden, wie sich dieses Risiko weiter differenzieren läßt. Insgesamt betrug die Rate von Recurrensparesen, unter Einschluß auch der Mehrfachrezidivoperationen und der totalen Thyreoidektomie, 4,4% – bezogen auf die Zahl der Patienten – und 2,95% bezogen auf die Zahl der „Nerves at risk“. Eine substitutionsbedürftige permanente Hypocalcämie resultierte bei 1,9% der Patienten. Bei Mehrfachrezidivoperationen (2., 3. und 4. Rezidiv) war das Risiko der Recurrensparese mit 23% drastisch erhöht, gegenüber dem mit 1,7% erstaunlich niedrigen Risiko bei der 1. Rezidivoperation. Die Radikalität der Rezidivoperationen spielte bei dem schon genannten extrakapsulären Vorgehen mit anatomischer Präparation keine so wesentliche Rolle: 3,4% Recurrensparesen bei totaler Lobektomie, 2,2% bei Lappenresektion. Entscheidenden Einfluß auf das Risiko hatte der Verlauf des Nerven, bezogen auf die anatomische Position des Rezidivs: Keine Recurrensparese, wenn der Nerv nicht durch Narbengewebe gefesselt war; 1,9%, wenn der Nerv an regulärer anatomischer Position dorsal in vernarbtem Gewebe lag, jedoch Recurrensparesen in 23% der Fälle, bei denen der Nerv – narbig fixiert – den Rezidivlappen ventral überkreuzte. Keiner dieser Nerven hätte jedoch ohne Darstellung und Mobilisation, welche stets mit Hilfe der Lupe erfolgen sollte, erhalten werden können.

Postoperative Nachsorge: Für die Nachsorge relevant ist zunächst die Operationsmorbidität. Liegt eine – möglicherweise nur passagere – Recurrensparese vor, so ist die Elektrostimulationsbehandlung des gelähmten Stimmbandes und eine adäquate logopädische Therapie mit regelmäßigen Hals-Nasen-Ohren-ärztlichen Kontrollen erforderlich. Kontrollen des Serum-Calcium-Spiegels sollten zum Standard gehören, werden aber leider zu selten durchgeführt. Auch ein – möglicherweise bei der Entlassung noch nicht festgestellter – subklinischer Hypoparathyreoidismus ist zu behandeln (Calciumsubstitution, Vitamin D). Die Ursache einer leichten Hypocalcämie, die auch durch ein „Bone-hunger-Syndrom“ bedingt sein kann, ist durch Parathormonbestimmung zu klären. Die Funktion der Restschilddrüse ist zu überprüfen – am besten etwa 6 Wochen nach der Operation, gegebenenfalls bei schon eingeleiteter Rezidivprophylaxe. Funktionelle Autonomie der Restschilddrüse muß ausgeschlossen werden, die funktionelle Potenz der Restschilddrüse ist abzuschätzen im Hinblick auf die Steuerung der medikamentösen Rezidivprophylaxe. Eine Rezidivprophylaxe ist unbedingt durchzuführen, wenn nicht bei der Rezidivoperation total thyreoidektomiert wurde. In letzterem Fall ist die angemessene Substitution erforderlich. Liegt eine mehr oder weniger ausreichende Restmasse normalen Schilddrüsengewebes vor, so ist zunächst als grundlegende Maßnahme der Jodmangel zu beseitigen, darüber hinaus ist erforderlichenfalls (und dies wird nach Rezidivoperationen in aller Regel der Fall sein) durch oral zugeführtes Thyroxin das TSH in einem niedrig normalem Normbereich halten. Zu den Prinzipien der Therapie mit Jod und Thyroxin verweise ich dringend auf das Eingangsreferat von Herrn Gärtner. Zwar ist es bequem und praktikabel, ein Kombinationspräparat zu verwenden, in dem Jod und Thyroxin zu gleichen Teilen enthalten sind, sinnvoller ist jedoch ein Splitting mit einer täglichen Joddosis von mindestens 200 µg und einer bedarfsorientierten, individuell zu ermittelnden Thyroxindosis. Diese wird – wenn nur noch sehr geringe Mengen funktionsfähigen Schilddrüsengewebes vorhanden sind – bei etwa 150 µg pro Tag liegen.

Herr Gärtner hat gezeigt, welch dominierende Rolle heute den verschiedenen Wachstumsfaktoren zuzuschreiben ist. Dieser Wachstumsautonomie, welche – wenn erst einmal etabliert – durch Thyroxin nicht mehr supprimiert werden kann, ist in erster Linie mit chirurgischen Mitteln zu begegnen. Ziel ist die radikale Entfernung sämtlichen knotig veränderten Gewebes. Dies ist erreichbar entweder durch vollständige Entfernung des jeweiligen Schilddrüsenlappens (im Rahmen der oben vorgestellten Studie an Rezidivstrumen haben wir 148 Schilddrüsenlappen total entfernt, nur 89 partiell reseziert) oder – wo möglich – durch das Prinzip der Funktions- und Morphologie-orientierten, sogenannten selektiven Operationstaktik. Letzteres besagt einfach, daß sämtliches Knotengewebe, egal wie ausgedehnt und an welcher Position gelegen, entfernt werden muß und dabei eine möglichst große Masse normalen Schilddrüsengewebes, ebenfalls unabhängig von dessen Position, erhalten werden soll. Dies kann anhand des von Gemsenjäger 1982 veröffentlichten Schemas verdeutlicht werden (Abb. 1): Die Abbildung zeigt die Situation einer großen, multinodösen, auch partiell funktionell autonomen Struma im Längsschnitt und Querschnitt. Würde die klassisch subtotale Resektion nach Enderlen Hotz durchgeführt, so würde in dem dorsal-paratrachealen Rest ein Gemisch aus dorsalen Knotenresten, welche zum Rezidiv führen können, und einem sehr geringen Anteil von normalem Schilddrüsengewebe, verbleiben. Das normale Schilddrüsengewebe befindet sich hier – wie in der Realität der multinodösen Strumen häufig anzutreffen – in der oberen Polregion. Folgerichtigerweise wird bei der selektiven Taktik hier also der obere Pol erhalten, der gesamte übrige Lappen reseziert. Ein solches Vorgehen erfordert natürlich die Versiertheit in der Darstellung und Mobilisation des Nervus recurrens und der erhaltenden Präparation der Nebenschilddrüsen, welche häufig vom

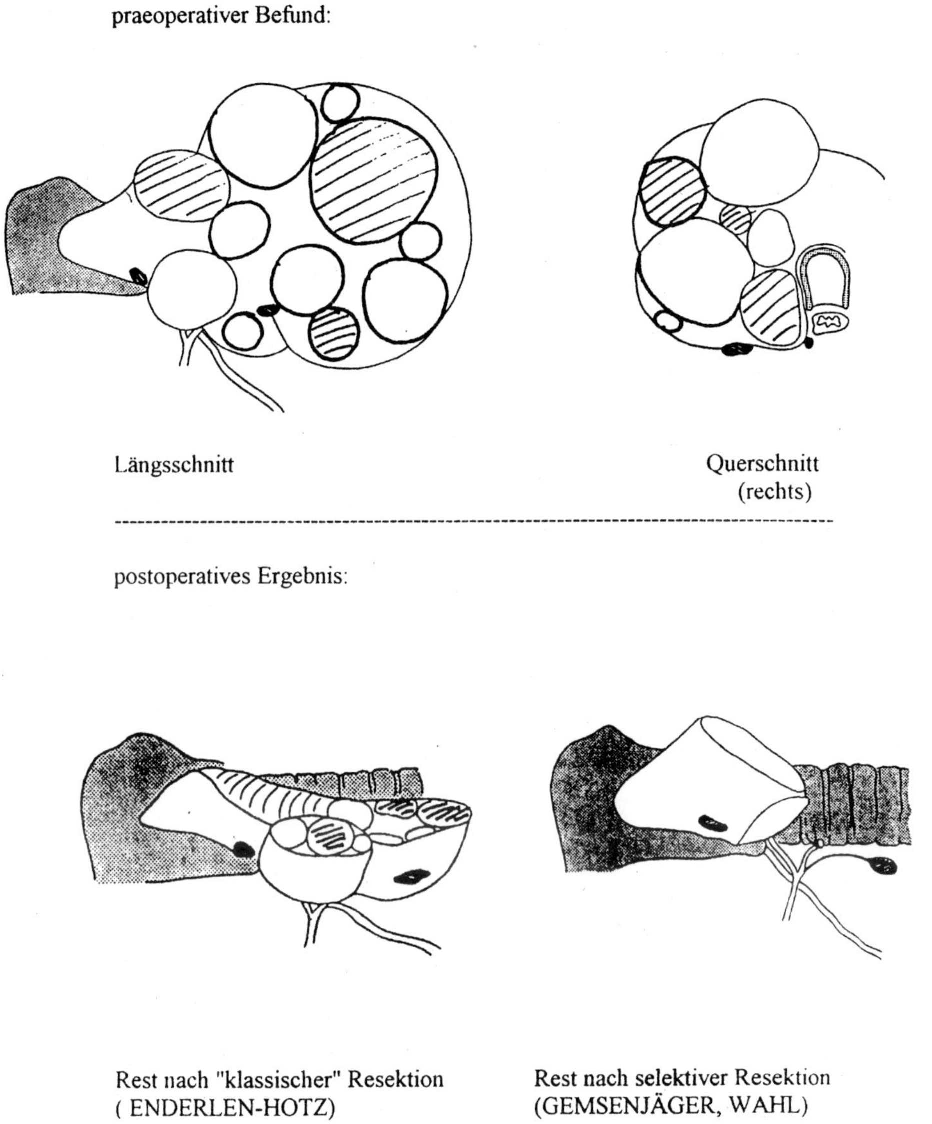

Abb. 1 Prinzip der funktions- und morphologiegerechten „selektiven" Operation von Knotenstrumen.

Schilddrüsenlappen unter Erhaltung ihres Gefäßstiels abgelöst werden müssen, wobei sich dann natürlich eine Stammligatur der zuführenden Arterie verbietet. Wird konsequent in dieser Weise vorgegangen, so ist – wie andere und eigene Erfahrungen gezeigt haben – immer noch mit einer Häufigkeit minimaler Restknötchen von knapp 5%, aber nicht von Restknoten in über

50% der Fälle zu rechnen, und wir können sicher sein, daß dieser chirurgische Beitrag zur Rezidivprophylaxe, in Anbetracht der dominierenden Rolle der Wachstumsfaktoren bzw. der Wachstumsautonomie, von entscheidender Bedeutung ist.

Die Zielkriterien der Rezidivprophylaxe und die hierzu zur Verfügung stehenden Mittel auf dem Boden der derzeitigen pathophysiologischen Erkenntnisse (siehe Referat von Gärtner) sind in Tabelle 1 zusammengefaßt.

Tabelle 1 Rezidivprophylaxe nach Operation von Knotenstrumen: Prinzipien

1.	Vermeidung persistierender Wachstumsautonomie		
	Mittel:		*Entfernung allen Knotengewebes*
2.	Vermeidung von	a)	persistierender und
		b)	rezidivierender funktioneller Autonomie
	Mittel:	*a)*	*Entfernung allen Knotengewebes (aller autonomen Areale)*
		b)	*Ausschaltung des Jodmangels*
3.	Vermeidung Proliferationsreizen durch zu geringe Autoregulationsreserve		
	Mittel:	*a)*	*Erhaltung normalen Schilddrüsengewebes*
		b)	*Ausschaltung des Jodmangels*
4.	Vermeidung postoperativ anhaltend erhöhter TSH-Stimulation		
	Mittel:	*a)*	*Erhaltung normalen Gewebes*
		b)	*Suppressionstherapie mit Thyroxin, jedoch nicht bis zur vollständigen TSH-Suppression*

5.3 Radiojodtherapie zur Verkleinerung der Schilddrüse

H. Elser

Die ^{131}I-Therapie ist indiziert zur Behandlung der funktionellen Autonomie mit oder ohne Struma. Dabei tritt sekundär auch eine Verkleinerung des Schilddrüsenvolumens ein, die in den günstigsten Fällen 30% erreichen kann. Dieser Effekt kann auch zur Verkleinerung großer Strumen bei Kontraindikationen zur Operation genutzt werden (Tab. 1).

Voraussetzung ist eine ausreichende Jodaufnahme in die Schilddrüse. Wenig speichernde degenerative Prozesse oder zystische Areale können nicht beeinflußt werden. Auch Malignome werden mangels ausreichender Herddosis in einer Struma nicht behandelt. Bei der Radiojodverkleinerungstherapie wird eine Herddosis von 150 Gy auf das gesamte Schilddrüsenvolumen angestrebt. Da es sich aber überwiegend um sehr große Schilddrüsenvolumina handelt, sollte eine Obergrenze von 1 GBq ^{131}I nicht überschritten werden, um einen zu langen stationären Aufenthalt zu vermeiden. Strahlungsinduzierte Nebenwirkungen sind bei Verkleinerungstherapie sehr selten, da sich die Gesamtaktivität auf ein großes Volumen verteilt und dadurch die gewünschte Herddosis oftmalig unterschritten wird. Die häufigste Nebenwirkung ist eine posttherapeutische Hypothyreose die bei 5–10% aller Patienten auftritt. Um diese zu vermeiden, sind regelmäßige Kontrollen nach der Radiojodtherapie notwendig. Selten (< 1%) entsteht, als Frühkomplikation, eine Strahlenthyreoiditis. Diese kann dann in der Regel allein durch physikalische Maßnahmen wie z. B. Eiskrawatten behandelt werden. Nur in Ausnahmefällen sind nichtsteroidale Antiphlogistika oder Kortikosteroide erforderlich. Bei Strumen mit hochgradiger Lumeneinengung der Trachea von wenigen Millimetern kann die Radiojodtherapie in kleineren Dosen fraktioniert im Abstand von wenigen Monaten durchgeführt werden. Die durch die Radiojodtherapie gewonnene Verkleinerung reicht in der Regel aus, um die subjektiven Beschwerden der Patienten zu bessern und die Leistungsfähigkeit der Patienten zu steigern. Eine Wiederholung der Behandlung ist möglich, insbesondere, wenn durch die Aktivitätsbegrenzung bei großen Strumen 150 Gy Herddosis nicht beim ersten Mal erreicht wurde.

Tabelle 1 Indikationen für eine Radiojodverkleinerungstherapie

- Struma multinodosa des älteren Patienten bei erfolgloser medikamentöser Verkleinerungstherapie
- erhöhtes Operationsrisiko z. B. bei Rezidivstrumen oder schweren kardiopulmonalen Begleiterkrankungen

Kontraindikationen:

Relativ:
- Reduzierter ^{131}I-Uptake nach Jodexposition
- dialysepflichtige Patienten

Absolut:
- Schwangerschaft und Laktation
- Malignomverdacht

Literatur

Georgi, P.: Drittes Heidelberger Therapiegespräch der Nuklearmedizin am 12. 2. 1993, Übereinstimmungen und Diskrepanzen bei der Radiojodtherapie benigner Schilddrüsenerkrankungen. Nucl.-Med. (in press).

5.4 Diskussion zu Fall 4

Usadel:
Ich bin ja nun nachweislich kein Chirurg, aber ich darf eine Frage an Herrn Wahl und Herrn Herfarth stellen: Ich war früher einmal Assistent in der Pa-

thologie und weiß, daß die Nerven – insbesondere auch die peripheren Nerven – durch vasa nervorum ernährt werden. Wird durch die Darstellung des N. recurrens die Blutversorgung durch die vasa nervorum unterbrochen, und ist dies möglicherweise die Ursache der Alterationen des nervus recurrens?

Wahl:
Wenn man gewohnt ist, den nervus recurrens mit der Lupe freizulegen – und das wird ja in Heidelberg, glaube ich – auch so gemacht –, dann sieht man diese Gefäßversorgung des Nerven sehr schön, die nicht von der Umgebung kommt, sondern parallel zu den Nervenfasern in einer Gefäßscheide verlaufen.

Herfarth:
Ich möchte Herrn Wahl nur bestätigen. Wir kennen das Gefäß im Verlauf des Nerven. Nur die Frage von Herrn Usadel ist ja sehr interessant. Mir ist aus der Anatomie nichts bekannt, ob da noch akzessorische Gefäße sind. Wir wissen, daß bei Rezidivstrumen, wo wir über 10 cm bis 15 cm den gesamten Nerven komplett freilegen und mobilisieren müssen, keine Recurrensparese entsteht. Das spricht dafür, daß dieses Gefäß entlang der Nerven wohl ausreicht zur Blutversorgung. Aber wir werden noch einmal in der Anatomie nachsehen, ob es da noch zusätzlich etwas gibt.

Schmidt:
Eine Frage an Herrn Elser: Würden Sie den vorgestellten Patienten mit Radiojod therapieren?

Elser:
Ja.

Schmidt:
Er hat eine große Schilddrüse, er hat Beschwerden, die Trachea ist mäßig eingeengt, er hat einen sehr guten Uptake, er bietet sicher die Voraussetzung, wenn er strikt die Operation ablehnt, ihn mit Radiojod zu therapieren. Oder sehen Sie das anders?

Elser:
Also ich fasse nochmal zusammen: Der Patient hat eine autonomisierte Knotenstruma, lehnt die Einnahme von Medikamenten ab, lehnt auch die Operation ab, was bleibt, ist letztendlich die Radiojodtherapie. Was wir ihm nicht bieten können, ist wieder eine normalgroße Schilddrüse, aber in diesem Fall kann die Radiojodtherapie zu einer 30%igen Verkleinerung führen, so daß der Patient objektiv und subjektiv davon profitiert. Deshalb halte ich die Radiojodtherapie bei diesem Patienten für indiziert.

Grauer:
Ich habe eine Frage an den Chirurgen und an den Nuklearmediziner: Gibt es Zahlen über die Häufigkeit der Tracheomalazie sowohl nach chirurgischer Therapie als auch nach Radiojodtherapie von Patienten, die vor Therapie eine mindestens 75%ige Einengung der Trachea hatten?

Georgi:
Eine Tracheomalazie nach Radiojodtherapie ist nie beobachtet worden. Sie ist immer die Folge der vorausgegangenen Krankheitssituation.

Wahl:
Wenn der stabilisierende Kropf entfernt wird, dann ist die Trachea bei bestehender Tracheomalazie natürlich nicht mehr so fixiert, was Vorteile haben kann. Sie kann wieder aufgehen, aber auch zugehen. In Fällen mit einer ausgeprägten Tracheomalazie ist das sehr leicht zu handhaben. In der Historie ist da viel gemacht worden: Rippenspähne verpflanzt, um die Trachea zu stabilisieren und vieles andere. Aber es geht mit einfachen, sogenannten Ausziehnähten, die man über dem Muskel knüpft oder die man in schweren Fällen auch durch die Haut nach außen leitet. Es werden zwei, drei, vier solcher Stabilisierungsnähte auf beiden Seiten übereinander angelegt, oder man läßt den Patienten 72 Stunden intubiert, dann kann man ihn ohne wesentliche Gefahr extubieren.

Herfarth:
Darf ich kurz einen Kommentar dazu geben: Ich stimme dem völlig zu. Das Entscheidende ist aber eine atraumatische Operationstechnik, keine Nachblutung, kein Blut im Operationslager, und die Kompression von außen bei der Tracheomalazie ist das gefährlichste überhaupt. Ansonsten ist die Tracheomalazie erstaunlicherweise überhaupt kein Problem. Man wartet etwas mit der Extubation.

Schaber:
Es ist keine Frage, daß man die Schilddrüse mit der Radiojodtherapie verkleinern kann. Bei dem vorgestellten Patienten mit der großen Rezidivstruma, einem verkalkten, regressiven Knoten, der für die Trachealstenose verantwortlich ist oder möglicherweise als Interponat zwischen Trachea und Oesophagus sitzt, erreichen Sie mit der Radiojodtherapie doch sicherlich wenig?

Herfarth:
Klarer Kommentar, den wir alle akzeptieren.

Müller:
Eine Frage noch einmal an den Strahlentherapeuten: Ich habe im Raum Wiesbaden zur Zeit Probleme, Patienten zur Radiojodtherapie unterzubringen.

Wenn ich die Patienten aber nach Frankreich schicke, dann schlucken sie dort eine Kapsel und kommen am selben Tag ohne stationären Aufenthalt zurück. Können Sie sich zu der Sinnhaftigkeit der deutschen Strahlenschutzbedingungen äußern und ob sich daran etwas im Laufe der nächsten Jahre ändern wird?

Georgi:
Ich glaube, es ist eine Frage der Mentalität von uns Deutschen. Wir haben kaum Kernkraftwerke, in Frankreich haben sie viele. Wir haben eine Hospitalisierung bei der Radiojodtherapie, in Frankreich hat man sie nur bei höheren Dosen. Das ist eine Mentalitätsfrage, oder wenn Sie anders wollen, natürlich durch unsere Gesetzgebung bedingt. Mit der Entstehung der Europäischen Union können wir erwarten und hoffen, daß eine einheitliche Regelung geschaffen wird; ob wir es erreichen werden, ist unbekannt.

Reuter:
Ich möchte noch einmal ganz kurz auf ein operationstaktisches Untersuchungsverfahren bezügl. der Abklärung der retrotrachealen bzw. endothorakalen Struma eingehen. Sie würden in diesem Fall das Malignomrisiko durch CT abklären wollen. Ich möchte nochmal daraufhinweisen, kein Kontrastmittel anzuwenden, solange nicht das Malignomrisiko ausgeschlossen ist und lieber in der Diagnostik ein NMR zu bevorzugen.

Wahl:
Ich würde hier auch auf jeden Fall ein CT ohne Kontrastmittel machen, dies ist zwar schwieriger zu beurteilen, aber bei dieser riesigen Ausdehnung in den Thorax hinein ist ein CT auf jeden Fall indiziert – oder besser ein NMR.

Anders:
Ich möchte Herrn Wahl bitten, zur medikamentösen Rezidivprophylaxe noch einige Worte zu sagen. Wann fangen Sie postoperativ an? Nach welchen Operationen? Mit welchen Medikamenten? In welcher Dosierung? Und wie lange setzen Sie die Prophylaxe fort?

Wahl:
Ich habe das Thema eigentlich vermeiden wollen, weil da doch alle so ihre eigenen Regimes haben, aber ich halte es für wichtig, daß der Jodmangel ausgeglichen wird; außer den Patienten mit Thyreoiditis bekommen alle Jod.

Anders:
Nur Jod?

Wahl:
Wenn Jodgabe, dann 200 μg/die oder mehr, besonders nach Operation einer großen regressiv veränderten Struma sollten Jodgaben von 300 bis 400 μg/die rezeptiert werden. Die Jodgabe reicht, wenn eine Restschilddrüse da ist, die an Masse und Funktion als normale Schilddrüse einzuschätzen ist. Dies kann sechs Wochen später am TSH überprüft werden und sollte ein Jahr später erneut überprüft werden. Liegt das TSH im oberen Normbereich, sollte soviel Thyroxin hinzugefügt werden, daß das TSH nicht supprimiert, sondern im unteren Normbereich liegt.

6 Abschlußdiskussion

Zoller:
Beim ersten Fall sind wir ein bißchen schnell über die Therapie hinweggegangen, weil nur zur Jodbehandlung gesprochen wurde. Aber wenn wir den Fall jetzt ohne Gravidität nehmen und den TSH-Wert von 1,3 mU/l, wie er hier vorlag, auf 4 bis 5 mU/l festlegen, würde dann auch nur mit Jod behandelt werden, oder käme dann als Alternative auch die L-Thyroxin-Behandlung in Frage?

Raue:
Ein TSH von 4 bis 5 mU/l deutet auf eine latente Hypothyreose, dann reicht Jod alleine nicht aus. Es stellt sich die Frage nach der Ursache der TSH-Erhöhung: Zusätzliche Untersuchungen wie Antikörper-Bestimmung, Beurteilung der Binnenstruktur im Sonogramm sind notwendig (Stichwort Hashimoto-Thyreoiditis). Die Behandlung sollte dann mit L-Thyroxin erfolgen, das TSH sollte im unteren Normbereich (zwischen 0,5 und 1,0 mU/l) liegen, eine suppressive Behandlung mit Schilddrüsenhormonen bei Struma diffusa ist nicht nötig.

Frau NN:
Könnten Sie noch etwas zum Problem der Jodidgaben bei älteren Struma-Patienten sagen – auch nachdem im Suppressions-Szintigramm eine Autonomie ausgeschlossen wurde? Wie sollte man sich verhalten, wenn der TSH-Spiegel bei einem älteren Struma-Patienten normal ist: kann man unbesorgt Jodid geben, oder sollte man immer ein Szintigramm machen?

Raue:
Wenn das TSH supprimiert ist, also kleiner als 0,01 mU/l, ist eine Jodgabe kontraindiziert, ein Szintigramm mit der Frage autonomisierte Struma oder autonome Adenome ist angebracht. Falls sich die Autonomie bestätigt, ist eine definitive Behandlung notwendig. Die Frage, ob man überhaupt eine Struma nodosa Grad 2 mit TSH im Normbereich bei einer 60jährigen Patienten (Jod oder Thyroxin) mit Medikamenten behandeln soll, ist umstritten. Kalte Knoten werden Sie möglicherweise, die warmen Knoten wahrscheinlich nicht beeinflussen können. Normales Schilddrüsengewebe, soweit vorhanden, kann abnehmen, das heißt, es wird sich möglicherweise nur wenig durch eine medikamentöse Therapie ändern. Wenn die Struma ein Problem darstellt, wäre die Chirurgie oder eben der Nuklearmediziner gefragt.

Kempe:
Ich habe immer meine Schwierigkeiten mit dem zurückgelassenen Restgewebe nach einer Operation: Daumenendgliedgröße haben Sie gesagt. Ich habe manchmal das Gefühl, der eine Chirurg hat einen großen Daumen und der andere einen kleineren Daumen. Könnte man sich da nicht auf Gramm-Mengen, so wie wir das auch heute bei der Hyperthyreose tun, einigen?

Wahl:
Zur Frage nach den Restgrößen: Wir messen nach allen Operationen, wenn eine meßbare Restgröße noch da ist, in der gleichen Weise, wie im Ultraschall Volumenmessungen gemacht werden: Längsdurchmesser, Breitendurchmesser, Tiefendurchmesser des Restes mal 0,5, und wenn man postoperativ nach drei Monaten sonographisch erneut Restvolumenbestimmungen macht, dann stimmten sie einigermaßen überein.

Herfarth:
Aber eins wollten Sie ja noch hören, Herr Kempe, und das haben Sie mit ihrer Ironisierung ja auch gesagt: Man sollte nicht die kleine Gänsefaust, den Rattenfuß und auch nicht die Daumengröße nehmen, sondern man soll mit Maß und Zahl arbeiten.

6 In-vivo-Modelle in der Schilddrüsenforschung

Bericht über den internationalen Workshop „In-vivo-Models in Thyroid Research", Heidelberg, 4. 10. 1995

P.-M. Schumm-Draeger, B. Wenzel

Einleitung

Der internationale Workshop mit dem Thema „In-vivo-Models in Thyroid Research" hatte zum Ziel, die klinische Wertigkeit verschiedenster tierexperimenteller Modelle in der Schilddrüsenforschung herauszuarbeiten und so die Relevanz der aus den jeweiligen experimentellen Modellen berichteten Daten für die tägliche klinische Diagnostik und Therapie von Schilddrüsenerkrankungen zu erkennen. Hervorzuheben ist das neue Format des Workshops, bei dem im Anschluß an das Übersichtsreferat zu einem tierexperimentellen Modell durch den jeweiligen Experten dann ein ebenfalls auf diesem Gebiet arbeitender Spezialist eine kritische Wertung des Modells vornahm. Anschließend diskutierte das Auditorium mit den Vortragenden. Dieses Format ist, wie die Veranstaltung zeigte, sehr gut geeignet, eine konstruktive und wirklich kritische Diskussion wissenschaftlicher Inhalte vorzunehmen und sollte sicher auch in zukünftigen Veranstaltungen Einsatz finden.

Zusammenfassend wurden die im folgenden kurz charakterisierten tierexperimentellen Modelle der Schilddrüsenforschung mit ihren wesentlichen Ergebnissen präsentiert:

1 Autoimmunthyreoiditis

1.1 Spontane Entwicklung der Thyreoiditis

Obese Chicken
(G. Wick, R. S. Sundick)

Die Tiere entwickeln eine spontane hereditäre lymphozytäre Thyreoiditis, die sich in den ersten Lebenswochen manifestiert. Das Modell ist durch verschiedene immunologische Phänomene charakterisiert, dazu gehören lymphozytäres Infiltrat der Schilddrüse, MHC-Klasse-II-Expression der Schilddrüsenzellen, T-Zell-Hyperaktivität und Thyreoglobulin-Antikörperbefunde im Serum der Tiere. Diese Immunphänomene werden nach B-Zell-Depletion vermindert, hingegen durch Thymektomie bzw. Thyreoglobulin-Antikörper-Exposition oder Jodexzeß verstärkt. Die Gabe von Schilddrüsenhormonen vermindert ebenfalls die Ausprägung der Immunphänomene, wird eine Jodmangelsituation mit Schilddrüsenhormongabe kombiniert, lassen sich die immunologischen Veränderungen der Schilddrüse vollkommen verhindern.

Bio-Breeding-Worcester (BB/W)-Ratte
(A. C. Allen, L. Braverman, H. Drexhage)

BB-Ratten entwickeln spontan einen Typ-I-Diabetes mit einer Inzidenz von 40–60% im Alter von 60–120 Lebenstagen. Darüber hinaus entwickeln diese Tiere spontan eine lymphozytäre Thyreoiditis, deren Inzidenz bis zum 90. Lebenstag bei 30% und bis zum 120. Lebenstag bei etwa 70% anzunehmen ist. Dabei tritt in der Regel keine Hypothyreose bei den Tieren auf. Die wesentlichen Ergebnisse aus diesem Modell, die die lymphozytäre Thyreoiditis der Tiere betreffen, zeigten, daß nach Zufuhr hoher Joddosen die Inzidenz der lymphozytären Thyreoiditis signifikant erhöht ist, wobei die Schilddrüsenfunktion sowie die Anti-Thyreoglobulin-Antikörperbefunde sich nicht beeinflussen lassen. Als Folge einer Jodmangelsituation hingegen wird die Inzidenz der lymphozytären Thyreoiditis herabgesetzt, wiederum bleiben die Thyreoglobulin-Antikörperbefunde unverändert. Nach Thymektomie der Tiere wird die Inzidenz der lymphozytären Thyreoiditis erhöht. Zusammenfassend ist zu sagen, daß auch die Thyreoiditis der BB-Ratte, wie die der Obese Chikken, ein Thyreoglobulin-getriggerter Prozeß ist, der mit der Hashimoto-Thyreoiditis des Menschen nicht direkt verglichen werden kann.

Katze
(P.-M. Schumm-Draeger, H. P. Fortmeyer, L. Chiovato)

Im Modell der Katze entwickelt sich spontan eine hereditäre lymphozytäre Thyreoiditis, die zur Hypothyreose führt. Die Tiere weisen ebenfalls verschiedene immunologische Phänomene auf, insbesondere sind ein lymphozytäres Infiltrat der Tierschilddrüsen, ein positiver Nachweis von Immunglobulin G und M sowie die MHC-Klasse-II-Expression von Thyreozyten zu erwähnen. Die immunologischen Phänomene werden durch Jodexzeß signifikant verstärkt, eine frühzeitig einsetzende Schilddrüsenhormontherapie kann hingegen das Auftreten der Immunphänomene inhibieren bzw. signifikant herabsetzen. Die anschließende Diskussion wies darauf hin, daß möglicherweise auch funktionsblockierende Autoantikörper oder Störungen des Jodmetabolismus zur Hypothyreose bei den Tieren führen könnte, wobei dies in prospektiven Studien geklärt werden muß.

1.2 Induzierte Modelle der Thyreoiditis

Die Non-Obese-Diabetic (NOD)-Maus als Induktionsmodell einer Thyreoiditis (C.-M. Many, W. A. Scherbaum)

Die NOD-Maus entwickelt spontan eine Autoimmunreaktion gegen die Glutamat-Decarboxylase (GAD), die zu einem Diabetes der Maus führt. Abhängig von genetischen und Umweltfaktoren entwickelt die NOD-Maus eine Thyreoiditis unterschiedlicher Frequenz. Eine Thyreoiditis kann in der NOD-Maus gleichfalls durch hohe Jodzufuhr oder Immunisierung mit TSH-Rezeptorprotein induziert werden. Diese Thyreoiditis ähnelt in einigen Charakteristika der Hashimoto-Thyreoiditis beim Menschen, z. B. durch lymphozytäre T-Zell-Infiltration der Schilddrüse und der Entwicklung von Antikörpern gegen Thyreoglobulin und Schilddrüsenperoxidase (TPO). Allerdings entwickelt die NOD-Maus keine Hypothyreose und auch keine TSH-Rezeptor-Antikörper nach TSH-R-Immunisierung. Obwohl die induzierte Thyreoiditis der NOD-Maus der Hashimoto-Thyreoiditis beim Menschen ähnelt, ist ungeklärt, inwieweit der induzierte Immuno-Mechanismus der autoimmunen Pathogenese der Hashimoto-Thyreoidits entspricht. Zum einen ist der gleichzeitig auftretende Diabetes der NOD-Maus durch Immunisierung mit mykobakteriellem Antigen oder mit der GAD blockierbar, zum anderen ist das durch Jod bzw. TSH-R-induzierte primäre Autoantigen unbekannt.

Thyreoglobulin (Tg)-induzierte, experimentelle Thyreoiditis (EAT) der Maus (J. Charreire, W. M. Wiersinga)

Die Immunisierung bestimmter Mäusestämme mit xenogenem Tg führt zu einer Infiltration der Schilddrüse mit zytotoxischen T-Lymphozyten, Veränderung ihrer Epitopspezifitäten sowie der Expression von Tg-Antikörpern. Tg-Antigenmodifizierung und Co-Faktoren können entweder eine chronische oder eine sporadische EAT induzieren. Dieses Mausmodell kann wenig über genetisch und umweltbedingte Einflüsse bei der immunologischen und klinisch-pathologischen Entwicklung einer spontanen Hashimoto-Thyreoiditis beim Menschen aussagen.

2 Morbus Basedow

Experimentelle Autoimmunität gegen den TSH-Rezeptor in der Maus (B. S. Prabhakar, J. P. Banga)

Verschiedene Mäusestämme entwickeln nach Immunisierung ein unterschiedliches Repertoire von Serumantikörpern. Die Balb/c-Maus exprimiert nach

Immunisierung mit kloniertem TSH-Rezeptorprotein sowohl TSH-Rezeptor-stimulierende als auch -blockierende Antikörper. Die Immunität und deren Antikörperspezifität hängen von der Integrität des TSH-Rezeptorproteins und der Immunisierung ab. Es könnte mit der Balb/c-Maus durch Immunisierung mit TSH-Rezeptorprotein ein Antikörper exprimiert werden, der in vitro den TSH-Rezeptor von Schilddrüsenepithelzellen stimuliert. Allerdings entwickeln die Tiere keine Hyperthyreose in vivo. Die Immunisierung der Balb/c mit einem modifizierten TSH-Rezeptorprotein führte zur Expression von TSH-Rezeptor-blockierenden Antikörpern, zu lymphozytären Infiltrationen und einer Hypothyreose der Tiere. Beide Immunisierungsmodelle könnten sich zu experimentellen Modellen der Basedowschen Hyperthyreose sowie einer autoimmunen Hypothyreose entwickeln.

Xenotransplantationsmodell der thymusaplastischen Nacktmaus
(K. H. Usadel, S. Smeds)

Das Xenotransplantationsmodell der thymusaplastischen Nacktmaus (nu/nu) ist charakterisiert durch die Thymusaplasie der Tiere, die demzufolge keine funktionellen T-Zellen, aber normale B- und natürliche Killer-Zellen aufweisen. Humane Schilddrüsentransplantate werden nicht abgestoßen, so daß die Untersuchung verschiedenster diagnostischer und therapeutischer Maßnahmen an menschlichen Schilddrüsengeweben in vivo möglich ist. Humane Lymphozyten in Transplantaten werden durch murine Nk-Zellen und B-Lymphozyten zerstört, immunologische Veränderungen transplantierter Schilddrüsengewebe sind 4–6 Wochen nach der Transplantation nicht mehr nachweisbar. Nach Wegfall funktionsstimulierender Autoantikörper sind auch die Zeichen der Hyperfunktion 6–8 Wochen nach Transplantation nicht mehr nachweisbar. Die Gabe von TSH-Rezeptor-Antikörpern (IgG) führt zu einer erneuten Funktionsstimulation sowie zu einer HLA-Klasse-II- und ICAM-I-Expression der transplantierten Schilddrüsengewebe. TSH-Rezeptor-Antagonisten inhibieren diese IgG-induzierten funktionellen und immunologischen Veränderungen. Durch Gabe intrathyreoidaler Lymphozytenpräparationen von Patienten mit M. Basedow lassen sich diese im menschlichen Transplantat nachweisen („Homing“) und induzieren eine Funktionssteigerung, HLA-Klasse-II-Expression der Thyreozyten und steigern die IgG-Synthese. Mittels des Xenotransplantationsmodells können funktions- und wachstumsblockierende Eigenschaften von Autoantikörpern differenziert beurteilt werden, während die Mausschilddrüse selbst sich für diese Untersuchungen nicht eignet.

SCID-Maus
(R. Volpé, T. Weetman)

Das tierexperimentelle Modell der SCID-Maus („severe combined immune deficiency“) ist charakterisiert durch eine fehlende Produktion normaler T-

und B-Zellen aufgrund eines Defektes der T-Zellrezeptor- und Immunglobulingene. Es erfolgt demzufolge keine Abstoßung allogener Transplantate, Schilddrüsentransplantate und ihre lymphozytären Infiltrate bleiben unbeeinflußt. Darüber hinaus werden Lymphozyten von Patienten mit Autoimmunthyreoiditis im Tiermodell akzeptiert, und in transplantierten Schilddrüsengeweben können humane Schilddrüsenautoantikörper sezerniert werden. Intrathyreoidale Lymphozyten primärer Basedow-Schilddrüsentransplantate migrieren in autologe sekundäre Schilddrüsentransplantate (retransplantiert von thymusaplastischen Nacktmäusen auf SCID-Mäuse). Nach Injektion von Lymphozyten aus dem peripheren Blut von Patienten mit M. Basedow kommt es zu einem Anstieg der humanen IgG-Produktion im Transplantat, es werden jedoch nicht erhöht positive Schilddrüsenautoantikörpertiter gemessen. Werden Schilddrüsengewebe von Patienten mit M. Basedow aus der Nacktmaus auf die SCID-Maus retransplantiert und autologe periphere Blutlymphozyten injiziert, so führt dies zu einer verstärkten Autoantikörperproduktion und HLA-Klasse-II-Expression der Thyreozyten. Dieser Effekt wird weiter verstärkt nach Entfernen der CD8+-Lymphozyten. Der Diskussionsbeitrag zeigt zahlreiche offene Fragen im Zusammenhang mit den aufwendigen experimentellen Untersuchungen von R. Volpé. Bisher wurden intrathyreoidale Lymphozyten nicht in diesem Modell untersucht.

3 Strumaentwicklung

Xenotransplantationsmodell
(H. Gerber, Huang-Vu)

Über die Untersuchungen zum Krankheitsbild des M. Basedow hinaus eignet sich das Xenotransplantationsmodell ebenso zum Studium pathogenetischer und pathophysiologischer Abläufe der Strumaentwicklung. Schilddrüsenfollikel zeigen funktionell und morphologisch ein heterogenes Verhalten. Schilddrüsenfunktion und Schilddrüsenwachstum sind voneinander unabhängige Größen. Der Diskussionsbeitrag wies darauf hin, daß nach der Transplantation humaner Schilddrüsengewebe durch Veränderungen der Umgebungsfaktoren auch ein verändertes Verhalten der Originalgewebe überlegt werden muß. Offen bleibt, inwieweit der Einfluß des TSH für wachstumsabhängige Veränderungen der Transplantate mit verantwortlich zu machen ist.

Stimulation von Thyreotropin-Releasing-Hormon in der Ratte
(G. Brabant, R. Gärtner)

TSH wird in vivo pulsatil von der Hypophyse sezerniert. Durch intravenöse Applikation des TRH in der Ratte konnte eine pulsatile TSH-Sekretion der

Hypophyse simuliert werden. Die so induzierten funktionalen Schilddrüsenparameter TSH, T3 und T4 wurden gemessen. Es zeigte sich, daß hohe TSH, T3 und T4-Werte im Serum der Tiere persistieren, während diese bei einmaliger Gabe von TRH schnell wieder abnahmen. Dieses Tiermodell eignet sich ideal zur Untersuchung der Schilddrüsenfunktion der physiologisch relevanten Hormonsekretion in der Achse Hypothalamus-Hypophyse-Schilddrüse. Weitere Studien dieses Modells könnten Aufschluß über den Zusammenhang der funktionalen Stimulation der Schilddrüse und der Strumabildung geben, wobei deren Abhängigkeit von der Jodaufnahme bedacht werden muß.

Tiermodelle der Hypothyreose und Strumabildung
(J.-F. Denef, R. Gärtner)

Neben der Untersuchung von Angiogenese, der Entwicklung eines Colloidkropfes ohne/mit Knoten an der Mausschilddrüse wurden durch selektive Zucht von rezessiven Spontanmutationen in Mäusestämmen wurden folgende Modelle etabliert:

1. Die dw/dw-Zwergmaus ist für Wachstumshormon, Prolaktin und TSH defizient. Sie entwickelt eine Hypothyreose mit embryonaler Schilddrüsenfunktion.
2. Die hyt/hyt-Maus hat einen inaktiven TSH-Rezeptor mit der Folge von Hypothyreose, kleiner Schilddrüse und Zwergwuchs.
3. Die cog/cog-Maus hat eine Thyreoglobulin-Genmutation mit abnormalem Jodstoffwechsel. Sie weist Hypothyreose und Strumabildung auf.

Die Mausmodelle scheinen keine unmittelbare Relevanz für die hypothyreoten Schilddrüsenerkrankungen des Menschen zu haben.

4 Xenotransplantationsmodell: Schilddrüsenkarzinom

(H. J. C. Wenisch, R. Raue)

Schließlich lassen sich differenzierte und undifferenzierte Schilddrüsenkarzinome im Xenotransplantationsmodell bezüglich diagnostischer und therapeutischer Ansatzpunkte untersuchen. Im Xenotransplantationsmodell wurden in vivo szintigraphische Untersuchungen von transplantierten Schilddrüsenkarzinomgeweben durchgeführt, wobei neben der Thallium- und MIBG-Szintigraphie auch die Darstellung mit markierten Anti-Thyreoglobulin-Antikörpern bei differenzierten Schilddrüsenkarzinomen gelang. Die Wachstumsrate der untersuchten transplantierten Karzinomgewebe war durch TSH-Gaben nicht beeinflußbar. Eine Chemotherapie zeigte bei transplantierten anaplastischen Schilddrüsenkarzinomen einen guten Erfolg der Wachstumshemmung mit einer kombinierten Behandlung aus Doxorubicin und Gamma-Interferon. Darüber hinaus wurden nutritive Effekte untersucht, eine Vitamin-B6-Mangelernährung führte zu einem Wachstumsstillstand, eine Selenmangelernährung zur Wachstumshemmung der transplantierten Karzinomgewebe. Nach wie vor ist die TSH-Abhängigkeit des Schilddrüsenkarzinomwachstums noch nicht zufriedenstellend geklärt. Darüber hinaus ist zu bedenken, daß die biologischen Eigenschaften der Schilddrüsenkarzinomtransplantate nach mehreren Passagen im Sinne einer zunehmenden Entdifferenzierung verändert sein müßten, wodurch natürlich die Untersuchungsergebnisse entsprechend beeinflußt werden.

5 Die transgene Maus als Modell für Schilddrüsenerkrankungen

(M. Parmentier, L. Rink)

Durch Mikroinjektion von DNS in eine befruchtete Eizelle werden spezifische Fremdgene in das genetische Repertoire einer Maus eingeschleust. Ein solches Transgen wird durch einen gewebsspezifischen Genpromotor gewebsspezifisch funktional aktiviert. Dadurch kann die molekulare Funktion und Regulation von einzelnen Genen in einer funktional normalen zellulären Organisation studiert werden.

Beim autonomen hyperaktivierten Adenom sowie bei der nicht-autoimmunen Hyperthyreose ist die Adenylcyclase durch eine TSH-Rezeptormutation konstitutiv aktiviert. Als transgenes Mausmodell wurde der Adenosin-A2a-Rezeptor, der gleichfalls die Adenylat-Cyclase (CAMP) konstitutiv aktiviert, durch den Thyreoglobulin-Gen-Promoter exprimiert. Die Tiere entwickelten eine ausgeprägte Struma mit pathologischer Hyperthyreose. Somit wurde ein Tiermodell geschaffen, das sowohl funktionelle als auch proliferative Schilddrüsenzellregulation beschreibt. Ein zweites transgenes Mausmodell beschreibt die regulative Rolle von Onkogenen auf die Regulation der Schilddrüsenzellproliferation. Die Expression eines viralen Onkogens führte zur Proliferation des Schilddrüsengenproduktes. Die transgenen Mäuse entwickelten eine differenzierte Kolloid-Struma mit normaler Zellfunktion, die jedoch zu malignen Läsionen führte.

Die transgenen Tiermodelle sind in der Tat faszinierend für das molekulare Verständnis organspezifischer zellulärer Abnormitäten bei Schilddrüsenerkrankungen. Allerdings ist noch Vorsicht bei der Interpretation der Befunde transgener Tiermodelle angebracht. Das liegt zum einen an der relativen genetischen Instabilität der transgenen Tierstämme, zum anderen sind die Tierstämme häufig viral und bakteriell durchseucht. Dies würde Befunde z. B. der Onkogenregulationsmechanismen völlig verfälschen. Bei den transgenen Mäusen mit Schilddrüsenabnormalien wie Adenoma, Strumawachstum oder Tumorbildung sind insbesondere Unterschiede der zellulären Signaltransduktion, Proliferation und Differenzierung bei Menschen und Mäusen kritisch zu berücksichtigen (evtl. Proliferationsmodulierung durch CAMP-Aktivierung oder Jod).

Verzeichnis der erstgenannten Autoren

Dr. med. S. Adams
Klinik und Poliklinik für Nuklearmedizin
Johann-Wolfgang-Goethe-Universität
Theodor-Stern-Kai 7
60590 Frankfurt/Main

Dr. med. F. Alenfeld
Endokrinologische Ambulanz
Ruprecht-Karls-Universität
Luisenstr. 5
69115 Heidelberg

Prof. Dr. med. M. Auersperg
Institute of Oncology
Zaloska 2
SLO-61105 Ljubljana
Slowenien

Priv.-Doz. Dr.med. K. Badenhoop
Medizinische Klinik I
Johann-Wolfgang-Goethe-Universität
Theodor-Stern-Kai 7
60590 Frankfurt/Main

Prof.Dr.med.habil. K. Bauch
Medizinische Klinik/Klinikum Chemnitz gGmbH
Krankenhaus Flemmingstr.
Flemmingstr. 2
09116 Chemnitz

Prof.Dr.med. W. Becker
Abteilung für Nuklearmedizin
Zentrum Radiologie
Universität Göttingen
Robert-Koch-Str. 40
37075 Göttingen

Dr. med. N. Bešić
Institute of Oncology
Zaloska 2
SLO-1105 Ljubljana/Slowenien

Dr. med. W. Blank
Medizinische Klinik des Kreiskrankenhauses Reutlingen
Steinenbergtr. 31
72764 Reutlingen

Prof.Dr.med. B. Blanz
Klinik für Kinder- und Jugendpsychiatrie
Friedrich-Schiller-Universität Jena
Philosophenweg 5
07740 Jena

Prof.Dr.med. G. Brabant
Abteilung Klinische Endokrinologie
Zentrum Innere Medizin und Dermatologie
Medizinische Hochschule Hannover
Konstanty-Gutschow-Str. 8
30625 Hannover

Dr.med. W. Buchinger
Abteilung für Innere Medizin und Nuklearmedizin
Krankenhaus der Barmherzigen Brüder
Bergstr. 27
A-8020 Graz-Eggenberg

Dr.med. H. Elser
Abteilung Nuklearmedizin der Radiologischen Universitätsklinik
Ruprecht-Karls-Universität
Luisenstr. 5
69115 Heidelberg

Prof.Dr.med. D. Emrich
Jupiterweg 7
37077 Göttingen

Dr.med. W. J. Faßbender
Medizinische Klinik III und Poliklinik
Justus-Liebig-Universität
Rodthohl 6
35385 Gießen

Prof.Dr.med. U. Feine
Abteilung Nuklearmedizin der Radiologischen Klinik
Eberhard-Karls-Universität
Röntgenweg 13
72076 Tübingen

Dr.med. J. Feldkamp
Abteilung für Endokrinologie
und Rheumatologie
Heinrich-Heine-Universität
Moorenstr. 5
40225 Düsseldorf

Dr.med. K. Frank-Raue
Abteilung Innere Medizin I
Ruprecht-Karls-Universität
Luisenstr. 5
69115 Heidelberg

Dr. med. J. Friedrich
Abteilung für Allgemeine Chirurgie
Universitätsklinikum Essen
Hufelandstr. 55
45122 Essen

Prof.Dr.med. R. Gärtner
Medizinische Klinik Innenstadt
Ludwig-Maximilians-Universität
Ziemssenstr. 1
80336 München

Prof.Dr.med. P. Georgi
Abteilung Nuklearmedizin der Radiologischen Universitätsklinik
Ruprecht-Karls-Universität
Luisenstr. 5
69115 Heidelberg

Dr.med M. Gerlich
Universitätskinderklinik und Poliklinik
Josef-Schneider-Str. 2
97080 Würzburg

Prof.Dr.med. P. E. Goretzki
Chrirugische Universitätsklinik A
Heinrich-Heine-Universität
Moorenstr. 5
40225 Düsseldorf

Dr.med. A. Grauer
Abteilung Endokrinologie
Ruprecht-Karls-Universität
Luisenstr. 5
69115 Heidelberg

Priv.-Doz.Dr.med. A. Grüters
Pädiatrische Endokrinologie
Kinderklinik KAVH-Virchow-Klinikum
Heubnerweg 6
14059 Berlin

Prof.Dr.med. R. Hehrmann
Medizinische Klinik I des Diakonissenkrankenhauses
Rosenbergstr. 38
70176 Stuttgart

Prof.Dr.med. Chr. Herfarth
Chirurgische Klinik
Ruprecht-Karls-Universität
Luisenstr. 5
69115 Heidelberg

Prof.Dr.med. J. Herrmann
1. Medizinische Klinik der Städtischen
Krankenanstalten Bielefeld-Mitte
Teutoburger Str. 50
33604 Bielefeld

Prof.Dr.med. V. Hesse
Kinderklinik Lindenhof des Krankenhauses
Lichtenberg
Gotlindestr. 2–20
10365 Berlin

Dr.med. Chr. Hirsch
Nuklearmedizinische Klinik und Poliklinik
der TU München
Klinikum rechts der Isar
Ismaningerstr. 22
81675 München

Dr.med. T. Hölting
Chirurgische Universitätsklinik
Klinikum der Ruprecht-Karls-Universität
Im Neuenheimer Feld 110
69120 Heidelberg

Priv.-Doz.Dr.med. W. Höppner
Institut für Hormon- und Fortpflanzungsforschung der Universität Hamburg
Grandweg 64
22529 Hamburg

Priv.-Doz.Dr.med. R. Hörmann
Universitätsklinikum Essen
Zentrum für Innere Medizin
Abteilung für Endokrinologie
Hufelandstr. 55
45122 Essen

Prof.Dr.med. G. Kahaly
III. Medizinische Klinik
Johannes-Gutenberg-Universität
Langenbeckstr. 1
55131 Mainz

Priv.-Doz. Dr.med. M. Klaua
Klinik und Poliklinik für Nuklearmedizin
Martin-Luther-Universität Halle-Wittenberg
Voßstr. 1
06097 Halle/Saale

Prof.Dr.med. M. Klett
Staatliches Gesundheitsamt Heidelberg
Kurfürstenanlage 38
69115 Heidelberg

Prof.Dr.rer.nat. J. Köhrle
Klinische Forschergruppe Zelldifferenzierung und lokale Regulationssysteme
Medizinische Poliklinik
der Universität Würzburg
Röntgenring 11
97070 Würzburg

Dr.med. T. Konrad
Medizinische Klinik I
Zentrum der Inneren Medizin
Johann-Wolfgang-Goethe-Universität
Theodor-Stern-Kai 7
60590 Frankfurt/Main

Dr.med. G. Leidig-Bruckner
Abteilung Innere Medizin I
Ruprecht-Karls-Universität
Luisenstr. 1
69115 Heidelberg

Prof.Dr.med. K. Mann
Abteilung Klinische Endokrinologie
Medizinische Klinik und Poliklinik
Universität (GHS) Essen
Hufelandstr. 55
45122 Essen

Prof.Dr.med. W. Meng
Abteilung Endokrinologie/Stoffwechselkrankheiten
Klinik für Innere Medizin B
Ernst-Moritz-Arndt-Universität
Loefflerstr. 23
17489 Greifswald

Prof.Dr.med. P. Meusers
Abteilung für Hämatologie
Medizinische Klinik und Poliklinik
Universität (GHS) Essen
Hufelandstr. 55
45122 Essen

Priv.-Doz.Dr.med. R. Paschke
Service de Génétique medicale
Faculté de Médecine
Université Libre de Bruxelles
Route de Lennik
B-1070 Brüssel

Prof.Dr.med. R. C. Pickardt
Medizinische Klinik
des Klinikums Innenstadt
Ludwig-Maximilians-Universität
Ziemssenstr. 1
80336 München

Dr.med. D. Platz
Abteilung für Nuklearmedizin
Universität Hamburg
Martinistr. 52
20251 Hamburg

Dr.med. S. Pörtl
Abteilung für Endokrinologie
Zentrum für Innere Medizin
Universität (GHS) Essen
Hufelandstr. 55
45122 Essen

Prof.Dr.med. F. Raue
Abteilung Innere Medizin I
Medizinische Klinik und Poliklinik
Ruprecht-Karls-UniversitätLuisenstr. 5
69115 Heidelberg

Prof.Dr.med. Chr. Reiners
Klinik und Poliklinik für Nuklearmedizin
Universität Würzburg
Josef-Schneider-Str. 2
97080 Würzburg

Prof.Dr.med. D. Reinwein
Hegelstr. 21
45219 Essen

Dr.med. J. Rendl
Klinik und Poliklinik für Nuklearmedizin
Universität Würzburg
Josef-Schneider-Str. 2
97080 Würzburg

Prof.Dr.med. M. Rothmund
Medizinisches Zentrum
für Operative Medizin I
Klinik für Allgemeine Chirurgie
Philipps-Universität Marburg/Lahn
Baldinger Str.
35043 Marburg

Priv.Doz.Dr.med. W. Sauerwein
Klinik und Poliklinik für Strahlentherapie
Universität Essen
Hufelandstr. 55
45122 Essen

Dr.med. L. Schaaf
Medizinische Klinik
Zentrum der Inneren Medizin
Johann-Wolfgang-Goethe-Universität
Theodor-Stern-Kai 7
60590 Frankfurt/Main

Dr.med. P. Scheibner
Interne Abteilung
Krankenhaus der Barmherzigen Brüder
Bergstr. 27
A-8020 Graz-Eggenberg

Dr.med. T. Schilling
Abteilung Innere Medizin I
Ruprecht-Karls-Universität
Luisenstr. 5
69115 Heidelberg

Prof.Dr.Dr.med. O. Schober
Klinik und Poliklinik für Nuklearmedizin
Westfälische Wilhelms-Universität
Albert-Schweitzer-Str. 33
48149 Münster

Prof.Dr.med. S. Schröder
Institut für Immunologie, Pathologie und
Molekularbiologie
Lademannbogen 61–63
22339 Hamburg

Dr.med. T. Seppel
Abteilung Endokrinologie und
Rheumatologie
Medizinische Klinik und Poliklinik
Heinrich-Heine-Unvieresität
Moorenstr. 5
40225 Düsseldorf

Dipl.med. H. Stellmach
Medizinische Klinik
Klinikum Chemnitz gGmbH
Krankenhaus Flemmingstr.
Flemmingstr. 2
09116 Chemnitz

Prof.Dr.med. J. R. Stockigt
Department of Endocrinology and Diabetes
Ewen Downie Metabolic Unit
Alfred Hospital
Commercial Road
Prahran Victoria 3181
Australia

Priv.-Doz.Dr.med. I. Szabolcs
1. Medizinische Klinik
Imre Haynal Unviersität für Medizinische Wissenschaften
Szabolcs Str. 33–35
H-1389 Budapest XIII

Prof.Dr.med. R. A. Wahl
Chirurgische Kllinik
Bürgerhospital
Nibelungenallee 41
60318 Frankfurt/Main

Dr.med. T. Torresani
Kinderspital Zürich
Universitätskinderklinik
Eleonoren-Stiftung
Steinwiesstr. 75
CH-8032 Zürich

Prof.Dr.med.habil. H. Willgerodt
Universitätskinderklinik und Poliklinik
Universität Leipzig
Oststr. 21–25
04137 Leipzig

Priv.-Doz.Dr.med. R. Wahl
Medizinische Klinik und Poliklinik
Abteilung IV
Eberhard-Karls-Universität
Otfried-Müller-Str. 10
72076 Tübingen

Dr.med. J. Witte
Klinik für Allgemeine und Unfallchirurgie
Heinrich-Heine-Universität
Moorenstr. 5
40225 Düsselldorf

Sachverzeichnis